Arjun Sahgal
Simon S. Lo
Lijun Ma
Jason P. Sheehan

IMAGE-GUIDED HYPOFRACTIONATED STEREOTACTIC RADIOSURGERY

A Practical Approach to Guide Treatment of Brain and Spine Tumors

图像引导大分割放射神经外科学

脑部和脊髓脊柱肿瘤治疗实用指南

主　编	〔加〕阿琼·萨加尔 〔美〕西蒙·S.洛 〔美〕马立军 〔美〕杰森·P.希恩
主　译	张　南　王　鑫
主　审	王恩敏　汪　洋

天津出版传媒集团

天津科技翻译出版有限公司

著作权合同登记号:图字:02-2019-215

图书在版编目(CIP)数据

图像引导大分割放射神经外科:脑部和脊髓脊柱
肿瘤治疗实用指南 /(加)阿琼·萨加尔
(Arjun Sahgal)等主编;张南,王鑫主译. —天津:天
津科技翻译出版有限公司,2023.8
书名原文:Image-Guided Hypofractionated
Stereotactic Radiosurgery: A Practical Approach to
Guide Treatment of Brain and Spine Tumors
ISBN 978-7-5433-4312-2

Ⅰ.①图… Ⅱ.①阿… ②张… ③王… Ⅲ.①脑肿瘤
–放射疗法–指南 ②脊髓疾病–肿瘤–放射疗法–指南 ③
脊柱–肿瘤–放射疗法–指南 Ⅳ.①R739.9-62

中国国家版本馆 CIP 数据核字(2023)第 009978 号

授权单位:CRC Press
出　　版:天津科技翻译出版有限公司
出 版 人:刘子媛
地　　址:天津市南开区白堤路 244 号
邮政编码:300192
电　　话:022-87894896
传　　真:022-87893237
网　　址:www.tsttpc.com
印　　刷:天津新华印务有限公司
发　　行:全国新华书店
版本记录:787mm×1092mm　16 开本　23 印张　545 千字
　　　　　2023 年 8 月第 1 版　2023 年 8 月第 1 次印刷
　　　　　定价:240.00 元

(如发现印装问题,可与出版社调换)

译者名单

主　译　张　南　王　鑫

主　审　王恩敏　汪　洋

译　者（按姓氏汉语拼音排序）

陈　意　北京大学第三医院

出良钊　贵州医科大学附属医院

樊跃飞　山东大学第二医院

戈有林　天津医科大学第二医院

关　运　复旦大学附属华山医院

李　鹏　四川大学华西医院

梁军潮　中国人民解放军南部战区总医院

刘　东　天津医科大学第二医院

刘晓民　天津市环湖医院

刘晓霞　复旦大学附属华山医院

罗　斌　首都医科大学附属天坛医院

马凯强　首都医科大学附属天坛医院

孙君昭　中国人民解放军总医院第六医学中心

孙时斌　首都医科大学附属天坛医院

孙振伟　山东大学第二医院

汤　可　中国人民解放军总医院第八医学中心

汤旭群　复旦大学附属华山医院

童　鹰　浙江大学医学院附属第一医院

王　鑫　复旦大学附属华山医院

王嘉嘉　中国人民解放军南部战区总医院

徐庆生　浙江大学医学院附属第一医院

张　南　复旦大学附属华山医院

周东学　一洲国际质子医学中心

诸华光　复旦大学附属华山医院

庄洪卿　北京大学第三医院

主编简介

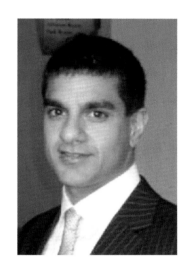

Arjun Sahgal,MD(第一主编),脑和脊柱高精度立体定向放射领域的领军者。他在加拿大安大略省多伦多大学接受放射肿瘤学培训后,于加利福尼亚大学旧金山分校与 David Larson 博士一起获得脑和脊柱放射外科研究员奖学金。自那以后,他被公认为加拿大和国际放射外科的临床专家和放射外科研究带头人。他主要致力于研究作为有效治疗脊柱肿瘤方法的脊柱立体定向体部放射治疗,出版了众多关于这一主题的书籍,并在包括 *Journal of Clinical Oncology* 和 *The Lancet Oncology* 等高影响力的期刊上发表了 200 多篇同行评议的论文。他曾主编或撰写针对脑转移瘤和骨转移瘤的专著,是数家杂志的编委。他曾担任国际立体定向放射外科学会主席(2013 年 6 月),也曾是加拿大脑肿瘤基金会和国际立体定向放射外科学会的常务委员。他数次受邀在国际会议上发言,曾在多所大学担任客座教授,并领导多个研究小组。他的进一步研究包括整合集成 MRI 实施放射治疗、联合新药的放射外科治疗,以及 MRI 引导下的聚焦超声治疗。

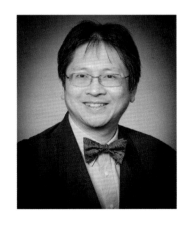

Simon S. Lo,MD,美国俄亥俄州克利夫兰凯斯西储大学放射肿瘤学教授,俄亥俄州克利夫兰凯斯综合癌症中心 Seidman 癌症中心大学医院放射外科和神经放射肿瘤学主任。他毕业于香港中文大学医学院,曾在香港伊丽莎白皇后医院临床肿瘤学住院实习(完成英国皇家放射治疗学院课程)。随后,在明尼阿波利斯的明尼苏达大学完成了放射肿瘤学住院医师培训,并获得了美国放射肿瘤学院授予的梅奥诊所(明尼苏达州)胃肠放射肿瘤学研究员奖学金。他是加拿大安大略省多伦多大学玛格丽特公主医院的访问住院医师。目前是美国放射适应性标准学会骨转移专家小组的主席,北美放射学会(RSNA)进修课程的追踪放射肿瘤学联合会主席。他是脑和脊柱肿瘤,以及立体定向放射外科和体部立体定向放射治疗(SBRT)的专家。他发表了超过 135 篇同行评议的论文、撰写了 50 多本专著中的章节，以及编写了 3 本教科书，其中包括一本关于 SBRT 的综合教科书（32 个月内下载 27 000 次）。他曾在美国放射肿瘤学会(ASTRO)、RSNA、放射外科学会、国际立体定向放射外科学会、美国胸科学会的会议上，以及多个美国和国际学术中心进行过有关 SBRT 的演讲。他也是 ASTRO 骨转移和脑转移两个特别工作组的成员，并为骨转移和脑转移的 ASTRO 指南的编写做出了贡献。他是多个肿瘤学杂志的编委会成员，是 *The Lancet*、*The Lancet Oncology*、*Nature Reviews Clinical Oncology*、*Journal of Clinical Oncology*、*Radiotherapy & Oncology*、*International Journal of Radiation Oncology：Biology and Physics* 的审稿人。他的研究领域包括脑肿瘤，立体定向放射外科，消融性放射治疗的放射生物学模型，肺、肝和脊柱肿瘤的 SBRT，以及与 SBRT 相关的毒性反应研究。

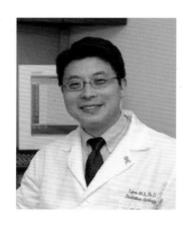

Lijun Ma，PhD，放射肿瘤学住院教授，美国加利福尼亚大学旧金山分校物理学住院医师项目主任。他在美国医学物理师协会的多个任务组及工作组任职。目前是脊柱正常组织并发症概率委员会脊柱分会的联合主席，*Medical Physics* 编委会成员。他是美国医学物理委员会认证的委员会成员，也是美国放射学会成员。他曾是国际立体定向放射外科学会执行委员会成员。发表了 100 多篇论文、撰写了 20 多本专著中的章节，并拥有三项国际专利。

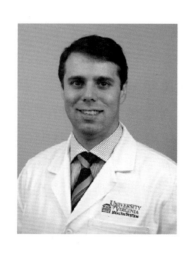

Jason P. Sheehan，MD，以最优异的成绩毕业于美国弗吉尼亚州夏洛茨维尔市弗吉尼亚大学，获得化学工程学士学位，随后获得生物医学工程理学硕士和生物物理理学博士学位。他在弗吉尼亚大学获得医学学位，并在弗吉尼亚大学完成了神经外科住院医师的学习，先后获得了匹兹堡大学立体定向和功能神经外科，以及新西兰奥克兰医学中心显微外科的研究员奖学金。

完成神经外科训练后，他加入了弗吉尼亚大学神经外科系。目前是哈里森杰出神经外科教授、学术事务副主席、住院医师项目副主任和 SBRT 主任。

Sheehan 博士的研究重点是微创颅内脊柱手术的转化和临床研究。他发表了300多篇论文,并担任了许多相关书籍的主编。他获得了国家脑肿瘤基金会转化研究奖、世界神经外科医生联合会年轻神经外科医生奖、Integra 奖、Synthes 颅底奖、Crutchfield Gage 研究奖。他是 *Neurosurgery*、*Journal of Neurosurgery*、*Journal of Neuro-Oncology*、*Journal of Radiosurgery and SBRT* 编委会成员。他是美国神经外科医师协会(AANS)、神经外科医师大会(CNS)、神经肿瘤学会、垂体外科医生学会、美国放射治疗与肿瘤学会、国际立体定向放射外科学会和弗吉尼亚神经外科学会成员。他是 AANS/CNS 肿瘤分会执行委员会成员,也是 AANS/CNS 肿瘤分会放射外科委员会主席,名列美国最好医生名单。

编者名单

Justus Adamson
Department of Radiation Oncology
Duke University
Durham, North Carolina

Paula Alcaide Leon
Department of Medical Imaging
St. Michael's Hospital
University of Toronto
Toronto, Ontario, Canada

Lilyana Angelov
Department of Neurosurgery
and
Rose Ella Burkhardt Brain Tumor and
    Neuro-Oncology Center
Cleveland Clinic
Cleveland, Ohio

Steven Babic
Department of Medical Physics
Odette Cancer Centre
Sunnybrook Health Sciences Centre
and
Department of Radiation Oncology
University of Toronto
Toronto, Ontario, Canada

Ehsan H. Balagamwala
Department of Radiation Oncology
Taussig Cancer Institute
Cleveland Clinic
Cleveland, Ohio

Igor Barani
Department of Radiation Oncology
and
Department of Neurological Surgery
University of California, San Francisco
San Francisco, California

Sukhjeet S. Batth
Department of Radiation Oncology
Keck School of Medicine
University of Southern California
Los Angeles, California

Kathryn Beal
Department of Radiation Oncology
Memorial Sloan Kettering Cancer Center
New York, New York

John M. Boyle
Department of Radiation Oncology
Duke University
Durham, North Carolina

Martin Brown
Department of Radiation Oncology
Stanford University
Stanford, California

Paul D. Brown
Department of Radiation Oncology
MD Anderson Cancer Center
The University of Texas
Houston, Texas

Michael Chan
Department of Medical Imaging
University of Toronto
Toronto, Ontario, Canada

Eric L. Chang
Department of Radiation Oncology
Keck School of Medicine
and
Norris Cancer Center
University of Southern California
Los Angeles, California

Samuel T. Chao
Department of Radiation Oncology
Taussig Cancer Institute
and
Rose Ella Burkhardt Brain Tumor and
    Neuro-Oncology Center
Cleveland Clinic
Cleveland, Ohio

Steven J. Chmura
Department of Radiation and Cellular Oncology
The University of Chicago
Chicago, Illinois

Or Cohen-Inbar
Department of Neurological Surgery
University of Virginia
Charlottesville, Virginia

John Cuaron
Department of Radiation Oncology
Memorial Sloan Kettering Cancer Center
New York, New York

Gregory J. Czarnota
Department of Radiation Oncology
and
Imaging Research and Physical Sciences
Sunnybrook Health Sciences Centre
and
Department of Medical Biophysics
University of Toronto
Toronto, Ontario, Canada

Martina Descovich
Department of Radiation Oncology
University of California, San Francisco
San Francisco, California

Ahmed El Kaffas
Department of Radiation Oncology
and
Imaging Research and Physical Sciences
Sunnybrook Health Sciences Centre
Toronto, Ontario, Canada
and
Department of Radiology
Stanford University
Stanford, California

Susannah Ellsworth
Department of Radiation Oncology
Indiana University
Indianapolis, Indiana

John C. Flickinger
Department of Radiation Oncology
and
Department of Neurological Surgery
University of Pittsburgh Medical Center
Pittsburgh, Pennsylvania

Chris Heyn
Department of Medical Imaging
Sunnybrook Health Sciences Centre
University of Toronto
Toronto, Ontario, Canada

Peter C. Gerszten
Department of Neurological Surgery
and
Department of Radiation Oncology
University of Pittsburgh Medical Center
Pittsburgh, Pennsylvania

Stefan Glatz
Department of Radiation Oncology
University Hospital Zurich
Zurich, Switzerland

Samuel Bergeron Gravel
Departement of Radiation Oncology
Centre Hospitalier Universitaire de Québec
Université Laval
Québec City, Québec, Canada

Matthias Guckenberger
Department of Radiation Oncology
University Hospital Zurich
Zurich, Switzerland

Ahmed Hashmi
Department of Radiation Oncology
Odette Cancer Centre
Sunnybrook Health Sciences Centre
University of Toronto
Toronto, Ontario, Canada

Zhibin Huang
Department of Radiation Oncology
East Carolina University
Greenville, North Carolina

Brian D. Kavanagh
Department of Radiation Oncology
Anschutz Medical Campus
University of Colorado
Denver, Colorado

Kevin D. Kelley
Northwell Health
Lake Success, New York
and
Department of Radiation Medicine
Center for Advanced Medicine
Hofstra University
Hempstead, New York

John P. Kirkpatrick
Department of Radiation Oncology
Duke University
Durham, North Carolina

Jonathan P.S. Knisely
Northwell Health
Lake Success, New York

and

Department of Radiation Medicine
Center for Advanced Medicine
Hofstra University
Hempstead, New York

David Larson
Department of Radiation Oncology
University of California, San Francisco
San Francisco, California

Young Lee
Department of Medical Physics
Odette Cancer Centre
Sunnybrook Health Sciences Centre
and
Department of Radiation Oncology
University of Toronto
Toronto, Ontario, Canada

Simon S. Lo
Department of Radiation Oncology
Case Comprehensive Cancer Center
Cleveland, Ohio

Lijun Ma
Department of Radiation Oncology
University of California, San Francisco
San Francisco, California

Ariel E. Marciscano
Department of Radiation Oncology and Molecular
    Radiation Sciences
Johns Hopkins University
Baltimore, Maryland

Mihaela Marrero
Northwell Health
Lake Success, New York

and

Department of Radiation Medicine
Center for Advanced Medicine
Hofstra University
Hempstead, New York

Nina A. Mayr
Department of Radiation Oncology
University of Washington
Seattle, Washington

Mary Frances McAleer
Department of Radiation Oncology
MD Anderson Cancer Center
The University of Texas
Houston, Texas

Christopher McGuinness
Department of Radiation Oncology
University of California, San Francisco
San Francisco, California

David Mercier
Departement of Neurosurgery
Centre Hospitalier Universitaire de Québec
Université Laval
Québec City, Québec, Canada

Michael T. Milano
Department of Radiation Oncology
School of Medicine and Dentistry
University of Rochester Medical Center
Rochester, New York

Jacob Miller
Center for Spine Health
Lerner College of Medicine
Cleveland Clinic
Cleveland, Ohio

Sten Myrehaug
Department of Radiation Oncology
Odette Cancer Center
Sunnybrook Hospital
Toronto, Ontario, Canada

Alan Nichol
BC Cancer Agency
Vancouver, British Columbia, Canada

Richard Popple
Department of Radiation Oncology
University of Alabama at Birmingham
Birmingham, Alabama

Kristin J. Redmond
Department of Radiation Oncology and
    Molecular Radiation Sciences
Johns Hopkins University
Baltimore, Maryland

Johannes Roesch
Department of Radiation Oncology
University Hospital Zurich
Zurich, Switzerland

Arjun Sahgal
Department of Radiation Oncology
Odette Cancer Center
Sunnybrook Hospital
Toronto, Ontario, Canada

Joseph K. Salama
Department of Radiation Oncology
Duke University
Durham, North Carolina

David Schlesinger
Department of Radiation Oncology
and
Department of Neurological Surgery
University of Virginia Health System
Charlottesville, Virginia

Jason P. Sheehan
Department of Neurological Surgery
and
Department of Radiation Oncology
and
Department of Neuroscience
University of Virginia Health System
Charlottesville, Virginia

Hany Soliman
Department of Radiation Oncology
Odette Cancer Centre
Sunnybrook Health Sciences Centre
University of Toronto
Toronto, Ontario, Canada

Paul W. Sperduto
Minneapolis Radiation Oncology
University of Minnesota Gamma Knife
Minneapolis, Minnesota

John H. Suh
Department of Radiation Oncology
Taussig Cancer Institute
and
Rose Ella Burkhardt Brain Tumor and Neuro-
    Oncology Center
Cleveland Clinic
Cleveland, Ohio

Hiroshi Tanaka
Division of Radiation Oncology
Tokyo Metropolitan Cancer and
    Infectious Diseases Center
Komagome Hospital
Tokyo, Japan

Bin S. Teh
Department of Radiation Oncology
Weill Cornell Medical College
Houston Methodist Hospital
Houston, Texas

Isabelle Thibault
Departement of Radiation Oncology
Centre Hospitalier Universitaire de Québec
Université Laval
Québec City, Québec, Canada

Nicholas Trakul
Department of Radiation Oncology
Keck School of Medicine
University of Southern California
Los Angeles, California

Daniel M. Trifiletti
Department of Radiation Oncology
University of Virginia Health System
Charlottesville, Virginia

Chia-Lin Tseng
Department of Radiation Oncology
Odette Cancer Centre
Sunnybrook Health Sciences Centre
University of Toronto
Toronto, Ontario, Canada

Kenneth Y. Usuki
Department of Radiation Oncology
School of Medicine and Dentistry
University of Rochester Medical Center
Rochester, New York

Cari Whyne
Orthopaedic Biomechanics Laboratory
Department of Surgery
Sunnybrook Research Institute
University of Toronto
Toronto, Ontario, Canada

Shun Wong
Division of Radiation Oncology
Tokyo Metropolitan Cancer and Infectious
    Diseases Center
Komagome Hospital
Tokyo, Japan

Yoshiya Yamada
Department of Radiation Oncology
Memorial Sloan Kettering Cancer Center
New York, New York

William T. Yuh
Department of Radiology
University of Washington
Seattle, Washington

中文版序言一

放射外科的概念是瑞典神经外科医生 Leksell 于 1951 年首先提出的。他研发的伽马刀最初用于毁损脑深部核团治疗功能性疾病,后来随着计算机技术和神经影像技术的发展,伽马刀的适应证扩展到脑部肿瘤、脑动静脉畸形等的微创治疗。继伽马刀之后,相继出现了立体定向加速器(X 刀)、粒子束刀和射波刀,它们都是放射外科家族的成员。

进入 21 世纪后,随着影像导航技术、器官运动追踪技术的诞生,放射外科经历了从有创刚性头架固定到无创固定、从单次照射到多次大分割照射、从仅治疗头部病变扩展到治疗体部病变,放射外科的应用范围不断扩大。近年来,图像引导的放射外科学应运而生,在实时追踪、多叶光栅、动态准直器、图像融合、断层扫描及逆向治疗计划的技术基础上,涌现出各类可用于图像引导的放射外科设备和立体定向放射治疗设备(三维适形放射治疗、调强放射治疗)。由于获得了更高的精度和更好的适形性,治疗范围越来越广,效果也越来越好,副作用越来越少。

《图像引导大分割放射神经外科学:脑部和脊髓脊柱肿瘤治疗实用指南》是由来自加拿大和美国从事神经放射外科的 Arjun Sahgal、Simon S. Lo、Lijun Ma 和 Jason P. Sheehan 共同主编的一本既有理论基础又有最新临床实践的专著。该书详细讨论了大分割立体定向放射治疗与单次放射外科治疗的优缺点,提供了放射外科和放射生物学的理论基础,解释了大分割立体定向放射外科的疗效和毒性反应,阐述了当前临床实践的安全标准,为脑部和脊柱良恶性肿瘤的立体定向放射外科治疗提供了全面的技术指导和参考。由于国内迄今没有一部全面、系统地介绍大分割立体定向放射外科在中枢神经系统肿瘤中应用的专著,为此复旦大学附属华山医院放射外科专业组王恩敏、张南等组织国内从事放射外科、在中枢神经系统肿瘤诊治中有丰富经验的专家共同翻译此书。译者均长期在临床一线工作,在繁忙工作间隙潜心翻译,为广大读者奉献了一部翻译精良的学术专著,值得赞赏。

我相信此书正如其名,是脑部和脊髓脊柱肿瘤大分割放射外科治疗的实用指南,此书的出版将更好地造福广大患者。

中国工程院院士
复旦大学神经外科研究所所长
复旦大学华山医院神经外科主任
上海神经外科临床医学中心主任

中文版序言二

近年来,大分割立体定向放射外科(HSRS)和大分割立体定向放射治疗(HSRT)领域发展迅猛。Leksell曾设想将放射外科作为单次治疗或分割治疗的手段,但这一愿望在很大程度上受到基于头架照射实施的实用性,以及缺乏充分的图像跟踪、可复位的头架和(或)基于面罩的固定系统、精细化图像配准的限制。上述障碍大部分已得到清除,从而可实施用最多5次分割的高辐射剂量照射靶体积。这种方法利用了放射外科的优势,同时又能结合分割治疗的一些优点。

在书中我们概述了单次治疗相对大分割技术的优缺点。在某种程度上,选择何种治疗技术需要对根本的放射生物学和医学物理原理有全面的理解。此外,参与HSRS和HSRT实施的医疗技术人员,必须对关键结构的约束剂量、移动处理、固定、不确定性,以及对正常和在疾病状况下的神经解剖学有全面的认识。对不良反应的诊断和治疗在本书中也有详细描述。

总之,HSRS和HSRT的最佳实践就像传统的单次分割立体定向放射外科(SRS)治疗一样,需要神经外科医生、放射肿瘤科医生和医学物理师共同参与并进行多学科研究。通过跨学科讨论,可以安全、有效地选择、运送和管理采用这些技术治疗的患者。最优化的治疗要求使用标准化操作、核查清单和对治疗流程中每个步骤的细致关注。

在过去的几年里,HSRS和HSRT在治疗脑部和脊柱肿瘤方面的理论和应用有了长足的发展。这些方法的治疗指征在继续增加,我们希望在不久的将来提供本书的更新版本。

MD,PhD,美国神经外科医师协会会员

哈里森杰出神经外科教授

前　言

　　毫无疑问,脑部单次分割放射外科已经改变了脑转移瘤的治疗策略,对患者不再是不加思索地进行全脑放射治疗。最近的研究证实,单纯放射外科治疗可以使许多患者的生存质量及神经认知功能在最大程度上获益。在脑部放射外科发展之初,这种治疗仅能在少数几个治疗中心和有限的设备上开展,而且需要使用有创头架。随着放射外科的发展和患者对治疗需求的增加,放射外科技术的进展使其不仅能在学术型医疗机构开展,而且能在社区医疗中心实施。图像引导、微型多叶准直器、调强放射治疗、机器人技术、无框架立体定向术等先进技术很快成为现代直线加速器的标准特征,使脑转移瘤数量有限的患者获得现在所认为的标准治疗。

　　在本书中,我们对有关技术进行了详尽的介绍,因为我们不可避免地要理解这项技术的性能,以最大限度地发挥技术功效。其中一个进展就是大分割放射外科治疗脑转移瘤。研究表明,随着肿瘤体积增大,肿瘤的局部控制率下降,利用几次分割的方法,我们可以在保持可接受的放射性坏死风险发生率的同时,做到逐步增加剂量。我们详细阐述了针对脑转移瘤、脑部良性肿瘤、胶质瘤及转移瘤术后瘤腔的大分割放射外科治疗的原理与临床疗效,这种大分割放射外科治疗的趋势会促使其更快地成为标准治疗方法,而我们仅仅处于最优化地进行脑部肿瘤放射外科治疗变革的起步阶段。

　　随着放射外科在脑部起到坚实作用,以及在体部开展高精度适形放射治疗技术的进步,自然而然地会促进体部立体定向放射治疗(SBRT)领域的发展。其应用领域之一就是脊髓脊柱。与在脑部的应用一样,SBRT也被应用于初发脊柱转移瘤、既往接受过放射治疗的转移瘤及日益增多的术后残留肿瘤的治疗,目的是最大限度地局部控制肿瘤及疼痛,避免神经功能受到恶性损害(恶性的硬膜外脊髓压迫)。事实上,与脑部治疗适应证的思路类似,良性脊髓脊柱肿瘤也可使用脊柱SBRT治疗。与脑部放射外科的演变发展不同的是,在最前沿SBRT以大分割而不是单次分割实施照射。两种方案各有利弊,我们将从原理及临床经验两个方面阐述脊髓脊柱肿瘤的分割治疗方案。

　　在过去的 5 年里,我们学到了很多,本书全面总结了 SBRT 和大分割治疗方法的原理,同时也有专门的章节重点讨论大分割治疗对血管的作用。我们也越来越多地了解到,通过这些途径可以解释大分割放射治疗经常会出现引人注目的反应，而这种反应很少在按低剂量标准分割方案治疗时出现。最后，成像技术在该领域是至关重要的，本书有专门的章节描述先进的脑部磁共振(MR)成像技术，并且我们期待在未来，随着 MR 在脊髓功能中应用的增加，脊柱 MR 成像技术会得到更进一步的发展。

非常荣幸地为读者编写针对大分割治疗脑部和脊髓脊柱肿瘤的适应证，我们也在每个临床章节中纳入了备忘录，以便于大家在临床实践中应用这些方法。

目 录

与行业领军者同行
提高自身专业水平

 ☑ **行业资讯**：拓展视野，提升业务能力。

 ☑ **读书笔记**：归纳总结，记录学习心得。

 ☑ **推荐书单**：领取书单，拓展专业视野。

◀◀◀◀◀◀◀◀◀

操作步骤指南

1. 微信扫描左侧二维码，选取所需资源。
2. 如需重复使用，可再次扫码或将其添加到微信"📦收藏"。

扫码添加智能阅读向导
助你实现高效阅读

第 1 章

关于大分割立体定向放射外科的受邀观点 *

1.1 脊柱立体定向放射外科的原理

Yoshiya Yamada

确凿的证据表明,立体定向放射外科(SRS)的定义是指高度适形、精确的高剂量单次分割照射,即使是对大多数具有放射抵抗性的脊柱肿瘤来说,也是一种有效和安全的治疗手段。大量数据表明,立体定向脊柱放射外科(SSRS)在几个重要方面不同于针对实体肿瘤脊柱转移的常规姑息性放射治疗(简称"放疗")。临床上,研究者已经注意到,肿瘤由于组织学上的差异,对常规放疗的反应不同。例如,人们普遍认为淋巴瘤和骨髓瘤是对放疗非常敏感的表型,乳腺癌和前列腺癌对放疗相对敏感。相反,黑色素瘤、肉瘤、肾细胞癌、胃肠道肿瘤和非小细胞肺癌(NSCLC)对常规姑息性放疗的反应较差或很差。SSRS 提供了更高水平的肿瘤控制,且与肿瘤的组织学无关,也比常规姑息性放疗的作用时间更为持久。前瞻性和回顾性研究资料均表明,对于存在放射抵抗性的肿瘤, 常规放疗的中位获益期低于 4 个月, 而针对 SRS 治疗的研究报道,中位随访期超过 1 年,局部控制率超过 85%。在当今许多Ⅳ期肿瘤患者的生存率得到提高的时代,接受常规姑息性放疗的脊柱转移瘤患者的生存期超过中位获益期 3~4 个月。然而,越来越多的患者出现脊柱肿瘤的局部复发, 导致明显的疼痛和潜在的破坏性神经功能损害。此外,经全身性药物治疗,软组织内的转移灶被控制,而骨性转移灶控制不佳的患者并不少见。脊柱转移瘤复发威胁患者的体力状态,成为非常棘手的临床问题,而在脊柱放射外科出现之前,几乎无法选择挽救性治疗。

日趋明显的是, 线性二次模型并不能准确预测放射外科可以达到优于预期水平的肿瘤控制。许多放射生物学家认为, 标准的线性二次模型所基于的假设对于放射剂量超过每次分割 6Gy 是无效的。例如,单次分割 18~21Gy 的剂量可以有效控制脑转移瘤,而分割治疗剂量超过

---

* 本章由本书编者邀请三位专家所撰写的观点性文章组成。读者可能会注意到,作者之间的观点存在一些分歧,反映了这一领域仍在积极发展,在某些关键问题上尚未达成最终一致的意见。

1

25Gy 才能获得类似的肿瘤控制率。这些研究结果提示,每次分割高剂量放疗,有不同的反应机制在起作用。

来自纪念斯隆-凯特琳癌症中心的 Fuks 和 Kolesnick 的临床前研究表明,肿瘤内皮细胞质膜中神经酰胺介导的内皮细胞凋亡是放射外科中的一种重要反应机制。但这种现象是仅在剂量超过每次分割 10Gy 时才能观察到的临界反应,因此与常规姑息性放疗无关。在野生型小鼠中植入的肿瘤对放射外科的照射剂量反应迅速,而经基因工程改造的小鼠由于未能增加对神经酰胺的反应,植入的肿瘤对放射外科的照射剂量反应轻微或无反应。此外,增加血管内皮生长因子(VEGF)抑制剂,可使有高度放射抵抗性的肿瘤变得对放射非常敏感。例如,使用一种强有力的 VEGF 抑制剂——阿昔替尼,可明显增加放射外科治疗的效果。动态增强 MRI 是一种能够准确测量肿瘤微血管中血容量的技术,已经证实在脊柱放射外科治疗后血流灌注会显著减少。

免疫反应在肿瘤对每次分割高剂量放疗的反应中也起着重要作用,采用高剂量照射的肿瘤会产生更强的免疫性。临床前模型也表明,CD8+淋巴细胞介导的免疫反应可能在高剂量放疗中发挥重要作用。研究表明,在缺乏 T 细胞的小鼠体内植入的肿瘤对放射外科照射剂量表现出最小的应答反应,而向具有足够 CD8+T 细胞的野生型小鼠体内植入相同的肿瘤,同样的剂量表现出完全相同的应答反应。当野生型小鼠的 T 细胞被抑制时,则出现同样的放射抵抗性,从而表明,T 细胞是对高剂量放疗产生反应的一个重要因素。远隔效应可能是免疫介导的,最可能发生在每次分割高剂量放疗中存在增强免疫效应的免疫调节剂。

尽管在放射外科治疗中使用了非常高的照射剂量,但毒性反应是有限的。脊髓损伤的发生率低于 1%。食管的毒性反应 ≤6%,Ⅲ 级并发症极为罕见。虽然这些观察结果需要更严格的审查,但严重毒性反应发生率低的原因可能是由于放射外科治疗时正常组织边缘外扩受照非常小。因此,受照高剂量的区域得到非常严格的控制,尽一切努力将治疗剂量限制在肿瘤内,并将邻近正常组织的受照剂量降至最低。例外的情况是椎体骨折的风险,因为在椎体受累的情况下,靶体积通常包括整个椎体,将椎体排除在外是不可能的。

总之,有令人信服的理由考虑采用放射外科治疗脊柱转移瘤。特别是对常规放疗反应较差的肿瘤,预期的生存期超过 6 个月的患者最有可能从更积极的治疗中获益。研究者描述了放射外科治疗的独特反应机制,如内皮凋亡和免疫反应,超越了作为常规放疗基础的传统放射生物学。图像引导技术能够使用极小的正常组织边缘外扩,与高度适形的照射相结合,使邻近关键结构所受照的高剂量达到剂量和体积的最小化,这是严重毒性反应极为罕见的重要原因。

参考文献

(August 1999) 8 Gy single fraction radiotherapy for the treatment of metastatic skeletal pain: Randomised comparison with a multifraction schedule over 12 months of patient follow-up. Bone Pain Trial Working Party. *Radiother Oncol* 52(2):111–121.

Al-Omair A, Smith R, Kiehl TR, Lao L, Yu E, Massicotte EM, Keith J, Fehlings MG, Sahgal A (May 2013) Radiation-induced vertebral compression fracture following spine stereotactic radiosurgery: Clinicopathological correlation. *J Neurosurg Spine* 18(5):430–435.

Bilsky MH, Laufer I, Burch S (October 15, 2009) Shifting paradigms in the treatment of metastatic spine disease. *Spine (Phila Pa 1976)* 34(22 Suppl):S101–S107.

Chang EL, Shiu AS, Mendel E, Mathews LA, Mahajan A, Allen PK, Weinberg JS et al. (August 2007) Phase I/II study of stereotactic body radiotherapy for spinal metastasis and its pattern of failure. [In Eng]. *J Neurosurg Spine* 7(2):151–160.

Chu S, Karimi S, Peck KK, Yamada Y, Lis E, Lyo J, Bilsky M, Holodny AI (October 15, 2013) Measurement of blood perfusion in spinal metastases with dynamic contrast-enhanced magnetic resonance imaging: Evaluation of tumor response to radiation therapy. *Spine (Phila Pa 1976)* 38(22):E1418–E1424.

Cox BW, Jackson A, Hunt M, Bilsky M, Yamada Y (August 1, 2012) Esophageal toxicity from high-dose, single-fraction paraspinal stereotactic radiosurgery. [In Eng]. *Int J Radiat Oncol Biol Phys* 83(5):e661–e667.

Garcia-Barros M, Paris F, Cordon-Cardo C, Lyden D, Rafii S, Haimovitz-Friedman A, Fuks Z, Kolesnick R (May 16, 2003) Tumor response to radiotherapy regulated by endothelial cell apoptosis. *Science* 300(5622):1155–1159.

Gerszten PC, Burton SA, Quinn AE, Agarwala SS, Kirkwood JM (2005) Radiosurgery for the treatment of spinal melanoma metastases. [In Eng]. *Stereotact Funct Neurosurg* 83(5–6):213–221.

Gerszten PC, Mendel E, Yamada Y (October 15, 2009) Radiotherapy and radiosurgery for metastatic spine disease: What are the options, indications, and outcomes? [In Eng]. *Spine (Phila Pa 1976)* 34(22 Suppl):S78–S92.

Gibbs IC, Patil C, Gerszten PC, Adler JR, Jr., Burton SA (February 2009) Delayed radiation-induced myelopathy after spinal radiosurgery. [In Eng]. *Neurosurgery* 64(2 Suppl):A67–A72.

Guckenberger M, Sweeney RA, Flickinger JC, Gerszten PC, Kersh R, Sheehan J, Sahgal A (2011) Clinical practice of image-guided spine radiosurgery—Results from an international research consortium. *Radiat Oncol* 6:172.

Guerrero M, Li XA (October 21, 2004) Extending the linear-quadratic model for large fraction doses pertinent to stereotactic radiotherapy. *Phys Med Biol* 49(20):4825–4835.

Katagiri H, Takahashi M, Inagaki J, Kobayashi H, Sugiura H, Yamamura S, Iwata H (December 1, 1998) Clinical results of nonsurgical treatment for spinal metastases. *Int J Radiat Oncol Biol Phys* 42(5):1127–1132.

Kirkpatrick JP, Meyer JJ, Marks LB (October 2008) The linear-quadratic model is inappropriate to model high dose per fraction effects in radiosurgery. *Semin Radiat Oncol* 18(4):240–243.

Kolesnick R, Fuks Z (September 1, 2003) Radiation and ceramide-induced apoptosis. *Oncogene* 22(37):5897–5906.

Lee Y, Auh SL, Wang Y, Burnette B, Wang Y, Meng Y, Beckett M et al. (July 16, 2009) Therapeutic effects of ablative radiation on local tumor require CD8+ T cells: Changing strategies for cancer treatment. *Blood* 114(3):589–595.

Maranzano E, Bellavita R, Rossi R, De Angelis V, Frattegiani A, Bagnoli R, Mignogna M et al. (May 20, 2005) Short-course versus split-course radiotherapy in metastatic spinal cord compression: Results of a phase III, randomized, multicenter trial. *J Clin Oncol* 23(15):3358–3365.

Rao SS, Thompson C, Cheng J, Haimovitz-Friedman A, Powell SN, Fuks Z, Kolesnick RN (April 2014) Axitinib sensitization of high single dose radiotherapy. *Radiother Oncol* 111(1):88–93.

Rose PS, Laufer I, Boland PJ, Hanover A, Bilsky MH, Yamada J, Lis E (October 20, 2009) Risk of fracture after single fraction image-guided intensity-modulated radiation therapy to spinal metastases. [In Eng]. *J Clin Oncol* 27(30):5075–5079.

Sahgal A, Ma L, Gibbs I, Gerszten PC, Ryu S, Soltys S, Weinberg V et al. (September 16, 2009) Spinal cord tolerance for stereotactic body radiotherapy. [In Eng]. *Int J Radiat Oncol Biol Phys* 77(2):548–553.

Seung SK, Curti BD, Crittenden M, Walker E, Coffey T, Siebert JC, Miller W et al. (June 6, 2012) Phase 1 study of stereotactic body radiotherapy and interleukin-2—Tumor and immunological responses. *Sci Transl Med* 4(137):137ra74.

Yamada Y, Bilsky MH, Lovelock DM, Venkatraman ES, Toner S, Johnson J, Zatcky J, Zelefsky MJ, Fuks Z (January 28, 2008) High-dose, single-fraction image-guided intensity-modulated radiotherapy for metastatic spinal lesions. [In Eng]. *Int J Radiat Oncol Biol Phys* 71(2):484–490.

1.2　大分割的原理和证据

Martin Brown

　　关于每次分割高剂量放疗是否会增加疗效，目前仍存在争议。来自临床前的研究显示，高剂量照射造成的血管损伤可能间接导致肿瘤细胞杀伤增加（Garcia-Barros 等，2003；Park 等，2012）；来自临床前和临床数据表明，每次分割高剂量放疗可增强抗肿瘤免疫（Dewan 等，2009；Postow 等，2012）。临床研究资料显示，在很多情况下，体部立体定向放射治疗（SBRT）都能获得很高的肿瘤局部控制率，由此得出每次分割高剂量治疗特别有效的观点（Timmerman 等，2010；

Rubio 等,2013)。这一争议直接与单次剂量治疗和大分割照射间的问题相关,支持高剂量照射具有特别效应的人会提出争辩,如果大分割方案中的个体剂量低于血管损伤(8~10Gy/次)的临界剂量,那么大分割方案的效应将不如单次分割治疗。然而,与基于基质成分的肿瘤反应的每次分割高剂量照射具有特别效应的数据相反,临床前数据争论认为控制肿瘤反应的是肿瘤细胞的放射敏感性而不是基质损伤(Budach 等,1993;Li 等,2014)。此外,至少对于 NSCLC,我们已经证明 SBRT 的局部控制率较高的原因在于局部肿瘤剂量较高,而不是单次或分割剂量高产生的任何特殊的(或"新生物学")效应(Brown 等,2013)。此外,我们最近回顾了临床前和临床数据,并得出结论,即高剂量下的肿瘤反应性是根据经典的放射生物学 5R 预测的,除了这些剂量产生细胞杀伤效应高的预期外,还没有证据表明肿瘤高剂量的任何特殊效应 (Brown 等,2014)。这个结论是任何考虑选择单次剂量治疗还是选择大分割 SRS 或 SBRT 的重要先决条件。这意味着可使用标准放射生物学考量对这两种模式进行比较,而不需要援用单次高剂量的"新生物学",这在大分割剂量中不会发生。

已经确定,在大多数情况下,单次高剂量照射没有特别的效应,但关于究竟是单次剂量照射还是大分割照射则是更为可取的问题,可采用标准的放射生物学模型来解决。该模型的考虑因素和得出的结论如下:

• 基于相等的生物学有效剂量(BED)比较不同的照射计划。采用线性二次模型的转换公式为 $BED = n \times d \times [1 + d/(\alpha/\beta)]$,其中 n 为分割次数,d 为每次分割剂量,$\alpha/\beta$ 是组织特异性常数,脑组织的通常假定为 3Gy。这可保证每种方案的正常组织损伤相同。

• 肿瘤乏氧是影响单次和大分割疗程间进行比较的主要问题。采用大分割,肿瘤的缺氧区域有机会在分割间期再氧合,从而增加对肿瘤细胞的杀伤。比较不同分割模式的研究结果见图 1.1。

• 从图 1.1 的模型可以看出,从 5 次分割到 1 次分割,在正常组织损伤相同的情况下(BED 相同),肿瘤细胞的杀伤明显减少。因此,在 BED 相同的情况下,可预测大分割优于单次剂量治疗,会产生更多的肿瘤细胞杀伤。

• 是否有临床证据表明立体定向大分割治疗脑肿瘤优于单次剂量治疗?我们最近通过对 2965 例接受单次剂量治疗或大分割方案治疗 NSCLC 或脑转移瘤患者进行的分析发现,在 BED 相同时,与大分割照射相比,单次剂量治疗对脑转移瘤的疗效明显不足 (Shuryak 等,2015)。这与图 1.1 中的建模研究是一致的。

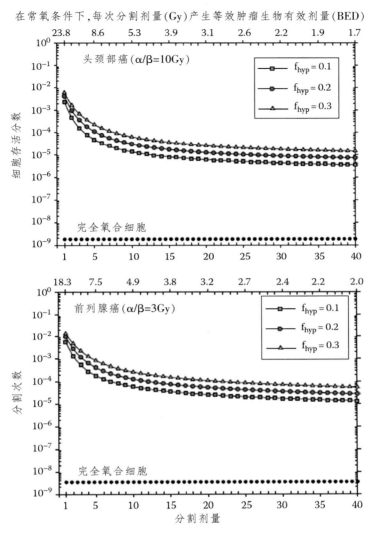

图 1.1　肿瘤细胞生存作为相同生物有效剂量下剂量分割的函数,假设剂量每日分割和剂量间充分再氧化。2 个不同的 α/β 值显示有 3 个不同的乏氧分割值。(From Carlson, D.J. et al., *Int. J. Radiat. Oncol. Biol. Phys.*, 79, 1188, 2011. With permission.)

参考文献

Brown JM, Brenner DJ, Carlson DJ (2013) Dose escalation, not "new biology," can account for the efficacy of SBRT with NSCLC. *Int J Radiat Oncol Biol Phys* 85(5):1159–1160.

Brown JM, Carlson DJ, Brenner DJ (2014) The tumor radiobiology of SRS and SBRT: Are more than the 5 Rs involved? *Int J Radiat Oncol Biol Phys* 88(2):254–262.

Budach W, Taghian A, Freeman J, Gioioso D, Suit HD (1993) Impact of stromal sensitivity on radiation response of tumors. *J Natl Cancer Inst* 85(12):988–993.

Carlson DJ, Keall PJ, Loo BW, Jr., Chen ZJ, Brown JM (2011) Hypofractionation results in reduced tumor cell kill compared to conventional fractionation for tumors with regions of hypoxia. *Int J Radiat Oncol Biol Phys* 79:1188–1195.

Dewan MZ, Galloway AE, Kawashima N, Dewyngaert JK, Babb JS, Formenti SC, Demaria S (2009) Fractionated but not single-dose radiotherapy induces an immune-mediated abscopal effect when combined with anti-CTLA-4 antibody. *Clin Cancer Res* 15(17):5379–5388.

Garcia-Barros M, Paris F, Cordon-Cardo C, Lyden D, Rafii S, Haimovitz-Friedman A, Fuks Z, Kolesnick R (2003) Tumor response to radiotherapy regulated by endothelial cell apoptosis. *Science* 300(5622):1155–1159.

Li W, Huang P, Chen DJ, Gerweck LE (2014) Determinates of tumor response to radiation: Tumor cells, tumor stroma and permanent local control. *Radiother Oncol* 113(1):146–149.

Park HJ, Griffin RJ, Hui S, Levitt SH, Song CW (2012) Radiation-induced vascular damage in tumors: Implications of vascular damage in ablative hypofractionated radiotherapy (SBRT and SRS). *Radiat Res* 177(3):311–327.

Postow MA, Callahan MK, Barker CA, Yamada Y, Yuan J, Kitano S, Mu Z et al. (2012) Immunologic correlates of the abscopal effect in a patient with melanoma. *N Engl J Med* 366(10):925–931.

Rubio C, Morera R, Hernando O, Leroy T, Lartigau SE (2013) Extracranial stereotactic body radiotherapy. Review of main SBRT features and indications in primary tumors. *Rep Pract Oncol Radiother* 18(6):387–396.

Shuryak I, Carlson DJ, Brown JM, Brennan DJ (2015) High-dose and fractionation effects in stereotactic radiation therapy: Analysis of tumor control data from 2,965 patients. *Radiat Oncol* 115(3):327–334.

Timmerman R, Paulus R, Galvin J, Michalski J, Straube W, Bradley J, Fakiris A et al. (2010) Stereotactic body radiation therapy for inoperable early stage lung cancer. *JAMA* 303(11):1070–1076.

1.3 每次分割高剂量放疗的未来

Brian D.Kavanagh

　　想象一下,未来的任何事情都涉及3种基本哲学方法之一。首先,假定轨迹是可以精确计算的,影响力将保持恒定,因此飞行路径可以被确定:美国宇航局(NASA)的科学家正是根据对可预测的引力条件的确信评估,向其他行星发射火箭。或者可以估计影响最终结果的独立随机事件的概率,然后将前景被展现为呈高斯分布的可能性:投资者根据不精确的气候趋势和基于近代历史人口增长预期来推测农作物价格。最后,还有一个谁也无法轻易预料到的惊喜结果:在这里,我们进入另一个领域,一个蓝眼睛的男人,会在下一个满月的夜晚遇见一个红头发的女孩,并坠入爱河,从此幸福地生活在一起。因此,让我们根据这些指导原则来思考每次分割高剂量放疗的前景,并大胆展望未来。

　　如果今天的趋势能预示着未来,那么,包括对所有放疗在治疗良性或恶性疾病中都能发挥作用的有效和起作用的放疗方案在内的患者管理策略将继续得到积极发展。经济方面因素,包括即将到来的替代支付模式,会更加激励短疗程的治疗方案,而临床方面因素,越来越多的研究数据展现短疗程方案的各种优势(方便、有效、毒性反应发生率低等),这些都一致地推动着该领域内更多的短疗程、每次分割高剂量放疗的应用,从而取代冗长的、传统的放疗过程所涉及的持续数周的每日低剂量放疗。

　　需要明确提醒的是,应减缓对超固定放疗方案无限扩展应用的狂热:在知晓每次分割高剂量治疗的理想患者的选择标准之前,需要某些常见癌症的长期随访数据,而某些敏感的正常组织很可能存在解剖学上的局限性,无法轻易耐受缩短疗程的方案。另一方面,已经在临床中使用的设备和材料使大分割治疗更容易完成。例如,粒子治疗的全部潜能及荷瘤区域以外的陡峭剂量梯度,直到最近才开始被视作缩短疗程的手段,而写这篇文章时,恰逢注射凝胶可将肿瘤与邻近正常组织(如前列腺和直肠)分离,从而促进大分割进入常规临床应用这个时代的开篇。各种临床、生物和技术投入的最终结果会使那些发现当前朝着更频繁使用靶向性强、有效、肿瘤消融放疗剂量方向转变的人感到高兴。

2015 年最流行的猜测是,某种或几种形式的基于免疫系统的干预治疗将全面产生突破性的结果,使癌细胞变成暂时的"讨厌的"烦恼,将被患者自身的 T 细胞和巨噬细胞清除。更妙的是,有临床前证据,甚至有少量偏激的临床研究发现,在某些情况下,有可能利用高剂量辐射的免疫反应来增强或改善免疫系统靶向治疗的抗肿瘤效应。

然而,虽然已经证实几种类型的免疫治疗确实有助于各种类型肿瘤的治疗,但应该指出的是,就在不久以前,抗血管生成药物还被期待能彻底改变肿瘤治疗。诚然,抗血管生成药物在这里或那里取得了一些小的进展,但阻断血管生成并没有被证明是曾经所期望的治疗肿瘤的灵丹妙药。同样,尽管免疫治疗在特定情况下取得了显著的进展,但各种形式的免疫治疗仍不可能解决所有肿瘤问题。

(童鹰　徐庆生　译　张南　校)

微信扫码
☆ 行业资讯
☆ 读书笔记
☆ 推荐书单

第2章

肿瘤血管难题：肿瘤血管系的乏氧、神经酰胺、生物力学靶区作用

Ahmed El Kaffas，Gregory J. Czarnota

2.1 放射反应中的肿瘤血管影响

肿瘤血管是癌癌的生命线，没有血管的发育，癌癌就不会进展或转移。血管生成被认为是目前比较流行的发生在肿瘤中的血管发育机制（Chen 等，2010）。与正常组织不同，肿瘤血管新生是呈微调节的，被认为是有持续活性的，以支持肿瘤细胞的快速增殖和肿瘤团块的不断增大（Dvorak，1986）。肿瘤血管新生主要通过内皮细胞萌芽，并涉及血管内皮生长因子（VEGF）、白细胞介素（IL-8）、上皮生长因子、血小板源性生长因子（PDGF）、碱性成纤维生长因子（bFGF）等的上调。更具体地说，这个过程始于内皮细胞周围的细胞外基质的降解，以促进内皮细胞的迁移/萌发。这还包括血管周细胞的脱离，从而增加血管孔隙度，影响现存的血流和血压。内皮"芽尖"细胞形成新的血管萌芽（朝着 VEGF 信号源），紧接着"芽茎"细胞增殖形成血管腔。

从功能上说，基于 VEGF 的血管形成依赖于 NOTCH-1 通路和 δ 样配体 4（DLL4）在芽尖细胞中表达的调控。在血管形成的最后阶段，内皮细胞产生 PDGF，吸纳管周细胞，促成血管稳定。肿瘤血管与正常组织血管具有明显不同。在结构上，肿瘤血管扭曲、扩张、容易渗漏；缺乏管周细胞覆盖；具有异常的基底膜。另外，肿瘤中的血管和正常组织中的血管在血管的密集程度和血管管径的生理学方面存在区别。这些结构上的特点与肿瘤局部血流变异和血流动力学异常有关（Goel 等，2012）。其他报道的肿瘤血管形成模式包括"征用"邻近已存在的血管、套叠血管（将现有血管分裂成两个或多个血管），募集来自骨髓的循环内皮祖细胞。还有报道提示，肿瘤细胞本身也能在被称作血管拟态的过程中充当血管 （Mahadevan 和 Hart，1990；Folkman，1996；Folberg 等，2000；Kerbel，2000；Fukumura 和 Jain，2007，2008；Gordon 等，2010；Fan 等，2012；Tahergorabi 和 Khazaei，2012）。

血管生成可由以下因素综合引发，包括：①乏氧；②致癌基因介导的生长信号；③代谢性和（或）机械性压力；④基因突变；⑤激素和细胞因子。不足为奇，这些因素中的每一个都可作为肿瘤微环境的标志（Hanahan 和 Weinberg，2000）。肿瘤血管的发育还取决于肿瘤类型、部位、细胞

增殖速度和疾病的分期。常见的肿瘤功能/生理异常会导致形成异常的肿瘤血管或被形成的异常肿瘤血管所加重。这些异常包括间质液体压力增大、肿瘤氧合下降、肿瘤内代谢增加，从而形成许多肿瘤系的乏氧、生理性复杂的微环境特点(Siemann,2006)。肿瘤血管网不断变化，导致血流有较大波动，有时甚至会反转血流方向。肿瘤微环境中的异常血管密度分布会引起急性、慢性和周期性乏氧，这成为导致常规放疗失败的主要原因，并可促进肿瘤转移（Dewhirst等,2008）。

　　目前,临床上已建立的对癌症患者实施放疗的方法是通过分割放疗。这包括在一段时间内进行单剂量分割照射,以达到总体剂量。原则上,这能使健康组织恢复。单剂量分割的剂量大小一般在 1.8~4Gy 之间,主要是建立在 20 世纪内积累的临床经验的基础上。在分子水平上,已知放射能够毁损 DNA,从而阻碍克隆细胞增殖,诱导细胞死亡(Lehnert,2007)。尽管如此,已得到证实,肿瘤衍生的细胞株在体内和体外对辐射的反应存在不同(Prise 等,2005;Lehnert,2007)。如前所述,这个现象可能是由于肿瘤微环境在时间和空间上存在复杂性。然而,许多临床医生继续根据体外获得的剂量曲线进行处方治疗。此外,低剂量分割辐射可通过引起细胞因子(如 VEGF 和 bFGF)的分泌来促进辐射抵抗性,这些细胞因子可保护细胞(尤其是内皮细胞)免受辐射作用,并增加肿瘤微环境的复杂性(Gorski 等,1999)。辐射抵抗性与预后不良、疗效反应较差有关(Garcia-Barros 等,2003;Fuks 和 Kolesnick,2005)。鉴于在世界范围内超过 50% 的诊断为实质性肿块的肿瘤患者需要接受放疗,因此,非常有必要将肿瘤视为一个整体(而非简单地基于细胞的肿瘤放射生物学),应对肿瘤组织的放射生物学有深刻的了解。内皮细胞放射生物学的新发展提示血管能够调控肿瘤对放疗的反应,并引导临床医生和研究人员进一步研究基质在放射反应中的作用,这将在后续章节中详细描述。

2.2　高剂量照射对肿瘤内皮细胞的影响

　　放射肿瘤学中的新技术，如调强放射治疗，已提高对患者如何用电离辐射进行治疗的能力。这些技术能够输送特定剂量的照射,准确地定向解剖部位,从而保护正常组织,使大体肿瘤体积剂量最大化。其实,由于更多地强调单次或几次大剂量照射,因此,在不久的将来,需要许多周来完成分割治疗的概念会被放弃。然而,在这样做之前,很多研究者已经提出高剂量放射生物学必须得到发展(Kirkpatrick 等,2008;Brown 等,2014;Song 等,2014)。尽管人们已经认识到应调控肿瘤微环境,血管在肿瘤治疗中的作用已成为近年来科学研究的重要课题。

　　在常规照射剂量(1.8~2Gy)下,据报道,内皮细胞主要通过类似于肿瘤细胞的分子 DNA 损伤机制做出反应。然而,在较大剂量(8~10Gy)下,已证明内皮细胞激活细胞膜衍生的神经酰胺依赖性凋亡通路与 DNA 损伤无关。神经酰胺是一种对内皮细胞有细胞毒性作用鞘磷脂衍生的分子。这提示高剂量照射下肿瘤损伤的继发性机制。事实上,目前有大量证据表明,肿瘤血管可调节肿瘤对放疗的反应(Garcia-Barros 等,2003,2004;Kolesnick,2003;Fuks 和 Kolesnick,2005;Carpinteiro 等,2008;Chometon 和 Jendrossek,2009;García-Barros 等,2010),挑战了肿瘤反应主要依赖于克隆性肿瘤癌细胞固有的放射敏感性的权威观念。

　　Paris 等(2001)最先提出,用 8~16Gy 的剂量照射胃肠道(GI)时,内皮细胞是主要的损伤。

他们证明,这会引起继发的有活力的细胞损伤和辐射诱导的胃肠道综合征,并通过增殖性细胞死亡导致肠隐窝干细胞死亡。在神经酰胺生成过程中,酸性鞘磷脂酶(ASMase)上调,以及后续隐窝血管网凋亡被认为是观察的原因(Paris 等,2001;Maj 等,2003;Gaugler 等,2007;Rotolo 等,2008,2009,2010)。照射前给予 bFGF,拮抗鞘磷脂酶依赖的凋亡,保护肠道内皮和上皮细胞免于放射性细胞坏死(Paris 等,2001;Maj 等,2003)。其他研究者对这些发现提出质疑,认为 p53 依赖性凋亡调控放射性胃肠道综合征,而非内皮细胞凋亡(Kirsch 等,2010)。虽然报道的结果相互矛盾,但这些研究带动了一系列研究,目的旨在了解肿瘤内皮细胞是否及如何在肿瘤放疗反应中发挥作用。迄今为止的研究最终证明,血管在放射反应中起着重要的作用。

受这些发现的启发,Folkman 和 Camphausen(2001)思考这样的问题:"放疗对内皮细胞起什么作用?"同时,研究者对辐射诱导对内皮细胞的影响,以及血管功能障碍是否可以靶向调控肿瘤对高剂量放疗的反应产生了怀疑。据 Paris、Fuks 和 Kolesnick 及其同事的推测,微血管结构可能才是肠道照射的主要靶体。如果上皮肿瘤干细胞受损是继发性作用,这种关联作用即使在内皮细胞支持周围肿瘤细胞的肿瘤内部,也仍然持续存在。因此,体内和体外不同的肿瘤放射敏感性的报道,可用存在此类宿主源性支持细胞(即内皮细胞)来解释。也有人推测,相比正常内皮细胞,肿瘤内皮细胞放射敏感性增加也会有助于更好地靶向肿瘤。Garcia-Barros 等(2003)证明,鞘磷脂酶敲除的动物实验结果支持在高剂量下(8~10Gy)照射内皮细胞靶区,作为肿瘤放疗反应的调节因子。由不同小组(尤其是来自纽约的纪念斯隆-凯特琳癌症中心的 Kolesnick 和 Fuks 等)所做的一系列科学性研究反复证实这些发现,提高了特别是在高剂量下对内皮性放射生物学的认识。

迄今收集的证据集中表明,发生鞘磷脂酶上调是高剂量(8~10Gy)引起的反应,在照射后的 6 小时内,可导致鞘磷脂水解,产生凋亡性第二信使神经酰胺。鞘磷脂的降解发生在内皮细胞膜,引起随后的急性内皮细胞坏死。而较低剂量和更为常用的单次剂量(1.8~4Gy/次)照射,不能产生足够的神经酰胺,以激活内皮细胞凋亡。因此,在这种剂量下,辐射主要是通过诱导细胞内的 DNA 损伤。事实上,由于乏氧、再灌注和活性氧种类的形成,这些剂量被认为是最低限度有效的(Fuks 和 Kolesnick,2005;Moelle 等,2005;Moeller 和 Dewhirst,2006)。

在内皮细胞膜中存在非溶酶体分泌形式的鞘磷脂酶的 20 倍浓缩物(由于参与细胞膜的重塑以响应血流剪切应力和各种内皮细胞机械应力作用)。据悉,这些细胞特别容易受到高剂量辐射的损伤。得到证明的还有 bFGF 或鞘氨醇-1-磷酸盐(S1P)能够阻止鞘磷脂酶上调、避免基于神经酰胺的凋亡。这类制剂对肿瘤血流也有作用(图 2.1)。不过,对内皮细胞和肿瘤细胞关联的确切机制仍然知之甚少。迄今发表的研究所提供的证据表明,可能涉及循环因子渗出,继发于内皮损伤的旁观效应,或急性微血管功能失调和迅速逆转产生的短暂性局部缺血/再灌注(Gaugler 等,2007)。

对 Garcia-Barros 等的研究(即首次证明肿瘤对电离辐射的反应与内皮细胞凋亡有关)是通过编辑来信的方式做出的早期评论(Brown 等,2003;Suit 和 Willers,2003)。Garcia-Barros 等证明,在野生型酸性鞘磷脂酶(asmase)+/+鼠中肿瘤有反应。两组的肿瘤细胞(asmase-/-对 asmase+/+)相同,在这些小鼠中,唯一显著的瘤内差异是肿瘤的宿主血管系统。一种观点认为,他们的结果与先前发表的数据矛盾,(使用比普通小鼠高 2~3 倍的放射敏感性的免疫缺陷小鼠)表明肿瘤的放射敏感性主要由肿瘤细胞的遗传敏感性决定，而不是由宿主衍生的基质决定 (Gerweck 等，2006；Ogawa 等，2007)。然而，2011 年的随访研究采用 asmase 敲除非免疫缺陷性小鼠证明，确实能逆转内皮凋亡，从而增强肿瘤的放射抵抗性。第二封编辑来信争议性评论 Garcia-Barrol 等的发现可能是由于免疫反应引起的，但这个观点在 2004 年很快被反驳，因为有研究表明，在讨论的细胞株中(黑色素瘤)，野生型小鼠中并未引出宿主免疫反应，而且 asmase −/− 表型在抗肿瘤免疫方面也并不缺乏。特别是，这些实验是在 RAG−/− 小鼠中重复进行的， RAG−/− 小鼠缺乏 T 细胞和 B 细胞，以及缺乏自然杀伤(NK)细胞和自然杀伤 T 细胞的 MEF−/− 细胞，没有明显的免疫效应，从而可以解释 asmase−/−小鼠的结果(Garcia-Barros 等，2004)。

Kolesnick 和 Fuks 进行了一些额外研究，证明在放射反应中神经酰胺通路的重要性，并确立了神经酰胺在这类反应中的整合作用(Garcia-Barros 等，2003；Pena 等评论，2000；Folkman 和 Camphausen，2001；Kolesni，2002，2003；Sathishkumar 等，2005)。这其中包括 Garcia-Barros 等 (2003)的最初研究，即使用患黑色素瘤和纤维肉瘤的 asmase 敲除小鼠，证明神经酰胺信号功能性缺陷，使肿瘤具有对单次剂量照射时的高剂量(15Gy)照射的抵抗性。随后对秀丽隐杆线虫 (*Caenorhabditis elegans*)的研究涉及鞘酯代谢保守基因的功能缺失突变体。神经酰胺合成酶失活会导致生殖细胞电离辐射诱导凋亡的缺失。显微注射长链天然神经酰胺能够恢复生殖细胞的凋亡。位于线粒体膜上的放射诱导的神经酰胺增加，提示该处信号通道整合后调节应急诱导的凋亡(Deng 等，2008)。进一步基于分子的研究表明，线粒体富含神经酰胺的大结构域有利于 Bax 因子在照射中发挥作用。更具体地说，该研究表明，神经酰胺是哺乳动物细胞线粒体外膜在对电离辐射反应中产生的，所形成的平台作为一个孔，Bax 因子可插入、寡聚体化和功能化 (Lee 等，2011)。这使内皮细胞线粒体具有通透性，导致细胞死亡，可作为细胞对大剂量辐射应激反应的一部分，是一种有效的分子机制。

总之，这个问题仍然存在，但考虑过去 10 年发展起来的新的科学认识，或许能更好地重新表述：肿瘤放射反应在多大程度上受肿瘤细胞的遗传放射敏感性的调节或受到宿主来源的基质的调节？很多研究组发表的证据支持双方的争论观点(Langle 等，1997；Brown，2009；El Kaffas 等，2012，2013，2014；Martin，2013；Tran 等，2013)。认识到血管在肿瘤对放射反应应答中的调控作用可能很复杂。然而，模式的转变仍在进行中，这使肿瘤内皮细胞成分的作用在放射反应中更加突出，从而影响放射计划和实施。此观点总结在图 2.2。此外，还有一些新研发的血管靶向药物已被证明具有靶向肿瘤血管的放疗协同作用。一些综述已经发表，提议组合性治疗(O'Reilly，2006；Senan 和 Smit，2007；El Kaffas 等，2014)。在下文，我们将简要综述近年来研发的可以在生物力学上激活前面提到过的神经酰胺通路的药物，显著增强肿瘤对辐射剂量的反应性，远远超过化学辐射增敏剂。

2.3　超声刺激微泡引起的低剂量血管效应

2.3.1　放射血管效应

如前所述，新近的数据表明，放射诱导的内皮细胞凋亡可导致血管毁损，进而继发引起肿

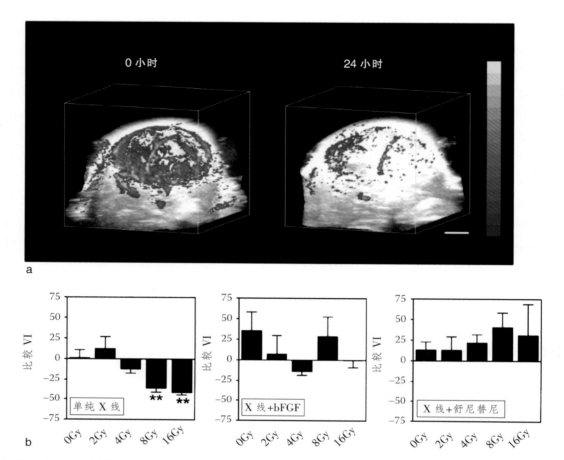

图 2.1 (a)16Gy 辐射处理后 0 小时、24 小时的肿瘤体积最大强度投影显示情况。资料来自三维高频超声。处理后 24 小时，可观察到高功率多普勒超声（检测到的血流量）血流信号降低。红色代表最低功率多普勒强度（15dB），而黄色代表最高功率多普勒强度(40dB)。比例尺代表 2mm。(b)单纯辐射剂量(0、2、4、8 和 16Gy)，联合 bFGF 或舒尼替尼,24 小时的血管指数(VI)的相对变化。结果表明,只有当肿瘤单次受照 8Gy 和 16Gy 时,能量多普勒血流信号才明显降低。使用 bFGF 预处理的肿瘤不受辐射剂量的影响。使用舒尼替尼预处理的肿瘤在低于 8Gy 的剂量辐射下,血管指数(VI)没有显著变化;而在 8Gy 或 16Gy 辐射处理的动物中,血流量信号明显增加。(From El Kaffas, A. et al., *Angiogenesis*, 16, 443, 2013.)

瘤细胞死亡。而在内皮细胞驱动的反应模式中,肿瘤细胞的死亡是继发性的,是辐射造成的微血管损害的结果。最近的研究证明,因大剂量辐射引起血管反应,神经酰胺依赖的内皮细胞死亡通路被激活。

在这里我们的回顾性研究推测,血管驱动的肿瘤细胞死亡可采用基于超声波的生物物理方法予以增强。在机械能量交付于内皮细胞,以及补足基于电离的能量效应中均可发现这些影响。本文所概括的方法是:不使用(临床成功率和影响有限的)抗血管生成的或大多具有血管抑制作用的药物制剂扰乱血管内皮内层,而是使用具有高效能的生物物理超声刺激的微泡介导的干扰作用。这些出现的激活,与高剂量辐射也会导致神经酰胺依赖的内皮细胞死亡是一样

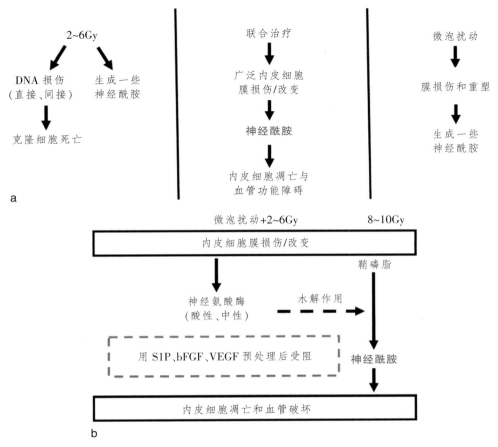

图 2.2 辐射和微泡作用下神经酰胺生成的假设机制。(a)2~6Gy 的辐射能明显导致 DNA 破坏。单纯微泡也能使一些神经酰胺生成。联合作用下，产生神经酰胺水平与高剂量辐射类似，会激活细胞死亡。(b)基于神经酰胺的细胞死亡的机制是超过 8Gy 的辐射或超微泡联合 2~6Gy 辐射剂量。(From El Kaffas，A. and Czarnota，G.J.，*Future Oncol.*，11，1093，2015.)

的。这些研究与更有效地干扰内皮细胞(导致其从根本上死亡)的假设是一致的，从而增加微血管的破坏，进而增强辐射效应(Kolesnick，2002)。

2.3.2 微泡和超声

超声微泡对比剂是通常内有空气或全氟碳化合物气体的微球，由生物相容性物质如蛋白质或脂质组成的薄壳来稳固。在世界各地，有许多对比剂被批准用于临床。在下文所描述的研究中，所举的一个例子是 Definity(Lantheus Medical，North Billerica，MA)，是由脂质外壳包裹的全氟丙烷气体。这类微泡通常中位直径为 3~4μm，经外周静脉注射后，能到体循环中。微泡实现了血管系统的可视化(Foster 等，2000；Simpson 等，2001；Goertz 等，2005a，b)，且未见临床上值得注意的可检测到的组织损伤或明显的不良反应。除了作为血管成像对比剂外，微泡在共振频率上或共振频率附近的声学暴露会干扰邻近细胞的功能，产生的效应包括细胞膜通透性的可逆性增加。与声学上微泡干扰破坏有关的生物学效应,如局部微射流和震荡波,都能提高通透性,毁损细胞(Karshafian 等,2010)。其他研究(Cosgrove,2006;Haag 等,2006;Karshafian 等,2009,Caissie 等,2011 综述)也证实了微泡增强的可逆性药物摄入与稳定的气泡震荡和声学上的微流有因果关系。在这里总结的研究中,采用超声微泡制剂,已证实能够增强辐射效应。除了使用大量的微泡来产生效应,暴露参数与诊断超声扫描中使用的参数相似。就超声本身而言,这里所提到的超声作用,造成的损伤较小,组织容易恢复;然而,联合辐射时,能够对肿瘤细胞有显著的杀灭作用 (Al-Mahrouki 等,2012;Czarnota 等,2012a,b;Tran 等,2012;Nofiele 等,2013)。

2.3.3 基于微泡的增强放射性细胞死亡作用

近年来,超声和微泡介导内皮细胞干扰,能够明显提高辐射效应。证明这个原理的研究在体外(Al-Mahrouki 等,2012;Nofiele 等,2013)和体内(Czarnota 等,2012a,b)的前列腺癌模型、体内膀胱癌模型(Tran 等,2012)和乳腺癌模型(尚未发表)中得到证实。

这种效应代表着可以驱动肿瘤对辐射产生反应模式的转变。所建议的这种处理方法(其生物学机制将在随后的章节中阐述),能够比任何化学制剂更能增强辐射效应。这种方法引发的广泛性缺血变化超越了短暂性乏氧,具有细微的放射生物学效应。所处理的组织因明显的乏氧而导致无氧,会引起混合有凋亡和坏死的缺血性细胞死亡。这种方法通过组织学检测到的完全的细胞死亡和实验观察到的出众的治愈率,来消除传统的放射生物学所担忧的血管破坏,可能会抑制进一步的放疗(Czarnota 等,2012a,b)。该方法背后的基本原理是,由于已经造成的大规模破坏,导致无氧细胞死亡的区域不需要任何进一步的治疗剂量照射。而没有这样大规模无氧效应的最小范围的肿瘤区域,在氧合的肿瘤细胞周围继续有不完全的功能性血管系统;通过再次处理使肿瘤细胞毁损。这些区域以具有内皮细胞为特征,也能通过微泡介导性膜损伤增加放射敏感性。这种方法代表处理模式摒弃了传统放射肿瘤学,因为大范围血管毁损、生理协同作用,能有效地增强辐射效应。数据显示,单次的超声刺激微泡联合 2~8Gy 的辐射照射,在 24 小时内可有 40%~60%的细胞死亡;多次联合超声和分割辐射证明一个完整的肿瘤效应,导致肿瘤消退(Czarnota 等,2012a;图 2.3 和图 2.4)。

2.3.4 微泡增强辐射血管效应

内皮细胞作为基于微泡的辐射增强处理的主要靶区,利用免疫组织化学 (简称"免疫组化")得到确认。结果表明,具有明显的血管塌陷和与因子Ⅷ(血管性假血友病因子)治疗相关的血管渗漏。采用 CD31、TUNEL 染色进行免疫组化标记可作为内皮细胞凋亡的证据。血管作用与采用无创性高功率多普勒影像为非侵入性相关。肿瘤异种移植物中受照射剂量和超声刺激微泡浓度同样参数影响的血管指数,与细胞死亡的增加相一致(图 2.5)。具体来说,20MHz 的高功率多普勒数据显示,处理后血流中断,包括在微泡超声处理中下降 20%±37%,单独 8Gy 照射下降 18%±22%;而联合处理后下降 65%±8%[平均±标准差($P<0.05$)](Czarnota 等,2012a)。在相似条件下进行的体外免疫组化染色显示了神经酰胺的产生(图 2.6)。

当超声刺激微泡和辐射这两种处理方法按时间分开时, 血管性效应和细胞死亡效应具有

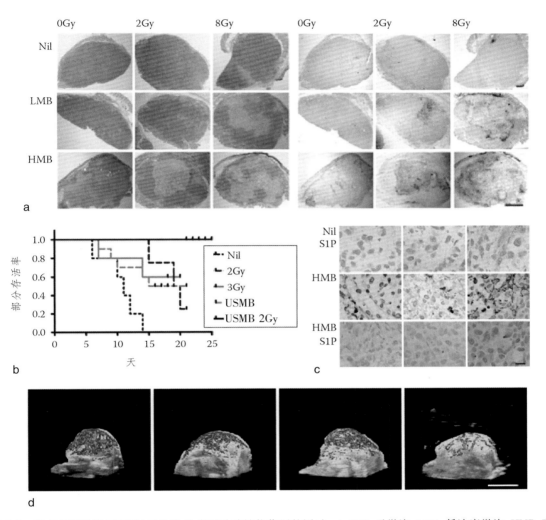

图 2.3　超声刺激微泡（USMB）对 PC3 肿瘤异种移植物作用的图示。(a)Nil，无微泡；LMB，低浓度微泡；HMB，高浓度微泡。图中左侧部分代表苏木精–伊红染色，右侧部分代表 TUNEL(原位末端标记法)染色。比例尺为 2mm。(b)多次分割照射实验评估生存情况。Kaplan-Meier 生存曲线分析 2Gy 分割(3 周 12 次分割，共 24Gy)照射小鼠(BED10=28.8Gy)，2Gy 分割照射联合每周 2 次超声微泡刺激；3Gy 分割 (3 周 15 次分割，共 45Gy)(BED10=58.5Gy)，联合超声微泡刺激(每周 2 次，共 3 周)，终点是肿瘤至少体积增加 1 倍并达到改良人文关怀终点(不能行走，肿瘤直径超过 2cm)。(c)接受辐射和(或)超声微泡刺激后，在 1–磷酸鞘氨醇存在下，PC3 前列腺肿瘤切片 ISEL 染色高倍放大图。注意，随着辐射剂量增高，ISEL 染色出现气泡(中图)。S1P 存在时细胞死亡被抑制，表现为染色减弱(下图)。比例尺为 50μm。(d)处理后 24 小时获得的高功率多普勒血流资料。从左到右，标本依次为无处理、单纯微泡、单独 8Gy 辐射、超声刺激微泡联合 8Gy 辐射。联合处理有明显的血流中断。比例尺为 5mm。(Adapted from Czarnota，G.J. et al.，*Proc. Natl. Acad. Sci. U.S.A.*，109，E2033，2012a；Czarnota，G.J. et al.，*Proc. Natl. Acad. Sci. U.S.A.*，109，11904，2012b.)

时间依赖性。实验分别采用超声和辐射方法，还同时引入了时间延迟，即首先采用超声刺激微泡处理，随后再辐射处理(延迟 0、3、6、12、24 小时)。通过细胞死亡免疫组化评估，两种处理方法相隔 6 小时，处理效果具有最大的统计学显著性差异。这与超声检测到的血流量最大限度地

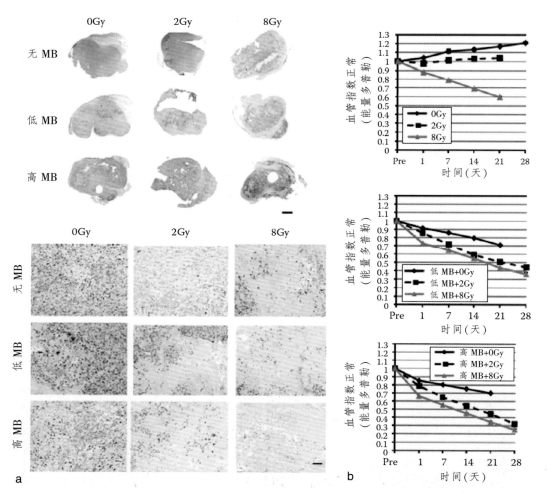

图2.4　(a)膀胱移植肿瘤结果。上图:处理后24小时TUNEL(原位末端标记)染色法显示局部处理所致肿瘤细胞死亡。单独辐射处理显示肿瘤区周围多灶性浓缩坏死区,大部分发生在8Gy辐射后。高、低浓度微泡处理联合不同辐射剂量也呈现出来。可观察到肿瘤外周坏死严重,并发展为囊性区域。比例尺为2mm。下图:处理后3~4周H&E染色。顶行:肿瘤标本H&E染色显示预计结果为2Gy单次辐射处理无细胞坏死明显区域。肿瘤细胞同质性均匀分布。8Gy辐射下,细胞稀疏并显示有密度降低区,提示细胞死亡。中行和底行:辐射后联合高、低浓度微泡处理,引起中心区域肿瘤细胞死亡。微泡超声联合辐射处理的肿瘤显示最大的细胞死亡区域。比例尺为50mm。(b)肿瘤血管长期反应的监测。上图:单独不同剂量辐射肿瘤($P<0.001$,辐射为0~8Gy,血管系统具有显著性差异;$P>0.05$,辐射2Gy,无显著性差异)。中图和底图:高、低浓度超声刺激微泡联合辐射($P<0.001$)。结果显示能量多普勒检测到血流持续减少,在联合处理时最为明显。(Adapted from Nofiele,J.T. et al.,*Technol. Cancer Res. Treat.*,12,53,2013.)

下降相一致。根据ISEL检测细胞死亡和对血流的高功率多普勒检测信号中断,按上述时间段进行辐射,在24小时后导致最大效应。数据显示,微泡暴露后9小时为辐射处理时间窗,3~12小时的结果无统计学显著性差异(Czarnota等,2012a;图2.7)。

　　随后对前列腺肿瘤移植模型和膀胱癌移植瘤小鼠模型进行更为全面的分析(Tran等,

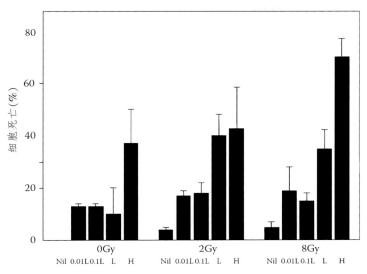

图 2.5　在不同辐射剂量下微泡暴露对细胞死亡的定量分析。小鼠不同浓度微泡处理的 ISEL 染色百分率。微泡浓度：Nil 为无微泡；0.01L、0.1L、L 是指使用低浓度微泡，H 是指使用高浓度微泡。0、2、8Gy 不同辐射剂量如标签所示。（Adapted from Kim，H.C. et al.，*PLoS One*，9，e102343，2014.）

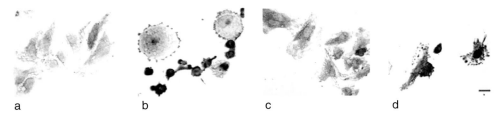

图 2.6　（人脐静脉内皮细胞）神经酰胺染色：内皮细胞暴露于（a）无处理；（b）8Gy 辐射；（c）超声刺激微泡；（d）超声刺激微泡联合 8Gy 辐射。比例尺为 20μm。（From Al-Mahrouki，A.A. et al.，*Dis. Model Mech.*，7，363，2014.）

2012；Kim 等，2013）。采用 HT-1376 膀胱癌暴露于 2Gy 和 8Gy 的电离辐射作为实验对照，结果显示在处理的最初 24 小时内，主要在 8Gy 剂量时[血管指数（VI）为（0.88±0.00）]，肿瘤血管中的血流减少，2Gy 剂量时可被忽略[VI 为（0.98±0.00）]。长期（21 天）的结果表明，在 2Gy[VI 为（1.04±0.00）]和 8Gy[VI 为（0.60±0.01）]时，检测到的血流量增加可被忽略。结果表明，根据高功率多普勒和免疫组化所观察到的，采用微泡和辐射的联合处理会同样引起协同抗血管效应。在微泡浓度较低时，辐射 2Gy[VI 为（0.86±0.00）]和 8Gy[VI 为（0.73±0.00）]均可检测到血流量的减少。辐射 8Gy，这些数字分别为（0.79±0.01）和（80.66±0.00）。在 21 天时，辐射 2Gy 联合低浓度微泡处理，观察到的 VI 为（0.50±0.01）；辐射 8Gy，联合相同的低浓度微泡处理，观察到的 VI 为（0.43±0.00）。而在高浓度微泡时，辐射 2Gy 和 8Gy 的类似剂量，观察到的 21 天的 VI 分别为（0.44±0.01）和（0.34±0.01）（Tran 等，2012）。由 Kwok 等所做的对 PC3 肿瘤的研究（2013）显示类似效应，即血流减少的同时细胞死亡增加。在该研究中，处理后的肿瘤标本采用 VEGF 和 CD31 染色以评估对内皮细胞的影响作用（Kim 等，2013）。这些免疫组化方式显示使用不同的处理方

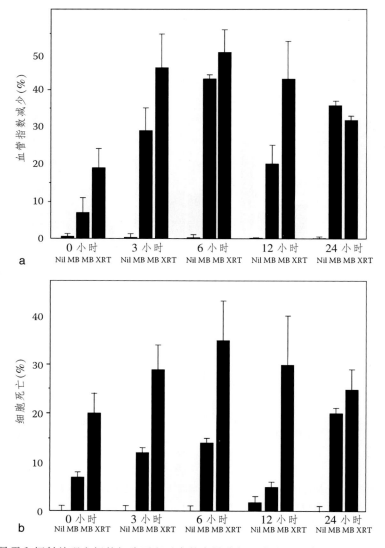

图 2.7　(a)微泡暴露和辐射处理之间的细胞死亡反应的定量分析。微泡和联合处理的微功率多普勒检测到的血管指数减少。Nil，处理前和处理 24 小时后均无影像；MB，单独(低浓度)微泡处理，以及微泡暴露(0、3、6、12 和 24 小时)后在指定时间杀死小鼠；MBXRT，微泡处理及后续辐射处理(8Gy)之间的间隔时间。(b)同(a)中所述的处理相对应的 ISEL+细胞死亡情况。对于单独微泡处理应注意：在 6 小时内对血流影响最大，6 小时后对细胞死亡影响最大。联合处理也有类似的趋势。(From Czarnota，G.J. et al.，*Proc. Natl. Acad. Sci. U.S.A.*，109，E2033，2012a；Czarnota，G.J. et al.，*Proc. Natl. Acad. Sci. U.S.A.*，109，11904，2012b.)

法后血管成分的减少情况。在单纯照射 0、2、8Gy 剂量，CD31 染色血管的量化比例分别为 100% ±3%、77%±4% 和 50%±20%。在超声刺激微泡下，比例分别为 60%±10%、50%±10% 和 20%± 10%。

2.3.5 微泡增强细胞死亡效应

最初研究将 PC3 前列腺肿瘤移植到严重综合免疫缺陷(SCID)小鼠中,并使用 2~8Gy 的单次剂量辐射联合不同浓度的超声刺激微泡处理。研究利用了超过 345 只携带肿瘤的实验动物。结果表明,在联合处理组,肿瘤细胞死亡数量具有超相加性统计学显著性差异。单独采用辐射引起最小限度的凋亡和细胞坏死性死亡[2Gy 辐射平均±标准差(SE)细胞死亡率为 4%±2%];单独使用超声刺激微泡处理也是如此(低泡浓度下,细胞死亡率为 10%±4%)。相比之下,联合两种处理方法的结果显示,2Gy 辐射联合低浓度超声刺激微泡的超声处理,在超声处理范围内明显宏观区域细胞死亡占 40%±8% 或以上的肿瘤横断面。2Gy 辐射联合高浓度超声微泡处理会导致更多的细胞死亡 (44%±13%);8Gy 辐射联合高浓度微泡处理所导致的细胞死亡则更多(70%±8%)。相比分别采用单独 2Gy 辐射和单独低或高浓度的超声刺激微泡处理,2Gy 辐射联合超声刺激微泡处理有显著性差异(所有 $P<0.0001$)。同样观察到,与分别采用单独 8Gy 辐射和单独低或高浓度超声刺激微泡处理,8Gy 辐射联合微泡处理,有显著性差异(所有 $P<0.0001$)。小鼠的膀胱移植瘤实验也显示出对细胞死亡的类似影响, 与免疫功能不全的小鼠乳腺移植肿瘤的研究结果相同(Tran 等,2012)。相关结果见图 2.3 和图 2.4。

对物理参数进行实验研究以明确哪些参数对增强辐射产生影响。在不同的负压峰值下,对微泡浓度和辐射剂量进行研究。Kim 等(2013)对前列腺移植瘤(PC3)的严重综合免疫缺陷小鼠在中心频率为 500kHz 时,使用不同负压峰值(250、570 和 750kPa)、不同微泡浓度(8、80 和 1000μL/kg)及不同辐射剂量(0、2、8Gy)进行处理。处理后 24 小时,切下肿瘤并评估细胞死亡情况。研究显示,增加辐射剂量、微泡浓度和超声压力,促进肿瘤内凋亡性细胞死亡和细胞破坏的比例分别为 21%、30% 和 43%。最终,在其他参数固定的情况下增加压力或微泡浓度,将不会导致细胞死亡的进一步增加(图 2.5)。与这些处理有关的血管参数还在进一步探索中(Kwok 等,2013)。

2.3.6 鞘磷脂酶通路和神经酰胺在处理中的作用

研究表明,超声刺激微泡和辐射之间具有协同性,在超声场内,空泡性的微泡对内皮细胞造成机械性损伤。体外研究结果表明,这种效应在内皮细胞中表现突出,但在多种细胞类型中普遍存在。当接着联合低剂量(2Gy)辐射时,能激活内皮细胞死亡。

体外研究首先在人脐静脉内皮细胞(HUVEC)、急性髓系白血病细胞(AML)、小鼠纤维肉瘤细胞(KHT-C)、前列腺癌细胞(PC3)、乳腺癌细胞(MDA-MB-231)和星形胶质细胞中进行。将这些细胞类型单独暴露于超声刺激微泡, 在所有细胞类型中都有神经酰胺的增加,HUVEC、AML、PC3、MDA-MB-231、KHT-C 和星形胶质细胞的细胞存活率分别为 12%±2%、65%±5%、83%±2%、58%±4%、58%±3% 和 18%±7%。体外研究表明, 当暴露于超声刺激微泡和辐射 1 小时,就会附加增强处理和增加细胞内神经酰胺含量(图 2.6)。第一个结果指向鞘磷脂酶通路的重要性,即酸性鞘磷脂酶(asmase+/+)星形胶质瘤细胞的存活率由单独接受 2Gy 照射的 56%±2%、单独接受超声微泡的 17%±7%,降至联合处理的 5%±2%。与之相比,采用鞘磷脂酶缺乏的星形胶质瘤 (asmase-/-) 或 S1P,表示效用会降低。在超声和辐射处理下, 使用 S1P 处理对

asmase–/–细胞或 asmase+/+ 细胞有保护免于细胞死亡的作用超出 asmase+/+ 细胞的反应。研究中的所有细胞类型显示,免疫组化标记的神经酰胺对超声刺激微泡处理、辐射都有应答,对联合两种方法的处理有更多的应答反应。asmase –/–细胞的神经酰胺生成极低或无生成,除非细胞接受了超声刺激微泡和辐射(Nofiele 等,2013)。

基因表达谱和定量分析,以及体外免疫组化进一步分析,再次揭示鞘磷脂酶通路和参与凋亡的基因,以及细胞膜修复的关键作用。基因表达分析显示,在暴露于超声刺激微泡的情况下,参与凋亡和神经酰胺诱导性凋亡通道的基因上调,包括 SMPD2、UGT8、COX6B1、Caspase 9 和 MAP2K1,但 SMPD1 没有上调(Al-Mahrouki 等,2012)。

广泛的免疫组化分析被用于进一步探索几个生物标志物,以评估细胞增殖(Ki67)、血液渗漏(因子Ⅷ)、血管生成(分化抗原分子,CD31)、神经酰胺形成、血管生成信号(VEGF)、氧合限制(脯氨酰羟化酶,PHD2)和 DNA 损坏/修复(γ H2AX)。资料显示,超声刺激微泡破坏血管系统,引起与处理相关的血供减少,导致神经酰胺产生增加,增加了肿瘤细胞的 DNA 损伤,尽管减少了肿瘤的氧合,而联合处理更能显著减少细胞增殖。在对超声刺激微泡有关的处理因素的研究中,观察到所检测到的细胞死亡和神经酰胺生成之间存在一定联系,除了辐射剂量外,还随超声峰值负压、微泡浓度的变化而变化(Al-Mahrouki 等,2014)。

在基因的或化学的层面操控鞘磷脂酶通路,会分别在体外和体内的内皮细胞和肿瘤模型中抑制微泡的效应。分析 PC3 前列腺肿瘤异体移植瘤但受到 S1P 暴露的抑制的实验研究分析表明,在处理前 30 分钟、处理后 5 分钟用 S1P 处理,会减少可检测到的凋亡细胞死亡。在存在 S1P 和超声刺激微泡暴露的情况下,观察到用 0、2、8Gy 处理之间,统计学无显著性差异(Czarnota 等,2012a)(图 2.3c)。

这些处理的工作模型的数据显示血流破坏。按照这一机制,超声刺激微泡和辐射之间存在协同作用,源自超声场中空化微泡对内皮细胞造成的机械性损伤。与高剂量辐射激活同样的通路,由超声和微泡刺激引起与依赖鞘磷脂酶的神经酰胺增加有关的膜性损伤。联合低剂量(2Gy)辐射,可激活内皮细胞死亡(Czarnota 等,2012a)。在这种机制下,辐射效应除了引起血管破坏、肿瘤凋亡和坏死之外,还由肿瘤细胞 DNA 损伤单独转化过来。任何导致的乏氧实际上是无氧,与细胞死亡有关。对血管破坏会抑制放疗的担忧,可被组织学上检测到的完全性细胞死亡和实验中观察到的出色治愈率所消除。工作模型见图 2.8 和图 2.9。

在这种类型的超声处理中,经静脉微泡给药,作用于血管内皮细胞。通过将超声束聚焦于肿瘤获得肿瘤选择性和治疗率。目前,现代超声技术[如 Phillips Sonalleve(飞利浦公司的磁共振引导高强度聚焦超声治疗设备)]能够在临床上允许三维超声场以 1mm 特异性进行雕刻,从而完全避开正常组织。尽管单独使用抗血管生成药物治疗肿瘤通常会留有肿瘤边缘存活(Palmowski 等,2008),而采用这里正在研发的治疗,即采用超声联合辐射包绕,肿瘤外周缘可以得到治疗。

2.3.7 无创性监测微泡增强辐射效应

一些非侵袭性定量成像方法已被用于监测处理效应,以研究相关的血管效应及其在组织微结构和肿瘤微环境中的影响。其中包括能量多普勒分析(前面介绍的研究),以及光声和定量

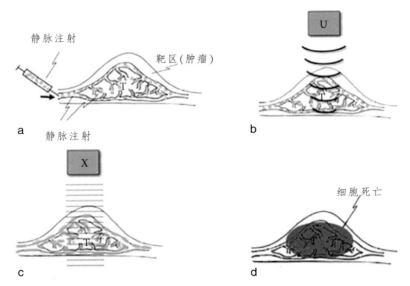

图 2.8　超声刺激微泡增强辐射处理图解。(a)注射微泡经血管进入靶(肿瘤,T)。(b)超声(U)用于声学刺激微泡,导致其空化。(c)扰乱肿瘤血管内皮细胞(绿色)。受干扰的血管对低剂量 X 线(X)辐射作用很敏感,通常不会导致大量细胞死亡。(d)一项处理可在 24 小时内导致 50%~60%肿瘤体积内大量细胞死亡。(From Czarnota,G.J. et al.,*Proc. Natl. Acad. Sci. U.S.A.*,109,E2033,2012a；Czarnota,G.J. et al.,*Proc. Natl. Acad. Sci. U.S.A.*,109,11904,2012b。)

超声方法。光声系统通过使用多个光学照明波长用作功能性成像, 测定色素团浓度(Razansky 等,2009)、血氧饱和度水平(Oladipupo 等,2011)。近红外光谱范围内吸收光的主要组织成分(不同于黑色素细胞)是高血红蛋白吸收的红细胞(Yao 和 Wang,2011)。因此,基于内源性对比的典型光声成像以类似于超声波的方式描述了可分辨的血管、来自不可分辨的血管的聚合信号或两者结合。由于氧合血红蛋白、去氧血红蛋白具有不同的光学吸收谱,采用不同波长的激光照射组织,有助于测定每种组织的光声信号。从而得到血红蛋白浓度、血红蛋白氧饱和度情况的总体空间分布图(Wang 等,2006;Stein 等,2009;Saha 和 Kolios,2011)。此数据可以与测定体积的血流结合,计算出氧代谢率(Yao 等,2011)。重要的是,这些功能参数被认为在处理反应监测中非常关键(Cerussi 等,2010;Roblyer 等,2011;Falou 等,2012;Sadeghi-Naini 等,2012a)。

在前列腺肿瘤的处理中,定量评估光声数据表明在单独辐射、超声刺激微泡或两者联合的所有处理情况下,氧饱和度明显下降($P<0.05$)(Briggs 等,2014)。具体来说,使用 8Gy 辐射和微泡处理导致氧饱和度在 570kPa 时下降 28%±10%,在 750kPa 时下降 25%±29%,相对应的能量多普勒超声测量血流减少分别为 44%±9%、40%±14%。相应的组织学,按照组织切片,肿瘤细胞死亡率在 570kPa 时是 31%±5%、在 750kPa 时是 37%±5%。

总的来说,氧饱和度降低,并随着辐射剂量增加和超声压力增加而下降幅度增大。经单因素 CD31 染色证实,这些与血管形成的显著变化有关($P<0.05$)。Briggs 等对所有 3 种处理进行评估的方法发现,在两种压力下 8Gy 辐射联合超声刺激微泡有很大的变化。

研究显示,在 570kPa 和 750kPa 压力下的氧饱和度下降分别为 28%±10%、25%±29%。在相

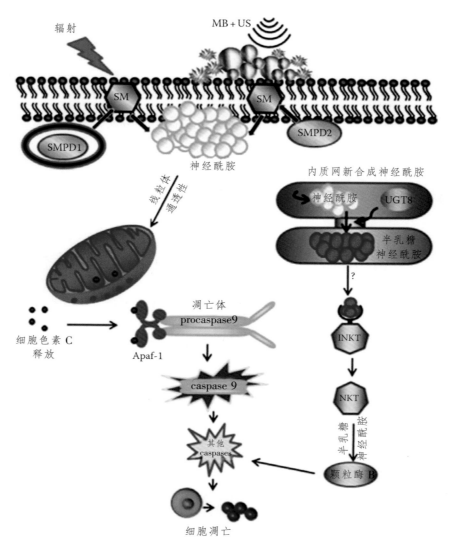

图 2.9　基于基因表达变化的采用微泡、超声和 X 线辐射的联合处理提出的人脐静脉内皮细胞凋亡机制通路的图解模型。推测鞘磷脂酶(SMPD1 和 SMPD2)对鞘磷脂(SM)水解导致神经酰胺的产生,神经酰胺可作用于线粒体,促进细胞色素 C 的释放。随后可能与 procaspase 9 和凋亡酶激活因子(Apaf-1)复合。在 ATP 存在下形成的复合物(凋亡体),导致 caspase 9 的激活,进而激活其他 caspase 9 并最终引发细胞凋亡。另外,内质网重新合成产生的神经酰胺可通过 UGT8 修饰形成半乳糖神经酰胺,这是一种已知的激活自 NKT 细胞的分子。活性 NKT 细胞随后会分泌穿孔蛋白(perforin),穿孔蛋白在靶细胞质膜上聚集,允许颗粒酶 B 通过,引发凋亡通路。(From Al- Mahrouki, A. et al., *Ultrasound Med. Biol.*, 38, 1958, 2012.)

对应的能量多普勒下测量血流量下降分别为 44%±9%、40%±14%。相对应的免疫组化显示,在 570kPa 压力下为 15%±2%(P±0.033),在 750kPa 压力下为 20%±2%(P±0.015)。肿瘤血管完整程度下降, 在 570kPa 压力下为 31%±5%(P=0.005), 在 750kPa 压力下为 37%±5%(Briggs 等, 2014;图 2.10)。

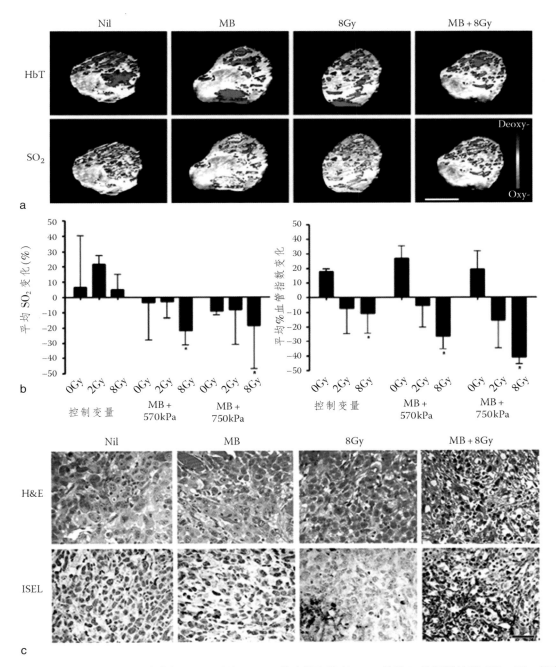

图 2.10　微泡照射增强的光声数据。Nil，无处理；MB，单独微泡处理；8Gy，单独 X 线辐射处理；MB+ 8Gy，超声刺激微泡联合辐射处理。顶部一行表示总血红蛋白(HbT)信号，而底部一行表示氧饱和度(SO₂)，颜色编码表示脱氧血红蛋白和氧合血红蛋白的相对信号。(b)定量光声结果显示氧饱和度和能量多普勒血管指数的变化。数据显示，联合超声刺激微泡和超声处理通过破坏血管导致细胞死亡。(c)超声刺激微泡处理的组织学。顶部一行显示 H&E 染色，底部一行显示细胞死亡的原位缺口末端标记。Nil，无处理；MB，单独微泡处理；8Gy，单独 X 线辐射处理；MB+ 8Gy，超声刺激微泡联合辐射处理。注意在血管绞杀的联合处理中细胞死亡增加。比例尺为50μm。(Adapted from Briggs，K. et al.，*Technol. Cancer Res. Treat.*，13，435，2014.)

定量超声方法也被用于无创性监测处理效果,这些都是探测组织微观结构的方法,并已被确立跟踪肿瘤细胞死亡方法(Banihashemi 等,2008;Sadeghi-Naini 等,2012b,2013a;Sannachi 等,2014;Czarnota 和 Kolios,2010 综述;Sadeghi-Nain 等,2012b)。有研究采用高频高分辨率定量超声结合常规频率定量超声,监测超声刺激微泡和辐射处理前列腺肿瘤。定量超声能够显示与细胞死亡相一致的散射体大小和"有效"散射体浓度的变化 (Lee 等,2012;Kim 等,2013;Sadeghi-Naini 等,2013b;Al-Mahrouki 等,2014)。

2.3.8 多次重复性处理效果

由于这里的处理会促进乏氧,但会提高处理的效果,所以进行了单次处理、多次处理的实验,以比较肿瘤治愈率。处理实验采用分割放疗、多次每周 1 次的超声刺激微泡处理,以研究实验动物生存情况。处理采用多次的超声联合分割辐射,显示引起肿瘤退缩的整体肿瘤效应(图 2.1b)。在生存实验(图 2.1b)中,超声刺激微泡联合辐射能够将非治愈性辐射剂量转化为比治愈性剂量更有效的辐射剂量。实验动物接受 24Gy 的照射联合微泡处理(BED10=28.8Gy),实验动物接受更为有效的剂量(BED10=58.5Gy),有出色的生存结果(Caissie 等,2011)。另外,在超声刺激微泡联合辐射处理中,没有证据表明使用化学抗血管生成药物会看到活性边缘,而由于内皮细胞死亡、血管塌陷,以及后续的肿瘤细胞死亡引起肿瘤血管结构破坏(Czarnota 等,2012a)。

2.3.9 微泡增强辐射效应和抗血管生成药物

目前认为,抗血管生成药物会与辐射相互作用,增强其效应。例如,碱性成纤维细胞生长因子(bFGF)也能调节内皮细胞存活,保护组织免于基于辐射的抗血管效应。同样地,通过采用抗血管生成药物, 将有可能进一步增强超声刺激微泡的效应 (El Kaffas 等,2012;El Kaffas 等,2014 综述)。

El Kaffas 等研究将两种新型互补血管靶向药物与放疗联合,以维持血管破坏。DLL4 阻断血管生成解除管制处理,与超声刺激微泡联合放疗处理共同进行。动物实验结果表明,采用超声刺激微泡联合辐射和 DLL4 mAb 处理,引起协同性肿瘤生长延迟,显示出明显的肿瘤反应。三联处理可引起肿瘤生长延迟最大化,在处理开始后 5 天,出现明显的肿瘤体积缩小,中断生长的作用可连续持续近 15 天。三联处理的平均肿瘤生长延迟为 24 天($P<0.05$)。假设在这种情况下,首先采用的处理方法按照前面谈到的机制,破坏血管系统,随后加入抗血管生成药物阻止正常血管再生,否则会刺激肿瘤再生(El Kaffas 等,2013)。

2.3.10 现代放疗实施的影响

常规辐射剂量(1.8~2Gy)下对细胞的辐射作用进行描述的生物机制能被很好地理解。但高剂量似乎通过不同的分子通道(如内皮细胞膜、脂质代谢信号及线粒体)的生物学相互作用,因此需要通过彻底的研究,从肿瘤和宿主来源的基质细胞层面上,阐明其细胞和分子效应。如果内皮细胞最终被发现,特别是在高剂量放疗中,为继发性肿瘤的靶点,不应忽视内皮细胞在放射肿瘤学中作为一个领域出现。当然,这会影响经典放射生物学,以及过去数十年发展起来的线性二次数学模型,该模型描述特异性癌细胞系的剂量依赖性辐射反应(假设只有 DNA 破坏)

作为可测量参数的函数（α/β 比率）。经典放射生物学模型在描述低剂量辐射反应中取得了成功，但不能完全适用于高剂量照射。在考虑基于辐射性的基质效应和基于乏氧的急性细胞死亡的模型中，在高剂量下，可能会出现线性——二次反应的偏差。如前所述，许多研究人员正在重新检查这种模式在现代放疗实践中的作用。无论未来的研究结果如何，为新的治疗策略打开大门的新技术需要对传统知识进行重新研究。研究结果可能会突出迄今为止传统疗法的治疗方法缺乏指导，并为包括本文讨论的血管靶向治疗策略在内的新的治疗策略打开大门。

　　总之，早期的研究描述了神经酰胺在细胞（尤其是内皮细胞）受到的基于膜的机械损伤和辐射损伤中所起的作用，为进一步研究肿瘤模式奠定了基础，作为照射剂量的函数，并最终转化应用于患者。

（罗斌　译　张南　校）

参考文献

Al-Mahrouki A, Karshafian R, Giles A, Czarnota GJ (2012) Bioeffects of ultrasound-stimulated microbubbles on endothelial cells: Gene expression changes associated with radiation enhancement in vitro. *Ultrasound Med Biol* 38:1958–1969.

Al-Mahrouki AA, Iradji S, Tran WT, Czarnota GJ (2014) Cellular characterization of ultrasound-stimulated microbubble radiation enhancement in a prostate cancer xenograft model. *Dis Model Mech* 7:363–372.

Banihashemi B, Vlad R, Debeljevi, B, Giles A, Kolios MC, Czarnota GJ (2008) Ultrasound imaging of apoptosis in tumour response: Novel preclinical monitoring of photodynamic therapy effects. *Cancer Res* 68:8590–8596.

Briggs K, Al-Mahrouki A, Nofiele J, El-Falou A., Stanisz M., Kim HC, Kolios MC, Czarnota GJ (2014) Non-invasive monitoring of ultrasound-stimulated microbubble radiation enhancement using photoacoustic imaging. *Technol Cancer Res Treat* 13:435–444.

Brown JM, Carlson DJ, Brenner DJ (2014) The tumor radiobiology of SRS and SBRT: Are more than the 5R's involved? *Int J Radiat Oncol Biol Phys* 88:254–262.

Brown M (2009) Controversy section: What causes the radiation GI syndrome? *Int J Radiat Oncol Biol Phys* 70:799–800.

Brown M, Bristow R, Glazer P, Hill R, McBride W, McKenna G, Muschel R (2003) Tumor response to radiotherapy regulated by endothelial cell apoptosis (II). *Science* 302:1894.

Caissie A, Karshafian R, Hynynen K, Czarnota GJ (2011) Ultrasound contrast microbubbles: In vivo imaging and potential therapeutic applications. In: Goins B and Phillips W (eds.), *Nanoimaging*, pp. 1–25. Singapore: Pan Stanford Publishing.

Carpinteiro A, Dumitru C, Schenck M, Gulbins E (2008) Ceramide-induced cell death in malignant cells. *Cancer Lett* 264:1–10.

Cerussi AE, Tanamai VW, Mehta RS, Hsiang D, Butler J, Tromberg BJ (2010) Frequent optical imaging during breast cancer neoadjuvant chemotherapy reveals dynamic tumour physiology in an individual patient. *Acad Radiol* 17:1031–1039.

Chen J, Lin Y, Chiang C, Hong J, Yeh C (2010) Characterization of tumor vasculature derived from angiogenesis and vasculogenesis by high-frequency three-dimensional Doppler ultrasound. *Symp A Q J Mod Foreign Lit* 1:2319–2322.

Chometon G, Jendrossek V (2009) Targeting the tumour stroma to increase efficacy of chemo- and radiotherapy. *Clin Transl Oncol* 11:75–81.

Cosgrove D (2006) Ultrasound contrast agents: An overview. *Eur J Radiol* 60:324–330.

Czarnota GJ, Karshafian R, Burns PN, Wong CS, Al-Mahrouki A, Lee J, Caissie A et al. (2012a) Tumour radiation response enhancement by acoustical stimulation of the vasculature. *Proc Natl Acad Sci USA* 109:E2033–E2041.

Czarnota GJ, Karshafian R, Burns PN, Wong CS, Al-Mahrouki A, Lee J, Caissie A et al. (2012b) Tumour radiation response enhancement by acoustical stimulation of the vasculature. *Proc Natl Acad Sci USA Plus* 109:11904–11905.

Czarnota GJ, Kolios MC (2010) Ultrasound detection of cell death. *Imaging Med* 2:17–28.

Deng X, Yin X, Allan R, Lu DD, Maurer CW, Haimovitz-Friedman A, Fuks Z, Shaham S, Kolesnick R (2008) Ceramide biogenesis is required for radiation-induced apoptosis in the germ line of *C. elegans*. *Science* 322:110–115.

Dewhirst MW, Cao Y, Moeller B (2008) Cycling hypoxia and free radicals regulate angiogenesis and radiotherapy response. *Nat Rev Cancer* 8:425–437.

Dvorak HF (1986) Tumors: Wounds that do not heal: Similarities between tumor stroma generation and would healing. *N Engl J Med* 315:1650–1659.

El Kaffas A, Al-Mahrouki A, Tran WT, Giles A, Czarnota GJ (2014) Sunitinib effects on the radiation response of endothelial and breast tumor cells. *Microvasc Res* 92:1–9.

El Kaffas A, Czarnota GJ (2015) Biomechanical effects of microbubbles: From radiosensitization to cell death. *Future Oncol* 11:1093–1108.

El Kaffas A, Giles A, Czarnota GJ (2013) Dose-dependent response of tumor vasculature to radiation therapy in combination with Sunitinib depicted by three-dimensional high-frequency power Doppler ultrasound. *Angiogenesis* 16:443–454.

El Kaffas A, Nofiele J, Giles A, Cho S, Liu SK, Czarnota GJ (2014) Dll4-notch signalling blockade synergizes combined ultrasound-stimulated microbubble and radiation therapy in human colon cancer xenografts. *PLoS One* 9:e93888.

El Kaffas A, Tran W, Czarnota GJ (2012) Vascular strategies for enhancing tumour response to radiation therapy. *Technol Cancer Res Treat* 11:421–432.

Falou O, Soliman H, Sadeghi-Naini A, Iradji S, Lemon-Wong S, Zubovits J, Spayne J et al. (2012) Diffuse optical spectroscopy evaluation of treatment response in women with locally advanced breast cancer receiving neoadjuvant chemotherapy. *Trans Oncol* 5:238–346.

Fan F, Schimming A, Jaeger D, Podar K (2012) Targeting the tumor microenvironment: Focus on angiogenesis. *J Oncol* 2012:281261.

Folberg R, Hendrix MJ, Maniotis AJ (2000) Vasculogenic mimicry and tumor angiogenesis. *Am J Pathol* 156:361–381.

Folkman J (1996) Tumor angiogenesis and tissue factor. *Nat Med* 2:167–168.

Folkman J, Camphausen K (2001) What does radiotherapy do to endothelial cells? *Science* 293:227–228.

Foster FS, Burns PN, Simpson DH, Wilson SR, Christopher DA, Goertz DE (2000) Ultrasound for the visualization and quantification of tumour microcirculation. *Cancer Metastasis Rev* 19:131–138.

Fuks Z, Kolesnick R (2005) Engaging the vascular component of the tumor response. *Cancer Cell* 8:89–91.

Fukumura D, Jain RK (2007) Tumor microvasculature and microenvironment: Targets for anti-angiogenesis and normalization. *Microvasc Res* 74:72–84.

Fukumura D, Jain RK (2008) Imaging angiogenesis and the microenvironment. *APMIS* 116:695–715.

Garcia-Barros M, Lacorazza D, Petrie H, Haimovitz-Friedman A, Cardon-Cardo C, Nimer S, Fuks Z, Kolesnick R (2004) Host acid sphingomyelinase regulates microvascular function not tumor immunity. *Cancer Res* 64:8285–8291.

Garcia-Barros M, Paris F, Cordon-Cardo C, Lyden D, Rafii S, Haimovitz-Friedman A, Fuks Z, Kolesnick R (2003) Tumor response to radiotherapy regulated by endothelial cell apoptosis. *Science* 300:1155–1159.

García-Barros M, Thin TH, Maj J, Cordon-Cardo C, Haimovitz-Friedman A, Fuks Z, Kolesnick R (2010) Impact of stromal sensitivity on radiation response of tumors implanted in SCID hosts revisited. *Cancer Res* 70:8179–8186.

Gaugler M-H, Neunlist M, Bonnaud S, Aubert P, Benderitter M, Paris F (2007) Intestinal epithelial cell dysfunction is mediated by an endothelial-specific radiation-induced bystander effect. *Radiat Res* 167:185–193.

Gerweck LE, Vijayappa S, Kurimasa A, Ogawa K, Chen DJ (2006) Tumor cell radiosensitivity is a major determinant of tumor response to radiation. *Cancer Res* 66:8352–8355.

Goel S, Wong AH, Jain RK (2012) Vascular normalization as a therapeutic strategy. *Cold Spring Harb Perspect Med* 2:1–24.

Goertz DE, Cherin E, Needle A, Karshafian R, Brown AS, Burns PN, Foster FS (2005a) High Frequency nonlinear B-scan imaging of microbubble contrast agents. *IEEE Trans Ultrason Ferroelectr Freq Control* 52:65–79.

Goertz DE, Needles A, Burns PN, and Foster FS (2005b) High-frequency nonlinear flow imaging of microbubble contrast agents. *IEEE Trans Ultrason Ferroelectr Freq Control* 52:495–502.

Gordon MS, Mendelson DS, Kato G (2010) Tumor angiogenesis and novel antiangiogenic strategies. *Int J Cancer* 126: 1777–1787.

Gorski DH, Beckett MA, Jaskowiak NT, Calvin DP, Mauceri HJ, Salloum RM, Seetharam S et al. (1999) Advances in brief blockade of the vascular endothelial growth factor stress response increases the antitumor effects of ionizing radiation. *Cancer Res* 59:3374–3378.

Haag P, Frauscher F, Gradl J, Seitz A, Schafer G, Lindner JR, Klibanov AL, Bartsch G, Klocker H, Eder IE (2006) Microbubble-enhanced ultrasound to deliver an antisense oligodeoxynucleotide targeting the human androgen receptor into prostate tumours. *J Steroid Biochem Mol Biol* 102:103–113.

Hanahan D, Weinberg RA (2000) The hallmarks of cancer. *Cell* 100:57–70.

Karshafian R, Bevan PD, Williams R, Samac S, Burns PN (2009) Sonoporation by ultrasound-activated microbubble contrast agents: Effect of acoustic exposure parameters on cell membrane permeability and cell viability. *Ultrasound Med Biol* 35:847–860.

Karshafian R, Samac S, Bevan PD, Burns PN (2010) Microbubble mediated sonoporation of cells in suspension: Clonogenic viability and influence of molecular size on uptake. *Ultrasonics* 50:691–697.

Kerbel RS (2000) Tumor angiogenesis: Past, present and the near future. *Carcinogenesis* 21:505–515.

Kim HC, Al-Mahrouki A, Gorjizadeh A, Karshafian R, Czarnota GJ (2013) Effects of biophysical parameters in enhancing radiation responses of prostate tumours with ultrasound-stimulated microbubbles. *Ultrasound Med Biol* 39:1376–1387.

Kim HC, Al-Mahrouki A, Gorjizadeh A, Sadeghi-Naini A, Karshafian R, Czarnota GJ (2014) Quantitative ultrasound characterization of tumor cell death: Ultrasound-stimulated microbubbles for radiation enhancement. *PLoS One* 9:e102343.

Kirkpatrick JP, Meyer JJ, Marks LB (2008) The linear-quadratic model is inappropriate to model high dose per fraction effects in radiosurgery. *Semin Radiat Oncol* 18:240–243.

Kirsch DG, Santiago PM, di Tomaso E, Sullivan JM, Hou W-S, Dayton T, Jeffords LB et al. (2010) P53 Controls radiation-induced gastrointestinal syndrome in mice independent of apoptosis. *Science* 327:593–596.

Kolesnick R (2002) The therapeutic potential of modulating the ceramide/sphingomyelin pathway. *J Clin Invest* 110:3–8.

Kolesnick R (2003) Response to comments on "Tumor response to radiotherapy regulated by endothelial cell apoptosis." *Science* 302:1894.

Kwok SJJ, El Kaffas A, Lai P, Al Mahrouki A, Lee J, Iradji S, Tran WT et al. (2013) Ultrasound-mediated microbubble enhancement of radiation therapy studied using three-dimensional high-frequency power Doppler ultrasound. *Ultrasound Med Biol* 39:1983–1990.

Langley RE, Bump EA, Quartuccio SG, Medeiros D, Braunhut SJ (1997) Radiation-induced apoptosis in microvascular endothelial cells. *Br J Cancer* 75:666–672.

Lee H, Rotolo JA, Mesicek J, Penate-Medina T, Rimner A, Liao WC, Yin X et al. (2011) Mitochondrial ceramide-rich macrodomains functionalize bax upon irradiation. *PLoS One* 6:e19783.

Lee J, Karshafian R, Papanicolau N, Giles A, Kolios MC, Czarnota, GJ (2012) Quantitative ultrasound for the monitoring of novel microbubble and ultrasound radiosensitization. *Ultrasound Med Biol* 38:1212–1221.

Lehnert S (2007) *Biomolecular Action of Ionizing Radiation*. New York: Taylor & Francis.

Mahadevan V, Hart IR (1990) Metastasis and angiogenesis. *Acta Oncol* 29(1):97–103.

Maj JG, Paris F, Haimovitz-Friedman A (2003) Microvascular function regulates intestinal crypt response to radiation microvascular function regulates intestinal crypt response to radiation. *Cancer Res* 63:4338–4341.

Martin BJ (2013) Inhibiting vasculogenesis after radiation: A new paradigm to improve local control by radiotherapy. *Semin Radiat Oncol* 23:281–287.

Moeller BJ, Dewhirst MW (2006) HIF-1 and tumour radiosensitivity. *Br J Cancer* 95:1–5.

Moeller BJ, Dreher MR, Rabbani ZN, Schroeder T, Cao Y, Li CY, Dewhirst MW (2005) Pleiotropic effects of HIF-1 blockade on tumor radiosensitivity. *Cancer Cell* 8:99–110.

Nofiele JT, Karshafian R, Furukawa M, Al Mahrouki A, Giles A, Wong S, Czarnota GJ (2013) Ultrasound-activated microbubble cancer therapy: Ceramide production leading to enhanced radiation effect in vitro. *Technol Cancer Res Treat* 12:53–60.

O'Reilly MS (2006) Radiation combined with antiangiogenic and antivascular agents. *Semin Radiat Oncol* 16:45–50.

Ogawa K, Boucher Y, Kashiwagi S, Fukumura D, Chen D, Gerweck LE (2007) Influence of tumor cell and stroma sensitivity on tumor response to radiation. *Cancer Res* 67:4016–4021.

Oladipupo S, Hu S, Kovalski J, Yao J, Santeford A, Sohn RE, Shohet R, Maslov K, Wang LV, Arbeit JM (2011) VEGF is essential for hypoxia-inducible factor-mediated neovascularization but dispensable for endothelial sprouting. *Proc Natl Acad Sci USA* 108:13264–13269.

Palmowski M, Huppert J, Hauff P, Reinhardt M, Schreiner K, Socher MA, Hallscheidt P, Kauffmann GW, Semmler W, Kiessling F (2008) Vessel fractions in tumour xenografts depicted by flow- or contrast-sensitive three-dimensional high-frequency Doppler ultrasound respond differently to antiangiogenic treatment. *Cancer Res* 68:7042–7049.

Paris F, Fuks Z, Kang A, Capodieci P, Juan G, Ehleiter D, Haimovitz-Friedman A, Cordon-Cardo C, Kolesnick R (2001) Endothelial apoptosis as the primary lesion initiating intestinal radiation damage in mice. *Science* 293:293–297.

Pena L, Fuks Z, Kolesnick R (2000) Radiation-induced apoptosis of endothelial cells in the murine central nervous system: Protection by fibroblast growth factor and sphingomyelinase deficiency. *Cancer Res* 60:321–327.

Prise KM, Schettino G, Folkard M, Held KD (2005) New insights on cell death from radiation exposure. *Lancet Oncol* 6:520–528.

Razansky D, Distel M, Vinegoni C, Ma R, Perrimon N, Koster RW, Ntziachristos V (2009) Multispectral opto-acoustic tomography of deep-seated fluorescent proteins in vivo. *Nat Photon* 3:412–417.

Roblyer D, Ueda S, Cerussi A, Tanamai W, Durkin A, Mehta R, Hsiang D et al. (2011) Optical imaging of breast cancer oxyhemoglobin flare correlates with neoadjuvant chemotherapy response one day after starting treatment. *Proc Natl Acad Sci USA* 108:14626–14631.

Rotolo JA, Kolesnick R, Fuks Z (2009) Timing of lethality from gastrointestinal syndrome in mice revisited. *Int J Radiat Oncol Biol Phys* 73:6–8.

Rotolo JA, Maj JG, Feldman R, Ren D, Haimovitz-Friedman A, Cordon-Cardo C, Cheng EH-Y, Kolesnick R, Fuks Z (2008) Bax and Bak do not exhibit functional redundancy in mediating radiation-induced endothelial apoptosis in the intestinal mucosa. *Int J Radiat Oncol Biol Phys* 70:804–815.

Rotolo JA, Mesicek J, Maj J, Truman J-P, Haimovitz-Friedman A, Kolesnick R, Fuks Z (2010) Regulation of ceramide synthase-mediated crypt epithelium apoptosis by DNA damage repair enzymes. *Cancer Res* 70:957–967.

Sadeghi-Naini A, Falou O, Hudson JM, Bailey C, Burns PN, Stanisz G, Kolios MC, Czarnota GJ (2012a). Imaging innovations for cancer therapy response monitoring. *Future Med* 4:311–327.

Sadeghi-Naini A, Falou O, Hudson JM, Bailey C, Burns PN, Yaffe MJ, Stanisz GJ, Kolios MC, Czarnota GJ (2012b). Imaging innovations for cancer therapy response monitoring. *Imaging Med* 4:311–327.

Sadeghi-Naini A, Falou O, Tadayyon H, Al-Mahrouki A, Tran W, Papanicolau N, Kolios MC, Czarnota GJ (2013a). Conventional frequency ultrasonic biomarkers of cancer treatment response in vivo. *Transl Oncol* 6:234–243.

Sadeghi-Naini A, Papanicolau N, Falou O, Tadayyon H, Lee J, Zubovits J, Sadeghian A et al. (2013b). Low-frequency quantitative ultrasound imaging of cell death in vivo. *Med Phys* 40:082901.

Saha RK, Kolios MC (2011) Effects of erythrocyte oxygenation on optoacoustic signals. *J Biomed Opt* 16:115003.

Sannachi L, Tadayyon H, Sadeghi-Naini A, Kolios MC, Czarnota GJ (2014) Personalization of breast cancer chemotherapy using noninvasive imaging methods to detect tumour cell death responses. *Breast Cancer Manage* 3:31–35.

Sathishkumar S, Boyanovsky B, Karakashian AA, Rozenova K, Giltiay NV, Kudrimoti M, Mohiuddin M, Ahmed MM, Nikolova-Karakshian M (2005) Elevated sphingomyelinase activity and ceramide concentration in serum of patients undergoing high dose spatially fractionated radiation treatment. *Cancer Biol Ther* 4:979–986.

Senan S, Smit EF (2007) Design of clinical trials of radiation combined with antiangiogenic therapy. *Oncologist* 12:465–477.

Siemann DW (2006) *Vascular-Targeted Therapies in Oncology*. Chichester, UK: John Wiley.

Simpson DH, Burns PN, Averkiou MA (2001) Techniques for perfusion imaging with microbubble contrast agents. *IEEE Trans Ultrason Ferroelectr Freq Control* 48:1483–1494.

Song CW, Kim M-S, Cho LC, Dusenbery K, Sperduto PW (2014) Radiobiological basis of SBRT and SRS. *Int J Clin Oncol* 19:570–578.

Stein EW, Maslov K, Wang LV (2009) Noninvasive, *in vivo* imaging of the mouse brain using photoacoustic microscopy. *J Appl Phys* 105:102027.

Suit HD, Willers H (2003) Comment on "Tumor response to radiotherapy regulated by endothelial cell apoptosis" (I). *Science* 302:1894.

Tahergorabi Z, Khazaei M (2012) A review on angiogenesis and its assays. *Int J Basic Med Sci* 15:1110–1126.

Tran WT, El Kaffas A, Al-Mahrouki A, Gillies C, Czarnota GJ (2013) A review of vascular disrupting agents as a concomitant anti-tumour modality with radiation. *J Radiother Pract* 12:255–262.

Tran WT, Iradji S, Sofroni E, Giles A, Eddy D, Czarnota GJ (2012) Microbubble and ultrasound radioenhancement of bladde cancer. *Br J Cancer* 107:469–476.

Wang X, Xie X, Ku G, Wang LV, Stoica G (2006) Noninvasive imaging of hemoglobin concentration and oxygenation in the rat brain using high-resolution photoacoustic tomography. *J Biomed Opt* 11:024015.

Yao J, Maslov KI, Zhang Y, Xia Y, Wang LV (2011) Label-free oxygen-metabolic photoacoustic microscopy in vivo. *J Biomed Opt* 16:076003.

Yao J, Wang LV (2011) Photoacoustic tomography: Fundamentals, advances and prospects. *Contrast Media Mol Imaging* 6:332–345.

第 ③ 章

伽马刀:从单次分割立体定向放射外科到图像引导大分割立体定向放射治疗

Daniel M. Trifiletti,Jason P. Sheehan,David Schlesinger

3.1 引言

放射外科传统意义上是一种高剂量的单次分割放疗技术,已被证实对诸多恶性和良性神经外科疾病非常有效(Leksell,1951)。这种单次高剂量放疗的误差很小,以此为标准,放射外科治疗在实施中要求严格的准确性和精度管理。伽马刀(GK)(Elekta Instruments AB,Stockholm,Sweden)放射外科传统上通过使用许多小射束(201 或 192 条射束,取决于设备装置的型号)的等中心会聚来达到这一目的,以产生陡峭的剂量梯度。刚性头架固定患者的头部,通过在患者头部与伽马刀等中心之间的直接机械连接建立立体定向坐标系,继而进行定位和靶区规划(Lunsford 等,1988;Lindquist 和 Paddick,2007)。图像引导是基于使用安装到患者头部框架的基准系统,参照立体定向系统定位解剖结构,对患者进行前期成像。

然而,放射外科的发展并未因伽马刀的发明而结束。随着使用直线加速器进行放射外科以替代伽马刀的经验积累,对于某些临床情况[如肿瘤体积超出放射外科治疗指征范围,或肿瘤邻近敏感危及器官(OAR)],通过数次分割治疗[大分割立体定向放射治疗(HSRT)]给予总剂量具有某些潜在的优势,与单次分割立体定向放射外科治疗相比,具有类似的破坏肿瘤的作用,同时进一步降低了正常组织的毒性反应。直线加速器的经验还证明使用室内成像技术可以获得的潜在优势,可以在不使用刚性头架固定的情况下实现精确的患者定位,从而实施实际的大分割方案。

已经开发了几种用于患者固定和图像引导的技术,从而可以在伽马刀上进行大分割而不影响伽马刀放射外科(GKRS)历史上的精确特点。本章探讨使用 Perfexion 伽马刀联合 eXtend™ 系统(Elekta Instruments AB,Stockholm,Sweden)进行无框架图像引导的大分割放疗的流程、局限性和未来潜力。在后面的章节中将探讨其他潜在的大分割立体定向放疗平台。

3.2 传统伽马刀放射外科:单次分割先验的图像引导放射外科

3.2.1 固定

传统的伽马刀放射外科是使用刚性立体定位框架(Leksell®坐标头架)进行的,该框架放置在患者头部周围,并使用插入患者颅骨外板的4个螺钉固定。头架安装通常在放射外科中心附近的操作治疗室中进行,根据需要使用局部麻醉剂麻醉螺钉插入部位。除局部麻醉剂外,其他中心也有增加使用浅镇静剂的。

根据设计和定义,立体定向框架规定的坐标系统,被称作Leksell坐标系统,该坐标系统设定患者头部向上、向后和向右侧的坐标原点,并朝患者的左侧(+X)、前方(+Y)和下方(+Z)递增。在Leksell坐标系统中,头部中心附近的头架系统坐标为(100mm、100mm、100mm),任何颅内靶区的X、Y和Z坐标均为正值。在Perfexion型,Leksell框架使用适配器机械性地连接到伽马刀的治疗床上(图3.1),因此框架定义的立体定向空间与伽马刀本身的坐标之间存在机械对应关系。

3.2.2 图像引导

传统放射外科的图像引导是过程本身具有先验性。在头架安装好后,通常患者马上进行治疗计划成像。根据适应证,成像方式可以包括MR、CT和(或)双向平板血管造影。在成像过程中,通过使用连接到立体定向头架的对应不同成像方式的特定定位框,将图像与立体定向坐标系统相关联。定位框架在得到的图像上产生基准标记,当它们在治疗计划系统配准后,患者大脑解剖结构中的任何点都得到立体定向坐标空间的对应参照(图3.2a,b)。在安装头架之前获

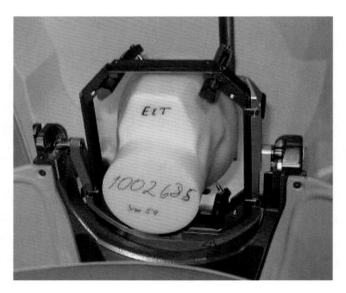

图3.1 Leksell立体定向G形框架固定在拟人头部模型上,并连接到伽马刀治疗床。除了提供刚性固定之外,立体定向头架在整个患者头部定义了与机器坐标系统机械连接的坐标系统。

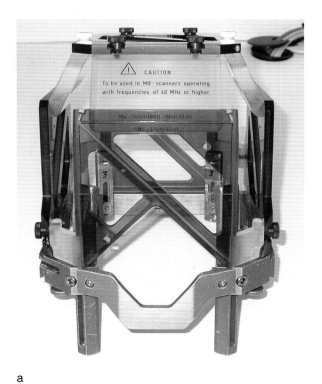

a

b

图 3.2 (a)安装在 Leksell 立体定向头架上的 MR 定位框。定位框的凹槽里填充硫酸铜溶液,在 MR 图像中呈高信号。(b)利用立体定向头架和 MR 定位框获取的 MR 图像上的基准标记(红色标记)。

得的非立体定向图像[通常包括 MR 和(或)PET]必须与立体定向图像配准融合后才有用。

3.3　应用于 IG-HSRT 时传统伽马刀立体定向放射外科(SRS)技术的局限性

传统的伽马刀 SRS 头架存在一些局限性,限制了其在 HSRT 中的应用。最明显的是,头架安装的过程是有创的:通过将螺钉插入颅骨的外板中,在患者头部和治疗设备之间形成刚性机械性连接。头架和患者颅骨之间的刚性关联对于创建用于定位和设置靶区的坐标系统是至关重要的,其中的任何改变将使现有治疗计划无效。

第二个限制是图像引导是先验的。这意味着头架和患者颅骨之间的刚性关联的任何变化都需要新的成像检查以重建患者相对于坐标系统的解剖结构位置。

除了患者舒适度的固有缺点之外,将刚性头架保持数天也存在技术限制。单纯的刚性头架1 天后就不能确保刚性固定的严格性。在治疗过程中,头架的位置产生细微的移动是可能的,并且通过每日测量和将螺钉重新调整半圈至一圈,以排除这些细微的系统误差(通过数字探头或基于影像的测量)是谨慎的。

3.4　伽马刀 IG-HSRT 要求

3.4.1　准确性和精度要求

大分割固定系统的最关键组成部分是它可以在三维空间中可靠且重复地定位等中心点,从而进行每次的分割治疗,并且其定位必须在每次分割治疗过程中始终保持有效。这样的从属联系的基础在于立体定向放疗是安全的和可行的。对等中心点位移通常可接受的公差是小于1mm 的非系统误差。尽管这种公差在某种程度上是任意定义的,但有证据表明数据定量分析优于局部控制(Treuer 等,2006)。对于单次分割治疗,"金标准"假设是刚性立体定向头架在放射外科治疗中所需的相对短的时间范围内提供了出色的固定性能。鉴于肿瘤与大脑中敏感的危及器官(OAR)之间的几何距离很小,任何图像引导大分割立体定向放疗(IG-HSRT)系统都不能偏离单次分割的标准。

3.4.2　患者接受度的要求

可能被忽视的刚性固定组成部分是患者必须有相当好的耐受度。患者的舒适度已成为医疗的一个重要组成部分,其他分割放疗方法(即妇科近距离放疗)已导致一些患者的心理社会障碍,认为与分割治疗间隔中留置的药剂造成的不适有关(Kirchheiner 等,2014)。IG-HSRT 系统需要减少患者的不适度,导致分割治疗间歇期及分割治疗中的运动减少,需要减少分割治疗中的中断,并每日更为快速地为患者摆位。

3.4.3　对某些潜在扩展适应证的要求

传统的单次分割伽马刀放射外科是一项引人注目的成功技术,在 1991 年至 2014 年期间全球有超过 88 万例患者接受治疗,仅 2014 年就有 7.4 万例接受治疗(Leksell Gamma Knife Society,2014)。用于大分割伽马刀治疗的成功体系需要的基本原理,是创立超过目前体系已经有效治疗的扩展适应证。

可靠的伽马刀固定和大分割的方法具有很大的潜力。如其他章节所述,由于担心邻近的正常组织耐受性,HSRT 将通过对先前已经用常规分割放疗进行治疗的解剖位置允许进行放射外科来增加 SRT 的范围。此外,一些颅内肿瘤可能在生物学上可以通过多次分割放射外科显示局部控制得到改善(Jee 等,2014;Minniti 等,2014;Toma-Dasu 等,2014;Casentini 等,2015)。

3.5　大分割放射外科治疗的历史尝试

历史上伽马刀亚专业内外都有各种尝试来创建可以进行大分割的方法。本节总结了一些构成现代 GK-HSRT(伽马刀 HSRT)基础的历史尝试。

3.5.1　持久性头架的安装

Simonová 在 20 世纪 90 年代初首次报道了这种方法的可行性,作为实现 HSRT 的方法,仅使用可用的设备(Simonová 等,1995)。他们报道 48 例接受头架安装的患者,然后每天进行 1 次治疗,持续 2~6 天。该方法被认为是可行的,耐受性良好且相对安全。然而,患者在入院治疗期间,治疗费用会大幅上升。此外,患者报告的结果未包括在本报告中。相似地,对一种"分次剂量"方法进行了报道,在治疗过程中总的 SRS 剂量被分割成 2 个相等的部分。患者进行头架安装,治疗计划影像定位,然后在第 1 天晚上进行第 1 次分割治疗,随后在 14~15 小时后进行第 2 次分割治疗。该研究的作者报道说,这样的分割治疗耐受性良好,与较早前接受单次分割 SRS 的队列相比,接受 2 次分割治疗的患者有较好的生存获益。然而,作者警告说,在整个治疗过程中,头架有位移的风险(Davey 等,2007)。

3.5.2　可拆卸头架系统

TALON 颅骨固定系统(NOMOS Corp.,Sewickley,PA)是一种可拆卸的头架系统,通过连接基础螺钉插入患者颅骨,可以将刚性头架固定到颅骨上。这些螺钉附属于 TALON 系统,固定后可在颅骨处进行微调。 在分割治疗的间隔期(通常 2~5 天)螺钉将保留在原位。Salter 等报道 TALON 系统的位置精度,并估算分割治疗间隔中 95% 的真实等中心点位置将落在计划的等中心位置的 1.55mm 范围内。 患者对 TALON 系统的耐受性良好, 然而,9 例患者中有 3 例患者在螺钉部位发生感染,2 例患者在分割治疗间隔出现螺钉松动,需要重新紧固(Salter 等,2001)。在伽马刀立体定向放疗中未尝试过 TALON 系统。

3.5.3　可复位头架系统

在过去的 15 年里,已研发出多个可复位的头架系统。其中包括用于放射外科配准的刚性框架,无须侵入性地附着于患者(Reisberg 等,1998;Alheit 等,1999;Ryken 等,2001;Baumert 等,2005;Minniti 等,2010;Ruschin 等,2010)。示例中包括利用咬合块、头部皮带、热塑性面罩、光学跟踪或一些组合的系统。所有这些头架系统,其重要特征包括相对简单、无创的方法,用于将患者置于与治疗计划中位置相对应的可复位的治疗位置上。

3.6 放射外科中机载图像引导的历史发展

用于放疗的治疗室内图像引导系统的研发是一项重大进展，通过患者被摆放在正确的治疗位置上，提高了治疗的准确性和精度。这些主要为基于直线加速器的放疗而设计的系统，很快就被应用于放射外科治疗。该系统从简单的二维平片 MV（兆伏）电子射野成像系统发展而来，使用由治疗束曝光的胶片（及后来的平板探测器），让临床医生验证靶区是在准直射野内（Dong 等，1997）。非晶硅平板探测器的发明促使人们试图将治疗机器本身用作兆伏级能量的锥形束 CT（MV–CBCT）系统（Pouliot 等，2005）。使用与直线加速器治疗束正交安装的 X 线球管和探测器研发出千伏电压锥形束 CT（kV–CBCT）系统（Jaffray，2007）。双重悬吊式/落地式立体 kV（千伏级）X 射线系统专为放射外科应用而研发。

直线加速器的上述发展的积极性来自希望颅外立体定向和非立体定向的适应证与颅内适应证一样多，因为用于颅内放射外科的立体定向框架是已得到确认且经过充分验证的技术。然而，如上所述，在某些临床情况下，实施大分割治疗能力的增强被认为是有益的。为此目的，在 Margaret 公主医院的 David Jaffray 小组研发了一种 kV–CBCT（千伏级锥形束 CT）系统，并成功地将其整合到 Perfexion 型伽马刀中。该系统使用传统的 90kVp（千伏峰值）旋转阳极 X 射线球管和相对的探测器。该系统由一套垂直支撑系统支撑，这些支撑系统从 Perfexion 的防护门上方的停放位置转换到患者和防护门之间的成像位置。旋转轴允许系统旋转 210° 进行成像，利用 25.6cm×25.6cm×19.3cm 的重建视野可以达到 1mm 或 0.5mm 的各向同性体素分辨率（Ruschin 等，2013）。

3.7 用于 Perfexion™ 型伽马刀®的 eXtend™ 系统

虽然上节总结了为探索伽马刀 IG–HSRT 的设置而进行的工作，但实际上，目前能进行大分割伽马刀放射外科治疗的唯一商业解决方案是 eXtend™ 系统。伽马刀 eXtend 系统可通过对硬腭和上颌牙齿的牙模抽吸进行头部可复位的无框架立体定位固定。该系统消除了安装头架所需的外科手术，并且在分割治疗间隔在原来位置没有留下会使患者疼痛或感染的任何装置（Ruschin 等，2010）。

3.7.1 主要组成部分

eXtend 头架系统包括一个碳纤维前板、一个牙印模/口部咬块可以连接到该前板上、一个可以安装在前板的底板，以及一个将患者头部摆放在上面的真空垫（图 3.3）。eXtend 头架与进行伽马刀治疗的患者摆位系统（PPS）刚性对接。框架的牙模咬块通过塑料管连接到患者控制单元（PCU）。PCU 由真空泵和管道组成，连接到咬块，以及患者和治疗单元的连接接口（图 3.4）。重新摆位检查工具（RCT）由丙烯酸测量模板和一组相关的数字测量探针组成。RCT 适配于 eXtend 头架系统上的插槽。RCT 模板中的测量孔用于测量头部位置，以确认分割间隔中的三维

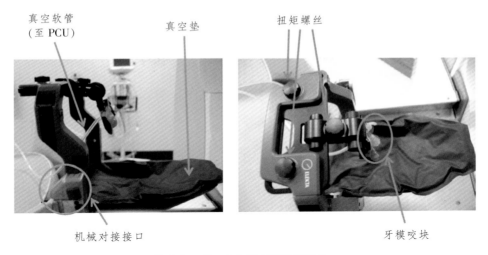

图 3.3　eXtend 头架系统及其组件。

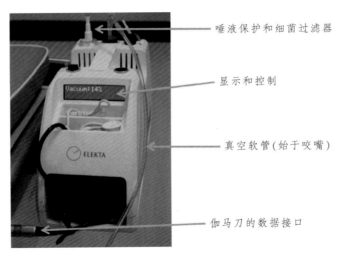

图 3.4　伽马刀 eXtend 头架系统的患者控制单元(PCU)。PCU 创建一个真空,用于监测患者的运动,并在治疗期间将数据发送到伽马刀控制系统,以便在真空水平低于设定阈值时中断治疗。

摆位(图 3.5)。

3.7.2　制作牙模

　　使用 eXtend 系统的第一步是选择咬合片和创建牙模。以标准印模材料(乙烯聚硅氧烷)使用混合枪制成牙模。在将接口管插入患者口腔之前,将塑料垫片放置在模具和硬腭之间以产生印模。垫片留有空间,其中真空泵可以将模具抽吸到上颌,与牙齿解剖结构对齐(图 3.6)。将牙模咬块放入患者口中后,必须沿着上颌保持均匀的压力,以使印模材料固化(图 3.7)。如果牙齿和牙模咬块之间或硬腭和软腭之间的材料不足,那么可靠的抽吸可能是困难的。

　　牙科印模的创建可以由治疗团队完成,但通常受益于牙医的经验,因为该过程与用于制作

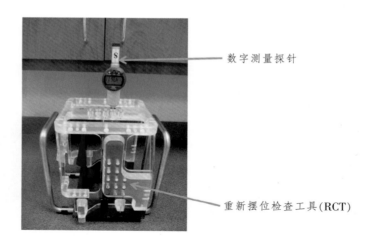

数字测量探针

重新摆位检查工具(RCT)

图 3.5 RCT 模板和相关的数字测量探针。红色载体兼作 RCT 的质量保证(QA)工具。

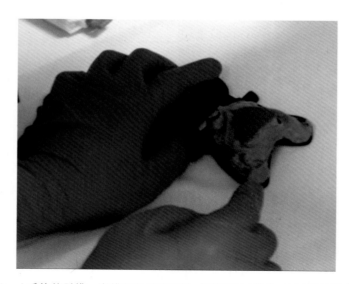

图 3.6 制作 eXtend 系统的牙模。印模材料填充咬块,塑料垫片(紫色)在牙科材料内形成真空空间。

牙冠和其他牙科干预的牙科印模相同。需要告诫的是,牙模对于确保每日恰当对齐牙列和分割照射时最小化移动是至关重要的,缺齿的患者或没有足够齿列的患者不适合使用 eXtend 固定。

3.7.3 伽马刀的设置

制作牙模之后,在伽马刀处设置并使用完成的牙模咬块咬嘴构造 eXtend 框架系统。

3.7.3.1 患者初始摆位

患者摆位过程是从患者在伽马刀治疗床上开始,取仰卧位,头部放在真空垫上,并移除头

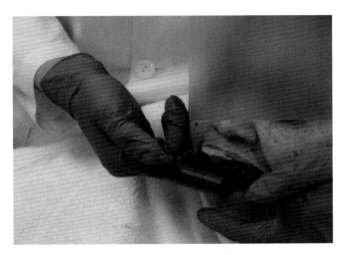

图 3.7　将 eXtend 系统咬块放在患者口中。在印模材料固化的同时，必须施加压力几分钟（因保密，患者的脸模糊处理）。

架。确保患者在这一位置上感到舒适是很重要的，因为在插入牙模后，他们将无法说清楚。这包括头部的抬高和放置角度、腿部摆位/弯曲、环境温度及治疗室内团队成员的介绍。

3.7.3.2　牙模插入/真空试验

在患者处于舒适的位置后，确认牙模与垫片和真空管的连接，将其引导到患者的口中并紧靠硬腭和上颌齿列。然后用放置到位的咬块测试 PCU 真空，使真空度达到 30%~40%（占大气压的百分比）。为了测试抽吸的质量，轻轻拉动咬块可确保良好的密封并确保患者在抽吸水平下的舒适度。PCU 含有唾液和细菌过滤器，随着时间的推移可以帮助患者保持无菌和稳定吸力。此外，PCU 还有一个安全警报器，可检测吸力损失（定义为从设定点吸入量变化的 10%）。

3.7.3.3　创建头架

在牙模处于适当位置并启动真空的情况下，可以固定头架。首先通过将前件连接到模具，然后将前件锁定到对接区域（其可锁定到伽马刀治疗床）来完成。当再次确认患者舒适后，用手拧紧咬块和头架，然后用扭矩扳手固定（图 3.8）。

3.7.3.4　制作真空垫

取仰卧位连接头架，真空垫模具按头皮塑型，PCU 用于从垫子中排出空气。随着垫子中的真空水平增加，垫子变得越来越坚硬，并且将模制成患者头部的形状。完成后，真空垫成为一个硬的垫子，保持在每次分割治疗中，可与头皮背侧紧密贴附。

在该时间点上，患者头部与治疗床之间的相对位置得以确定。头部框架的口部咬件、真空垫的真空压力或螺钉张力的任何变化都将导致 eXtend 系统的刚性和再现性的损害。如果发生这些改变，应从头开始重置系统。

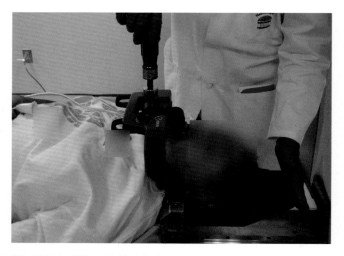

图 3.8   通过用扭矩扳手拧紧框架前板上的锁定螺钉（因保密，患者的脸模糊处理），创建患者特定的 eXtend 头架。

3.7.3.5 测试测量/测量孔选择

使用 RCT 进行每日参考测量，以确认头部在框架内的精确对准。将这些与模拟成像时的测量结果进行比较。RCT 由 4 个塑料面板组成，围绕 eXtend 框架中的患者头部（图 3.9）。使用 eXtend 系统（C150XB Digimatic Indicator，Mitutoyo Corp.）附带的一对电子线性测量探头进行测量。探头测量 RCT 中的预设孔与头皮之间的距离。必须为 RCT 的每个面板选择至少一个孔（并且理想的是 1 个以上）。所选择的孔径应该允许探针尖端正常垂直到患者头部。选择彼此距离较远的孔，同时避开松弛的皮肤或脂肪区域可以提高测量的精度和再现性。在初始设置步骤期间，将选择的每个孔和到头部的距离记录在工作表上。

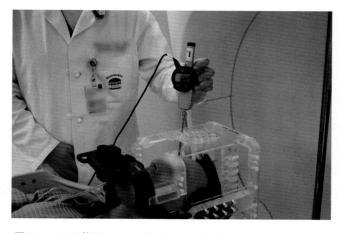

图 3.9   医生使用 RCT 和数字探针系统获取重新摆位测量值。

3.7.3.6 辅助设置信息和患者说明

一些中心可能希望通过辅助测量来增加 RCT 位置测量值,这些测量值可以指导后续的患者设置。其中包括测量从耳垂侧方到框架侧面,以及从框架下方到肩部的距离。当考虑与伽马刀治疗床相比,在随后的 CT 或 MRI 期间所使用的治疗床可以是不同的形状和厚度时,测量治疗床上垫子的高度可能特别有用。在使用 RCT 进行更详细的测量之前,这些测量可用于近似患者摆位。患者指导分数相对简单但关键。建议患者避免在分割治疗期间进行任何对牙齿的操作,并避免剪发或编织头发。

3.7.4 模拟(CT)成像

在初始设置伽马刀之后,患者进行模拟成像,将其作为治疗计划的参照立体定向图像。

3.7.4.1 模拟成像设置和参考 RCT 测量

eXtend 系统的基本原理是在治疗时患者的摆位必须与模拟成像时的患者位置相匹配(在小的不确定性阈值范围内)。因此,在立体定向 CT 成像时,收集参考测量值,将其作为标准用来与(在每次照射治疗之前)未来测量值进行比较。该过程从前面概述的患者立体定向固定开始,但是在 CT 治疗床上进行,而不是在伽马刀治疗床上。在假设头架刚性固定的任何时间段内,PCU 应设置对真空变化的报警,并且应该对患者进行视觉监控,以确保患者的舒适性,在放置牙模咬件时首选手势信号。如前所述进行测量,使用在伽马刀初始设置时选择的测量孔径,这些测量结果从 PCU 上的显示屏上读出,并记录在工作表上供以后使用。

3.7.4.2 模拟立体定向 CT 成像

在实现适当的固定,确认并记录 RCT 测量值后,将 eXtend 的 CT 定位盒安装到头架上。CT 定位框是具有植入的基准标记的透明盒,可以用作伽马刀治疗计划软件(GammaPlan,Elekta AB,Stockholm,Sweden)中的刚性点。然后从顶点到中框获得头部的 CT 图像,且视野宽到足以包括整个 CT 定位框和相应的基准标记(图 3.10)。根据临床需要,可使用静脉注射的对比剂。

3.7.4.3 CT 后的测量

在获得 CT 序列之后,并且在释放真空抽吸之前,立即使用 RCT 进行 CT 测量,对于验证患者在 CT 成像期间没有移位是很重要的。通过与前面描述的相同方法完成,尽管与在 CT 扫描前测量中所使用的孔相同。与 CT 扫描前的测量值相差 0.5mm 以上的任何差异都应提醒团队移除并重新安装 eXtend 头架,重新测量,重新获取 CT 图像,然后确认测量结果。在验证重复测量之后,可以释放抽吸并移除头架。然后将图像传送到伽马刀治疗计划系统中。

3.7.5 非立体定向扫描图像的整合

eXtend 系统使用立体定向 CT 作为立体定向参照。CT 图像局部几何失真率较低,并且 eXtend 框架不适合所有的 MR 头部线圈,这两个因素可能是此要求的来源。然而,多模态图像

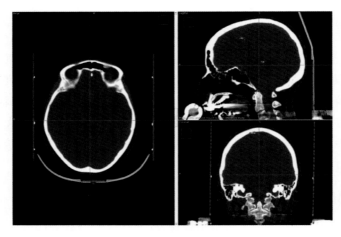

图 3.10　装上 eXtend 患者的立体定向 CT 图像。CT 视野必须覆盖整个头部,并包括侧方的基准标记。

(尤其是 MR)对于大多数颅内适应证的可视化是至关重要的,因此非立体定向图像可通过图像配准整合到治疗计划中。伽马刀治疗计划系统包括用于此目的的跨模态刚性配准算法(Viola 和 Wells Ⅲ ,1997)。

3.7.6　治疗计划

在将所有立体定向和非立体定向成像导入伽马刀治疗计划系统之后,使用 CT 图像中可见的基准标记将立体定向 CT 图像记录到立体定位空间。然后,如前所述,将 MR 和其他模态图像共同配准到参考 CT 图像。靶区的可视化和靶区轮廓勾画在各个中心都有所不同,但计划中包括类似于传统立体定向放射治疗(SRT)计划中的勾画靶区体积的功能和相邻危及器官(OAR)。根据自定义的靶区大小、形状和相邻的 OAR 放置基于等中心点的"靶点"(图 3.11)。输入总剂量和分割次数,并由神经外科医生、医学物理学家和放射肿瘤学家审查该计划。

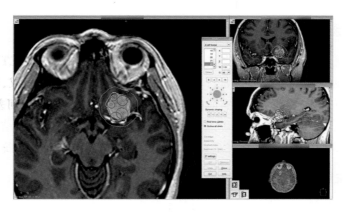

图 3.11　患者使用 eXtend 系统进行大分割伽马刀放射外科的治疗计划。

3.7.7 治疗程序

3.7.7.1 输入参考测量值(第一部分)

当在实施第一分割治疗之前,在伽马刀控制台上患者开始治疗时,系统要求将在 CT 成像时获取的参考位置测量值输入系统。此步骤的准确性至关重要,因为它将创建一个参考点,在每次分割治疗时进行比较。因此,在进行之前,应仔细检查参考测量值(最好由团队的一个单独成员来完成)。

3.7.7.2 重新摆位测量

当患者准备进行治疗时, 他们会进入伽马刀治疗室并在模拟 CT 之前以类似的方式连接 eXtend 治疗头架(仰卧位,真空垫就位,牙模,真空泵,前部连接件安装到治疗床上)。然后应使用电子探针通过用于参考测量的相同孔径来收集新的测量值。该过程由伽马刀 eXtend 支撑架引导,该支撑架自动获取每个探针的测量值并与先前输入的参考测量值进行比较。一旦测量了所有选定的 RCT 孔径, 支撑架软件将计算与参考测量相比的患者位置差异的三维平移矢量。如果径向位置差大于 1mm,系统将警告操作者,并建议临床医生考虑重新摆位以获得更良好的患者位置。然而,最终临床判断涉及确定何种水平的摆位不确定性是可以接受的。

3.7.7.3 治疗

在患者摆位后,以与单次分割伽马刀治疗相同的方式执行每个单独的立体定向放疗。伽马刀治疗床将患者的头部传送到该设备的辐射体的中心, 将患者的头部依次放置在与治疗计划的每个靶点的坐标相对应的治疗位置上。在每个位置上会保持由治疗计划系统计算的一段停歇时间, 以达到所需的总体剂量分布。操作者通过视频和音频监控治疗。因为患者口中有 eXtend 的牙模咬块,不能在治疗期间说话,向患者提供呼叫按钮,在需要帮助时,可以提醒操作者。治疗团队(通常是放射治疗师、医学物理学家、神经外科医生和放射肿瘤学家)可以开发一套提供用于平时交流的手势。

3.7.7.4 分割治疗中的摆位监测

使用 PCU 真空监测系统监测患者的固定情况。患者移动超过非常小的阈值会触发 eXtend 咬块的吸力缺失。任何超过 10% 的患者摆位时所设定的真空水平的真空缺失将触发治疗中断,伽马刀 ^{60}Co 源被屏蔽且治疗暂停,将患者从机器中的治疗位置自动撤回。当这种情况发生时,在治疗重新开始之前,需要使用 RCT 和探针系统重新测量患者位置,根据需要重新摆放患者的位置。如果不能进行恰当的重新摆位,需要重新进行立体定向 CT,并改变治疗计划以适应新的患者位置。

3.7.8 与类似系统相比的精度

伽马刀 eXtend 系统的平均设置不确定性显示为 0.4~1.3mm 的再现性 (Ruschin 等,2010;Sayer 等,2011;Schlesinger 等,2012;Ma 等,2014)。表 3.1 报道了用于分割放射外科的各种具有代表性的固定系统设置后患者的平均位移。如图所示,eXtend 系统的设置不确定性与其他可用的可重复定位头架系统类似。

3.7.9 eXtend 系统的局限性

eXtend 系统为接受 HSRT 患者的可重复固定提供了一种可靠、无创的方法。然而,与用于其他治疗装置的 HSRT 系统相比,eXtend 系统可能具有一些潜在的局限性。

3.7.9.1 复杂的工作流程

eXtend 系统的一个缺点是牙模的创建、应用和 RCT 测量系统的复杂流程。牙模较为笨重,同时必须紧密贴合,以便可靠地固定于头架。治疗的第 1 天患者通常认为是艰苦的,因为牙模创建、头部框架安装、CT、制订治疗计划、第 1 次分割治疗时许多精确测量可能需要数小时才能完成头架的摆放。然而,后续治疗则相对方便(Sayer 等,2011)。

3.7.9.2 真空针对移动

eXtend 系统实时监控的基础是真空警报。该系统依赖于以下假设:真空压力变化大于 10% 等于目标位移。它无法检测到真空水平变化小于 10% 的可能的患者移动。相反,真空警报假设任何大于 10% 的真空变化意味着患者全身性移动(相对的是未移动或暂时移动)。此外,在警报激活后,无法确定压力的变化是否确实与患者移动或真空或管道中的潜在设备故障有关时,需要确认设备功能是否存在意外的真空警报。在任何情况下,真空警报的激活都会导致治疗暂停,并且应该移除,重新摆放和重新测量整个头部框架,以确保正确的摆位和治疗准确性。

表 3.1　用于分割放疗的各种可重新定位的固定系统的剩余设置不确定性的报告

作者	设备	设置位移(标准差,SD)(mm)
Sweeney 等(1998)	咬块+真空辅助	<1.02[a]
Rosenberg 等(1999)	GTC 重复定位头架	1.1(0.6)[b]
Rysken 等(2001)	面罩+光学追踪咬块	0.16(0.04)[c]
Baumert 等(2005)	面罩+咬块	2.2(1.1)[d]
Kunieda 等(2009)	咬块+真空辅助	0.93~1.09(0.52~0.88)[d]
Minniti 等(2010)	可重复定位的头架+上颌支撑	0.5(0.4)[d]
Ruschin 等(2010)	eXtend 原型	1.0[e]/1.3[e]
Schlesinger 等(2012)	eXtend 临床系统	0.64(0.25)[e]

Source:Adapted from Schlesinger,D. et al.,*J. Neurosurg.*,117(Suppl.),217,2012.

上标字母表示设置位移测量的基础。

[a],基准点与表面地标。

[b],正交射线照相标志。

[c],基准相比锥形束 CT(CBCT)。

[d],模拟 CT 与 QA CT。

[e],探针/深度测量。

3.7.9.3 患者禁忌证（齿列/表现状态/呕吐）

对于有资格使用伽马刀 eXtend 系统进行 HSRT 的患者，他们应该在其他方面适合放射外科（有限数量的颅内靶区、足够的表现状态评分等）。同时应该注意的是，与标准头架相比，eXtend 系统的某些方面可能需要额外的患者合作，在多次治疗期间，具有敏感的呕吐反射的患者可能不愿意或不能耐受笨重的牙模咬件。

另外，足够的齿列对牙科模具放置的可重复性至关重要。对"足够的齿列"没有严格的定义，但要考虑的因素是上颌牙齿的数量、大小、健康状况和分布。任何上腭的手术或重建（即腭裂）是 eXtend 系统的相对禁忌证，应该对这些患者谨慎使用。我们发现，我们的牙科同事不仅可以帮助确定哪些患者可以提供"足够的齿列"，而且还可以提供创建高质量、合体的牙模的专业知识。

3.8 伽马刀 IG-HSRT 的未来：Gamma Knife® ICON™

eXtend 系统已被证明是使用伽马刀实现大分割治疗的实用功能性方法。然而，相对于基于直线加速器的放射外科中常规使用的类似系统，该系统的范围和功能受到限制。自认识到 eXtend 系统不是最佳的解决方案，伽马刀的制造商 Elekta Instruments 公司开始新的研发，旨在解决用 eXtend 系统进行 IG-HSRT 的一些缺点。尤其是，他们的研发是基于 Ruschin 等（2013）的工作，并创建了一个完整的锥形束 CT（CBCT）系统，其质量足以提供患者摆位和矫正的机载验证。他们还集成了一个光学跟踪系统，用于监测患者分割治疗时的头部位置，并在摆位偏离计划治疗位置时控制治疗的照射（图 3.12）。

在本书出版时，CBCT 系统的原型采用双铰链臂设计，安装在设备的防护门前。摆臂从停放位置展开到成像位置，然后可以围绕患者头部完成部分旋转。制造商尚未发布最终成像技术参

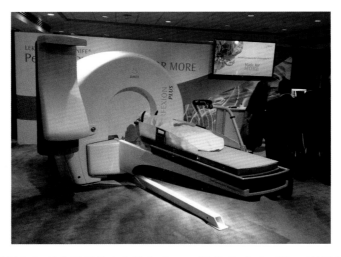

图 3.12　在第 17 届国际 Leksell 伽马刀协会会议上 Gamma Knife Perfexion Plus（被重新命名为 Gamma Knife Icon）的原型展示。该原型包括机载 CBCT 成像系统和光学移动跟踪系统。

数。然而,在纽约举行的第 17 届国际 Leksell 伽马刀协会会议(2014)上提出的初步数据表明,该系统将包括两种预设的成像模式,即高剂量和低剂量模式。每个模式具有 200°旋转、448cm³ 的成像体积、0.5mm 的体素尺寸,以及使用 90kVp(千伏峰值)的 332 束投影的 8 线对/厘米的分辨率。与具有 2.8mGy 的 CT 剂量指数 (CTDI) 的低剂量模式相比,高剂量模式将具有大约 7.0mGy 的 CTDI,并且将具有更高的信噪比。使用模型对定位不确定性的初步测试表明平均摆位不确定性<0.2mm(Eriksson 和 Nordström,2014;Eriksson 等,2014)。

光学跟踪系统包括一个折叠式红外摄像系统,安装在伽马刀患者摆位系统(PPS)的底部,对准治疗床上的头部。光学标记放置在 PPS 上端内置的两个柱上。第 3 个黏性光学标志物放在患者的鼻子上(图 3.13)。

新设备的工作流程最终计划用于支持传统的 G 型头架治疗、eXtend 头架治疗及热塑性面罩的治疗。可以基于先前的容积 MR 或 CT 成像为患者创建治疗计划。在治疗时,患者摆放在 GK PPS 上。获得患者的 CBCT 图像,确定患者相对于伽马刀机器坐标的摆位位置。将治疗计划图像配准到 CBCT 图像创建立体定向坐标系的转换,从而让计划的剂量分布照射至伽马刀坐标空间。由于 CBCT 与治疗设备的其余部分具有已知的空间相应关系,因此不再需要固定的立体定向头架,从而可以使用包括 eXtend 头架甚至热塑性面罩的装置进行治疗。光学跟踪系统将理想地确保仅在处于放射外科摆位的不确定性可接受的水平对患者进行治疗。光学跟踪器获取立柱标记和患者标记之间的基线相对位置,然后跟踪相对的标记位置。如果相对的位置偏移超过阈值量,则可以通过将伽马刀源扇区移动到堵塞位置来暂时停止治疗。以这种方式可以有效地进行门控治疗以匹配患者的摆位。在撰写本文时,尚未得到该系统的最终参数,因此不知道最终系统能够达到什么样的公差。

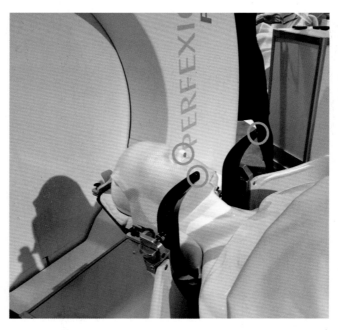

图 3.13　用于光学移动跟踪系统的反射标记特写。标记位置被圈出。

在第 17 届国际 Leksell 伽马刀协会会议上，非正式被宣布为 GK Perfexion Plus 的新设备，Elekta 公司于 2015 年（第 3 届欧洲放疗和肿瘤协会论坛）将新治疗设备更名为"Gamma Knife® Icon™"。在美国这种新设备尚未被美国食品药品监督管理局（FDA）批准，并且尚未在欧洲获得 CE（产品认证）标志。

3.9 结论

与前几十年相比，在包括伽马刀平台在内的现有外科手术服务平台进步的引领下，放射外科技术发生了引人注目的变化。放射外科变得更加灵活，其从严格的单次分割治疗模式延伸至多次分割治疗模式，从而确立了自身成为一个巅峰。伽马刀未来的进步会在不牺牲精度和准确性的前提下，真正实现 HSRT 功能，因此伽马刀仍然是放射外科的"金标准"。

致谢

David Schlesinger 获得瑞典斯德哥尔摩 Elekta Instruments AB 公司的研究支持。

（马凯强　孙时斌 译　　张南 校）

参考文献

Alheit H, Saran FH, Warrington AP, Rosenberg I, Perks J, Jalali R, Shepherd S, Beardmore C, Baumert B, Brada M (1999) Stereotactically guided conformal radiotherapy for meningiomas. *Radiother Oncol* 50:145–150.

Baumert BG, Egli P, Studer S, Dehing C, Davis JB (2005) Repositioning accuracy of fractionated stereotactic irradiation: Assessment of isocentre alignment for different dental fixations by using sequential CT scanning. *Radiother Oncol* 74:61–66.

Casentini L, Fornezza U, Perini Z, Perissinotto E, Colombo F (2015) Multisession stereotactic radiosurgery for large vestibular schwannomas. *J Neurosurg* 122:818–824.

Davey P, Schwartz M, Scora D, Gardner S, O'Brien PF (2007) Fractionated (split dose) radiosurgery in patients with recurrent brain metastases: Implications for survival. *Br J Neurosurg* 21:491–495.

Dong L, Shiu A, Tung S, Boyer A (1997) Verification of radiosurgery target point alignment with an electronic portal imaging device (EPID). *Med Phys* 24:263–267.

Eriksson M, Nordström H (2014) Design and performance characteristics of a cone beam CT System for the LGK Perfexion. In: *17th International Leksell Gamma Knife Society Meeting*, New York.

Eriksson M, Nutti B, Hennix M, Malmberg A, Nordström H (2014) Position accuracy analysis of the stereotactic reference defined by CBCT on LGK Perfexion. In: *17th International Leksell Gamma Knife Society Meeting*, New York.

Jaffray DA (2007) Kilovoltage volumetric imaging in the treatment room. *Front Radiat Ther Oncol* 40:116–131.

Jee TK, Seol HJ, Im YS, Kong DS, Nam DH, Park K, Shin HJ, Lee JI (2014) Fractionated gamma knife radiosurgery for benign perioptic tumors: Outcomes of 38 patients in a single institute. *Brain Tumor Res Treat* 2:56–61.

Kirchheiner K, Czajka-Pepl A, Ponocny-Seliger E, Scharbert G, Wetzel L, Nout RA, Sturdza A, Dimopoulos JC, Dörr W, Pötter R (2014) Posttraumatic stress disorder after high-dose-rate brachytherapy for cervical cancer with 2 fractions in 1 application under spinal/epidural anesthesia: Incidence and risk factors. *Int J Radiat Oncol Biol Phys* 89:260–267.

Kunieda E, Oku Y, Fukada J, Kawaguchi O, Shiba H, Takeda A, Kubo A (2009) The reproducibility of a HeadFix relocatable fixation system: Analysis using the stereotactic coordinates of bilateral incus and the top of the crista galli obtained from a serial CT scan. *Phys Med Biol* 54:N197–N204.

Leksell L (1951) The stereotaxic method and radiosurgery of the brain. *Acta Chir Scand* 102:316–319.

Leksell Gamma Knife Society (ed.) (2014) Leksell Gamma Knife: Indications treated 1968 to 2014.

Lindquist C, Paddick I (2007) The Leksell Gamma Knife Perfexion and comparisons with its predecessors. *Neurosurgery* 61:130–140; discussion 140–131.

Lunsford LD, Flickinger JC, Steiner L (1988) The gamma knife. *JAMA* 259:2544.

Ma L, Pinnaduwage D, McDermott M, Sneed PK (2014) Whole-procedural radiological accuracy for delivering multi-session gamma knife radiosurgery with a relocatable frame system. *Technol Cancer Res Treat* 13:403–408.

Minniti G, Esposito V, Clarke E, Scaringi C, Bozzao A, Falco T, De Sanctis V et al. (2014) Fractionated stereotactic radiosurgery for patients with skull base metastases from systemic cancer involving the anterior visual pathway. *Radiat Oncol (Lond, U.K.)* 9:110.

Minniti G, Valeriani M, Clarke E, Montagnoli R, Saporetti F, Enrici RM, D'Arienzo M, Ciotti M (2010) Fractionated stereotactic radiotherapy for skull base tumors: Analysis of treatment accuracy using a stereotactic mask fixation system. *Radiat Oncol (Lond, U.K.)* 5:1.

Pouliot J, Bani-Hashemi A, Chen AJ, Svatos M, Ghelmansarai F, Mitschke M, Aubin M et al. (2005) Low-dose megavoltage cone-beam CT for radiation therapy. *Int J Radiat Oncol Biol Phys* 61:552–560.

Reisberg DJ, Shaker KT, Hamilton RJ, Sweeney P (1998) An intraoral positioning appliance for stereotactic radiotherapy. *J Prosthet Dent* 79:226–228.

Rosenberg I, Alheit H, Beardmore C, Lee KS, Warrington AP, Brada M (1999) Patient position reproducibility in fractionated stereotactic radiotherapy: An update after changing dental impression material. *Radiother Oncol* 50:239–240.

Ruschin M, Komljenovic PT, Ansell S, Ménard C, Bootsma G, Cho YB, Chung C, Jaffray D (2013) Cone beam computed tomography image guidance system for a dedicated intracranial radiosurgery treatment unit. *Int J Radiat Oncol Biol Phys* 85:243–250.

Ruschin M, Nayebi N, Carlsson P, Brown K, Tamerou M, Li W, Laperriere N et al. (2010) Performance of a novel repositioning head frame for gamma knife perfexion and image-guided linac-based intracranial stereotactic radiotherapy. *Int J Radiat Oncol Biol Phys* 78:306–313.

Ryken TC, Meeks SL, Pennington EC, Hitchon P, Traynelis V, Mayr NA, Bova FJ, Friedman WA, Buatti JM (2001) Initial clinical experience with frameless stereotactic radiosurgery: Analysis of accuracy and feasibility. *Int J Radiat Oncol Biol Phys* 51:1152–1158.

Salter BJ, Fuss M, Vollmer DG, Sadeghi A, Bogaev CA, Cheek DA, Herman TS, Hevezi JM (2001) The TALON removable head frame system for stereotactic radiosurgery/radiotherapy: Measurement of the repositioning accuracy. *Int J Radiat Oncol Biol Phys* 51:555–562.

Sayer FT, Sherman JH, Yen CP, Schlesinger DJ, Kersh R, Sheehan JP (2011) Initial experience with the eXtend System: A relocatable frame system for multiple-session gamma knife radiosurgery. *World Neurosurg* 75:665–672.

Schlesinger D, Xu Z, Taylor F, Yen CP, Sheehan J (2012) Interfraction and intrafraction performance of the Gamma Knife eXtend system for patient positioning and immobilization. *J Neurosurg* 117(Suppl):217–224.

Simonova G, Novotny J, Novotny J, Jr., Vladyka V, Liscak R (1995) Fractionated stereotactic radiotherapy with the Leksell Gamma Knife: Feasibility study. *Radiother Oncol* 37:108–116.

Sweeney R, Bale R, Vogele M, Nevinny-Stickel M, Bluhm A, Auer T, Hessenberger G, Lukas P (1998) Repositioning accuracy: Comparison of a noninvasive head holder with thermoplastic mask for fractionated radiotherapy and a case report. *Int J Radiat Oncol Biol Phys* 41:475–483.

Toma-Dasu I, Sandstrom H, Barsoum P, Dasu A (2014) To fractionate or not to fractionate? That is the question for the radiosurgery of hypoxic tumors. *J Neurosurg* 121(Suppl):110–115.

Treuer H, Kocher M, Hoevels M, Hunsche S, Luyken K, Maarouf M, Voges J, Muller RP, Sturm V (2006) Impact of target point deviations on control and complication probabilities in stereotactic radiosurgery of AVMs and metastases. *Radiother Oncol* 81:25–32.

Viola P, Wells III WM (1997) Alignment by maximization of mutual information. *Int J Comput Vis* 24:137–154.

第 4 章

射波刀图像引导大分割立体定向放射治疗

Christopher McGuinness,Martina Descovich,Igor Barani

4.1 射波刀系统概述

　　射波刀系统是一种安装在机器人机械臂的直线加速器装置，专门用于立体定向放射外科(SRS)及大分割立体定向放射治疗(SBRT)。机器人机械臂带动直线加速器围绕患者移动,可以对病灶进行上百条非等中心、非共面照射,从而实现高度适形的剂量分布。通过 2 套相互垂直实时 X 射线成像系统,结合先进的图像识别软件对骨性标志、植入金属标记(金标)或肺部可清晰识别的肿瘤进行自动追踪,实现了立体定向放射治疗的准确性。射波刀在不使用头架和体架固定装置时可对全身肿瘤实施高度适形大分割治疗。图 4.1 展示了射波刀治疗系统中的重要组成部分。

　　射波刀在 20 世纪 90 年代末进入市场。它被设计为无框的可替代已有的 SRS 设备,用于治疗脑及上颈部脊柱和脊髓病灶。在之后的几年里,新的追踪方法让射波刀的应用扩展到颅外其他几个部位(脊柱和脊髓、肺、肝、胰腺及前列腺),并且将静态及动态追踪方式的精度控制在1mm 之内(Kilby 等,2010)。2014 年射波刀 M6 系列发布,射波刀 M6 系统的主要变化是在准直器系统中加入了微型多叶准直器(MLC),该系统可减少治疗时间,同时保持或提高治疗精度。以下射波刀技术规格介绍来源于供应商提供的文件,同时也包含了射波刀用户早期发表的文献。

4.1.1 技术规格

　　射波刀系统由一个紧凑型 X 波段驻波直线加速器和用于安装直线加速器的 Kuka 机器人机械臂(Kuka Roboter GmbH,Augsburg,Germany)组成。直线加速器产生非均整 6MV 光子束,剂量率最高可达 1000cGy/min。光子束的准直采用 12 个不同直径圆形固定钨锥准直器,直径为5~60mm, 或相同射野 (Echner 等,2009) 可变孔径准直器 Iris 系统(Accuray,Inc.,Sunnyvale,CA)。射野定义为源轴距为 800mm 时射线照射的范围。Iris 准直器系统包括 2 个六角形钨柱体, 产生十二边形孔径。Iris 系统的机械误差是 0.2mm, 这影响最小准直器 (5mm、7.5mm 及10mm) 的输出因子。5mm 孔径准直器输出因子的最高误差为 10%, 而 10mm 孔径误差约为

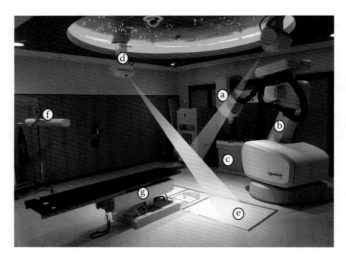

图 4.1 射波刀治疗系统。(a)直线加速器;(b)机器人机械臂;(c)有 12 个固定孔径准直器及 Iris 可变孔径准直器的转换系统;(d)X 线球管;(e)X 线平板探测器;(f)同步呼吸追踪(Synchrony)摄像机;(g)患者治疗床。

1.4%。因此,厂家限制使用 Iris 的 5mm 准直器,因此我们不推荐使用 5mm 或 7.5mm 的 Iris 准直器用于临床。

机器人准直器转换系统保证了在 Iris 准直器系统及固定孔径准直器系统之间切换,并在治疗过程中自动更换固定孔径准直器。使用多个不同直径准直器产生的计划通常质量更高(在剂量适形性、均质性方面),并需要更少的加速器跳数(MU)(Poll 等,2008)。然而,使用多个固定准直器并不实际,因为它需要穿过多个路径,并延长了治疗时间。Iris 准直器在临床的应用,使采用多个不同孔径准直器设计治疗计划得以实现,而不用再考虑这些限制。

M6 系统有 Iris 可变孔径准直器、固定孔径准直器、微型 MLC 3 个系统。机器人准直器转换系统使其能自动从上述 3 个系统中选择(Iris 准直器、固定孔径准直器、微型 MLC)。然而,受到准直器自动转换系统所需的空间限制,12 个固定孔径准直器的自动更换已不再使用(这是作者的错误描述,射波刀 M6 拥有 12 个固定孔径准直器的自动更换系统,而且集成在 Xchange Robotic Collimator Changer 之上)。微型 MLC 由 41 对指状交叉的钨叶片组成,其厚度为 2.5mm,宽为 100mm,在垂直源皮距为 800mm 时,可以实现的最大射野面积为 120mm×100mm(叶片运动方向)。供应商提供的叶间漏射值小于最大值的 0.5%(Accuray Inc.,2013)。微型 MLC 的加入使射波刀能治疗大病灶(>6cm)及使用传统剂量分割方式,让系统的临床应用更加广泛。早期研究证实,使用微型 MLC 产生的治疗计划,有更好的均匀剂量分布、更低的 MU 及更短的治疗时间(Van De Water 等,2011;McGuinness 等,2015)。

射波刀治疗时,数百条围绕患者的射线从不同方向投照到病灶内。由源点(也称为节点)、射线方向和射野大小来确定每一条射束。使用微型 MLC 计算的计划包含多个形状节段,每个节段的射线有不同的 MLC 叶片模式。一个完整的节点组被称为路径,通常根据患者的位置和部位不同,节点数量分布在 23~133 之间。影像引导系统包含了安装在天花板上的 2 个诊断性X 线球管和安装在地板上的 2 个非晶硅平板探测器,两组 X 射线相互垂直正交于病灶处,以±

45°斜角从 2 个正交方向对患者进行摄片。在患者摆位和放疗过程中,通过实时采集的图像与计算机内做治疗计划时生成的数字重建图像(DRR)进行比对,确定病灶的精确位置(对病灶定位),追踪软件可以计算模拟治疗和实际治疗位置(治疗床校正参数)在 3 个维度上的平移和转角度的差别。患者平卧在数控治疗床上,根据治疗床类型的不同,它具有 5 或 6 个维度的自由度调整。如果治疗床的矫正参数低于治疗设置的阈值,那么机器人会重新调整射线,无须移动治疗床或停止治疗。

射波刀系统包含一个叫作 MultiPlan™(Accuray, Inc.)的综合性治疗计划系统(TPS)。该系统具有的靶区勾画、治疗计划优化和图像引导结构的确定等内容会在本章其他部分详述。

4.2 患者固定及治疗模拟

患者正确摆位及模拟确保了在治疗计划设计和实施治疗中充分发挥系统性能。M6 系统治疗时间可能更短,射波刀治疗时间最长可达 1 小时,因此保证患者在模拟过程中的舒适度至关重要。对于头部病灶,应采用头枕配合热塑性面罩固定;对于颈椎病灶,应使用头颈肩面罩确保减少头颈部移动度。对于胸腰椎病变,可使用真空袋或泡沫支架固定胸廓、腹部或骨盆区域。患者平卧在泡沫垫上改善了摆位的舒适性,因为患者摆位舒适,不太可能在治疗过程中移动。对于胸椎治疗,患者可平卧于厚垫上,双手置于身体水平线之下,因此可增加侧方射束数量,同时不必担心射束对手臂造成影响。此法可替代将双手抬高至头顶以上的摆位方式,避免伸出患者安全区。对于腰椎及盆腔病灶,患者手臂可以置于胸前。

CT 模拟定位时通常使患者处于仰卧位。推荐 CT 扫描层厚为 1~1.5mm。层厚的重要性在于更薄的层厚可产生更高分辨率的 DRR 图像,最终得到更高追踪精度(Adler 等,1999)。CT 扫描范围需要以病灶为中心,在病灶上下边界外扩 10~15cm 和(或)包括所有的危及器官(OAR),如肠道、胃。先进行侧位和前后方向的预扫描成像用于确定 CT 扫描范围。所有射束进入患者身体解剖结构的部分必须包括在扫描范围内。用于治疗计划的主要 CT 必须是非增强 CT,因为对比剂会干扰 DRR 图像质量,进而影响治疗的追踪精度。

4.3 靶区勾画及治疗计划

CT 图像用于治疗计划中的剂量计算及生成 DRR 图像,DRR 用于治疗前的摆位和在治疗过程的追踪。其他类型图像包括 MRI、PET 和额外的 CT 等都可以输入到 MultiPlan 软件中,并配准至主要 CT 图像之下(与主要 CT 图像融合)。图像配准和图像融合可根据金属标记位置或最大共同信息(对应部位像素)进行手动或半自动融合(Maurer 和 West,2006)。

MultiPlan 基于解剖图谱提供了颅内重要结构的自动勾画功能。由于颅脑解剖的多样性,MultiPlan 系统在匹配患者图像时采用多种解剖图谱影像资料,选择一套最佳 CT 及 3 套最佳 MR 影像。系统采用对患者 CT、T1 加权磁共振与解剖图谱进行非刚性注册算法匹配(Studholme 等,1996)。在图像配准融合过程完成之后,将生成一个患者头颅的弯曲轮廓线。

通常在钆增强的 T1 及 T2 加权 FLAIR 磁共振影像上勾画脑部病灶。将 CT 图像与磁共振图像融合,CT 图像用于设计治疗计划、剂量计算及生成 DRR 图像。射波刀可用于治疗脑部原发肿瘤、术后肿瘤残腔、单个及多个脑转移瘤和良性疾病(如三叉神经痛)等。Ma 等评估了不同放射外科平台治疗脑部病灶数量和正常脑组织受照射剂量的关系(Ma 等,2011a),并创建了提升多个转移瘤治疗计划的最佳优化技术(Ma 等,2011b)。小病灶用伽马刀进行单次照射。大病灶或靠近重要组织的病灶(如视神经、脑干等)采用 3~5 次分割治疗。图 4.2 展示了多发转移瘤治疗计划的高度适形性和剂量陡峭下降的案例。脑转移瘤通常采用边缘外扩 0~1mm 的小PTV。对于脑部术后病灶,CTV 或 PTV 为手术残腔外扩 2mm(Murphy,2009)。

　　RTOG0631 对脊柱 SBRT 靶区进行了定义 (Ryu,2011), 近期的研究还包括一项共识报道(Cox 等,2012)。总之,MR 和 CT 图像融合对定义靶区和脊髓有帮助。CTV 应包含所有非正常骨髓信号及邻近的正常骨组织。射波刀可以治疗单个及多节段椎体病灶。图 4.3 展示了射波刀治疗单个胸椎病灶的剂量分布。通过脊髓附近剂量陡峭下降,实现了高适形性剂量分布。甚至低剂量线(5Gy)也弯向脊髓之外。Sahgal 等创建了提高多个连续节段脊椎转移病灶剂量分布的治疗计划设计方式(Sahgal 等,2008)。脊髓是需要特别注意的 OAR。勾画脊髓靶区时,通常将脊髓轮廓外扩 2mm 形成脊髓靶区,在 PTV 靶区内减去与脊髓靶区重叠的部分,以增加脊髓的安全体积范围,这样做的目的是补偿脊髓勾画、图像配准和治疗摆位可能出现的误差。Chuang 等研究了射波刀治疗过程中靶区病灶残余动度(治疗中间的微小移动),计算出患者特异性病灶残余动度为 2mm(Chuang 等,2007)。在另一项研究中,Furweger 等(2010)评估了 260 例患者在单次射波刀治疗过程中的病灶准确性和残余动度,并得出结论:即便考虑患者轻微移动,定位精

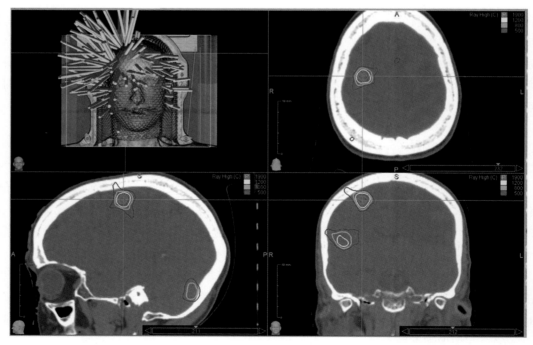

图 4.2　治疗 3 个不同脑转移瘤的治疗计划案例,该案例处方剂量为 19Gy,用红色等剂量线标记,5Gy 剂量用蓝色等剂量线标记。

度也可达到亚毫米级别。

4.4　计划优化及剂量计算

设计治疗计划采用以下 3 种方式进行优化：等中心治疗计划、适形治疗计划和序列设计治疗计划。治疗计划的优化是由于射波刀可从 100 多个节点投照上千条不同位置、不同入射角度、不同准直器孔径的射束（Fixed 或 Iris 方案）或不同形态的射野（使用微型 MLC 的计划）。节段形态可被分别定义为 eroded、perimeter、random（这是用 MLC 设计治疗计划时，选择不同节段形态，如同选择准直器的大小，用于产生适形性治疗计划图）。Eroded Shapes 为如同"鸟瞰"整个 PTV 范围。周边形状是靶区周围附近的狭长照射野，帮助达到剂量分布高度适形。随机形状，顾名思义是随机的，在 PTV 范围内由 TPS 随机选择的形状。一旦射束参数选定，用户可以确定最大目标剂量、最小目标剂量、平均剂量，以及剂量体积上限、剂量体积下限、最佳覆盖、特定靶区的平均剂量。计划系统的最佳算法可以找到最佳的射束数量、射束权重，用最小机器跳数（MU）去满足特定目的和剂量限制。

等中心治疗计划采用等中心射束，适用于脑部小的球形病灶。适形治疗计划包括等中心及非等中心射束用于优先保证适形性。等中心计划及适形计划采用简单单一算法或迭代优化算法去生成治疗计划。对于这两种方法，用户给出剂量及体积限制，以及目标权重。优化程序会找

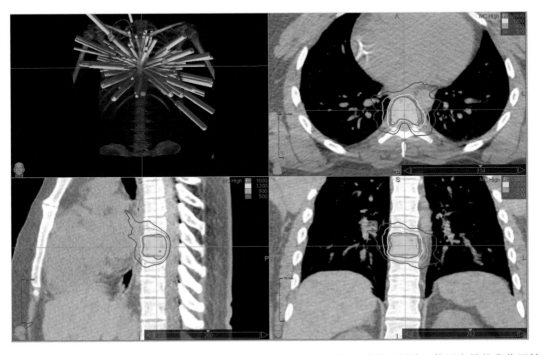

图 4.3　胸椎病灶的剂量分布图显示计划的适形性和靠近脊髓的陡峭剂量分布。射波刀使用大量的非共面射线使该计划得以实现。该案例处方剂量为 16Gy，用红色的等剂量曲线标记。8Gy 和 5Gy 等剂量曲线分别用绿色和蓝色曲线标记。

到符合要求的最佳射束分布及射束权重。

序列优化算法由 Schlaefer 及 Schweikard(2008)提出,该算法模仿临床医生的决策过程,也是目前射波刀治疗计划中最常使用的优化算法,与等中心及适形治疗计划相同,由用户确定剂量限制及目标。目标的重要程度呈降序排列,而不是设置优先权重。该优化方案优先按照第一目标进行射束分布及权重安排,然后按照后续顺序进行计算。该方案的前一步计算结果,即成为后一步计算中的限值和用户设定的松弛因子。按照此法,可在对危及器官满足剂量限制之前先达成靶区覆盖。

对于使用 Fixed 或 Iris 准直器设计治疗计划时,可使用两种算法中的一种,即射线追踪算法或蒙特卡洛算法(Monte Carlo)。对于使用 MLC 的治疗计划,可使用有限笔形射束(FSPB)算法(Jelen 等,2005)。射线追踪算法沿主路径进行异质性矫正,其根据 CT 图像的电子密度计算有效路径长度,但未将辐射散射的组织不均一效应纳入考虑范围。射线追踪算法应用轮廓校正估计离轴点的有效深度。对于给定的准直器尺寸,围绕圆锥一周将射束分为 30°间隔的 12 个相等空间射线, 最近的 4 条射线采用三维插值计算。轮廓校正提高了斜入射束剂量计算的准确性,应在设计浅表病灶治疗计划中使用。

蒙特卡洛算法考虑组织不均一性造成的散射剂量效应,该效应在空气与组织表面、组织与骨表面会有比较明显的表现。蒙特卡洛和射线追踪两种算法在肺部病灶治疗计划中剂量计算的差异比较明显(Wilcox 等,2010)。推荐在胸部病灶和靠近鼻窦及其他空腔器官病灶的计划中使用蒙特卡洛算法。

FSPB 剂量算法通过将射野去卷积为一组笔形射束来计算不规则形态射野的剂量。每个独立笔形射束都进行剂量计算,最后将数值合并计算总剂量。有横向散射校正选项,用以解决组织不均匀性对散射剂量的影响。

4.5 治疗实施及图像引导

射波刀系统具有立体定向图像的精度,可以以照射剂量分布高度适形的射野,使它更适合进行大分割放疗。为了保证适形性剂量照射到目标靶区内,同时保护周边危及组织,射波刀采用了复杂图像引导技术,可实施高精度靶区定位及治疗过程中的实时追踪。一对正交千伏级 X 线源及探测器提供了骨性标志或其他金属标记物的高对比度图像, 用以患者摆位及治疗中高精度实时运动追踪。实时追踪图像可以每 15~150 秒拍摄一次(通常根据治疗部位,拍摄频率为 30~60 秒)。

4.5.1 金标追踪

金标追踪采用不透射线的标记物进行定位。理想情况下,用 3 个以上的独立金属标记物以提供六维校正(三维水平移动及 3 个旋转移动)。此方法主要用于前列腺和肝脏病灶,将金属标记物直接置入组织(或器官内)。金标追踪也可用于肺部病灶,但应注意置入金标时有造成气胸的风险。对于正位 X 线片上可清楚看到的肺部病灶, 肿瘤的追踪方式可选择不使用金标的方式。虽然椎体上的螺钉可用作金标追踪标记,但此方法现在几乎不用,因为已经发明了其他无金标追踪技术用于治疗脊髓和脊柱病变。

4.5.2 六维颅骨追踪

颅骨追踪用于颅内病灶或其他相对颅骨位置固定的病灶。通过二维正交拍摄患者颅骨图像,经过算法转换将二维颅骨图像与 DRR 之间形成最佳匹配。二维颅骨转换信息投影成 2 个正交的头颅图像,然后与原始治疗计划中 CT 图像转化成的颅骨图像进行匹配,确保当前颅骨图像的位置与 DRR 图像的位置完全匹配。该算法由 Fu 和 Kuduvalli 报道(2008)。

4.5.3 Xsight 脊柱追踪

Xsight 脊柱追踪用于脊髓和脊柱病变:颈椎、胸椎、腰椎、骶椎或其他与脊柱相对位置固定的病灶。图像配准依据椎体中骨性结构的不同对比度。在设计过程中,用户确定图像中心点,通常为椎体中线与脊髓前方交点。图 4.4 展示了 81 (9×9) 个节点组成栅格图显示在 2 个正交 DRR 图像中,通常包括多个椎体。用户可以调整栅格整体大小,以使包含骨质的节点数目最大化。箱式匹配算法计算原始 DRR 及治疗过程中所拍摄定位片中每个节点上的矢量位移度,计算最终的水平和转角矢量变化用于患者定位(Fu 等,2006)。该研发已经证实非常可靠,其系统误差仅为 0.61mm(Ho 等,2007)。

4.5.4 Xsight 俯卧位脊柱追踪

俯卧位脊髓和脊柱治疗可减少心脏和肠道等前方器官的受照剂量 (Descovich 等,2012)。原理是增加了因机械臂和治疗床物理限制引起的原本仰卧位无法从后方入射的射束数。然而,呼吸运动对于俯卧位患者治疗是一个重要问题(Füerweger 等,2014)。即使对呼吸运动进行了补偿,依然应考虑呼吸补偿追踪造成的误差将 CTV 外扩 2mm。但外扩的边界使俯卧治疗的脊髓和脊柱病灶受照剂量变少, 因此在使用该体位治疗时应严格确定选择标准 (Füerweger 等,2014)。

同步呼吸追踪(Synchrony™,Accuray)是一个处理呼吸运动的运动管理系统。机器人机械臂

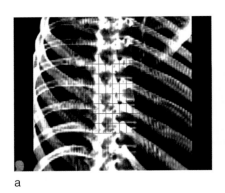 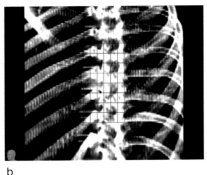

a   b

图 4.4 2 个正交方向的 DRR 图像显示在 (a) 和 (b) 中。Xsight 脊柱追踪功能通过比对患者计划中的 DRR 图像及实时正交 X 线拍摄图像之间的特征,进行六维校正。算法对比图像中显示的蓝色栅格内骨性结构特征。用户可以在设计过程中确定栅格的大小和位置。

会随着病灶移动而持续调整自己的位置。患者身体表面有一组红外线的发光二极管(LED),红外线摄像机每秒钟多次拍片,建立一个患者的呼吸节律模型。采用正交X线拍片系统对椎体拍片,采用位置相关模型对比两者数据,建立一个两者相互关联的模型。在治疗前,使用X线拍片生成一个LED与病灶靶区之间的相关模型。治疗中每60秒拍摄X线片并进行模型更新。射束会随着患者呼吸运动而追踪呼吸运动。用此种方法产生的总追踪精度可达到0.95mm(http://www.cyberknifelatin.com/pdf/brochure-tecnico.pdf)。

备忘录:临床实践要点

- 射波刀可以对颅内及脊柱病灶进行精确的IG-HSRT治疗。
- 射波刀将一个紧凑型直线加速器安装在机器人机械臂上。
- 射波刀是无框IG-HSRT系统,在治疗中进行实时图像引导。
- 治疗计划包含上百条高度聚焦、非共面射束,能够让人们设计出一个剂量梯度陡峭和高适形性的治疗计划。
- 对该系统运行原理的理解是保证正确模拟和施行治疗的根本。

(关运 王恩敏 译　王恩敏 校)

参考文献

Accuray Inc. Equipment specification (2009) http://www.cyberknifelatin.com/pdf/brochure-tecnico.pdf.
Accuray Inc. (2013) CyberKnife M6 series technical specifications. Technical specification web page: http://www.printable.p1nnacle.com/accuray2/501047.A 20M6 20Spec 20Brochure.pdf.
Adler JR, Jr., Murphy MJ, Chang SD, Hancock SL (1999) Image-guided robotic radiosurgery. *Neurosurgery* 44(6):1299–1306.
Chuang C, Sahgal A, Lee L, Larson D, Huang K, Petti P, Verhey L, Ma L (2007) Effects of residual target motion for image-tracked spine radiosurgery. *Med Phys* 34(11):4484.
Cox BW, Spratt DE, Lovelock M, Bilsky MH, Lis E, Ryu S, Sheehan J et al. (2012) International spine radiosurgery consortium consensus guidelines for target volume definition in spinal stereotactic radiosurgery. *Int J Radiat Oncol Biol Phys* 83(5):e597–e605.
Descovich M, Ma L, Chuang CF, Larson DA, Barani IJ (2012) Comparison between prone and supine patient setup for spine stereotactic body radiosurgery. *Technol Cancer Res Treat* 11(3):229–236. http://www.ncbi.nlm.nih.gov/pubmed/22468994.
Echner GG, Kilby W, Lee M, Earnst E, Sayeh S, Schlaefer A, Rhein B et al. (2009) The design, physical properties and clinical utility of an iris collimator for robotic radiosurgery. *Phys Med Biol* 54(18):5359–5380.
Fu D, Kuduvalli G (2008) A fast, accurate, and automatic 2D–3D image registration for image-guided cranial radiosurgery. *Med Phys* 35(5):2180.
Fu D, Kuduvalli G, Maurer CR, Adler JR (2006) 3D target localization using 2D local displacements of skeletal structures in orthogonal x-ray images for image-guided spinal radiosurgery. *Int J Comput Assist Radiol Surg* 1:198–200.
Fürweger C, Drexler C, Kufeld M, Muacevic A, Wowra B, Schlaefer A (2010) Patient motion and targeting accuracy in robotic spinal radiosurgery: 260 single-fraction fiducial-free cases. *Int J Radiat Oncol Biol Phys* 78(3):937–945.
Füerweger C, Drexler C, Kufeld M, Wowra B (2011) Feasibility of fiducial-free prone-position treatments with cyberknife for lower lumbosacral spine lesions. *Cureus* 3(1):e21.
Fürweger C, Drexler C, Muacevic A, Wowra B, de Klerck EC, Hoogeman MS (2014) CyberKnife robotic spinal radiosurgery in prone position: Dosimetric advantage due to posterior radiation access? *J Appl Clin Med Phys/Am*

College Med Phys 15(4): 4427.

Ho AK, Fu D, Cotrutz C, Hancock SL, Chang ST, Gibbs IC, Maurer CR, Adler JR (2007) A study of the accuracy of cyberknife spinal radiosurgery using skeletal structure tracking. *Neurosurgery* 60(2 Suppl 1):ONS147–ONS156.

Jeleń U, Söhn M, Alber M (2005) A finite size pencil beam for IMRT dose optimization. *Phys Med Biol* 50(8):1747–1766.

Kilby W, Dooley JR, Kuduvalli G, Sayeh S, Maurer CR (2010) The cyberknife robotic radiosurgery system in 2010. *Technol Cancer Res Treat* 9(5):433–452.

Ma L, Petti P, Wang B, Descovich M, Chuang C, Barani IJ, Kunwar S, Shrieve DC, Sahgal A, Larson DA (2011a) Apparatus dependence of normal brain tissue dose in stereotactic radiosurgery for multiple brain metastases. *J Neurosurg* 114(6):1580–1584.

Ma L, Sahfal A, Hwang A, Hu W, Descovich M, Chuang C, Barani I, Sneed PK, McDermott M, Larson DA (2011b) A two-step optimization method for improving multiple brain lesion treatments with robotic radiosurgery. *Technol Cancer Res Treat* 10(4):331–338.

Maurer CR, Jr., West JB (2006) Medical image registration using mutual information. In: Heilbrun MP (ed.), *CyberKnife Radiosurgery: Practical Guide*, 2nd ed. Sunnyvale, CA: The CyberKnife Society.

McGuinness C, Gottschalk AR, Lessard E, Nakamura J, Pinnaduwage D, Pouliot J, Sims C, Descovich M (2015) Investigating the clinical advantages of a robotic linac equipped with a multi-leaf collimator in the treatment of brain and prostate cancer patients. *J Appl Clin Med Phys* 16(5). doi:10.1120/jacmp.v16i5.5502.

Murphy MJ (2009) Intrafraction geometric uncertainties in frameless image-guided radiosurgery. *Int J Radiat Oncol Biol Phys* 73(5):1364–1368.

Pöll JJ, Hoogeman MS, Prévost JB, Nuyttens JJ, Levendag PC, Heijmen BJ (2008) Reducing monitor units for robotic radiosurgery by optimized use of multiple collimators. *Med Phys* 35(6):2294–2299.

Ryu S (2011) Radiation Oncology Group. RTOG 0631 protocol information. www.rtog.org/clinicaltrials/protocoltable/studydetails.aspx?study=0631, Open to accrual date 2011.

Sahgal A, Chuang C, Larson D, Huang K, Petti P, Weinstein P, Ma L (2008) Split-volume treatment planning of multiple consecutive vertebral body metastases for cyberknife image-guided robotic radiosurgery. *Med Dosim* 33(3):175–179.

Schlaefer A, Schweikard A (2008) Stepwise multi-criteria optimization for robotic radiosurgery. *Med Phys* 35(5):2094.

Studholme C, Hill DL, Hawkes DJ (1996) Automated 3-D registration of MR and CT images of the head. *Med Image Anal* 1(2):163–175.

Van De Water S, Hoogeman MS, Breedveld S, Nuyttens JJME, Schaart DR, Heijmen BJM (2011) Variable circular collimator in robotic radiosurgery: A time-efficient alternative to a mini-multileaf collimator? *Int J Radiat Oncol Biol Phys* 81(3):863–870.

Wilcox EE, Daskalov GM, Lincoln H, Shumway RC, Kaplan BM, Colasanto JM (2010) Comparison of planned dose distributions calculated by monte carlo and ray-trace algorithms for the treatment of lung tumors with cyberknife: A preliminary study in 33 patients. *Int J Radiat Oncol Biol Phys* 77(1):277–284.

微信扫码
☆ 行业资讯
☆ 读书笔记
☆ 推荐书单

第 5 章

基于直线加速器的图像引导大分割立体定向放射治疗技术

Richard Popple

5.1 引言

传统的高精度、高剂量放疗需要用立体定向头架,将病灶在立体定向头架内的坐标转换为治疗系统的坐标,同时也保证了患者在治疗过程中位置的固定。因为安装头架是有创性操作,立体定向放疗(SRT)治疗头部病灶通常是单次分割治疗。此外,定位图像扫描、设计计划、质量控制和实施治疗需要在一天内完成,这使得 SRT 成为资源密集型操作。最后,治疗计划和治疗技术受限于球形剂量分布,使得对大体积、复杂形状病灶设计治疗计划和实施治疗具有挑战性。1994 年 Brada 和 Laing 描述了皇家马斯登癌症中心使用 SRT 治疗脑肿瘤的经验和局限性,得出结论:"SRT 技术在不断改进,并会整合到传统放疗技术中,成为一种日常使用的简单的高精度放疗技术"(Brada 和 Laing,1994)。他们的预言不久便成为现实。

Brada 和 Laing 定义了 SRT 的 4 个要求:患者精确固定、病灶准确勾画、靶区精确定位和精准的治疗方式。采用诊断 MR 和 CT 的图像形式,准确勾画病灶实现已久。采用图像引导,能够实现患者精确固定及无立体定向框架的病灶定位。治疗室内兆伏级(MV)和千伏级(kV)成像系统能够实现不需要头架的靶区定位。此外,图像引导联合适当的患者固定,使 SRT 也可应用于颅外病灶(Ryu 等,2001)。六维自由度(DOF)患者定位系统使直线加速器坐标系统和治疗系统精确匹配,进一步提升靶区定位精度。动度检测系统发展到可以在治疗中对患者位置进行监测,减少了使用头架维持靶区精度。最后,自皇家马斯登医院报道经验以来,直线加速器作为一种放疗方式又有了更大的优化。多叶准直器(MLC)联合电脑最优化治疗计划,使适形调强放疗(IMRT)和弧形调强放疗(MAT)成为可能。即使对复杂的靶区形状,IMRT 和 MAT 也可产生高度适形的剂量分布及快速的剂量下降。IMRT 和 MAT 相比伽马刀的等中心靶点技术更高效,减少了治疗时间。非均整模式(FFF)射线已在临床中广泛应用,比传统均整射束剂量率高 2.4 倍。FFF 射束进一步减少了每次高剂量治疗需要的时间。

5.2　直线加速器技术

5.2.1　多叶准直器

　　MLC 为现代 C 臂直线加速器提供了射束成形,它的射野成形被应用于三维适形放疗(3D-CRT)及动态适形旋转弧治疗(DCA),也为 IMRT 和 MAT 提供射束调强。MLC 技术在其他文章中有详尽的描述(如 Van Dyk,1999)。简而言之,MLC 由高密度左右成对的多个叶片组成,成对叶片可以排列成各种组合(产生不同形状),叶片端面与射束发散方向平行。在叶片运动方向上有两种设计:一种是双聚焦,在运动范围内叶片端面与射束发散方向保持平行;另一种是单聚焦,叶片端面的运动方向垂直于射线中心轴。单聚焦 MLC 的叶片尾部为圆形,保持光束和照射野的一致性,在叶片运动过程中保持几乎恒定的穿射半影。MLC 或代替次级准直器的使用或在二级下方作为三级准直器使用。

　　MLC 是实现 C 臂直线加速器实施大分割放疗技术的核心。3D-CRT 技术中通过多个射束方向,通常为 3~9 个方向,设计射束照射野与靶区形状一致(适形)。3D-CRT 技术已经使用数十年,在其他文章中已经有详细讲解(Khan 和 Gerbi,2012)。DCA 是一种类似于 3D-CRT 的拉弧技术,在机架旋转时,射束孔径形状会随着靶区形状的变化而变化。IMRT 对每个射束方向使用多个计算机优化的光圈来产生不均匀的射野剂量。IMRT 的特点是能够产生凹形剂量分布以更好地保护正常组织。基于 MLC 的 IMRT 有静态和动态两种类型。对于静态 MLC 的 IMRT,MLC 叶片在放疗实施过程中是固定的。对于动态 MLC(DMLC)的 IMRT,MLC 在放疗实施过程中不停地移动。IMRT 被广泛使用,在其他文献中也多有描述(如 Khan 和 Gerbi,2012;Van Dyk,第 2 卷,1999)。MAT 是一种旋转技术,其 MLC 孔径形状随机架角度变化而变化。在大多数现代应用中,剂量率和机架速度也不尽相同。MAT 与传统适形旋转弧治疗的不同之处在于,其孔径形状和权重逆向规划,以满足剂量分布的目的,而不是在所有机架角度上都符合靶区形状。

　　不同设计的 MLC 剂量学特征大体相似(Huq 等,2002)。叶间和叶内传输的平均值通常在 1%~2.5%之间,并且对于调强技术,具有限制可在二级准直器确定的照射野内实现调强的功能。通过移动二级准直器以符合叶片位置的极值,可降低叶片漏射的影响,该技术常称为动态铅门或铅门追踪。对于脊柱放射外科来说,动态铅门已经被证明可减少在 DMLC 的 IMRT 和实施 MAT 投照技术对脊髓的照射量,尽管 MAT 对正常组织照射剂量小到没有明确临床影响(Snyder 等,2014)。由于优化技术不同,动态铅门对 DMLC 影响大于对 MAT 的影响。DMLC 规划技术是射野强度分布图优化,而后是叶片序列优化,导致叶片为小孔径,而用于 MAT 的直接射束孔径优化结果使孔径更大。因此,DMLC 相对于 MAT 的调制系数(测量所需处方剂量的跳数单位)更高,由于叶片漏射而导致剂量更大。动态铅门减少了剂量漏射,因此,相比 MAT 更多应用于 DMLC 剂量计划中。动态铅门对重要组织的保护程度与剂量调强程度成正比。

　　MLC 叶片宽度(投射到中心时)通常在 2.5~10mm 之间。叶片宽度对剂量测定的影响取决于射线投照技术、靶区体积、靶区形状,其对于非调强技术影响最大。对于 DCA,Dhabaan 等(2010)发现 2.5mm 叶片宽度的 MLC 适形性和正常组织保护比 5mm 叶片宽度的 MLC 更好。Jin

等(2005)比较了 DCA 和 IMRT 放射外科中分别使用叶片宽度 3mm、5mm 和 10mm 的 MLC。对于 DCA，适形性随着叶片宽度的减小而提高，这一规律在其中最小的靶区上最显著。对于 IMRT，3mm 和 5mm 叶片宽度 MLC 的适形性指数基本相同；然而，较窄的叶宽为治疗颅内病灶提供了更好的小体积正常组织保护。Monk 等(2003)比较了三维适形放射外科治疗中，叶片宽度为 3mm 和 5mm 的适形性差别，发现尽管 5mm MLC 的适形性不如 3mm MLC 好，但 5mm 叶宽设计的计划符合放疗肿瘤组(RTOG)的临床标准。他们得出的结论是，这些差异非常小，以致不足以造成适形指数的改变，也因此不应纳入选择设备的考虑因素。2.5mm 叶片宽度与 5mm 叶片宽度相比，Serna 等(2015)未发现 2.5mm 叶片的适形性有所改善，但发现剂量下降有所改善，尤其是对体积小于 $10cm^3$ 的病灶。Wu 等(2009a)研究了叶片宽度对邻近靶区重要结构保护的影响，比较了邻近脑干或脊髓的靶区进行立体定向放射外科 (SRS) 治疗时使用 2.5mm 和 5mm 叶片宽度的差异。他们发现，2.5mm 的叶片宽度显著改善了对正常组织的保护，特别是对于小病灶及形状复杂的病灶。Chae 等(2014)对脊柱靶区的类似研究得出了相同的结论，发现采用 2.5mm 叶片，IMRT 和 MAT 的靶区覆盖率有所提高，尤其是靶区形状复杂时。对叶宽研究的总体结论是，MLC 较窄的叶片能提高治疗计划质量，但改善的程度取决于所使用的技术、靶区大小及形状。叶片宽度对治疗计划质量影响最大的是 DCA，最小的是 MAT。较小的叶片宽度对体积小、形状复杂病灶的计划质量影响最大。

5.2.2 弧形调强技术

MAT 是使 MLC 孔径形状随射束方向改变的旋转技术。在大多数现代应用中，剂量率和机架旋转速度都不相同。MAT 与传统适形旋转弧治疗的不同之处在于，其孔径形状和权重逆向规划，以满足剂量分布的目的，而不是在所有机架角度上都符合靶区形状。

Yu 在 1995 年首先对 MAT 技术进行了描述。之后有少量的临床应用记载(Ma 等，2001；Yu 等，2002；Duthoy 等，2004；Wong 等，2005)；然而，因为缺乏较好的治疗计划制定工具，该技术主要停留在学术研究领域。2008 年起，因更好的治疗计划制定工具、机架旋转中可变剂量率的直线加速器使得 MAT 技术开始广泛使用。MAT 有两种主要类型，虽然两种类型的技术词汇可以交换使用。Yu 描述了旋转调强适形放疗(IMAT)，该方法以相同剂量率和机架旋转速度进行多个旋转弧放疗。弧的孔径有重叠，因此可以从任意给定的机架角度产生不均匀强度。按照最初设想，弧的设定采用两步计算法。第一步是不考虑机器限制时的射野强度分布图优化方案，第二步是产生的射野孔径适配于强度分布图，同时考虑 MLC 和机架运转速度的限制。多弧的使用对于 IMAT 产生最佳剂量分布是必要的。Otto(2008)描述了容积调强放疗(VMAT)技术，采用单个弧结合不同剂量率和机架速度，孔径形状和权重直接优化。目前，IMAT 和 VMAT 经常交叉使用来描述任何一种采用逆向计划，包括 1 个或多个弧在机架转动中改变孔径形状的技术。

适形弧治疗技术已经在基于直线加速器的颅内放射外科中广泛应用(Shiu 等，1997；Cardinale 等，1998；Leavitt，1998；Solberg 等，2001)，因此 MAT 也自然地应用于 SRT。MAT 主要优势在于提高适形性和（或）保护重要结构的能力。多项研究比较了 MAT 及 DCA (Wu 等，2009a；Audet 等，2011；Huang 等，2014；Salkeld 等，2014；Serna 等，2015；Zhao 等，2015)。总体而言，这些研究发现，按照病灶周围正常脑组织接受超过 50% 的处方剂量的体积作为一个标准，

MAT 维持了低剂量区正常脑组织受照射的体积范围相同,同时提供了更好的剂量适形分布。相对于单弧治疗计划,采用多个非共面弧的治疗计划质量更好。除了应用于恶性肿瘤外,使用 MAT 和大分割放疗治疗颅内动静脉畸形的案例也有报道,并且结果令人满意(Subramanian 等,2012)。通常使用非剂量调强技术治疗的其他颅内良性疾病也适合使用 MAT 治疗,并且可以设计出计划质量相似但效率更高的治疗计划(Abacioglu 等,2014)。

MAT 已应用于脊柱立体定向放疗,但其适形技术尚待提高 (Wu 等,2009a)。与传统的 IMRT 相比,MAT 可产生等效靶区剂量分布,同时缩短治疗时间。与 IMRT 相比,MAT 的适形性略有提高,因为 IMRT 的射线入射方向数有限,因此靶区外处方剂量有更多溢出;然而,这一差异可能不具有临床意义。对于脊髓治疗来说,要想使 MAT 与 IMRT 等效,则需要两个或以上的旋转弧。Wu 等发现单个旋转弧治疗计划效果劣于双弧和 IMRT。例如,对于 16Gy 处方剂量,1%的脊髓体积在单个旋转弧时受照射的剂量超过 9Gy,而在 2 个旋转弧和常规 IMRT 时,1%的脊髓体积仅接受了 8.5Gy。靶区 PTV 和脊髓的平均 DVH 图如图 5.1 所示。有趣的是,Wu 等发现 2 个旋转弧既提高了治疗计划质量,又缩短了治疗时间(单弧为 8.56 分钟,双弧为 7.88 分钟)。这似乎与直觉相反,因为每个机架位置增加了 2 个孔径形状的自由度允许覆盖靶区更有效,从而减少了 2 个旋转弧治疗计划的总跳数。

MAT 和 IMRT 的治疗计划质量相似,而 MAT 的主要优点是减少治疗时间,尽管减少的程度取决于具体与哪种技术比较。例如,对于脊柱 SBRT,Wu 等发现治疗时间缩短,而 Kuijper 认为治疗时间未改变, 这或许因为与 Wu 的研究相比,Kuijper 的 MAT 治疗计划使用了更多旋转弧,而 IMRT 技术使用的射束更少(Wu 等,2009b;Kuijper 等,2010)。传统的 IMRT 和 MAT 治疗时间差异的最大部分是数据传输及机架定位的时间。现代化直线加速器的发展,使提高 IMRT 传输的自动化变得可能,这可能会减少 IMRT 和 MAT 之间治疗时间的差异。结合固定和弧形调强技术 (Matuszak 等,2013), 自动化治疗系统将使固定野 IMRT 和 MAT 之间的概念更模糊(Popple 等,2014)。

5.2.3 非均整模式射束

直线加速器通过用 MV 电子轰击高原子序数金属靶物质产生 MV 光子束。产生的光子向前呈尖峰分布,剂量分布不均匀。为了改善这一问题,引入了一种均整器来差别化吸收光子,使得在参考深度(如 10cm)处剂量分布均匀。引入均整器是为了将整个射野的剂量率保持均匀。然而,对于小体积射野,如 SRT 的射野,在没有均整器的情况下,射野剂量依然相当均质。注量调强技术(IMRT 和 MAT)的使用进一步降低了均整器的效用。根据射束能量不同,移除均整器会增加 2~4 倍中心轴附近的剂量率,这会使大分割治疗时间大大缩短。1991 年,O'Brien 报道从 6mV 直线加速器中移除均整器, 实现 2.75 倍的剂量率增加和可接受的射野平坦度(O'Brien 等,1991)。2007 年,Bayouth 报道了使用非均整模式(FFF)直线加速器在颅内和颅外图像引导放射外科治疗中的应用(Bayouth 等,2007)。治疗计划的相关研究也证明了体部放射外科的可行性(Vassiliev 等,2009)。C 臂非均整模式直线加速器于 2010 年上市,早期临床经验表明,中枢神经系统放射外科的治疗时间接近传统分割治疗时间,如图 5.2 所示。

均整器是散射光子的来源,对漏射剂量和周围剂量有显著影响。FFF 射束通过消除散射源

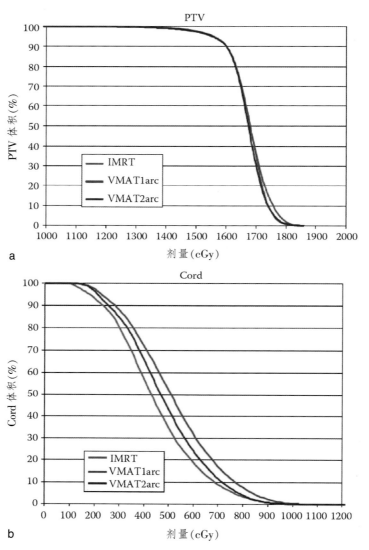

图 5.1 （a）计划靶体积和（b）脊髓的平均剂量–体积直方图曲线。（From Wu，Q.J. et al.，*Int. J. Radiat. Oncol. Biol. Phys.*，75，1596，2009b.）

来减少周边剂量（Kry 等，2010；Cashmore 等，2011；Kragl 等，2011）。此外，FFF 射束对靶区进行给定剂量照射所需的电流更小，因此也减少了其他头部漏射剂量（Vassiliev 等，2006）。对于 6MV 加速器来说，移除均整器可减少 60% 的漏射剂量和 11% 的射野外剂量（Cashmore，2008）。减少漏射剂量的影响如图 5.3 所示，图 5.3 比较了在儿童颅内照射时，6MV 非均整射束和均整射束的射野外剂量（Cashmore 等，2011）。对于 SBRT 而言，已经证明使用 FFF 射束，对于 6MV 和 10MV 射线而言，在距离射野边缘 20cm 处，剂量分别减少 23% 和 31%（Kragl 等，2011）。

　　由于在射束光谱中存在低能量射线，FFF 射束比具有相同能量的均整射束能提供更高的表面剂量。然而，均整射束对照射野大小依赖性更高，原因是均整器的散射随照射野的增大而

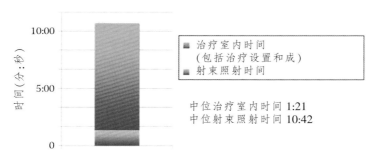

图 5.2　使用非均整滤波直线加速器对中枢神经系统 SRS 治疗的时间图。中位射束照射时间为 1:21,而患者在治疗室（包括治疗设置和成像）的中位时间为 10:42。(From Prendergast, B.M. et al., *J. Radiosurg. BRT*, 1, 117, 2011.)

增加,因此其能量也远低于中心射束,并在浅层增加了剂量。对于大照射野(>30cm)的表面剂量,均整射束和非均整射束是相似的(Vassiliev 等,2006;Cashmore,2008;Kragl 等,2009)。但对于典型的大分割放疗的小照射野而言,非均整射束的表面剂量较大。对于 3mm 深、4cm×4cm 照射野而言,相同能量的 6MV 均整射束剂量增加约 20%(Vassiliev 等,2006;Kragl 等,2009),10MV 的剂量增加 25%(Kragl 等,2009)。表面剂量随着能量的增加而减小,对于非均整模式 10MV 射束其表面剂量比非均整模式 6MV 射束小约 25%,但与 6MV 均整模式射束相近(Kragl 等,2009)。MLC 或二级准直器进行准直的射野表面剂量相同(Wang 等,2012)。尽管 FFF 射束的表面剂量略高于均整后情况,但增加的剂量不太可能具有临床意义,使用足够数量的治疗野或旋转弧时,正如 SRS/SBRT 治疗方式那样,减小 FFF 射束产生相对较高的表面剂量。

在校准方面,FFF 射束有 2 个不同于传统射束的特性。首先,与均整射束相比,其光谱内具有更低能量的射束。但深度剂量和阻滞功率的比值,已经在美国医学物理师协会(AAPM)51 号协议中给出(McEwen 等,2014)。更高的剂量率导致了对离子复合的担忧;然而,已经证明双电压技术对于 FFF 射束产生的剂量率仍然有效(Kry 等,2012)。如果基准电离室非常长,则需要一个小的校正系数来解释剂量率随基准电离室长度的变化;除此之外,FFF 射束的校准非常简单,并且使用与均整射束相同的协议(McEwen 等,2014)。

FFF 射束的剂量率是均整射束的 2~4 倍,这导致了人们对相对均整射束的不同放射生物学效应的担忧。许多体外研究已经报道了均整射束照射细胞的存活率。大多数研究发现,在两者剂量率覆盖范围内,细胞存活率没有差异(Sorensen 等,2011;King 等,2013;Verbakel 等,2013);然而,有一项研究报告,FFF 射束降低了癌细胞的促克隆形成存活率(Lohse 等,2011)。对于外放疗剂量率效应的文献综述得出结论,剂量率效应受到每次分割治疗时间长短的影响,而不是平均直线加速器剂量率或每个脉冲瞬时剂量的影响(Ling 等,2010)。对于大分割放疗的典型剂量范围之内,随着治疗时间的缩短,放射生物学效应有望增加。如图 5.4 所示,晚反应正常组织的生物学效应比肿瘤组织和早反应正常组织增加更明显(Ling 等,2010),这表明在实施任何显著缩短整体治疗时间的技术时要格外小心。早期关于 FFF 射束的经验报道通常与 MAT 结合使用,并显示急性毒性反应发生率较低 (Scorsetti 等,2011,2014,2015;Alongi 等,2012,2013;Prendergast 等,2013;Wang 等,2014)。对使用 FFF 射束的长期经验不足,因此有关

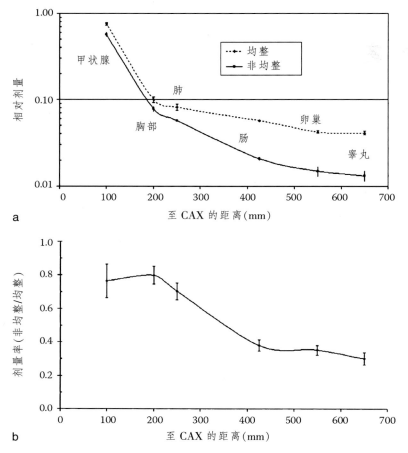

图 5.3　(a)临床调强放疗计划中非均整射束的周边剂量下降的样本数据。(b)所有执行的计划中平均剂量比(非均整/均整射束)图。CAX,中心轴。(Cashmore,J. et al.,*Int. J. Radiat. Oncol. Biol. Phys.*,80,1220,2011.)

远期效应的数据仍需不断完善,但至少目前初步结果并未显示出让人意外的毒性反应。

5.2.4 图像引导放疗

　　图像引导已成为现代放疗的重要组成部分(De Los Santos 等,2013)。图像引导放疗(IGRT)的目标是提高靶区治疗精度,允许使用更小范围的边缘设置,从而减少正常组织的受照射剂量。在立体定向治疗技术中,图像引导技术取代了立体定向框架,让靶区坐标系统与直线加速器坐标系统配准。为了使用可重复定位固定装置达到与使用立体定向框架的治疗精度,每次治疗之前需应用图像引导(Masi 等,2008;Murphy,2009)。室内图像引导开始于 MV 级的电子射野成像装置(EPID 技术),该技术的开发目的是替代传统胶片。近年来,MV 级 EPID 在很大程度上被 kV 级成像所取代。有多种 kV 技术可用于图像引导(De Los Santos 等,2013),但使用 C 臂直线加速器的立体定向放疗最常见的是机架上的 kV 影像装置及室内固定式立体定向 kV 成像设备。

　　机载 kV 成像系统由安装在机架上的 X 射线球管和非晶硅平板探测器构成。X 线放射源

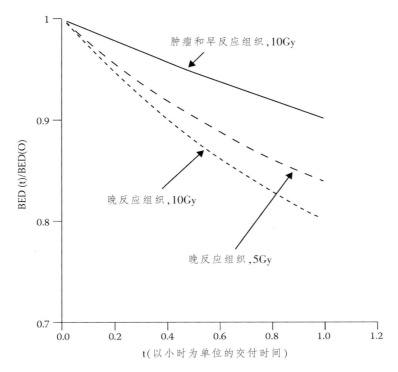

图 5.4　向肿瘤和早反应组织照射 10Gy,向晚反应组织照射 5Gy 或 10Gy,将标准化生物等效剂量作为总照射时间的函数。(Ling,C.C. et al., *Radiother. Oncol.*, 95, 261, 2010.)

和探测器均可伸缩。目前可用的系统安装在机架上与治疗射束轴正交(Varian Medical Systems, Palo Alto,CA;Elekta Oncology Systems,Crawley,UK), 而安装在与射束轴平行位置的系统已不再使用(Siemens,Concord,CA)。该成像仪可用于从固定机架位置摄片,也可旋转以获取大量投影图像构建锥形束 CT 图像(CBCT)。平面射线照片可用于立体图像引导,通常使用正交视图。机载成像仪和 CBCT 在其他研究中有详细描述(De Los Santos 等,2013)。

当机架旋转时,机载成像系统的放射源和探测器会发生小的运动,从而导致与 MV 照射等中心点产生微小偏差。系统运动通过使用一个或多个高密度球,相对于 MV 等心点,具有已知的几何结构作为机架角度的函数进行测量来补偿运动产生的偏差。图像补偿和机架角度之间产生的关系(称为 flexmap)被存储下来,并用于将每个图像重新配准到 MV 等中心点上。重新配准是通过机械移动探测器位置来补偿偏差或通过软件中的图像坐标系修正来完成的。2 种方法都仅有亚毫米的残余定位误差(Bissonnette 等,2008),以此实现了放射外科定位精度与使用立体定向框架报告的精度相近(Chang 等,2007)。

立体 X 射线成像仪使用安装在治疗室内的一对 X 射线球管和对应的平板探测器。X 射线中心线与机器等中心相交, 两束 X 射线成相互垂直的角度对患者的解剖结构进行立体可视化拍照投影(Verellen 等,2003)。该立体 X 线成像系统具有亚毫米精度(Verellen 等,2003),与立体定向框架精度相当(Gevaert 等,2012b)。立体 X 射线成像是机器人放射外科系统的主要图像引导系统 (Adler 等,1997), 它可以替代现代 C 臂直线加速器的机载成像系统功能。目前,

BrainLab Exactrac 的图像引导系统(BrainLab,Feldkirchen,Germany)是市场上唯一可与 C 臂直线加速器一起使用的立体 X 射线系统。

相对于机载成像系统,室内固定的立体成像系统的一个优点是可以在更宽的机架和治疗床范围内获得图像。治疗床不接近零度时(International Electrotechnical Commission coordinate system),机载成像系统存在明显不足,因为成像系统或 X 射线球管会与治疗床发生碰撞。尽管治疗前采集图像不成问题,但当治疗床旋转后,它限制了使用机载成像系统确认患者正确治疗位置的功能。

机载和室内固定图像引导系统的临床应用应包括常规测试,以评估 MV 辐射等中心与成像系统等中心的一致性,尤其是在立体定向放疗中的应用。用包含定位标记的模体进行日常端端测试,以测试定位精度。AAPM 小组的 142 报告建议用于立体定向治疗的 IGRT 系统的精度为±1mm(Klein 等,2009)。

5.2.5 分割治疗期间位置监控

对于无框架 IG-HSRT 技术,治疗前的图像引导必须同时伴有治疗中运动检测功能。Hoogeman 等(2008)研究了颅内靶区治疗期间的动度,以及颅外靶区在仰卧位和俯卧位的动度情况。图 5.5 显示了从初始 IGRT 位置校正开始的几个间隔时间内,矢量幅度位移的频率分布。对于颅内靶区,95%的位移在 15 分钟内小于 1.6mm。对于仰卧位治疗的颅外靶区,95%的位移在同一时间间隔内为 2.8mm 以内。然而,对于俯卧位治疗的颅外靶区,位移明显较大,1 分钟后5%的位移大于 3.1mm。俯卧位较大的运动幅度部分归因于呼吸运动。Hoogeman 等(2008)建议每隔 5 分钟重复进行一次图像引导与患者位置校正,并建议颅内肿瘤边缘外扩 0.6mm 来补偿治疗期间的残余运动误差,对于仰卧位和俯卧位治疗的颅外靶区的残余运动情况,则建议肿瘤边缘外扩 1.0mm 和 2.0mm。同样,Murphy 等(2003)发现,在对颅骨和脊柱病灶治疗时,在 1~5分钟的间隔内动度为 0.8mm 以内,并且得出结论,对于大多数颅内和脊柱放射外科治疗,必须每间隔 1~2 分钟追踪靶区位置。如果监测目标位置移动的频率较低,则必须增加边缘外扩范围,以确保靶区接受的处方剂量(Murphy 等,2003;Hoogeman 等,2008;Murphy,2009;Kang 等,2013)。

X 射线图像引导系统可用于治疗过程中的运动监测,但是由于成像系统可能与治疗床或患者发生碰撞,因此机载成像系统对非共面治疗适用性有限。室内固定的立体定向成像系统不存在碰撞风险;但是可能存在这样的情况,其中一个探测器的视野被机架或治疗床阻挡。此外,X 射线系统影像不是实时的,处理和决策所需的时间限制了此类系统的实际运行频率。此外,X射线剂量虽小,但也应纳入安全性考虑。

在颅内放疗中解决这些问题的一个方法是利用光学系统实时监测患者的位置。光学监测有 2 种方法。第一种是监测贴在患者或替代物(如牙垫)上的红外光反射或散射光信号(Meeks等,2000;Wang 等,2010)。第二种方法是光学表面成像(OSI)系统,该系统使用一组照相机来捕获患者表面的三维信息并进行重建。

使用基准标记物的光学引导系统包括发红外光二极管(Meeks 等,2000)、将红外光二极管粘贴在咬合块上(Wang 等,2010)或贴于患者皮肤上(Wang 等,2001)。利用立体红外摄像机对

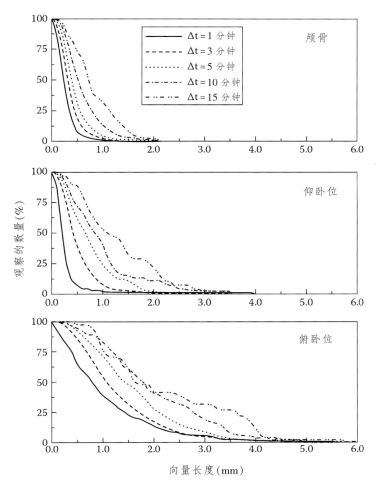

图 5.5　3 组患者在不同时间间隔内的累积向量长度分布。对于所有组,累积分布的宽度都随时间增加。对于颅骨和仰卧位组,间隔 1~3 分钟产生的分布宽度在 1mm 甚至亚毫米范围内。俯卧位组的分布宽度大于其他组,部分是由于基准标记物的呼吸运动所致。将图形的水平比例设置为 6mm 以保持其可读性。注意,俯卧位组观察到的最大值为 12.3mm,超过了图表的比例。(Hoogeman, M.S. et al., *Int. J. Radiat. Oncol. Biol. Phys.*, 70, 609, 2008.)

靠区进行图像检测,计算出靶区的三维位置,并与预期位置进行比较。红外基准监测系统可实现亚毫米精度(Gevaert 等,2012b;Tagaste 等,2012)。虽然精度足以进行位置监测,但该定位精度依然不足以用来进行治疗前定位,而基于 X 射线的图像引导技术是实现 SRT 精度的必要条件(Wang 等,2010)。

　　OSI 系统使用面向等中心的表面成像摄像头定位(Li 等,2006)。相机获得一个三维星点云,与参考面进行比较,以确定患者的位置和方向。通常使用多个摄像头来提高精度,并确保足够多的摄像头在整个机架运动范围内视野无遮挡。当用于患者摆位时,参考面来自治疗计划的 CT 图像,而对于治疗过程中的运动监测,参考面直接从患者设置后的 OSI 系统获得。对于颅内 SRS,面部的 OSI 可以以大约 5 次/秒的帧速率实现亚毫米运动跟踪精度(Peng 等,2010;Li 等,2011;Wiersma 等,2013)。使用 OSI 时,面部必须暴露,因此需要开放式面罩或其他固定装置。

OSI 可以在治疗期间保持与立体定向框架相似的定位精度;但为了达到这一精度,初始定位需要使用 CBCT 或 X 射线立体成像系统(Peng 等,2010;Li 等,2011;Wiersma 等,2013)。

5.2.6 六维自由度摆位

传统治疗床有四维自由度:3 个维度平移和 1 个围绕垂直轴方向旋转。患者围绕纵轴(Roll)或横轴(Pitch)的任何偏差都不能用四维自由度治疗床进行校正。纠正旋转错位对于易于定位的小型球形靶区来说并不重要;但旋转错位对形状复杂的靶区(如椎旁病灶)可能会产生重大的剂量偏差;病灶附近没有用于定位的解剖结构,如颅骨中心的靶区;或用单个等中心治疗多个颅内病灶的情况。机器人和手动操作系统已经可以纠正纵轴和横轴的误差。机器人治疗床系统具有纵向旋转和横向旋转功能,此功能介于治疗床平移及治疗床头部抬高阶段之间。这个系统在电脑控制下,可在六维自由度内进行治疗床调整。手动摆位治疗床通常包括治疗床向头端延伸的头部支撑装置,可围绕纵轴和横轴进行倾斜,并有一个倾斜仪显示纵轴旋转和横向旋转(Dhabaan 等,2012)。

模型相关研究证实,机器人六维自由度治疗床系统的精度高于 0.5mm 和 0.5°(Meyer 等,2007;Wilbert 等,2010;Gevaert 等,2012b)。在活体内的研究提示,六维自由度床调整后用 CBCT 评估,其精度与体模结果相似(Dhabaan 等,2012;Lightstone 等,2012),其中一项研究证实 97% 的患者在 1mm 和 0.5°范围内(Gevaert 等,2012a)。许多研究报道,相对于四维自由度或三维自由度治疗床系统,六维自由度的靶区覆盖率有所提高。Gevaert 等发现四维自由度校正相对六维自由度校正,接受处方剂量的靶区体积缩小 5%,在一个极端案例中,相对于六维自由度治疗计划,四维自由度靶区体积覆盖率缩小 35%(Gevaert 等,2012a)。其他研究 (Schreibmann 等,2011;Dhabaan 等,2012)也发现了类似结果。对于脊髓和脊柱放射外科,忽视旋转校正(三维自由度)可能导致肿瘤受照射剂量严重不足。剂量不足程度取决于旋转误差的大小,以及肿瘤的大小和形状。体积小、不规则的肿瘤更容易出现剂量不足(Schreibmann 等,2011)。

5.3 治疗计划

5.3.1 治疗计划评估

治疗计划评估可以按照适形性和危及器官保护进行分类。对于嵌入的周围是正常组织的靶区,处方等剂量曲线所包含的体积与靶区的适形性,以及靶区之外剂量骤降是治疗计划评估的目标。典型的例子是位于脑或肺实质内的病变,病灶没有邻近重要组织结构,如脑干或近端支气管树。相反,如果靶区接近重要组织结构,其耐受剂量明显低于处方剂量和周围软组织的耐受剂量,避免重要组织结构受到过量照射比射线向周围软组织中溢出剂量更重要。一个典型的例子是脊髓旁病灶,避免脊髓损伤是最重要的,但允许剂量扩散到邻近的软组织,以优先保护脊髓。大多数治疗计划介于这 2 个极端之间,尽管大多数颅内大分割放疗和 SRS 病例可被归类为以适形性评估为主要目标, 脊髓和脊柱 SBRT 病例可被归类为以避开重要组织结构损伤为主要目标。

对于颅内病灶,用于评估直线加速器立体定向放疗计划的主要指标是适形指数、梯度指数和正常脑组织受照射的剂量和体积,包括接受超过 12Gy(V12Gy)的正常脑组织体积(Levegrun等,2004;Blonigen 等,2010;Minniti 等,2011)。由 RTOG 引入的最简单的适形指数是规划等剂量曲线包含的体积与靶区体积(PITV)比值(Shaw 等,1993):

$$PITV=\frac{PIV}{TV}$$

其中 PIV 是处方等剂量线包含的体积,TV 是靶区体积。

一个理想的计划 PITV 应为 1,PITV 小于 1 表示治疗不足,PITV 大于 1 表示治疗过度。该指标计算简单,应用广泛。PITV 指数的缺点在于其没有考虑处方等剂量曲线的位置。PIV 等于 TV 但剂量分布位于目标体积之外的(几何图形上有误差)情况,仍然可能使 PITV=1。为了解决这个问题,Paddick 和 Lippitz 提出了一个改进的指数,通常被称为 Paddick 指数(Paddick CI),同时考虑了 PIV 相对于 TV 的体积和位置。Paddick CI 使用处方等剂量曲线(TVPIV)所包含的靶区体积,定义为:

$$Paddick\ CI=\frac{TVPIV^2}{TV\times PIV}$$

适形指数旨在描述处方等剂量曲线与靶区的适形程度。梯度指数(GI)用于量化靶区体积之外的剂量衰减。Paddick 和 Lippitz 将 GI 定义为一半的处方等剂量曲线包含的体积(V50)与处方等剂量曲线包含的体积(PIV)之比(Paddick 和 Lippitz,2006):

$$GI=\frac{V50}{PIV}$$

当使用梯度指数比较不同适形度的计划时,必须格外小心,因为两者计算 GI 的分母 PIV值不同。两个具有相同 V50 但不同 PIV 的计划,也可能有不同的梯度指数。当适形性得到提高而 V50 没有变化时,GI 增加,因此计划似乎更差了。这种情况如图 5.6 所示。注意,2 个计划具有相同 V50,梯度指数的比率是 PIV 比率的倒数。

保护重要器官是脊髓和脊柱立体定向治疗计划的主要问题,因此梯度和适形指数在治疗计划评估中的作用显得不那么重要。尽管很少有研究报道梯度指数,适形指数通常被用于评估靶区覆盖程度及靶区外处方剂量的溢出情况。然而,在计算靶区覆盖率 DV 时适形指数与剂量体积相比是次要指标, 即靶区体积 V 与最少受照剂量 D。体积 V 可以表示为百分比或绝对数值。如果没有给出单位,则该值通常为体积百分比。脊髓剂量的评估通常集中在剂量体积直方图中的高剂量部分,常用指标包括最大点剂量、D0.35cc 和 D10%(Ryu 等,2014)。在评估脊髓受照射剂量时, 推荐使用体积百分比而不是绝对体积,要点在于要注意用于脊髓靶区勾画的原则,因为对于相同的剂量分布,在不同的脊髓长度中结果并不同。例如,RTOG0631 协议规定脊髓节段超出靶区 5~6mm 时为 D10%。其他危及器官取决于病灶相对脊髓的位置,包括食管、肺和肾脏(Schipani 等,2012)。这些器官结构通常不靠近靶区,限制这些器官结构的受照剂量通常并不困难。

参数	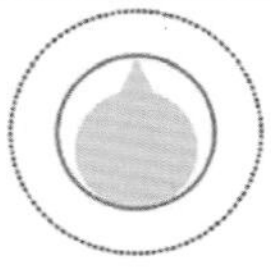 TV = 1.64 PIV = 3.05 TVRI = 1.64 V50 = 12.21	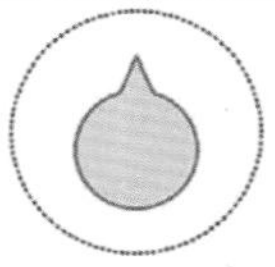 TV = 1.64 PIV = 1.64 TVRI = 1.64 V50 = 12.21
PITV	1.86	1
Paddick-CI	0.54	1
GI	4	7.44

图 5.6　具有相同 V50 体积,但两者剂量分布的适形指数是完全不同的梯度指数。红色实线表示处方剂量,蓝色虚线表示处方剂量的一半。

5.3.2 治疗计划技术

5.3.2.1 颅内肿瘤

　　脑部治疗计划评估以适形性和剂量快速跌落(梯度指数)为主要目标。对于三维适形放疗(3D-CRT)和动态旋转治疗(DCA),准直器孔径大小、固定野或旋转弧的数量及野的位置决定了适形性和梯度指数。然而,对于逆向治疗计划的 IMRT 或 MAT,适形性和梯度指数必须包含在目标函数中。一些治疗计划系统具有将靶区外剂量跌落纳入目标函数,例如 Eclipse 治疗计划系统(Varian Medical Systems)中包含了正常组织剂量目标函数。或者通过为在靶区周围构建一系列限制性壳进行剂量限制,可以将适形性和剂量跌落作为评估目标,如图 5.7 所示(Clark等,2010,2012;Audet 等,2011)。每个限制壳都是通过扩展靶区体积,然后使用 Booleoo 操作移除靶区体积和内层壳进行创建的。通常 3 个限制壳足以对剂量分布进行良好控制 (Clark 等,2010,2012)。采用内壳、中壳优化适形性,中壳、外壳控制梯度指标。内壳和中壳的最大剂量限制分别为处方剂量和处方剂量的一半。这些限制迫使剂量从靶区表面的处方剂量减少到内壳外层的 1/2 处方剂量,使处方剂量符合目标剂量。外壳用于将 50%等剂量曲线包含的体积限制在中壳的内部,从而使 V50 和梯度指数最小化。外壳的上限必须小于 1/2 的处方剂量,但是这有一些武断。一项研究报道外壳使用 40%的处方剂量(Clark 等,2012)。壳的宽度和大小基于所需的剂量跌落程度。壳应该尽可能小,以使剂量跌落能最大化;但如果壳太小,优化程序将无法实现所需的剂量跌落,从而导致靶区覆盖率不理想。幸运的是,有大量文献描述了基于直线加

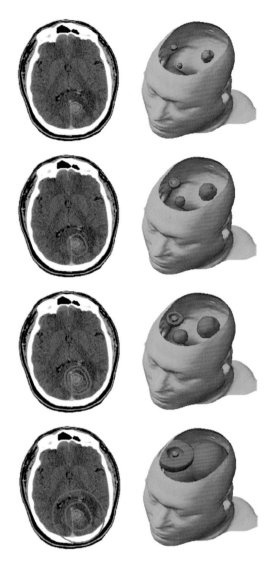

图 5.7　用于剂量优化的剂量限制壳结构。左侧为单病灶靶区患者的二维视图。右侧为多病灶靶区患者的三维视图。从上到下（两侧）：靶区（红色）、内层限制壳结构（蓝色）、中部限制壳结构（蓝色）和外部限制壳结构（蓝色）。（Clark,G.M. et al.,*Pract. Radiat.Oncol.*,2,306,2012.）

速器放射外科可达到的剂量跌落情况可提供参考。为达到内壳目标，靶区体积的外扩应为 R50，即从处方等剂量线到 50% 等剂量线的距离。R50 的预期值取决于治疗技术和靶区，R50 随着靶区体积的增加而增加。对于直径为 10mm 的准直器，报道了各种拉弧技术的 R50 距离，范围为 3~5mm（Pike 等,1990）。对于 MLC 3D-CRT 和 DCA,报道直径小于 20mm、20~30mm 和大于 30mm 的肿瘤对应的平均 R50 分别为 4.1、5.5 和 6.5mm（Hong 等,2011）。中壳和外壳的厚度相对随意，中壳设计为含有 50% 等剂量曲线，厚度决定了 50% 等剂量曲线附近的最小剂量梯度。外壳的作用是将 50% 等剂量曲线限制在外壳内部。有一研究报道称,对中壳和外壳分别使用了 10mm 和 30mm 的外扩,从而相应产生 5mm 和 20mm 的厚度(Clark 等,2012)。

对于 3D-CRT 或 DCA,由于射野几何形状的影响,接收小于 V50 的正常组织的体积通常不作为明确计划目标。但对于计算机优化技术,如果不将低剂量溢出作为目标,则计划不会将其纳入计算(Thomas 等,2014)。Thomas 等研究结果表明,对于使用 VMAT 治疗多个靶区的情况,接受超过 25%处方剂量的正常大脑体积可以限制在 25~250cm³ 之间,并且可以达到平均脑组织受照剂量为处方剂量的 3%~11%(Thomas 等,2014)。靶区数量、大小和位置将决定能实现何种目标。

一些研究报道将靶区剂量均匀性作为放射外科治疗计划的剂量测定目标(Mayo 等,2010;Audet 等,2011;Subramanian 等,2012)。对于使用伽马刀的单次分割放射外科技术,比较常见的最大剂量是处方剂量的 2 倍(Paddick 和 Lippitz,2006)。对于伽马刀治疗计划剂量均匀性高,治疗计划梯度指数更差(Paddick 和 Lippitz,2006)。锥形射束(Meeks 等,1998)、3D-CRT(Hong 等,2011)和 DCA(Hong 等,2011;Tanyi 等,2012)也观察到了这种变化。尽管基于 IMRT 或 MAT 放射外科还没有报道这种效应,但可预期的是,靶区内强制剂量均匀性必将产生这个结果,因为靶区内强制均匀性必然导致靶区表面剂量跌落梯度降低。在正常组织中,靶区剂量均匀性和剂量梯度之间存在着权衡,因此必须对每名患者的治疗计划进行相应的临床获益评估。

当适形性和梯度指数是治疗计划的主要目标时,射野排列并不重要。要实现适形性剂量分布和快速均匀的剂量跌落,只需使用足够数量的固定射束或非共面弧,以达到更大数量的入射角。少量的固定角度射束或弧导致剂量梯度在某些方向上不均匀而有更快的跌落,但在其他方向上具有较慢的跌落。例如,单弧具有垂直于弧平面的剂量快速跌落,但弧平面内的剂量跌落速度较慢,而四弧旋转照射时,各个方向上的剂量梯度变化较小(Pike 等,1990)。SRT 通常需要多个非共面弧(Podgorsak 等,1989)。对于 3D-CRT,7~10 个非共面射野产生的剂量分布类似于多个非共面弧,但边缘剂量稍高。增加射野数量会降低边缘剂量 (Bourland 和 McCollough,1994)。Hong 等(2011)推荐每根射束规定剂量 2Gy,以便将剂量溢出限制在 3~4Gy。当以保护器官作为主要目标时,射野排列较为重要。据报道,9 个射束呈花束样排列并优化后获得了较满意的结果 (Wagner 等,2001)。类似的射野几何排列也适用于 IMRT 和 MAT (Benedict 等,2001;Clark 等,2010;Nath 等,2010;Audet 等,2011)(9~11 Nath 等,2010;4 arcs Audet)。如果考虑体部剂量,应避免与纵轴平行的几何排列。

5.3.2.2 脊髓和脊柱

避免脊髓损伤是脊髓和脊柱放疗计划的首要目标。靶区与脊髓之间的关系是复杂的,因为脊髓常被靶区包绕。因此,DCA 和 3D-CRT 技术不能满足脊髓和脊柱 SBRT 的治疗计划目标,因此需要 IMRT 调强放疗技术(Yenice 等,2003;Wu 等,2009a)。对于固定射野 IMRT,Yenice 等(2003)证实,间距为 20°~30°的 7 个后向和斜向射野可获得可接受的剂量分布。Kuijper 等(2010)描述了图 5.8 所示的类似射野布局,其设计基于靶区体积(椎体或整个椎骨)的复杂性和所涉及的椎体位置。对于 MAT,具有全旋转的 2 个共面弧通常足以满足剂量分布 (Wu 等,2009b;Kuijper 等,2010);但 Kuijper 等(2010)已经报道了使用第 3 个弧来治疗以整个椎骨为靶区的案例。不建议使用单弧,因为脊髓受照射的剂量情况劣于静态 IMRT 射野(Wu 等,2009b)。

靶区到脊髓的距离,以及靶区与脊髓包绕关系的程度决定了可实现的靶区覆盖范围程度。靶区通常与脊髓相邻, 需要在靶区边缘进行剂量限制, 以将脊髓剂量限制在可接受的水平。Kuijet 等(2010)发现,当椎体为靶区时,95%的靶区至少接受 16Gy 的处方剂量,而对于整个椎骨,仅 85%体积接受 16Gy 的处方剂量。Yenice 等(2003)在 20Gy 的处方剂量下实现了 95%的靶区覆盖率。靶区与脊髓之间的区域应可达到约 10%/mm 的剂量下降梯度 (Yenice 等,2003;Kuijper 等,2010),并可用于在治疗计划之前评估脊髓与处方等剂量曲线之间的最小距离。值得注意的是,与颅内 SRS 类似,强制靶区内剂量均匀性可能会降低靶区边界处的下降梯度,从而降低剂量覆盖率。据报道, 靶区的最大剂量在 115%~140%之间 (Yenice 等,2003;Wu 等,2009b;Kuijper 等,2010)。

尽管适形性不是脊髓和脊柱放射外科治疗计划的首要目标,但应控制靶体积以外其他正常组织的受照剂量。脊髓剂量的严格限制可导致靶区外剂量溢出,特别是对于固定野 IMRT 技术,其特别容易受到向靶区外延伸的条形高剂量的影响。控制剂量溢出的一种方法是在靶体积周围建立一个类似于先前描述的用于颅内靶区的壳。将限制壳内的最大剂量控制在不超过处方剂量的标准,通常会将剂量溢出限制在可接受的水平。通过这种方式,可达到 0.9~1.1 范围内的适形指数(Kuijper 等,2010)。

根据病变在脊柱内的位置,可能需要考虑其他重要结构,如肺、食管、肾脏、肠、心脏和肝脏。在逆向治疗计划过程中明确定义脊髓以外的危及器官剂量限制通常是不必要的;但审核所有重要组织受照剂量是重要的。由于需要复杂的调整来保护脊髓,意外的高剂量可传递到靶区以外的结构。在超过耐受剂量的情况下,优化系统中加入明确的剂量限制通常会将剂量降至可接受的水平,而不会影响靶区覆盖率。

5.4 结论

Brada 和 Laing 认为, 分次 SRT 是治疗脑肿瘤的一种方法,C 臂直线加速器系统是实现这一目标的优选。他们对直线加速器技术发展的预测已经实现。通过 MLC、非均整模式射束、IGRT、六维自由度治疗床和运动监测技术结合,颅骨和脊柱都可以采用无框架单次或多次分割 SRT 技术。结合这些技术,高度适形剂量分布可达到亚毫米级的精度。

该技术未来将有进一步的发展。直线加速器控制系统和计划技术的日益成熟将使 MAT 和 IMRT 技术整合为一体(Matuszak 等,2013),高效可多方向调整治疗床(Nguyen 等,2014)的广泛应用,从而进一步提高治疗计划质量和缩短治疗时间。基于知识积累的治疗计划系统(Shiraishi 等,2015)有可能减少了实施高质量放射外科治疗所需的专业知识。通过减少学习障碍,基于知识积累的放疗系统有助于将大分割 SRT 应用于更多中心,实现 Brada 和 Ling 的预测,即 SRT 将成为放疗设备中的常规工具。

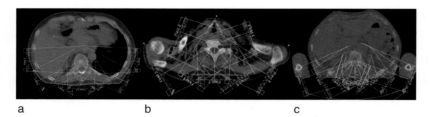

图5.8 常规调强放射治疗计划中使用的3种射野构图。(a)椎体的标准射野构图；(b)整个颈椎骨射野构图；(c)整个腰椎骨射野构图。(Kuijper, I.T. et al., *Radiother. Oncol.*, 94, 224, 2010.)

（关运 王恩敏 译 王恩敏 校）

参考文献

Abacioglu U, Ozen Z, Yilmaz M, Arifoglu A, Gunhan B, Kayalilar N, Peker S, Sengoz M, Gurdalli S, Cozzi L (2014) Critical appraisal of RapidArc radiosurgery with flattening filter free photon beams for benign brain lesions in comparison to GammaKnife: A treatment planning study. *Radiat Oncol* 9:119.

Adler JR, Jr., Chang SD, Murphy MJ, Doty J, Geis P, Hancock SL (1997) The cyberknife: A frameless robotic system for radiosurgery. *Stereotact Funct Neurosurg* 69:124–128.

Alongi F, Cozzi L, Arcangeli S, Iftode C, Comito T, Villa E, Lobefalo F et al. (2013) Linac based SBRT for prostate cancer in 5 fractions with VMAT and flattening filter free beams: Preliminary report of a phase II study. *Radiat Oncol* 8:171.

Alongi F, Fogliata A, Clerici E, Navarria P, Tozzi A, Comito T, Ascolese AM et al. (2012) Volumetric modulated arc therapy with flattening filter free beams for isolated abdominal/pelvic lymph nodes: Report of dosimetric and early clinical results in oligometastatic patients. *Radiat Oncol* 7:204.

Audet C, Poffenbarger BA, Chang P, Jackson PS, Lundahl RE, Ryu SI, Ray GR (2011) Evaluation of volumetric modulated arc therapy for cranial radiosurgery using multiple noncoplanar arcs. *Med Phys* 38:5863–5872.

Bayouth JE, Kaiser HS, Smith MC, Pennington EC, Anderson KM, Ryken TC, Buatti JM (2007) Image-guided stereotactic radiosurgery using a specially designed high-dose-rate linac. *Med Dosim* 32:134–141.

Benedict SH, Cardinale RM, Wu Q, Zwicker RD, Broaddus WC, Mohan R (2001) Intensity-modulated stereotactic radiosurgery using dynamic micro-multileaf collimation. *Int J Radiat Oncol Biol Phys* 50:751–758.

Bissonnette JP, Moseley D, White E, Sharpe M, Purdie T, Jaffray DA (2008) Quality assurance for the geometric accuracy of cone-beam CT guidance in radiation therapy. *Int J Radiat Oncol Biol Phys* 71:S57–S61.

Blonigen BJ, Steinmetz RD, Levin L, Lamba MA, Warnick RE, Breneman JC (2010) Irradiated volume as a predictor of brain radionecrosis after linear accelerator stereotactic radiosurgery. *Int J Radiat Oncol Biol Phys* 77:996–1001.

Bourland JD, McCollough KP (1994) Static field conformal stereotactic radiosurgery: Physical techniques. *Int J Radiat Oncol Biol Phys* 28:471–479.

Brada M, Laing R (1994) Radiosurgery/stereotactic external beam radiotherapy for malignant brain tumours: The Royal Marsden Hospital experience. *Recent Res Cancer Res* 135:91–104.

Cardinale RM, Benedict SH, Wu Q, Zwicker RD, Gaballa HE, Mohan R (1998) A comparison of three stereotactic radiotherapy techniques; ARCS vs. noncoplanar fixed fields vs. intensity modulation. *Int J Radiat Oncol Biol Phys* 42:431–436.

Cashmore J (2008) The characterization of unflattened photon beams from a 6 MV linear accelerator. *Phys Med Biol* 53:1933–1946.

Cashmore J, Ramtohul M, Ford D (2011) Lowering whole-body radiation doses in pediatric intensity-modulated radiotherapy through the use of unflattened photon beams. *Int J Radiat Oncol Biol Phys* 80:1220–1227.

Chae SM, Lee GW, Son SH (2014) The effect of multileaf collimator leaf width on the radiosurgery planning for spine lesion treatment in terms of the modulated techniques and target complexity. *Radiat Oncol* 9:72.

Chang J, Yenice KM, Narayana A, Gutin PH (2007) Accuracy and feasibility of cone-beam computed tomography for stereotactic radiosurgery setup. *Med Phys* 34:2077–2084.

Clark GM, Popple RA, Prendergast BM, Spencer SA, Thomas EM, Stewart JG, Guthrie BL, Markert JM, Fiveash JB (2012) Plan quality and treatment planning technique for single isocenter cranial radiosurgery with volumetric modulated arc therapy. *Pract Radiat Oncol* 2:306–313.

Clark GM, Popple RA, Young PE, Fiveash JB (2010) Feasibility of single-isocenter volumetric modulated arc radiosurgery for treatment of multiple brain metastases. *Int J Radiat Oncol Biol Phys* 76:296–302.

De Los Santos J, Popple R, Agazaryan N, Bayouth JE, Bissonnette JP, Bucci MK, Dieterich S et al. (2013) Image guided radiation therapy (IGRT) technologies for radiation therapy localization and delivery. *Int J Radiat Oncol Biol Phys* 87:33–45.

Dhabaan A, Elder E, Schreibmann E, Crocker I, Curran WJ, Oyesiku NM, Shu HK, Fox T (2010) Dosimetric performance of the new high-definition multileaf collimator for intracranial stereotactic radiosurgery. *J Appl Clin Med Phys* 11:3040.

Dhabaan A, Schreibmann E, Siddiqi A, Elder E, Fox T, Ogunleye T, Esiashvili N, Curran W, Crocker I, Shu HK (2012) Six degrees of freedom CBCT-based positioning for intracranial targets treated with frameless stereotactic radiosurgery. *J Appl Clin Med Phys* 13:3916.

Duthoy W, De Gersem W, Vergote K, Boterberg T, Derie C, Smeets P, De Wagter C, De Neve W (2004) Clinical implementation of intensity-modulated arc therapy (IMAT) for rectal cancer. *Int J Radiat Oncol Biol Phys* 60:794–806.

Gevaert T, Verellen D, Engels B, Depuydt T, Heuninckx K, Tournel K, Duchateau M, Reynders T, De Ridder M (2012a) Clinical evaluation of a robotic 6-degree of freedom treatment couch for frameless radiosurgery. *Int J Radiat Oncol Biol Phys* 83:467–474.

Gevaert T, Verellen D, Tournel K, Linthout N, Bral S, Engels B, Collen C et al. (2012b) Setup accuracy of the Novalis ExacTrac 6DOF system for frameless radiosurgery. *Int J Radiat Oncol Biol Phys* 82:1627–1635.

Hong LX, Garg M, Lasala P, Kim M, Mah D, Chen CC, Yaparpalvi R et al. (2011) Experience of micromultileaf collimator linear accelerator based single fraction stereotactic radiosurgery: Tumor dose inhomogeneity, conformity, and dose fall off. *Med Phys* 38:1239–1247.

Hoogeman MS, Nuyttens JJ, Levendag PC, Heijmen BJ (2008) Time dependence of intrafraction patient motion assessed by repeat stereoscopic imaging. *Int J Radiat Oncol Biol Phys* 70:609–618.

Huang Y, Chin K, Robbins JR, Kim J, Li H, Amro H, Chetty IJ, Gordon J, Ryu S (2014) Radiosurgery of multiple brain metastases with single-isocenter dynamic conformal arcs (SIDCA). *Radiother Oncol* 112:128–132.

Huq MS, Das IJ, Steinberg T, Galvin JM (2002) A dosimetric comparison of various multileaf collimators. *Phys Med Biol* 47:N159–N170.

Jin JY, Yin FF, Ryu S, Ajlouni M, Kim JH (2005) Dosimetric study using different leaf-width MLCs for treatment planning of dynamic conformal arcs and intensity-modulated radiosurgery. *Med Phys* 32:405–411.

Kang KM, Chai GY, Jeong BK, Ha IB, Lee S, Park KB, Jung JM, Lim YK, Yoo SH, Jeong H (2013) Estimation of optimal margin for intrafraction movements during frameless brain radiosurgery. *Med Phys* 40:051716.

Khan FM, Gerbi BJ (2012) *Treatment Planning in Radiation Oncology*, 3rd ed., p. xiii, 773pp. Philadelphia, PA: Wolters Kluwer/Lippincott Williams & Wilkins Health.

King RB, Hyland WB, Cole AJ, Butterworth KT, McMahon SJ, Redmond KM, Trainer C, Prise KM, McGarry CK, Hounsell AR (2013) An in vitro study of the radiobiological effects of flattening filter free radiotherapy treatments. *Phys Med Biol* 58:N83–N94.

Klein EE, Hanley J, Bayouth J, Yin FF, Simon W, Dresser S, Serago C et al. (2009) Task Group 142 report: Quality assurance of medical accelerators. *Med Phys* 36:4197–4212.

Kragl G, af Wetterstedt S, Knausl B, Lind M, McCavana P, Knoos T, McClean B, Georg D (2009) Dosimetric characteristics of 6 and 10MV unflattened photon beams. *Radiother Oncol* 93:141–146.

Kragl G, Baier F, Lutz S, Albrich D, Dalaryd M, Kroupa B, Wiezorek T, Knoos T, Georg D (2011) Flattening filter free beams in SBRT and IMRT: Dosimetric assessment of peripheral doses. *Z Med Phys* 21:91–101.

Kry SF, Popple R, Molineu A, Followill DS (2012) Ion recombination correction factors (P(ion)) for Varian TrueBeam high-dose-rate therapy beams. *J Appl Clin Med Phys* 13:3803.

Kry SF, Vassiliev ON, Mohan R (2010) Out-of-field photon dose following removal of the flattening filter from a medical accelerator. *Phys Med Biol* 55:2155–2166.

Kuijper IT, Dahele M, Senan S, Verbakel WF (2010) Volumetric modulated arc therapy versus conventional intensity modulated radiation therapy for stereotactic spine radiotherapy: A planning study and early clinical data. *Radiother Oncol* 94:224–228.

Leavitt DD (1998) Beam shaping for SRT/SRS. *Med Dosim* 23:229–236.

Levegrun S, Hof H, Essig M, Schlegel W, Debus J (2004) Radiation-induced changes of brain tissue after radiosurgery in patients with arteriovenous malformations: Correlation with dose distribution parameters. *Int J Radiat Oncol Biol Phys* 59:796–808.

Li G, Ballangrud A, Kuo LC, Kang H, Kirov A, Lovelock M, Yamada Y, Mechalakos J, Amols H (2011) Motion monitoring for cranial frameless stereotactic radiosurgery using video-based three-dimensional optical surface imaging. *Med Phys* 38:3981–3994.

Li S, Liu D, Yin G, Zhuang P, Geng J (2006) Real-time 3D-surface-guided head refixation useful for fractionated stereotactic radiotherapy. *Med Phys* 33:492–503.

Lightstone AW, Tsao M, Baran PS, Chan G, Pang G, Ma L, Lochray F, Sahgal A (2012) Cone beam CT (CBCT) evaluation of inter- and intra-fraction motion for patients undergoing brain radiotherapy immobilized using a commercial thermoplastic mask on a robotic couch. *Technol Cancer Res Treat* 11:203–209.

Ling CC, Gerweck LE, Zaider M, Yorke E (2010) Dose-rate effects in external beam radiotherapy redux. *Radiother Oncol* 95:261–268.

Lohse I, Lang S, Hrbacek J, Scheidegger S, Bodis S, Macedo NS, Feng J, Lutolf UM, Zaugg K (2011) Effect of high dose per pulse flattening filter-free beams on cancer cell survival. *Radiother Oncol* 101:226–232.

Ma L, Yu CX, Earl M, Holmes T, Sarfaraz M, Li XA, Shepard D, Amin P, DiBiase S, Suntharalingam M, Mansfield C (2001) Optimized intensity-modulated arc therapy for prostate cancer treatment. *Int J Cancer* 96:379–384.

Masi L, Casamassima F, Polli C, Menichelli C, Bonucci I, Cavedon C (2008) Cone beam CT image guidance for intracranial stereotactic treatments: Comparison with a frame guided set-up. *Int J Radiat Oncol Biol Phys* 71:926–933.

Matuszak MM, Steers JM, Long T, McShan DL, Fraass BA, Romeijn HE, Ten Haken RK (2013) FusionArc optimization: A hybrid volumetric modulated arc therapy (VMAT) and intensity modulated radiation therapy (IMRT) planning strategy. *Med Phys* 40:071713.

Mayo CS, Ding L, Addesa A, Kadish S, Fitzgerald TJ, Moser R (2010) Initial experience with volumetric IMRT (RapidArc) for intracranial stereotactic radiosurgery. *Int J Radiat Oncol Biol Phys* 78:1457–1466.

McEwen M, DeWerd L, Ibbott G, Followill D, Rogers DW, Seltzer S, Seuntjens J (2014) Addendum to the AAPM's TG-51 protocol for clinical reference dosimetry of high-energy photon beams. *Med Phys* 41:041501.

Meeks SL, Bova FJ, Wagner TH, Buatti JM, Friedman WA, Foote KD (2000) Image localization for frameless stereotactic radiotherapy. *Int J Radiat Oncol Biol Phys* 46:1291–1299.

Meeks SL, Buatti JM, Bova FJ, Friedman WA, Mendenhall WM (1998) Treatment planning optimization for linear accelerator radiosurgery. *Int J Radiat Oncol Biol Phys* 41:183–197.

Meyer J, Wilbert J, Baier K, Guckenberger M, Richter A, Sauer O, Flentje M (2007) Positioning accuracy of cone-beam computed tomography in combination with a HexaPOD robot treatment table. *Int J Radiat Oncol Biol Phys* 67:1220–1228.

Minniti G, Clarke E, Lanzetta G, Osti MF, Trasimeni G, Bozzao A, Romano A, Enrici RM (2011) Stereotactic radiosurgery for brain metastases: Analysis of outcome and risk of brain radionecrosis. *Radiat Oncol* 6:48.

Monk JE, Perks JR, Doughty D, Plowman PN (2003) Comparison of a micro-multileaf collimator with a 5-mm-leaf-width collimator for intracranial stereotactic radiotherapy. *Int J Radiat Oncol Biol Phys* 57:1443–1449.

Murphy MJ (2009) Intrafraction geometric uncertainties in frameless image-guided radiosurgery. *Int J Radiat Oncol Biol Phys* 73:1364–1368.

Murphy MJ, Chang SD, Gibbs IC, Le QT, Hai J, Kim D, Martin DP, Adler JR, Jr. (2003) Patterns of patient movement during frameless image-guided radiosurgery. *Int J Radiat Oncol Biol Phys* 55:1400–1408.

Nath SK, Lawson JD, Simpson DR, Vanderspek L, Wang JZ, Alksne JF, Ciacci J, Mundt AJ, Murphy KT (2010) Single-isocenter frameless intensity-modulated stereotactic radiosurgery for simultaneous treatment of multiple brain metastases: Clinical experience. *Int J Radiat Oncol Biol Phys* 78:91–97.

Nguyen D, Rwigema JC, Yu VY, Kaprealian T, Kupelian P, Selch M, Lee P, Low DA, Sheng K (2014) Feasibility of extreme dose escalation for glioblastoma multiforme using 4pi radiotherapy. *Radiat Oncol* 9:239.

O'Brien PF, Gillies BA, Schwartz M, Young C, Davey P (1991) Radiosurgery with unflattened 6-MV photon beams. *Med Phys* 18:519–521.

Otto K (2008) Volumetric modulated arc therapy: IMRT in a single gantry arc. *Med Phys* 35:310–317.

Paddick I, Lippitz B (2006) A simple dose gradient measurement tool to complement the conformity index. *J Neurosurg* 105(Suppl):194–201.

Peng JL, Kahler D, Li JG, Samant S, Yan G, Amdur R, Liu C (2010) Characterization of a real-time surface image-guided stereotactic positioning system. *Med Phys* 37:5421–5433.

Pike GB, Podgorsak EB, Peters TM, Pla C, Olivier A, Souhami L (1990) Dose distributions in radiosurgery. *Med Phys* 17:296–304.

Podgorsak EB, Pike GB, Olivier A, Pla M, Souhami L (1989) Radiosurgery with high energy photon beams: A comparison among techniques. *Int J Radiat Oncol Biol Phys* 16:857–865.

Popple RA, Balter PA, Orton CG (2014) Point/counterpoint. Because of the advantages of rotational techniques, conventional IMRT will soon become obsolete. *Med Phys* 41:100601.

Prendergast BM, Dobelbower MC, Bonner JA, Popple RA, Baden CJ, Minnich DJ, Cerfolio RJ, Spencer SA, Fiveash JB (2013) Stereotactic body radiation therapy (SBRT) for lung malignancies: Preliminary toxicity results using a flattening filter-free linear accelerator operating at 2400 monitor units per minute. *Radiat Oncol* 8:273.

Prendergast BM, Popple RA, Clark GM, Guthrie BL, Markert JM, Spencer SA, Fiveash JB (2011) Improved clinical efficiency in CNS stereotactic radiosurgery using a flattening filter free linear accelerator. *J Radiosurg BRT* 1:117–122.

Ryu S, Pugh SL, Gerszten PC, Yin FF, Timmerman RD, Hitchcock YJ, Movsas B et al. (2014) RTOG 0631 phase 2/3 study of image guided stereotactic radiosurgery for localized (1–3) spine metastases: Phase 2 results. *Pract Radiat Oncol* 4:76–81.

Ryu SI, Chang SD, Kim DH, Murphy MJ, Le QT, Martin DP, Adler JR, Jr. (2001) Image-guided hypo-fractionated stereotactic radiosurgery to spinal lesions. *Neurosurgery* 49:838–846.

Salkeld AL, Unicomb K, Hayden AJ, Van Tilburg K, Yau S, Tiver K (2014) Dosimetric comparison of volumetric modulated arc therapy and linear accelerator-based radiosurgery for the treatment of one to four brain metastases. *J Med Imaging Radiat Oncol* 58:722–728.

Schipani S, Wen W, Jin JY, Kim JK, Ryu S (2012) Spine radiosurgery: A dosimetric analysis in 124 patients who received 18 Gy. *Int J Radiat Oncol Biol Phys* 84:e571–e576.

Schreibmann E, Fox T, Crocker I (2011) Dosimetric effects of manual cone-beam CT (CBCT) matching for spinal radiosurgery: Our experience. *J Appl Clin Med Phys* 12:3467.

Scorsetti M, Alongi F, Castiglioni S, Clivio A, Fogliata A, Lobefalo F, Mancosu P et al. (2011) Feasibility and early clinical assessment of flattening filter free (FFF) based stereotactic body radiotherapy (SBRT) treatments. *Radiat Oncol* 6:113.

Scorsetti M, Alongi F, Clerici E, Comito T, Fogliata A, Iftode C, Mancosu P et al. (2014) Stereotactic body radiotherapy with flattening filter-free beams for prostate cancer: Assessment of patient-reported quality of life. *J Cancer Res Clin Oncol* 140:1795–1800.

Scorsetti M, Comito T, Cozzi L, Clerici E, Tozzi A, Franzese C, Navarria P et al. (2015) The challenge of inoperable hepatocellular carcinoma (HCC): Results of a single-institutional experience on stereotactic body radiation therapy (SBRT). *J Cancer Res Clin Oncol* 141(7):1301–1309.

Serna A, Puchades V, Mata F, Ramos D, Alcaraz M (2015) Influence of multi-leaf collimator leaf width in radiosurgery via volumetric modulated arc therapy and 3D dynamic conformal arc therapy. *Phys Med* 31:293–296.

Shaw E, Kline R, Gillin M, Souhami L, Hirschfeld A, Dinapoli R, Martin L (1993) Radiation therapy oncology group: Radiosurgery quality assurance guidelines. *Int J Radiat Oncol Biol Phys* 27:1231–1239.

Shiraishi S, Tan J, Olsen LA, Moore KL (2015) Knowledge-based prediction of plan quality metrics in intracranial stereotactic radiosurgery. *Med Phys* 42:908.

Shiu AS, Kooy HM, Ewton JR, Tung SS, Wong J, Antes K, Maor MH (1997) Comparison of miniature multileaf collimation (MMLC) with circular collimation for stereotactic treatment. *Int J Radiat Oncol Biol Phys* 37:679–688.

Snyder KC, Wen N, Huang Y, Kim J, Zhao B, Siddiqui S, Chetty IJ, Ryu S (2014) Use of jaw tracking in intensity modulated and volumetric modulated arc radiation therapy for spine stereotactic radiosurgery. *Pract Radiat Oncol* 5:e155–e162.

Solberg TD, Boedeker KL, Fogg R, Selch MT, DeSalles AA (2001) Dynamic arc radiosurgery field shaping: A comparison with static field conformal and noncoplanar circular arcs. *Int J Radiat Oncol Biol Phys* 49:1481–1491.

Sorensen BS, Vestergaard A, Overgaard J, Praestegaard LH (2011) Dependence of cell survival on instantaneous dose rate of a linear accelerator. *Radiother Oncol* 101:223–225.

Subramanian S, Srinivas C, Ramalingam K, Babaiah M, Swamy ST, Arun G, Kathirvel M et al. (2012) Volumetric modulated arc-based hypofractionated stereotactic radiotherapy for the treatment of selected intracranial arteriovenous malformations: Dosimetric report and early clinical experience. *Int J Radiat Oncol Biol Phys* 82:1278–1284.

Tagaste B, Riboldi M, Spadea MF, Bellante S, Baroni G, Cambria R, Garibaldi C et al. (2012) Comparison between infrared optical and stereoscopic x-ray technologies for patient setup in image guided stereotactic radiotherapy. *Int J Radiat Oncol Biol Phys* 82:1706–1714.

Tanyi JA, Doss EJ, Kato CM, Monaco DL, Meng LZ, Chen Y, Kubicky CD, Marquez CM, Fuss M (2012) Dynamic conformal arc cranial stereotactic radiosurgery: Implications of multileaf collimator margin on dose-volume metrics. *Br J Radiol* 85:e1058–e1066.

Thomas EM, Popple RA, Wu X, Clark GM, Markert JM, Guthrie BL, Yuan Y, Dobelbower MC, Spencer SA, Fiveash JB (2014) Comparison of plan quality and delivery time between volumetric arc therapy (RapidArc) and Gamma Knife radiosurgery for multiple cranial metastases. *Neurosurgery* 75:409–417; discussion 417–408.

Van Dyk J (1999) *The Modern Technology of Radiation Oncology: A Compendium for Medical Physicists and Radiation Oncologists*. Madison, WI: Medical Physics Publishing.

Vassiliev ON, Kry SF, Chang JY, Balter PA, Titt U, Mohan R (2009) Stereotactic radiotherapy for lung cancer using a flattening filter free Clinac. *J Appl Clin Med Phys* 10:2880.

Vassiliev ON, Titt U, Ponisch F, Kry SF, Mohan R, Gillin MT (2006) Dosimetric properties of photon beams from a flattening filter free clinical accelerator. *Phys Med Biol* 51:1907–1917.

Verbakel WF, van den Berg J, Slotman BJ, Sminia P (2013) Comparable cell survival between high dose rate flattening filter free and conventional dose rate irradiation. *Acta Oncol* 52:652–657.

Verellen D, Soete G, Linthout N, Van Acker S, De Roover P, Vinh-Hung V, Van de Steene J, Storme G (2003) Quality assurance of a system for improved target localization and patient set-up that combines real-time infrared tracking and stereoscopic x-ray imaging. *Radiother Oncol* 67:129–141.

Wagner TH, Meeks SL, Bova FJ, Friedman WA, Buatti JM, Bouchet LG (2001) Isotropic beam bouquets for shaped beam linear accelerator radiosurgery. *Phys Med Biol* 46:2571–2586.

Wang JZ, Rice R, Pawlicki T, Mundt AJ, Sandhu A, Lawson J, Murphy KT (2010) Evaluation of patient setup uncertainty of optical guided frameless system for intracranial stereotactic radiosurgery. *J Appl Clin Med Phys* 11:3181.

Wang LT, Solberg TD, Medin PM, Boone R (2001) Infrared patient positioning for stereotactic radiosurgery of extracranial tumors. *Comput Biol Med* 31:101–111.

Wang PM, Hsu WC, Chung NN, Chang FL, Jang CJ, Fogliata A, Scorsetti M, Cozzi L (2014) Feasibility of stereotactic body radiation therapy with volumetric modulated arc therapy and high intensity photon beams for hepatocellular carcinoma patients. *Radiat Oncol* 9:18.

Wang Y, Khan MK, Ting JY, Easterling SB (2012) Surface dose investigation of the flattening filter-free photon beams. *Int J Radiat Oncol Biol Phys* 83:e281–e285.

Wiersma RD, Tomarken SL, Grelewicz Z, Belcher AH, Kang H (2013) Spatial and temporal performance of 3D optical surface imaging for real-time head position tracking. *Med Phys* 40:111712.

Wilbert J, Guckenberger M, Polat B, Sauer O, Vogele M, Flentje M, Sweeney RA (2010) Semi-robotic 6 degree of freedom positioning for intracranial high precision radiotherapy; first phantom and clinical results. *Radiat Oncol* 5:42.

Wong E, D'Souza DP, Chen JZ, Lock M, Rodrigues G, Coad T, Trenka K, Mulligan M, Bauman GS (2005) Intensity-modulated arc therapy for treatment of high-risk endometrial malignancies. *Int J Radiat Oncol Biol Phys* 61:830–841.

Wu QJ, Wang Z, Kirkpatrick JP, Chang Z, Meyer JJ, Lu M, Huntzinger C, Yin FF (2009a) Impact of collimator leaf width and treatment technique on stereotactic radiosurgery and radiotherapy plans for intra- and extracranial lesions. *Radiat Oncol* 4:3.

Wu QJ, Yoo S, Kirkpatrick JP, Thongphiew D, Yin FF (2009b) Volumetric arc intensity-modulated therapy for spine body radiotherapy: Comparison with static intensity-modulated treatment. *Int J Radiat Oncol Biol Phys* 75:1596–1604.

Yenice KM, Lovelock DM, Hunt MA, Lutz WR, Fournier-Bidoz N, Hua CH, Yamada J et al. (2003) CT image-guided intensity-modulated therapy for paraspinal tumors using stereotactic immobilization. *Int J Radiat Oncol Biol Phys* 55:583–593.

Yu CX (1995) Intensity-modulated arc therapy with dynamic multileaf collimation: An alternative to tomotherapy. *Phys Med Biol* 40:1435–1449.

Yu CX, Li XA, Ma L, Chen D, Naqvi S, Shepard D, Sarfaraz M, Holmes TW, Suntharalingam M, Mansfield CM (2002) Clinical implementation of intensity-modulated arc therapy. *Int J Radiat Oncol Biol Phys* 53:453–463.

Zhao B, Yang Y, Li X, Li T, Heron DE, Saiful Huq M (2015) Is high-dose rate RapidArc-based radiosurgery dosimetrically advantageous for the treatment of intracranial tumors? *Med Dosim* 40:3–8.

第 6 章

磁共振成像新技术在脑转移瘤中的应用

Michael Chan,Paula Alcaide Leon,Sten Myrehaug,Hany Soliman,Chris Heyn

6.1 引言

　　脑转移瘤是一种常见的转移性肿瘤的表现形式,对发病和死亡有重要的影响。以往成像的作用仅局限于肿瘤的诊断和疾病检测,至多是对治疗反应进行半定量分析。然而,在当前个体化医疗的时代,随着癌症靶向治疗技术的不断进步和发展,不仅越来越需要对解剖细节进行严格评估,而且需要对肿瘤代谢、氧合和灌注等功能性细节进行严格评估。这些因素往往是新的治疗药物和策略的靶点,而且已被证明具有预后影响。另外,尤其在治疗效果的预测、早期治疗反应的评估,以及治疗相关改变与肿瘤复发的区别等方面,对精准和明确定量成像分析工具的需求也在日益增加。

　　本章重点放在磁共振成像(MRI)技术。MRI 技术目前被认为是脑转移瘤成像的金标准,有鉴于此,已被证明比计算机断层扫描(CT)等其他成像方法更具优势。虽然基本的 MRI 技术提供了无与伦比的在脑部不可或缺的组织对比度,但先进的磁共振技术,包括磁共振波谱(MRS)、灌注成像、弥散加权成像(DWI)、血氧饱和水平检测(BOLD)磁共振,则提供了探索肿瘤重要功能方面的机会。最后,我们将讨论某些未来的应用。通过对多方面参数的调整,磁共振表现出非常强的可塑性,在本质上具有无限的机会产生肿瘤生物标志信息,用于未来的治疗指南和直接治疗。

6.2 磁共振波谱

　　MRS 是对组织化学成分进行量化的技术。使用该技术可以发现含有如氢质子(^{1}H)、磷原子(^{31}P)、钠原子(^{23}Na)、碳原子(^{13}C)或氟原子(^{19}F)等原子核的分子的存在,可以进行测量和映射。MRS 中使用最多的是 ^{1}H。^{1}H 这种同位素天然含量大,在人体器官组织中生物含量丰富,而且具备良好的旋磁比,与其他原子成分相比,有更好的信噪比。为了能够探测到不同的原子成分,需要使用具体原子核所需的特定频率的射频线圈。氢质子磁共振波谱(Proton MRS)能够使用临床磁共振的射频线圈完成,而其他原子成分的检测则需要特别调制的专用射频线圈。

6.2.1 基础物理和技术

MRS 的物理学是基于这样一个事实,即分子内的原子核会以与旋磁比(给定原子成分的常数)和原子核所经历的局部磁场成正比的频率发生共振。局部磁场的变化会导致原子核共振频率的变化,而这种现象被称为化学位移。这取决于原子核周围电子对原子核的磁屏蔽,反过来与分子内原子核的化学键有关联。取决于化学键的不同, 分子中的原子核会以特定的频率共振,成为特定分子的特征,并形成可以通过 MRI 检测的独特信号。在磁共振波谱成像中,给定分子的共振频率用百万分率(ppm)表示,这是个频率单位,无论进行测量时的场强如何,频率是相同的。但更可取的是,MRS 应尽可能在高磁场强度下进行,因为高场强下能够获得更好的信噪比(SNR)。

在脑内,最丰富的质子成分来自水,其共振频率为 4.7ppm。由于脑代谢物浓度比水低几个数量级,为了提高对脑代谢物的检测,不同的方法被用来选择性抑制来自水的信号。实现这一目标的方法有许多,通常采用的策略是利用以水质子共振频率为中心的射频脉冲,以饱和并减少来自水的信号。

MRS 所使用的回波时间(TE)是根据具体应用和感兴趣的代谢物来选择的。通常可用短回波时间(short TE)(比如 20~40ms)或长回波时间(long TE)(比如>135ms)来完成。使用较短的回波时间,可达到更高的信噪比(SNR),从而检测到更多的代谢产物。表现为,会看到更多的代谢峰,波谱更为复杂。相反,较长回波时间的波谱,虽然信噪比较低,但图形识别更为容易。

临床上主要应用的是两种 MRS 技术,即单体素波谱(SVS)和化学波谱成像(MRSI)。SVS 可在定义的感兴趣区域(ROI)或感兴趣容积(VOI)中对代谢物质进行定性定量检测。可通过使用磁场梯度和连续的层面选择射频激发来探究 VOI 中的质子 (通常是厘米级的立方体) 来实现。2 种最常使用的方法是点分辨率波谱(PRESS)和激励回波采集模式(STEAM)(Drost 等,2002)。其中 PRESS 使用的频率更高。该序列由射频脉冲组成,最初抑制水,之后是一个 90°和 2 个连续 180°的射频脉冲。每个射频脉冲都采用连续正交磁场梯度,选择性地激发和重新聚焦 ROI 内的信号。该序列是一个自旋回波序列,通过自旋回波重新聚焦使信噪比最大化。与不采用自旋回波重新聚焦的 STEAM 相比,PRESS 可达到更高的信噪比, 但受到更长的回波时间的影响,来自感兴趣区域内信号的定位不太精确。SVS 的采集速度比 MRSI 快,MRSI 允许分别获取短回波时间和长回波时间的波数据。此外,组织代谢物质的定量分析,可以通过建立如 LC model 软件等不同模型进行,而 SVS 则更为稳健(Provencher,1993)。

MRSI 可进行代谢物质的空间定位。MRSI 序列的设计类似于 SVS, 例如也是基于 PRESS 或 STEAM 的形式进行。在这些序列中添加相位编码梯度用于编码空间频率信息,这些信息被用于填充波谱网格。然后,空间频率信息通过傅里叶变换重建出波谱的空间分布。MRSI 和 MRI 的主要区别之一是频率编码梯度不用于 MRSI, 这是因为频率维度包含与化学位移相关的信息。使用一个单独的相位编码步骤来对波谱网络中的每个点进行编码是非常耗时的,这也是该技术的局限性之一。与 SVS 相比,MRSI 主要的优势在于能够映射代谢物的空间分布,在异质性肿瘤内,代谢物的空间分布可能因区域而异。

6.2.2 波谱分析的解读

大脑中最丰富的 3 种物质是 N-乙酰天冬氨酸(NAA)、肌酸(Cr)和胆碱(Cho)(Soares 和 Law,2009)。其中最丰富的大脑代谢物是 NAA,位于水共振频率约 2ppm 的高场区,其在神经元的线粒体中合成,因此可作为神经元细胞的标志物和神经元细胞活力的标志物。尽管在胶质细胞中也发现有 NAA。导致神经元细胞死亡或替换的病理改变都将导致 NAA 的减少。Cr 是大脑中第二丰富的代谢物,其共振频率约为 3ppm。Cr 峰来源于 Cr 和磷酸肌酸中所含质子,是能量代谢的产物。通常脑内 Cr 的水平受病理影响较小,可作为内部参考。例如,测量 NAA 与 Cr 的比值,可粗略标准化 NAA 等脑部代谢物的比率,从而使病变部分的大脑的 NAA 水平与正常大脑的 NAA 进行比较。胆碱(Cho)的共振频率约为 3.2ppm,是仅次于 Cr 的第三丰富的代谢物。信号来自 Cho 上的质子和 Cho 的代谢物,通常在细胞膜上被发现。因此,Cho 是细胞膜翻转和细胞增殖的标志物。所以 Cho 在包括转移瘤在内的脑肿瘤中通常会升高,而在肿瘤坏死的区域通常会降低。在脑部炎症和其他疾病中也可观察到 Cho 的升高,因此不具有特异性。图 6.1 显示正常大脑的典型 SVS 质子波谱,图中显示了这 3 种主要的大脑代谢物。

其他可检测到的重要代谢物包括脂质(Lip,0.9~1.2ppm)、肌醇(Myo,3.56ppm)和氨基酸峰,如谷氨酰胺/谷氨酸(2~2.5ppm)和丙氨酸(约 1.48ppm)。乳酸(Lac)峰是个以 1.3ppm 为中心的双重峰结构,在 TE=135ms 时发生倒置(见于基线以下),从而与在短回波时间中在该位置出现的脂质峰相区别。虽然在健康成人大脑中可发现 Lac,但使用最常用的质子 MRS 扫描技术,通常无法检测到生理浓度下的 Lac。脑部 Lac 增加并用 MRS 检测到,表明潜在厌氧代谢的增加。这可在脑肿瘤,以及缺氧、急性炎症、感染和代谢性脑病在内的多种病理性疾病中看到。脂质峰

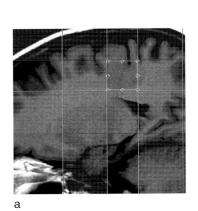
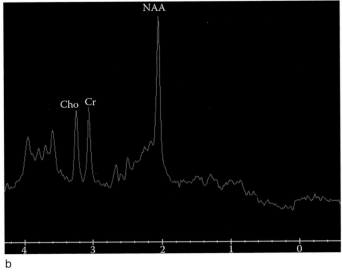

图 6.1　正常白质的 T1 加权图像,(a)具有重叠的单体素波谱感兴趣区域(用方块分隔的框),以及(b)对应的 MRS 图(点分辨波谱,回波时间为 35ms),显示了 3 个主要代谢峰(NAA、Cr 和 Cho)的典型表现。

可被看作是由于邻近结构中脂肪(例如皮下脂肪)污染的结果,其也存在于导致细胞膜降解/坏死的病理过程中。Myo 是髓鞘的降解产物,存在于胶质细胞中。其可随着胶质细胞增殖而增加,可见于炎症、胶质增生和脑胶质瘤病。在脑膜瘤中可检测到丙氨酸(Ala),在某些代谢性脑病(如肝性脑病)中可观察到谷氨酰胺(Glx)峰。

6.2.3 临床应用

与正常大脑相比,脑肿瘤一般显示 NAA 峰降低,Cho 峰升高(Soares 和 Law,2009)。转移瘤可显示 NAA 缺乏,因为它们不是神经元衍生的;虽然大多数转移瘤的体积小与 SVS 和 MRSI 的低分辨率会导致含有 NAA 的邻近脑组织部分体积平均化,所以并不常用这类观察。随着肿瘤坏死,可出现脂质峰。此外,由于肿瘤细胞能量代谢紊乱(例如 Warburg 效应),导致转移瘤中的乳酸峰可能会升高。通常对于起源于不同原发肿瘤的转移瘤,MRS 上没有具体的代谢差异,虽然一项小型研究确实报道未经治疗的结直肠转移癌中的脂质峰升高(Chernov 等,2006)。

数量有限的使用质子磁共振波谱预测脑转移瘤对 SRS 反应的研究结果令人失望。一项涉及 26 例使用放射外科(SRS)治疗的颅内(主要是肺、乳腺、结直肠)转移癌患者的小型队列研究,治疗后至少随访 3 个月,检查基线质子 MRS 与治疗反应之间的关系(Chernov 等,2007)。在这个队列中,约 50%的患者治疗有效(定义为肿瘤体积减小 50%),46%的患者有局部进展(定义为肿瘤体积增加 25%)。作者发现,在基线时的肿瘤代谢情况和治疗反应之间没有相关性。

SRS 治疗后不久,质子 MRS 就可以观察到转移瘤发生的代谢变化,甚至在观察到肿瘤体积发生变化之前。在 81 例患者有 85 处脑转移瘤灶的小型队列中,在 SRS 治疗后 16~18 个小时内进行质子 MRS 检查。尽管在这个早期时间点上,转移瘤体积没有形态上的变化,但与基线测量相比,Cho/Cr 显示显著下降(Chernov 等,2004)。初始 Cho/Cr 比值较高的肿瘤,其下降幅度更为明显。作者将这种代谢的改变归因于与细胞增殖和细胞死亡的减少。

对 SRS 治疗的脑转移瘤进行的一项更为纵向的研究表明,在治疗有效的患者中,其治疗后的第一个月内,NAA/Cr 比值增加,Cho 和 Lip 含量下降(Chernov 等,2009)。观察到肿瘤稳定的患者无明显变化;而肿瘤有进展的患者,NAA/Cr 比值降低,Lip 和 Cho 含量增加。

对于放射性坏死和肿瘤复发的鉴别,大多数研究在区分这两个实体时显示出较高的特异性和次优的敏感性。放疗后肿瘤内坏死区域的 Lac 和 Lip 峰进行性升高,而在肿瘤的持续性坏死过程中,Cho 峰短暂性升高而导致最终的降低。相反,肿瘤复发的特点是 Cho 峰持续升高(Chernov 等,2005)。在区分肿瘤复发和放射性坏死的文献中,提出了多种代谢物峰值比,特别是 Cho、NAA 和 Cr 峰的综合应用。例如,在一项有 33 例接受 SRS 或分割放疗的轴内脑转移瘤患者的研究中,预测肿瘤进展的最佳 MRS 参数是 Cho/nCho[肿瘤中胆碱(Cho)对比对侧正常脑中的胆碱(nCho)],当 Cho/nCho 比值>1.2 时,其诊断敏感性为 33%,特异性为 100%(Huang 等,2011)。同一研究还比较了 MR 灌注。MR 灌注显示,相比曲线下面积(AUC)为 0.612 者,AUC 为 0.802 者的 MRS 扫描更具优势。图 6.2 显示 SVS 发现疑似 SRS 治疗后复发;而图 6.3 图显示 SVS 发现患者出现放射性坏死。MRS 的代谢成像显示了一些令人关注的发展趋势,但在日常实践中,MRS 在预测治疗过的脑转移瘤的治疗反应和鉴别放射性损伤方面的表现一般。

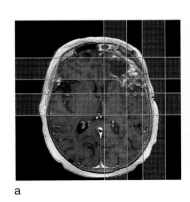
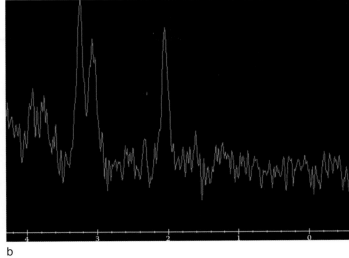

a   b

图 6.2 患者女,73 岁,有因乳腺癌左额叶转移瘤接受手术和立体定向放疗(HSRT)的病史。该患者后来沿治疗边界后缘出现增大的强化成分。(a)增强 T1 加权图像叠加单体素磁共振波谱(使用方块分隔框)。(b)与之相应的 MRS 图(点分辨波谱,回波时间为 144ms)显示 Cho/Cr 略有升高,NAA 降低,疑似肿瘤复发。

6.3 灌注成像

灌注 MRI 能提供肿瘤微循环的相关信息。测量肿瘤血流动力学特征的重要性,源于这样一个概念,更具激进侵袭性的肿瘤的特征是内皮增生和新生血管形成。依赖于使用血管内示踪剂,此技术可使用多种方法来进行。在 MRI 中,最常用的方法是通过静脉注射基于钆剂的对比剂来完成。最主要的两种对比增强灌注技术是动态磁敏感对比 (DSC) 增强和动态对比增强 (DCE)灌注成像。除了对比增强的技术外,还有新出现的非对比增强方法,用于评估组织灌注。占主导地位的技术是动脉自旋标记(ASL)。

MR 对比剂的工作原理与 CT 对比剂有着根本的不同。理解这种差异对于鉴别各种对比增强 MR 灌注技术的工作原理,以及优势和局限性具有重要意义。CT 对比剂通过含对比剂的组织对 X 线吸收(衰减)的量的增加来工作。用于 CT 灌注时,当大剂量对比剂注入组织的微循环后,在感兴趣组织内对比剂的有效浓度增加,X 线的衰减也相应成比例增加。MRI 的工作原理则是检测成像组织中质子磁化所产生的信号。含钆对比剂通过两个主要机制改变 MR 信号。钆对比剂对水与对比剂发生交互作用的 T1 序列有一定影响。要做到这一点,水分子必须与钆剂离子在螯合物内发生直接的相互作用(例如,这发生在分子距离上)。这种互动导致 T1 缩短和T1 加权图像上的 MR 信号增强,这与对比剂含量并不呈简单的线性关系。与 T1 缩短所导致的信号增强效果相竞争的是钆对比剂作用导致组织 T2 和 T2* 缩短。与钆剂的 T1 缩短效应相比,这些影响发生在更大的距离上。T2 和 T2* 效应是由钆对比剂通过微循环产生的。血管内的钆剂引起血液和周围组织的磁化率不同,从而导致微观和宏观磁场的不均匀性,后者通过 T2 和T2* 效应引起信号丢失。对 T2 或 T2* 的影响很复杂,这取决于多个参数,包括血管内空间的钆

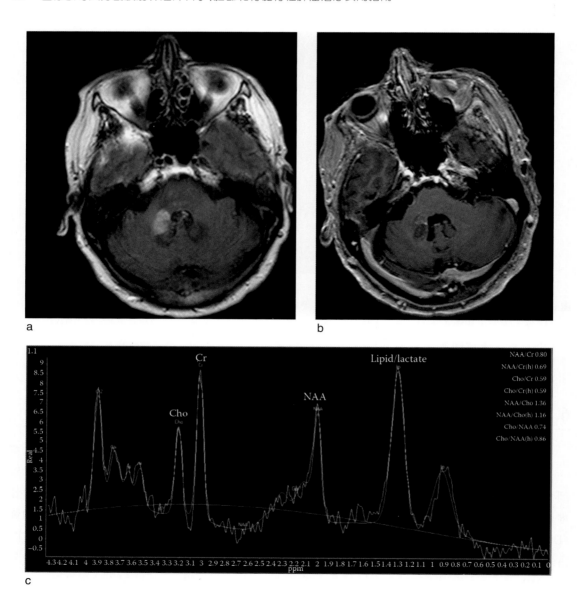

图 6.3　患者女,68 岁,有因肺癌脑转移瘤接受定向放疗的病史。轴位(a)FLAIR 和(b)T1 增强影像显示右侧小脑和脑桥臂上最低程度的强化团块。(c)单体素 MRS 分析(回波时间 144ms)显示脂质(Lip)/乳酸(Lac)峰升高,胆碱(Cho)峰正常和 N−乙酰天冬氨酸(NAA)峰降低。虽然这些发现并不针对任何特定的实体,但在放射性坏死的背景中可以看到一个大的脂质(Lip)/乳酸(Lac)峰。在后续随访成像中发现肿块体积缩小,但无复发的证据。

浓度、血管外的对比剂外渗、血管的结构和尺寸大小、水通过血管体磁化率场的扩散,以及特定的成像参数。不同类型的对比增强 MR 灌注利用钆对比剂的 T1 缩短效应(如 DCE)或 T2/T2* 缩短效应(DSC)。

6.3.1　动态对比增强灌注

　　在健康的大脑中,血脑屏障阻止对比剂渗漏到组织间隙。脑转移瘤内的血管异常和渗漏,使得对比剂外渗和增强。DCE 灌注是利用肿瘤间质水池的钆剂外渗的 T1 缩短信号增强效应。因此,该技术是基于在数秒时间内的瞬时分辨率连续 T1 加权图像的采集。通过测量 T1 加权图像上信号强度的动态变化,利用肿瘤内钆对比剂浓度的药代动力学模型评估,对 DEC 灌注数据进行分析。其他作者使用了一种更简单的方法,评估信号强度的变化,并获得半定量参数(Kuhl 等,1999;Padhani 等,2000;Engelbrecht 等,2003;Arasu 等,2011)。常用的半定量参数包括钆浓度曲线下的初始面积,以及洗入和洗出率(Leach 等,2005;Linkester 等,2007)。这些参数比模型推导的参数更容易获得,但再现性低,无直接生理意义。出于这些原因,最好采用模型推导方法(Lach 等,2005)。目前尚不清楚哪种模型最适合各种肿瘤类型、肿瘤部位和治疗方法。最广泛使用的模型是改良 Tofts 模型(Tofts 等,1999)。表 6.1 所示的是使用该模型获得的参数。

　　动态对比增强磁共振(DCE-MR)在脑转移瘤接受放疗后监测治疗反应和放射性副作用方面是有用的。治疗前使用 DCE-MR 作为预测放疗反应的工具,也在大脑以外的其他区域进行了广泛的研究。

6.3.1.1 预测治疗反应

　　许多临床研究将 DCE-MRI 推导参数与肿瘤放射敏感性有关的重要组织病理学特征相关联(Zahra 等,2007)。肿瘤对放疗反应的一个重要决定性因素是肿瘤的氧合作用,乏氧的肿瘤具有更强的放射抵抗性。一项利用 8 株人类黑色素瘤异种移植瘤的临床前研究显示,灌注参数(容量转移常数 K^{trans} 和血管外细胞外间隙容积比 V_e)与肿瘤乏氧间呈逆相关关系(Egeland 等,2012)。一项针对脑胶质瘤的类似研究也显示出有希望的结果(Jensen 等,2014)。

6.3.1.2 监测治疗反应

　　DCE-MR 已被证明在监测脑转移瘤放疗后的反应方面是有用的。一项对 20 例接受全脑放疗的脑转移瘤患者的研究发现,脑转移瘤特异性亚体积的早期变化显示,相对于肿瘤体积的变化,治疗前相对脑血容量(CBV)高和容量转移常数 K^{trans} 高,是癌症治疗后反应的更好预测指标(Farjam 等,2013)。稍后的一项对 26 例接受 SRS 治疗的脑转移瘤患者的临床研究显示,在治疗后早期脑转移瘤的容量转移常数 K^{trans} 值总体降低。此外,容量转移常数 K^{trans} 值的增高可预测

表 6.1　使用 Tofts 模型获得的标准动力学参数

参数	生理意义
V_p(血浆体积分数)	整个组织的血浆体积分数
K^{trans}(对比剂从血浆到组织细胞外血管外间隙的转移常数)	与毛细血管通透性与血液流动之间的平衡相关。当毛细血管通透性高的时候,从血管中渗漏出的对比剂的量取决于每单位时间内进入毛细血管的量。在这种情况下,K^{trans} 反映血浆的流动。在低渗透性的情况下,K^{trans} 等于所产生的表面积渗透率
K_{ep}(速率常数)	间质间隙和血浆之间的速率常数
V_e(血管外细胞外间隙分数)	与细胞外血管外间隙相对应的组织体积分数

Source:Tofts,P.S. et al.,*J Magn Reson Imaging*,10,223,1999.

肿瘤进展(Almeida-Freitas 等,2014)。非模型推导参数也显示出在预测脑转移瘤全脑放疗后反应方面也具有价值(Farjam 等,2014b)。

6.3.1.3 鉴别放射性坏死与复发

鉴别放射性脑坏死和脑转移瘤复发是非常具有挑战性的。放射性坏死由血管壁纤维蛋白样坏死和随后的周围脑实质坏死组成。脑转移瘤的毛细血管与大脑的毛细血管不同,通常与癌症起源的器官类似,没有血脑屏障(Long,1979)。常规 T1 加权图像中,放射性坏死和复发性转移瘤均显示出增强和不增强的坏死区域。然而,几项研究显示,增强的动态性质的差异可反映不同的渗透率、血管形态和血管密度。Hazle 等(1997)发现放射性坏死和肿瘤增强的速度存在差异,所以能够区分复发与放射性坏死,或者两者的结合。

一项针对胶质瘤和脑转移瘤患者的研究描述在注射对比剂后 75 分钟进行延迟增强扫描,以区分活性肿瘤和非肿瘤组织。前者的特点是清除速度快于累积速度,后者的特点是清除速度低于累积速度(Zach 等,2012)。

6.3.2 动态磁敏感对比增强灌注

DSC 依赖于血管内钆剂通过肿瘤微循环中的 T2/T2* 缩短效应。通常使用梯度回波 T2 加权平面回波序列,该序列允许在少于 2 秒的时间分辨率内进行全脑扫描 (Petrella 和 Provenzale,2000)。当对比剂通过肿瘤微循环时,MR 信号下降,用于计算反映微血管密度的 CBV,并已被证明在根据肿瘤微血管系统鉴别病变中非常有用。图 6.4 显示 1 例典型临床病例的 CBV 映射。从 T2 信号–时间曲线得出的另一个参数是信号恢复百分比(Barajas 等,2009)。但此参数已被证明高度依赖于不同中心之间具有极低再现性的采集参数(Boxerman 等,2013)。动态磁敏感对比增强灌注磁共振(DSC–MR)扫描有一定的局限性,主要是在感兴趣区域内出现的磁化率伪影,通常是由出血造成的,但也可由颞叶和额叶下方的空气和骨骼所引起。这常常成为 DSC–MR 中评估 CBV 映射时出现假阴性的原因。当钆对比剂在第一次快速通过的过程中

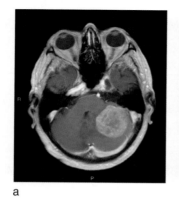 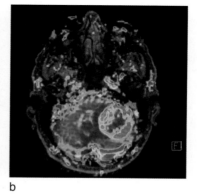

a   b

图 6.4 患者男,72 岁,患有食管癌,有 2 周的头痛、头晕、恶心和呕吐史。轴位(a)T1 加权钆剂增强后图像显示一个大的强化团块位于左侧小脑半球。轴位(b)动态磁敏感对比灌注衍生的 CBV 映射叠加在 T1 加权钆剂增强后图像显示病灶内高 CBV 环。切除病灶后显示为转移性腺癌。

出现的快速对比剂外渗是造成伪影的另一个原因。因为血管外钆剂倾向于增加组织信号，与血管内钆剂引起的 T2 缩短效应竞争。这个问题还会造成人为的低 CBV 值。对比剂外渗的影响可通过对比剂预加载或后处理校正算法来解决。

对于放疗后的脑转移瘤，已证实 DSC-MR 灌注扫描在治疗后早期预测患者结果，以及在长期随访中鉴别转移瘤复发与放射性坏死方面是有用的。

6.3.2.1 治疗后早期

Essig 对 18 例脑转移瘤患者，用 DSC-MR 对在放疗前及治疗后早期时间点上的脑转移瘤 CBV 测量，以预测接受 SRS 的患者结果（Essig 等，2003）。该研究还对治疗后转移瘤和正常脑的局部 CBV 变化进行了测量。作者发现，治疗前 CBV 不能预测治疗结果。治疗后 6 周的 CBV 是一个更敏感和特异的生物标志物。特别是局部 CBV 的降低可预测治疗结果，敏感性超过 90%；而单纯肿瘤体积变化的敏感性则为 64%。正常脑的 CBV 值与预期的生理范围一致，且治疗前后没有变化（Essig 等，2003）。Weber 以略大的样本量（25 例患者）进行的研究也获得了类似的结果（Weber 等，2004）。

6.3.2.2 治疗后晚期

Hoefnagels 研究对放射影像学上出现疾病进展的患者，采用灌注 MRI 来鉴别肿瘤复发和放射性坏死的能力。他们得出结论，当病灶显示 CBV 值大于正常灰质的 1.85 倍时，可排除放射性坏死（特异性为 100%，敏感性为 70%）（Hoefnagels 等，2009）。一项对分割放疗患者进行的类似研究显示，对于预测肿瘤进展，CBV 的敏感性为 56%，特异性为 100%（Huang 等，2011）。Barajas 报道，白质相对 CBV 临界值为 1.54，可用于识别肿瘤复发与放射性坏死，其敏感性为 91%，特异性为 72%（Barajas 等，2009）。而在另一项研究中，当白质相对 CBV 值超过 2.1 时，敏感性可达 100%，特异性为 95.2%（Mitsuya 等，2010）。

与上述研究结果所认为的 SRS 治疗后 CBV 增加可作为肿瘤复发标志物的结论相反，最近的一项研究发现，治疗后 1 个月的早期 CBV 的减低与肿瘤进展间存在相关性（Jakubovic 等，2014）。作者推测，这一明显矛盾的发现可能与放疗后时间依赖的血管演化过程相关。事实上，一项在肿瘤模型中探索放疗后血管变化的研究表明，两种不同类型的新生血管形成之间存在短暂的切换——萌芽血管生成到非萌芽（套叠）血管生成（Hlushchuk 等，2008，2011）。这个"血管生成开关"被猜测与 CBV 的早期减少相对应。随着时间的推移，肿瘤复发，伴随着肿瘤血管的增加，CBV 也相应增加。而 CBV 的进一步降低则意味着治疗反应良好。

6.3.3 动脉自旋标记

动脉自旋标记（ASL）是一种新兴的临床扫描技术，可以在不使用外源性对比剂的情况下对血液流动特点进行描述。在 ASL 中，血管内水使用射频脉冲进行磁标记。通过比较包含有或无血管内磁标记水的组织 MR 信号，可以量化流向组织的血流量。有许多种方法可以被用来实现这一目标，包括连续动脉自旋标记（CASL）、脉冲动脉自旋标记（PASL）及两种方法的混合，称为伪连续动脉自旋标记（pCASL）。在进行脑部 CASL 扫描时，使用反转射频脉冲来刺激兴奋一个包含颅外段颈内动脉的断层组织,并获取单独的脑部采集。从颈部流入的血液所产生的反转磁化信号会降低脑部信号。通过将脑部图像的信号强度与未进行血管内水标记的采集进行比较,即可量化血流产生的信号量。通常连续动脉自旋标记的临床使用受到一定限制,只有有明显的硬件要求,才能实现特定的血液水标记条件及其他效果(如磁化转移),从而使血液流量的量化变得复杂。一种脉冲动脉自旋标记的方法被称为流动敏感交互式反转恢复方法,是基于一种采集方案,该方案对目标组织进行两次采集,一次采集是用层面选择反转射频脉冲,另一次采集是用非选择性反转脉冲。使用两次采集比较来自组织的信号,可计算出层面选择采集中血液流动的信号量。脉冲动脉自旋标记的优势在于更容易实施血液水标记;然而,该方法的信噪比低于 CASL。pCASL 克服了 CASL 和 PASL 的许多缺点,是目前常用的动脉自旋标记方法。

ASL 已被用于接受过 SRS 治疗脑转移瘤的研究。在一个包含 25 例患者(共 28 处脑转移瘤)的小型队列研究中,使用 pCASL 方法检测发现,在治疗后 6 周出现相对脑血流量(CBF)降低可预测治疗反应(Weber 等,2004)。

随着 ASL 在临床检查系统中的应用越来越广泛,这种方法在神经肿瘤学方面的应用也越来越多。然而,现在仍然存在一些挑战,比如使用动脉自旋标记方法检测血液通过时间较长的组织内血流量的准确性问题。例如,T1 弛豫对血液水池的影响显得很重要。此外,不同设备供应商间方法的可重现性,以及研究对象中的可重复性,还需要进一步研究。尽管如此,无须静脉注射对比剂来评估肿瘤生理的能力方面无疑是该方法的一大优势。例如,当需要在短时间间隔内多次检查以评估脑转移瘤患者时,反复使用钆对比剂是不可取和不切实际的。

6.4 弥散加权成像

弥散加权成像(DWI)是一种很有前途的评价治疗反应的技术。使用此方法,可以估算自由水分子在组织内的布朗运动,并绘制出组织的表观弥散系数(ADC)图。通过测量组织内水的微观运动,可以推断出组织在细胞和亚细胞水平上的结构。例如,与细胞外间隙中的水相比,主要在组织细胞内间隙被分隔开的水在空间内的移动会受到更大的限制。因此,相比细胞密度低或组织坏死区域,在细胞密集的地方,水分子的移动将明显受限,且 ADC 值较低。

但对 ADC 值的这种简单解释也是有局限性的。外科手术或治疗后即刻,肿瘤内的低 ADC 可能表明细胞毒性损伤,其特征是细胞肿胀和水从细胞外间隙自由运动移向运动受限的细胞内间隙。此外,低 ADC 并不总是意味着细胞或细胞水,因为 ADC 也可以在存在水和蛋白质或阻碍水运动的其他物质之间有相互作用的情况下看到。例如,血块、高蛋白质物质或脓液可以限制水的运动,导致低 ADC。

6.4.1 临床应用

一些研究探索了放疗后 ADC 的变化,以及这些变化与放疗反应之间的相关性。通过将结果与文献对比,需要考虑不同研究间的重要差异。首先,弥散测量的时间是一个重要的考虑因素。一般来说,大多数使用 DWI 预测治疗反应的研究都在治疗后数天到数周进行 DWI 测量。此外,还有一些其他变量,可能会限制研究之间的比较和对结果的普遍解释,包括:使用了哪些成像参数,如何进行量化,是否使用感兴趣区域(ROI)工具或是基于逐像素(逐体素)的量化分析,以及如何处理肿瘤的非实质性、坏死或囊性的部分。

最早进行评估 DWI 效用的研究是对 8 例 (其中 6 例为脑转移瘤) 患者的队列进行的(Mardor 等,2003)。这些肿瘤主要是使用单次 SRS 治疗(16Gy),并用 0.5T 的 MR 进行测量。进行基线测量,并在治疗后 1 天、7 天和 14 天进行测量。研究对转移瘤的实质部分进行 ROI(研究中未见任何转移瘤坏死)。在治疗后约 48 天,对增强的肿瘤体积进行肿瘤体积测量作为结果。作者发现在基线和治疗后 7 天计算出的肿瘤体积变化和 ADC 变化间存在具有统计学意义的中等度相关性。具体而言,与无反应的肿瘤相比,治疗后 1 周,出现显著的肿瘤体积缩小,有肯定的治疗反应,显示 ADC 有较大的增加。

在其他大型研究中,也证实转移瘤治疗后 ADC 有增加趋势的情况。例如,在一项针对 86 例(包括 38 例脑转移瘤)患者接受 SRS 治疗,并使用 1.5T MRI 的前瞻性观察研究中,对肿瘤实质性部分进行的 ROI 分析显示,在治疗后 1 个月测量的 ADC 升高(Huang 等,2010)。然而,并没有进行 ADC 变化与治疗反应之间的相关性分析。一项对 107 例脑转移瘤患者接受 SRS 治疗的更大规模的研究显示,与肿瘤稳定或疾病治疗有效应的患者相比,肿瘤进展患者的 ADC 值下降有显著的统计学意义(Lee 等,2014)。

基于 ROI 分析的一个主要限制是如何最好地处理转移瘤治疗前所表现出的图像表现的异质性,以及治疗后发生的图像异质性。推测可能与肿瘤潜在组织学异质性有关。在治疗前和治疗后的扫描图像上 ROI 区放置位置的抉择,可能会导致显著的测量差异。此外,分析时当位于 ROI 内多个体素被组合在一起时,基于 ROI 分析的统计效率被削弱。已经出现了一些基于体素的分析,有可能克服这些问题,并提供非常强大的反映放疗前后影像变化的图像。其中一种技术是功能弥散映射,通过两个空间配准的成像数据集在治疗前和治疗后的扫描之间通过逐体素计算 ADC 变化(Moffat 等,2005)。这种类型的分析的强大之处在于,其并没有假设肿瘤的所有区域最初都是相同的或也没有假设治疗后会产生相同的治疗反应。它还通过独立分析和处理体积里每个体素来有效地解决肿瘤异质性问题。通过检测整个肿瘤范围内 ADC 的变化,功能弥散映射已被证明是用于评估原发性脑肿瘤治疗反应的一个很有前途的生物标志物。这种技术的局限性之一在于,肿瘤体积显著变化或组织畸变所导致的图像配准困难。最近出现的其他基于体素的不依赖于图像配准的定量弥散技术,如弥散异常指数,在预测脑转移瘤治疗反应方面显示出实用性(Farjam 等,2014a)。

6.5 体素内非相干运动成像

体素内非相干运动(IVIM)成像是一种扩散 MR 技术,可在不需要静脉注射对比剂的情况下,近似估计肿瘤血流量和血容量。从本质上讲,在肿瘤微循环内的水的运动可作为随机(非相干)过程建模,类似于在宏观规模上发生的水分子扩散(Le Bihan 等,1986,1988)。利用几个弱磁场梯度(低 b 值)和强磁场梯度(高 b 值)进行扩散 MR 试验,从血流和水分子的扩散中分离水运动的贡献。而不是报道从在两个尺度上的水运动得出的"表观"扩散系数,ADC 可被拆解成多个值,包括真实的水分子扩散值(D);称为灌注分数(f)的参数,指血管内的那部分水(类似于血容量);以及伪扩散系数($D*$),与血流进行比较(Le Bihan 和 Turner,1992)。图 6.5 显示使用 IVIM 方法分析经过治疗的脑转移瘤。

虽然最初的关于 IVIM 的方法学描述过于陈旧,直到最近一些关于方法学的新发现才使得该方法在中枢神经系统和脑肿瘤中的应用增加(Federau 等,2014;Kim 等,2014b)。最近的一项研究发现,使用 IVIM 成像联合动态磁敏感对比增强(DSC)灌注成像,较 DWI 联合 DSC 成像,以及单独使用 IVIM 或 DSC,在鉴别脑转移瘤治疗后反应或肿瘤复发方面,提高了准确性。

6.6 血氧水平依赖磁共振

乏氧是一系列恶性过程的关键驱动因素,包括血管生成、能量代谢变化、癌细胞转移和侵袭。肿瘤乏氧也与肿瘤转移、辐射抵抗和死亡的高风险相关(Harada,2011)。因此,采用非侵袭性量化肿瘤乏氧的能力,可对乏氧因素的重要性提供有价值的见解,特别是对乏氧程度较高的肿瘤,对肿瘤的个体化治疗十分重要。虽然已有 PET 成像技术评估组织乏氧,如使用 $^{15}O_2$ 或乏

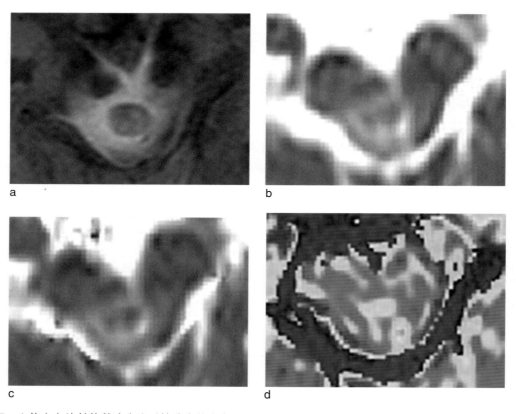

图 6.5 立体定向放射外科治疗脑干转移瘤的患者。剪切放大的脑干图像显示中脑 T2 FLAIR 低信号圆形病变,伴周围血管性水肿(a)。弥散 MRI 常规 ADC 图(b)显示,肿瘤弥散特征与大脑相似,但水弥散比周围水肿带少。基于体素内非相干运动模型计算的弥散系数图(c)和灌注分数/fmap(d)。弥散系数图与预期的 ADC 相类似。fmap 显示出治疗后转移瘤灌注分数较周围水肿带增高(蓝绿色)。中脑导水管向后方及左侧移动(白色),并显示出较高的脑脊液流量(红色),被这一技术捕获到。

氧标志物,如 ^{18}F-FAZA(^{18}F-硝基咪唑呋喃糖苷)直接进行氧提取测量,但这些放射性示踪剂的实用性和 PET 固有的技术限制(如空间分辨率低)限制了其在转移性肿瘤评估中的广泛使用。基于血氧水平依赖(BOLD)成像原理的 MRI 技术可提供一种可广泛应用的技术作为评估肿瘤乏氧的方法。

BOLD 效应最常用于功能磁共振成像(fMRI),以绘制大脑活动的区域。它是基于神经血管耦合的概念,流向活动大脑区域的血液瞬间增加,导致微循环内脱氧血红蛋白局部减少。氧合血红蛋白是反磁性的,对局部磁场的影响可以忽略不计;而脱氧血红蛋白是顺磁性的,血管内存在脱氧血红蛋白,会导致血管内成分和局部血管外成分组织磁化率受影响。最好使用 T2* 加权序列检测到这些因素对 MR 信号的影响。在大脑活动的情况下,较低的脱氧血红蛋白会导致MR 信号的一个非常小的增加,可通过统计学方法描述该特点。通过测量这些小信号的变化并将其与特定的任务(如手指敲击)关联起来,可绘制脑部活动区域。

任何指定组织的磁化率效应都是复杂的,并受到多种因素的影响,可能会干扰 BOLD 的测量。最近,基于组织 T2 测量的组织氧合,在建模和评估方面取得了一些进展。He 等研究发现,组织氧合、组织横向弛豫、血细胞比容和血容量分数之间存在一定相关性。使用此方法,正常脑组织的氧合情况已经被测量和验证(He 等,2008;Christen 等,2011)。这一理论在肿瘤研究中的应用已经在大鼠胶质瘤模型中完成,但尚未被其他人重现并应用于脑转移瘤(Christen 等,2012)。

总体而言,定量 BOLD 技术很有希望,但还有许多研究要做,以验证方法和作为理论基础的假设,指那些可能在正常组织中有效,但在如肿瘤等疾病状态下行不通的方法和假设。此外,在现阶段该方法是复杂且耗时的,从而限制其作为临床实践工具的实施应用。

6.7　未来应用

6.7.1　化学交换饱和转移成像

化学交换饱和转移(CEST)是一种利用 MR 检测分子靶的技术(Ward 等,2000)。该技术是基于分子靶上的移动质子池(通常是羟基、胺或酰胺质子)的选择性激发,该质子池与较大的自由水池进行化学交换。最终的结果是自由水池 MR 信号强度的饱和减弱。由于质子与较大的自由水池的交换,信号响应发生放大,因此 CEST 成像的敏感性远远高于通过直接检测分子靶上的质子种类可能得到的。通过比较预激发和后激发的图像,可映射分子靶的分布。图 6.6 显示有代表性的脑转移瘤 CEST 图。该图是通过计算胺的 CEST 峰值为 2ppm 频率时的磁化转移率得出的。

CEST 对比机制可用于检测内源性分子种类和化学环境,如氨基酸、多肽、蛋白质、组织 pH 值等(Ward 和 Balaban,2000;Jin 等,2012)。例如,该技术已被用于评估与肿瘤分级相关的原发性脑肿瘤中多肽的分布(Wen 等,2010)。CEST 还可用于检测外源性给药作为对比剂或分子示踪剂的分子种类,可通过检测自然产生的分子或包含顺磁性的 (Aime 等,2002)、反磁性的(McMahon 等,2008)或超极化成分(Schroder 等,2006)分子结构来实现[分别为 PARACEST(顺

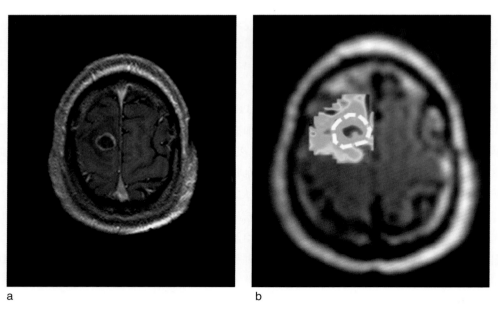

图 6.6 脑转移瘤患者。轴位(a)T1 加权钆剂增强图像显示右侧额叶的环形强化肿块。轴位(b)CEST 加权图像与 FLAIR 图像叠加,显示一个彩色区域(红色代表最高值,蓝色代表最低值)所表示的病变范围(包括肿瘤和水肿);圆圈区域显示边缘强化。通过计算胺的 CEST 峰值为 2ppm 频率下的磁化转移率得出的 CEST 加权映射。

磁性化学交换饱和转移)、DIACEST(反磁性化学交换饱和转移)、HYPERCEST(超极化化学交换饱和转移)]。最近,使用 CEST 映射外源性葡萄糖和葡萄糖类似物 [如 ^{19}F-氟脱氧葡萄糖(^{19}FDG)和 2-脱氧葡萄糖]给药(Rivlin 等,2013;Walker-Samuel 等,2013)。这些结果表明,MR 具有潜在的与 ^{18}FDG-PET 相似的代谢成像能力。

6.7.2 超极化 ^{13}C 磁共振波谱

超极化 ^{13}C 磁共振波谱(MRS)是一种功能成像技术。使用外源性 ^{13}C 标记的分子,如丙酮酸或富马酸,以及用 MRS 方法学来研究正常和病理组织的代谢过程。在 MRI 中,信噪比取决于许多因素,其中包括原子核产生信号的极化。极化是指与磁场方向平行或逆平行的自旋原子核数量差异。而非超极化 ^{13}C 原子核在正常的热平衡下,自旋平行排列的原子核比例只略高于逆平行排列原子核的超极化 ^{13}C 过程,这个过程引起自旋平行排列的原子核数量超过逆平行排列的原子核几个数量级,导致明显更高的信号。事实上,利用动态核极化技术对溶液中的核自旋进行极化的新方法的最新发展, 与传统的 MRS 方法相比, 信号增加了 10 000 倍(Ardenkjaer-Larsen 等,2003;Golman 等,2003)。

迄今为止,超极化(1-^{13}C)丙酮酸是研究和使用最为广泛的超极化基质。经静脉注射后,细胞摄取(1-^{13}C)丙酮酸,超极化(1-^{13}C)丙酮酸分子可通过 3 种途径进行代谢:乳酸脱氢酶(LDH)催化转化为乳酸(Lac);由谷丙转氨酶催化转氨形成丙氨酸,或由丙酮酸脱氢酶催化脱羧形成二氧化碳(Kharanewicz 等,2011)。这些代谢反应的动力学和代谢物的相对浓度——根据组织的状态而有所不同——可实时测量和监测,从而提供感兴趣组织的重要代谢信息。在肿瘤中,癌细胞内超极化的(1–¹³C)丙酮酸分子的代谢取决于许多因素,包括有多少药物被传递到肿瘤,有多少被癌细胞吸收,以及 LDH 的浓度和活性(Brindle,2012)。图 6.7 显示大鼠在静脉注射超极化(1–¹³C)丙酮酸后乳腺癌异种移植瘤的 Lac 信号。时间分辨的代谢数据显示注射后的 Lac 和丙酮酸信号的变化。

多项临床前研究表明,使用超极化(1–¹³C)丙酮酸 MRS 具有预测治疗结果和评估治疗早期反应的潜力(Brindle 等,2011;Kulhanewicz 等;2011;Yen 等,2011;Brindle,2012)。在小鼠和非人类灵长类动物肿瘤模型中,利用超极化 ¹³C MRS 成像测量丙酮酸和 Lac 信号,在鉴别恶性胶质瘤和正常脑组织方面具有较高的重现性(Park 等,2010,2014)。在使用相同技术的大鼠胶质瘤模型中,放疗后丙酮酸代谢的变化也得到证实(Day 等,2011)。在胶质母细胞瘤和乳腺癌小鼠模型中,超极化(1–¹³C)丙酮酸也被证明在检测对 PI3K 抑制剂的反应方面起作用。在这些模型中,超极化 Lac 信号的降低与 PI3K 通路抑制引起的 LDH 活性降低有关 (Ward 等,2010;Chaumeil 等,2012)。

6.8 多参数方法

肿瘤成像中的一项新兴技术是应用多参数方法预测治疗反应或区分肿瘤复发和假性进展。表 6.2 概述了本章中所讨论的关于鉴别放射性坏死和肿瘤复发的磁共振(MR)技术。虽然前面的章节中列举说明各种高级 MR 技术在解决这些问题方面的进展,但目前不太可能以任何单一的成像技术为这些复杂的临床问题提供确切的答案。使用多种成像技术预测预后的多参

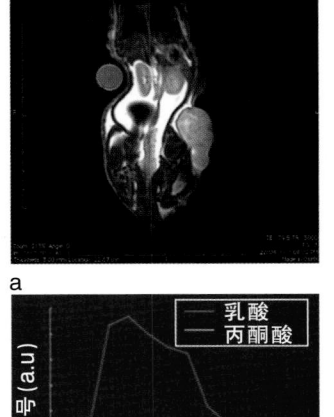

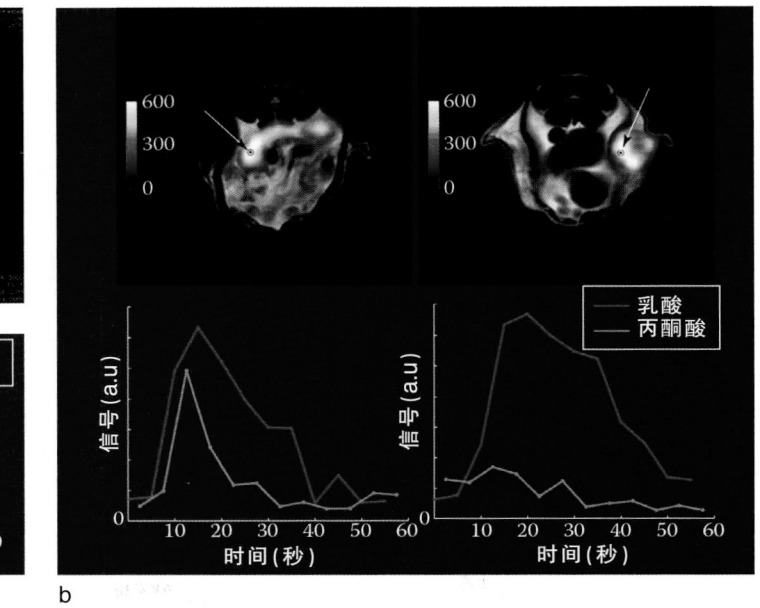

图 6.7 用 MDA–MB–231 乳腺癌瘤株异种移植瘤大鼠模型接受 16Gy 的辐射。(a)冠状 T2 加权图像显示左侧的肿瘤。(b)带有乳酸信号的轴位图像与静脉注射超极化(1–¹³C)丙酮酸的 T2 加权图像叠加,显示肿瘤内信号增加。(c)时间分辨的代谢数据显示(b)在注射后体素内乳酸和丙酮酸的信号变化。

表 6.2 肿瘤复发与放射性坏死的 MR 变化

MR 技术	肿瘤复发	放射性坏死
常规 MRI	强化病灶体积持续增加及血管性水肿程度持续加重	SRS 治疗后病灶体积短暂增大,强化病灶最后缩小,血管性脑水肿程度最后减轻
	可显示非强化的坏死区域	周围的环形强化伴中央强化减弱
MRS	在系列图像中持续的 Cho 峰升高	系列图像中 Cho 峰暂时升高伴最终的 Cho 峰降低
	非特异性的 NAA 峰降低,伴有或不伴 Lip/Lac 峰升高	NAA 峰降低,Lip/Lac 峰升高
DCE–MRI	相比坏死,K^{trans}(容积转移常数)增加	相比复发,K^{trans} 降低
DSC–MRI	时间依赖性变化,相比坏死,总体脑血容量(CBV)较高	时间依赖性变化,相比复发,总体脑血容量(CBV)较低
ASL	相对脑血流量(CBF)增加	相对脑血流量(CBF)降低
DWI	相比放射性坏死,ADC 值降低	相比复发,SRS 治疗后 ADC 值增加
IVIM	f 值(灌注分数)增加,D 值(伪扩散系数)降低	f 值减低,D 值增加
BOLD MRI、CEST 和超极化 ^{13}C MRS	需要更多的研究	需要更多的研究

数方法,是一个可能的解决方案。使用这个方法,特定的临床结果与训练病例数据集中的一组成像测量值有关。然后,由训练数据集确定的综合成像数据被用于在测试的病例数据集中进行前瞻性预测。例如,对 ADC、标准化脑血容量和肿瘤灌注的初始时间-浓度曲线下面积(iAUC)的测量进行多参数分析,用于鉴别胶质母细胞瘤假性进展,预测早期肿瘤进展(Park 等,2015)。这项研究证实,与单独的个别成像参数相比,多参数方法具有卓越的诊断正确率。例如,这种多参数方法在预测胶质瘤分级方面也被发现具有实用性。多参数技术在脑转移瘤治疗中的应用是一个新兴的研究领域。

6.9 结论

随着癌症治疗策略的改进和全身性疾病患者生存时间的延长,脑转移瘤的负担可能进一步增加,需要精确和明确的成像工具来评估这类疾病。MRI 不仅成为诊断和检测脑转移瘤的有力工具,而且可以预测患者的预后和评估治疗的早期反应。前面所述的技术只是简单介绍 MRI 生成有关肿瘤标志信息的巨大潜力,这些信息有助于引导和管理治疗。

致谢

感谢多伦多大学教授和 Sunnybrook 研究所高级科学家 Greg Stanisz 博士从自己的研究中所提供的化学交换饱和转移(CEST)的影像。感谢多伦多大学副教授和 Sunnybrook 研究所高级科学家 Charles Cunningham 博士从自己的研究中所提供的超极化 ^{13}C MRS 影像。

（李鹏 译　张南 校）

参考文献

Aime S, Delli Castelli D, Fedeli F, Terreno E (2002) A paramagnetic MRI-CEST agent responsive to lactate concentration. *J Am Chem Soc* 124:9364–9365.

Almeida-Freitas DB, Pinho MC, Otaduy MC, Braga HF, Meira-Freitas D, da Costa Leite C (2014) Assessment of irradiated brain metastases using dynamic contrast-enhanced magnetic resonance imaging. *Neuroradiology* 56:437–443.

Arasu VA, Chen RC, Newitt DN, Chang CB, Tso H, Hylton NM, Joe BN (2011) Can signal enhancement ratio (SER) reduce the number of recommended biopsies without affecting cancer yield in occult MRI-detected lesions? *Acad Radiol* 18:716–721.

Ardenkjaer-Larsen JH, Fridlund B, Gram A, Hansson G, Hansson L, Lerche MH, Servin R, Thaning M, Golman K (2003) Increase in signal-to-noise ratio of >10,000 times in liquid-state NMR. *Proc Natl Acad Sci USA* 100:10158–10163.

Barajas RF, Chang JS, Sneed PK, Segal MR, McDermott MW, Cha S (2009) Distinguishing recurrent intra-axial metastatic tumor from radiation necrosis following gamma knife radiosurgery using dynamic susceptibility-weighted contrast-enhanced perfusion MR imaging. *Am J Neuroradiol* 30:367–372.

Boxerman JL, Paulson ES, Prah MA, Schmainda KM (2013) The effect of pulse sequence parameters and contrast agent dose on percentage signal recovery in DSC-MRI: Implications for clinical applications. *Am J Neuroradiol* 34:1364–1369.

Brindle K (2012) Watching tumours gasp and die with MRI: The promise of hyperpolarised 13C MR spectroscopic imaging. *Br J Radiol* 85:697–708.

Brindle KM, Bohndiek SE, Gallagher FA, Kettunen MI (2011) Tumor imaging using hyperpolarized 13C magnetic resonance spectroscopy. *Magn Reson Med* 66:505–519.

Chaumeil MM, Ozawa T, Park I, Scott K, James CD, Nelson SJ, Ronen SM (2012) Hyperpolarized 13C MR spectroscopic imaging can be used to monitor everolimus treatment in vivo in an orthotopic rodent model of glioblastoma. *Neuroimage* 59:193–201.

Chernov M, Hayashi M, Izawa M, Nakaya K, Ono Y, Usukura M, Yoshida S et al. (2007) Metabolic characteristics of intracranial metastases, detected by single-voxel proton magnetic resonance spectroscopy, are seemingly not predictive for tumor response to gamma knife radiosurgery. *Minim Invasive Neurosurg* 50:233–238.

Chernov M, Hayashi M, Izawa M, Ochiai T, Usukura M, Abe K, Ono Y et al. (2005) Differentiation of the radiation-induced necrosis and tumor recurrence after gamma knife radiosurgery for brain metastases: Importance of multi-voxel proton MRS. *Minim Invasive Neurosurg* 48:228–234.

Chernov MF, Hayashi M, Izawa M, Abe K, Usukura M, Ono Y, Kubo O, Hori T (2004) Early metabolic changes in metastatic brain tumors after gamma knife radiosurgery: 1H-MRS study. *Brain Tumor Pathol* 21:63–67.

Chernov MF, Hayashi M, Izawa M, Nakaya K, Tamura N, Ono Y, Abe K et al. (2009) Dynamics of metabolic changes in intracranial metastases and distant normal-appearing brain tissue after stereotactic radiosurgery: A serial proton magnetic resonance spectroscopy study. *Neuroradiol J* 22:58–71.

Chernov MF, Ono Y, Kubo O, Hori T (2006) Comparison of 1H-MRS-detected metabolic characteristics in single metastatic brain tumors of different origin. *Brain Tumor Pathol* 23:35–40.

Christen T, Lemasson B, Pannetier N, Farion R, Remy C, Zaharchuk G, Barbier EL (2012) Is T2* enough to assess oxygenation? Quantitative blood oxygen level-dependent analysis in brain tumor. *Radiology* 262:495–502.

Christen T, Lemasson B, Pannetier N, Farion R, Segebarth C, Remy C, Barbier EL (2011) Evaluation of a quantitative blood oxygenation level-dependent (qBOLD) approach to map local blood oxygen saturation. *NMR Biomed* 24:393–403.

Day SE, Kettunen MI, Cherukuri MK, Mitchell JB, Lizak MJ, Morris HD, Matsumoto S, Koretsky AP, Brindle KM (2011) Detecting response of rat C6 glioma tumors to radiotherapy using hyperpolarized [1-^{13}C] pyruvate and ^{13}C magnetic resonance spectroscopic imaging. Magn Reson Med 65:557–563.

Drost DJ, Riddle WR, Clarke GD, AAPM MR Task Group #9 (2002) Proton magnetic resonance spectroscopy in the brain: Report of AAPM MR task group #9. Med Phys 29:2177–2197.

Egeland TA, Gulliksrud K, Gaustad JV, Mathiesen B, Rofstad EK (2012) Dynamic contrast-enhanced-MRI of tumor hypoxia. Magn Reson Med 67:519–530.

Engelbrecht MR, Huisman HJ, Laheij RJ, Jager GJ, van Leenders GJ, Hulsbergen-Van De Kaa CA, de la Rosette JJ, Blickman JG, Barentsz JO (2003) Discrimination of prostate cancer from normal peripheral zone and central gland tissue by using dynamic contrast-enhanced MR imaging. Radiology 229:248–254.

Essig M, Waschkies M, Wenz F, Debus J, Hentrich HR, Knopp MV (2003) Assessment of brain metastases with dynamic susceptibility-weighted contrast-enhanced MR imaging: Initial results. Radiology 228:193–199.

Farjam R, Tsien CI, Feng FY, Gomez-Hassan D, Hayman JA, Lawrence TS, Cao Y (2013) Physiological imaging-defined, response-driven subvolumes of a tumor. Int J Radiat Oncol Biol Phys 85:1383–1390.

Farjam R, Tsien CI, Feng FY, Gomez-Hassan D, Hayman JA, Lawrence TS, Cao Y (2014a) Investigation of the diffusion abnormality index as a new imaging biomarker for early assessment of brain tumor response to radiation therapy. Neuro Oncol 16:131–139.

Farjam R, Tsien CI, Lawrence TS, Cao Y (2014b) DCE-MRI defined subvolumes of a brain metastatic lesion by principle component analysis and fuzzy-c-means clustering for response assessment of radiation therapy. Med Phys 41:011708.

Federau C, Meuli R, O'Brien K, Maeder P, Hagmann P (2014) Perfusion measurement in brain gliomas with intravoxel incoherent motion MRI. Am J Neuroradiol 35:256–262.

Golman K, Olsson LE, Axelsson O, Mansson S, Karlsson M, Petersson JS (2003) Molecular imaging using hyperpolarized ^{13}C. Br J Radiol 76 Spec No 2:S118–S127.

Harada H (2011) How can we overcome tumor hypoxia in radiation therapy? J Radiat Res 52:545–556.

Hazle JD, Jackson EF, Schomer DF, Leeds NE (1997) Dynamic imaging of intracranial lesions using fast spin-echo imaging: Differentiation of brain tumors and treatment effects. J Magn Reson Imaging 7:1084–1093.

He X, Zhu M, Yablonskiy DA (2008) Validation of oxygen extraction fraction measurement by qBOLD technique. Magn Reson Med 60:882–888.

Hlushchuk R, Makanya AN, Djonov V (2011) Escape mechanisms after antiangiogenic treatment, or why are the tumors growing again? Int J Dev Biol 55:563–567.

Hlushchuk R, Riesterer O, Baum O, Wood J, Gruber G, Pruschy M, Djonov V (2008) Tumor recovery by angiogenic switch from sprouting to intussusceptive angiogenesis after treatment with PTK787/ZK222584 or ionizing radiation. Am J Pathol 173:1173–1185.

Hoefnagels FW, Lagerwaard FJ, Sanchez E, Haasbeek CJ, Knol DL, Slotman BJ, Vandertop WP (2009) Radiological progression of cerebral metastases after radiosurgery: Assessment of perfusion MRI for differentiating between necrosis and recurrence. J Neurol 256:878–887.

Huang CF, Chiou SY, Wu MF, Tu HT, Liu WS, Chuang JC (2010) Apparent diffusion coefficients for evaluation of the response of brain tumors treated by gamma knife surgery. J Neurosurg 113(Suppl):97–104.

Huang J, Wang AM, Shetty A, Maitz AH, Yan D, Doyle D, Richey K et al. (2011) Differentiation between intra-axial metastatic tumor progression and radiation injury following fractionated radiation therapy or stereotactic radiosurgery using MR spectroscopy, perfusion MR imaging or volume progression modeling. Magn Reson Imaging 29:993–1001.

Jakubovic R, Sahgal A, Soliman H, Milwid R, Zhang L, Eilaghi A, Aviv RI (2014) Magnetic resonance imaging-based tumour perfusion parameters are biomarkers predicting response after radiation to brain metastases. Clin Oncol (R Coll Radiol) 26:704–712.

Jensen RL, Mumert ML, Gillespie DL, Kinney AY, Schabel MC, Salzman KL (2014) Preoperative dynamic contrast-enhanced MRI correlates with molecular markers of hypoxia and vascularity in specific areas of intratumoral microenvironment and is predictive of patient outcome. Neuro Oncol 16:280–291.

Jin T, Wang P, Zong X, Kim SG (2012) Magnetic resonance imaging of the amine-proton EXchange (APEX) dependent contrast. Neuroimage 59:1218–1227.

Kim DY, Kim HS, Goh MJ, Choi CG, Kim SJ (2014a) Utility of intravoxel incoherent motion MR imaging for distinguishing recurrent metastatic tumor from treatment effect following gamma knife radiosurgery: Initial experience. Am J Neuroradiol 35:2082–2090.

Kim HS, Suh CH, Kim N, Choi CG, Kim SJ (2014b) Histogram analysis of intravoxel incoherent motion for differentiating recurrent tumor from treatment effect in patients with glioblastoma: Initial clinical experience. Am J Neuroradiol 35:490–497.

Kuhl CK, Mielcareck P, Klaschik S, Leutner C, Wardelmann E, Gieseke J, Schild HH (1999) Dynamic breast MR imaging: Are signal intensity time course data useful for differential diagnosis of enhancing lesions? Radiology 211:101–110.

Kurhanewicz J, Vigneron DB, Brindle K, Chekmenev EY, Comment A, Cunningham CH, Deberardinis RJ et al. (2011) Analysis of cancer metabolism by imaging hyperpolarized nuclei: Prospects for translation to clinical research. Neoplasia 13:81–97.

Lankester KJ, Taylor JN, Stirling JJ, Boxall J, d'Arcy JA, Collins DJ, Walker-Samuel S, Leach MO, Rustin GJ, Padhani AR (2007) Dynamic MRI for imaging tumor microvasculature: Comparison of susceptibility and relaxivity techniques in pelvic tumors. J Magn Reson Imaging 25:796–805.

Le Bihan D, Breton E, Lallemand D, Aubin ML, Vignaud J, Laval-Jeantet M (1988) Separation of diffusion and perfusion in intravoxel incoherent motion MR imaging. Radiology 168:497–505.

Le Bihan D, Breton E, Lallemand D, Grenier P, Cabanis E, Laval-Jeantet M (1986) MR imaging of intravoxel incoherent motions: Application to diffusion and perfusion in neurologic disorders. Radiology 161:401–407.

Le Bihan D, Turner R (1992) The capillary network: A link between IVIM and classical perfusion. Magn Reson Med 27:171–178.

Leach MO, Brindle KM, Evelhoch JL, Griffiths JR, Horsman MR, Jackson A, Jayson GC et al. (2005) The assessment of antiangiogenic and antivascular therapies in early-stage clinical trials using magnetic resonance imaging: Issues and recommendations. Br J Cancer 92:1599–1610.

Lee CC, Wintermark M, Xu Z, Yen CP, Schlesinger D, Sheehan JP (2014) Application of diffusion-weighted magnetic resonance imaging to predict the intracranial metastatic tumor response to gamma knife radiosurgery. J Neurooncol 118:351–361.

Long DM (1979) Capillary ultrastructure in human metastatic brain tumors. J Neurosurg 51:53–58.

Mardor Y, Pfeffer R, Spiegelmann R, Roth Y, Maier SE, Nissim O, Berger R et al. (2003) Early detection of response to radiation therapy in patients with brain malignancies using conventional and high b-value diffusion-weighted magnetic resonance imaging. J Clin Oncol 21:1094–1100.

McMahon MT, Gilad AA, DeLiso MA, Berman SM, Bulte JW, van Zijl PC (2008) New "multicolor" polypeptide diamagnetic chemical exchange saturation transfer (DIACEST) contrast agents for MRI. Magn Reson Med 60:803–812.

Mitsuya K, Nakasu Y, Horiguchi S, Harada H, Nishimura T, Bando E, Okawa H, Furukawa Y, Hirai T, Endo M (2010) Perfusion weighted magnetic resonance imaging to distinguish the recurrence of metastatic brain tumors from radiation necrosis after stereotactic radiosurgery. J Neurooncol 99:81–88.

Moffat BA, Chenevert TL, Lawrence TS, Meyer CR, Johnson TD, Dong Q, Tsien C et al. (2005) Functional diffusion map: A noninvasive MRI biomarker for early stratification of clinical brain tumor response. Proc Natl Acad Sci USA 102:5524–5529.

Padhani AR, Gapinski CJ, Macvicar DA, Parker GJ, Suckling J, Revell PB, Leach MO, Dearnaley DP, Husband JE (2000) Dynamic contrast enhanced MRI of prostate cancer: Correlation with morphology and tumour stage, histological grade and PSA. Clin Radiol 55:99–109.

Park I, Larson PE, Tropp JL, Carvajal L, Reed G, Bok R, Robb F et al. (2014) Dynamic hyperpolarized carbon-13 MR metabolic imaging of nonhuman primate brain. Magn Reson Med 71:19–25.

Park I, Larson PE, Zierhut ML, Hu S, Bok R, Ozawa T, Kurhanewicz J et al. (2010) Hyperpolarized 13C magnetic resonance metabolic imaging: Application to brain tumors. Neuro Oncol 12:133–144.

Park JE, Kim HS, Goh MJ, Kim SJ, Kim JH (2015) Pseudoprogression in patients with glioblastoma: Assessment by using volume-weighted voxel-based multiparametric clustering of MR imaging data in an independent test set. Radiology 275:792–802.

Petrella JR, Provenzale JM (2000) MR perfusion imaging of the brain: Techniques and applications. Am J Roentgenol 175:207–219.

Provencher SW (1993) Estimation of metabolite concentrations from localized in vivo proton NMR spectra. Magn Reson Med 30:672–679.

Rivlin M, Horev J, Tsarfaty I, Navon G (2013) Molecular imaging of tumors and metastases using chemical exchange saturation transfer (CEST) MRI. Sci Rep 3:3045.

Schröder L, Lowery TJ, Hilty C, Wemmer DE, Pines A (2006) Molecular imaging using a targeted magnetic resonance hyperpolarized biosensor. Science 314:446–449.

Soares DP, Law M (2009) Magnetic resonance spectroscopy of the brain: Review of metabolites and clinical applications. Clin Radiol 64:12–21.

Tofts PS, Brix G, Buckley DL, Evelhoch JL, Henderson E, Knopp MV, Larsson HB et al. (1999) Estimating kinetic parameters from dynamic contrast-enhanced T(1)-weighted MRI of a diffusable tracer: Standardized quantities and symbols. J Magn Reson Imaging 10:223–232.

Walker-Samuel S, Ramasawmy R, Torrealdea F, Rega M, Rajkumar V, Johnson SP, Richardson S et al. (2013) In vivo imaging of glucose uptake and metabolism in tumors. Nat Med 19:1067–1072.

Ward CS, Venkatesh HS, Chaumeil MM, Brandes AH, Vancriekinge M, Dafni H, Sukumar S et al. (2010) Noninvasive detection of target modulation following phosphatidylinositol 3-kinase inhibition using hyperpolarized 13C magnetic resonance spectroscopy. *Cancer Res* 70:1296–1305.

Ward KM, Aletras AH, Balaban RS (2000) A new class of contrast agents for MRI based on proton chemical exchange dependent saturation transfer (CEST). *J Magn Reson* 143:79–87.

Ward KM, Balaban RS (2000) Determination of pH using water protons and chemical exchange dependent saturation transfer (CEST). *Magn Reson Med* 44:799–802.

Weber MA, Thilmann C, Lichy MP, Gunther M, Delorme S, Zuna I, Bongers A et al. (2004) Assessment of irradiated brain metastases by means of arterial spin-labeling and dynamic susceptibility-weighted contrast-enhanced perfusion MRI: Initial results. *Invest Radiol* 39:277–287.

Wen Z, Hu S, Huang F, Wang X, Guo L, Quan X, Wang S, Zhou J (2010) MR imaging of high-grade brain tumors using endogenous protein and peptide-based contrast. *Neuroimage* 51:616–622.

Yen YF, Nagasawa K, Nakada T (2011) Promising application of dynamic nuclear polarization for in vivo (13)C MR imaging. *Magn Reson Med Sci* 10:211–217.

Zach L, Guez D, Last D, Daniels D, Grober Y, Nissim O, Hoffmann C et al. (2012) Delayed contrast extravasation MRI for depicting tumor and non-tumoral tissues in primary and metastatic brain tumors. *PLoS One* 7:e52008.

Zahra MA, Hollingsworth KG, Sala E, Lomas DJ, Tan LT (2007) Dynamic contrast-enhanced MRI as a predictor of tumour response to radiotherapy. *Lancet Oncol* 8:63–74.

第 7 章

颅脑放射外科:从有框架至无框架

Young Lee，Steven Babic

7.1 引言

术语 stereotactic(立体定向)["stereo"来自希腊词"στερεός"[stereos]，表示"solid"和"-taxis"，意思是"排列"或"顺序"]定义为与固定的外部参照框架相对应的一组特点坐标所建立起的对空间中特定点的三维定位。历史上，这样框架系统的作用是支持一种空心探针，可以将电极或活检针引至动物或人脑的精确位置。

自 20 世纪 50 年代以来，神经外科医生在 SRS 技术中采用立体定向原理，将窄束钴-60 伽马射线(伽马刀)聚焦于脑内的小靶点。自 20 世纪 80 年代中期以来，医用直线加速器的改进产生了类似精度的兆伏级 X 射线束，使该技术在许多医院得到应用。随着可重复定位头架配合基于 CT 的基准标记系统的研发，精确制定计划，实施精准的颅脑单次 SRS 和分割立体定向放疗(SRT)，在许多肿瘤治疗中心成为现实。

适合 SRS 治疗的病变，通常直径小于 3cm，范围从小的恶性脑转移瘤，到半良性病变如听神经瘤，以及良性的动静脉畸形(AVM)。一些病变可通过 SRT 来降低对脑干和视神经等敏感结构的毒性反应。尽管全脑放疗可作为一种有效的选择，但却是以患者神经认知功能为代价，并且在全脑放疗后再次出现其他转移瘤时，治疗方案受到限制(Sahgal 等，2015)。鉴于 SRS 及 SRT 治疗高度聚焦的特性，这些技术更加适用于较小复发病变的重复治疗，作为结果，越来越普遍用于分别治疗多发转移瘤。为了将高辐射剂量聚焦照射小的多个靶区，精确的治疗摆位至关重要。图 7.1 显示了 SRS 系统的不同方面，以及各个因素如何影响精度。

SRS 治疗常规使用有创固定的框架固定和摆位以期获得最高的准确度和精度。利用基于框架的系统，定义肿瘤在刚性头架中的空间位置，并且通过立体定向坐标定位装置和在治疗室内的激光线将肿瘤的空间位置再现出来。治疗过程中必须保持框架与头颅的相对空间位置关系，治疗前框架的任何滑动都将导致定位误差，若不予以校正则可能导致病灶的空间位置遗漏和(或)重要正常结构受辐射过量。尽管立体定向框架滑动十分罕见，但它仍可能是使用刚性固定框架的一个不足之处。除此之外，其他缺点包括：须要由神经外科医生进行头架安装；头架安装后，模拟、成像、制定计划、质量控制(QA)检测和治疗需要在一天之内完成；分割治疗不实

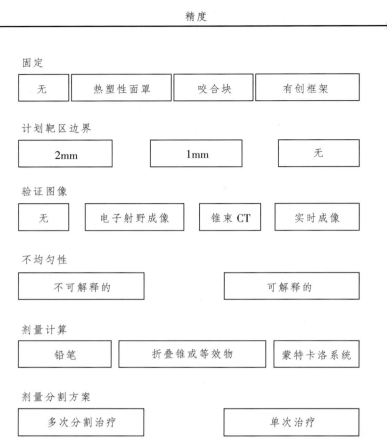

图 7.1　立体定向放射外科的不同方面对实施照射精度的影响。精度从左向右增加,并且说明了对计划靶区体积(PTV)边缘扩展的影响。其他可能影响精度的因素包括成像方式和图像融合方式等。但成像方式和图像融合方式在对精度的影响方面并不相互排斥。

际,患者会有痛苦和不适感,以及固定处存在出血和感染的风险。由于存在上述限制及图像引导放射治疗(IGRT)技术的进步,可通过影像中骨性解剖结构精确验证等中心位置,因此促进 SRS 及 SRT 治疗向无创可移动框架和无框架定向系统的发展。

本章就"有框架"到"无框架"颅脑放射外科的演变进行探讨,涉及不同固定系统之间不断发展的技术和物理差异。

7.2 有框架 SRS:使用定位框

有框架的 SRS 技术适用于伽马刀和配备外部锥形和(或)微型多叶光栅(micro-MLC)的直线加速器。射波刀机器人放射外科系统不同于伽马刀立体定向放射外科和直线加速器照射过程中,它可通过实时成像技术校正分割照射中移位(Wowra 等,2012)。此外,对于有框架定位系统是否需实时成像仍有争议,尤其是对于有创的神经外科头架,因为分割治疗中的移位基本可以忽略不计。在本章中,将详细讨论有框架放射外科治疗系统,包括其优点和局限性。

立体定向技术的核心是需要附属于固定患者的立体定向系统可成像的基准参考标记物。这些标记物对于确定计划的等中心的精确几何坐标信息至关重要。它们通常呈"皇冠"状，配置以各种杆状结构，塑料基准框侧面面板上标有刻度和（或）在刚性间隔之间伸展的标志线。基准系统最基本和理想要求是：①不会产生造成靶区和危及器官（OAR）图像模糊的明显的扫描伪影；②能准确快速地对接患者的固定系统；③清楚合适简单的标记物排列，易于手动检测计算靶区坐标；④在扫描床通过扫描平面时可能因患者体重而下沉，基准系统具有校正成像扫描平面与扫描床不垂直的能力。虽然可以比较容易地获取校正基准标记物的计算软件，但是通常首选的方法是调整框架倾斜度，使得 CT 扫描仪与床正交并且平行于扫描平面。这样可使检查变得容易，并保持对精确等中心的几何设置的直观感觉。

以下各节将具体讨论放射外科治疗系统中一些已投入商用的系统及其要求和优势。

7.2.1 神经外科有创框架

神经外科的一些头架系统仍然是最可靠和稳定的平台，包括图 7.2 中所示的 Cosman-Roberts-Wells（CRW）头架系统和图 7.3 中所示的 Leksell 头架系统。通过将 3~4 个钢化螺钉插入小孔钻入患者颅骨，将立体定位头架精确地固定到患者头部。按此操作头架固定需要局部麻醉并均需神经外科医生进行安装和移除头架。框架系统的另一个局限之处是治疗过程的所有步骤通常需要在一天之内完成。虽然这样的头架可被移除和重新安装进行有限次数的分割治疗，但并不理想，因为在同一位置安装头架是困难的，会引起患者出现明显的不适。以下章节简要介绍两种使用最广泛且可商业购买的有创框架系统。

7.2.1.1 Brown-Roberts-Wells/Cosman-Roberts-Wells 头架系统

最初的 Brown-Roberts-Wells（BRW）框架系统是 1977 年在犹他大学发明的，由一个带有碳环氧树脂头柱的基环组成，可最大限度地避免 CT 扫描伪影干扰。用螺钉将头架环固定于患者颅骨。定位框通过 3 个球窝互锁固定在基环上，由 6 个垂直柱和 3 个对角柱组成，形成 N 形外观（图 7.2a）。该"N"构造通过计算倾斜杆与垂直杆的相对距离来建立相对于颅底的轴向 CT 平

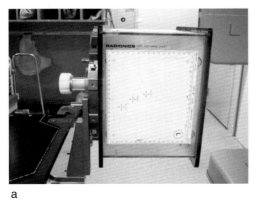
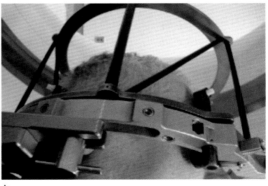

图 7.2　（a）带有上有打印模板的塑料模板的 Radionics 定位框和（b）安装有 Cosman-Roberts-Wells 头架系统的 CT 扫描床上的患者。

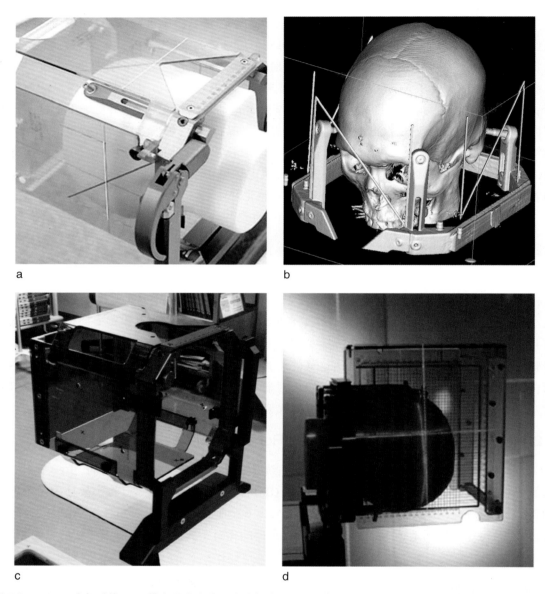

a

b

c

d

图 7.3 Leksell 头架系统。(a)带有基准盒放置在头架内的 CT 成像模型、(b)用于治疗计划系统的以 CT 基准盒定位的头颅骨性解剖图像、(c)用于血管造影成像的基准盒和(d)治疗时带有基准框置于头架中的模型。

面。通过识别显示病变特点的最佳 CT 轴位层面来构建靶点坐标。在 CT 或 MRI 上确定 9 个基准杆的 X 和 Y 坐标值,作为靶点的 X 和 Y 坐标。然后将所有坐标转换为三维立体定向空间坐标。在 20 世纪 80 年代,Wells 和 Cosman 仿照 Leksell 框架系统设计理念对 BRW 框架系统进行了简化和改进,设计了弧形臂引导头架。弧形臂引导系统将立体定向探针等中心围绕指向特点的靶点中心处,从而避免固定的穿刺入点。

CRW 系统包括一些与 BRW 系统相同的设计元素,包括模拟框架、CT 定位框,以及固定穿刺深度为 16cm 的穿刺针。新的创新点包括引入 MRI 兼容的头架和定位框,以及多功能的弧形引导框架连接，能使穿刺针可向下进入后颅窝或从侧方入路到达颞叶。Radionics 放射外科治疗计划软件(Integra NeuroSciences，Burlington，MA)是能够兼容 CRW 框架系统和 SRS 治疗计划系统的软件之一。立体定向坐标模板的打印输出(图 7.2b)，以及它们与治疗定位框的适配对于治疗时患者的正确摆位至关重要。

如果不予以校正，应注意在使用金属框架的放射外科治疗过程中可能出现的 MRI 几何畸变。Burchiel 等(1996)对比在 GE Signa 1.5T 机器上扫描 CRW 和 Leksell 头架系统的模型图像表明，与 Leksell 头架相比，CRW 头架引起的 MRI 图像畸变更大。该研究得出结论，用于立体定向神经外科手术的头架系统的特性可能极大地影响有框架立体定向神经外科手术的准确性，可通过专业手段测定这些头架系统的准确性。

Li 等(2011)使用 VisionRT 表面匹配系统将 BRW 系统与无框架 PinPoint® 系统进行了比较。针对 11 例患者(19 处病灶)，观察到的平均平移和旋转幅度(1 个标准差)分别为 0.3mm (0.2)mm 和 0.2°(0.2°)。

7.2.1.2 Leksell 头架系统

Leksell-G 型坐标框架由钛合金制成，使用 4 个自攻螺钉将框架牢固、准确地固定在患者头部。它比 CRW 头架轻，并且完全兼容 MR 扫描。框架尺寸较小，适合大多数 MR 头部线圈，并可以最大限度地减少畸变。MR、CT 和血管造影定位框(图 7.3)可确保扫描图像平行和等距，并且配有适用于 CT、血管造影和包括直线加速器和伽马刀的放射治疗床的连接适配器。这些连接适配器可确保患者在治疗过程的所有阶段保持同一固定位置，并且保证靶点的定位精度及患者摆位的准确度达到亚毫米级机械精度。

最初神经外科应用的 Leksell 头架上连接有半圆形的弧弓和可移动的探针载体。弧弓固定到患者的头部，使得其中心对应于选定的脑内靶点。电极总是指向弧弓的中心，即指向选定的靶点。弧弓围绕轴杆的旋转与电极载体的横向调节相结合使得电极能够选择任何适当的穿刺点，而与靶点位置无关(Leksell，1971；Lundsford 等，1988)。

Leksell-G 型头架基底环为矩形，尺寸为 190mm×210mm。为方便急诊建立通气道，可以更换其前部直边框为弯曲边框。框架上的 X、Y 和 Z 轴代表 CT 和 MRI 轴。框架中心坐标是(100，100，100)，而假设的框架原点(0，0，0)位于框架的右后上方。在 Leksell-G 型框架的半圆形弧弓到基底环的半径为 190mm(Louw，2003)。

Leksell 头架适用于许多治疗计划系统，并且是目前 Leksell 伽马刀临床使用的唯一框架。

7.2.2 无创可移动框架系统

与刚性立体定向头架系统不同，这些定位系统并不是一直固定在患者头部，因而可以简单地移除，从而减少患者的焦虑和不适。有几种不同类型的无创可移动定位系统，既保持了与框架系统接近的精度，并可实现重复固定，可与前面描述的固定框架系统相媲美。与有创框架系统一样，在制定治疗计划时，在进行 CT 模拟时可以将立体定向基准定位框系统连接到可移动框架上，同时在进行照射治疗时，可利用立体定向定位框来定位患者头颅位置，使病变位于治疗等中心。下面介绍几种无创可重复定位的框架系统，包括 Gill-Thomas-Cosman(GTC)框架系统、BrainLAB 面罩系统和 Laitinen Stereoadapter 5000 框架系统。

7.2.2.1 Gill-Thomas-Cosman 框架系统

GTC 框架系统由连接到治疗床上进行刚性固定的铝合金基环、齿板/口腔矫正器、头枕和自粘带组成。齿板和头枕是分别定制的,通过对患者牙齿建立牙模和包含枕骨隆突的后部颅骨的头枕。这两种患者特异性装置均牢固地安装在头环上。自粘带向后部固定在头枕上,向前与基环连接。3 个不同的固定组件共同维持框架在患者头部的位置。为了实现日常摆位的可重复性,可在每侧标记自粘带长度,并使用带有固定孔或入口的透明塑料半球形圆顶,称为深度确认头盔。深度确认头盔放置于头环上,并且将具有毫米刻度的杆插入每个孔中,以测量头盔到头颅表面的距离。可以将每个孔的距离读数与 CT 模拟时获得的读数进行比较,以确保框架已经准确安装。GTC 框架(Integra,Plainsboro,NJ)是一种商用的可重复定位的头架,其可与 BRW 立体定位坐标系兼容。其最初基于 Gill-Thomas 框架设计(Gill 等,1991;Graham 等,1991)。

Das 等(2011)在每次分割治疗前使用深度头盔测量了 GTC 框架的每日重复定位误差。通过对 10 例患者进行测量,他们发现平均向量位移或径向误差为(1.03±0.34)mm。在中间外侧、前后和头尾方向,平均误差分别为 0.38、0.15 和 0.17mm,并且所有误差均在±2mm 内,占所有病例的 97%~99%。同样使用深度确认头盔,Burton 等(2002)使用深度确认头盔评估了 31 例患者的框架设置的可重复性,他们分别报道了中外侧、前后侧和头尾方向的平均误差分别为 0.1、0.1 和 0.4mm。他们还同时测定了 1.2mm 的平均框架位移矢量,其中 92% 的位移矢量小于 2mm,97% 的位移矢量小于 2.5mm。Kumar 等(2005)将 15 例患者的每日预处理设野图像配准,其中前部 126 个、侧部 123 个、共配准至源于计划 CT(参考图像)的数字重构放射图像(DRR),测得总的三维平均位移矢量为(1.8±0.8)mm,范围为 0.3~3.9mm。在一项基于对 20 例患者进行测量的早期研究中,发现 GTC 框架具有优异的重复定位精度,约为±0.4mm。

7.2.2.2 BrainLAB 面罩系统

基于 GTC 框架,BrainLAB 面罩系统(BrainLAB,Munich,Germany)由患者特异性热塑面罩、U 形框架、垂直柱和可选的附着在上颌以获得额外支撑的咬块组成。垂直柱将热塑面罩固定到头环上,并且利用适配器将头环连接到成像扫描床或治疗床上。在进行 CT 头部模拟时,热塑面罩从前后两侧塑造患者头颅形状,并且通过 CT 定位盒附接到头环以用于图像定位。为了在治疗时对患者头部进行摆位,需将立体定位盒或靶点定位框固定至头环上。

许多作者对使用 BrainLAB 面罩固定的患者的摆位误差和分割次治疗内移动进行了研究(Alheit 等,2001;Minniti 等,2011;Theelen 等,2012)。Alheit 等(2001)利用模拟胶片和电子射野影像装置(EPID)显示使用 BrainLAB 面罩时患者重复定位误差小于 2mm。Minniti 等(2011 年)和 Theelen 等 (2012) 使用 CT 连续扫描进行 BrainLAB 面罩摆位验证,平均三维位移分别为(0.5±0.7)mm(最大 2.9mm)和(1.16±0.68)mm(最大 2.25mm)。两者都观察到在上下方向有最大的平移误差。

Bednarz 等(2009)使用治疗前 kV 影像研究了 BrainLAB 面罩的摆位精度,发现等中心的平均三维位移为(3.17±1.95)mm。该结果与 Willner 等(1997)报道的等中心的平均三维位移矢量误差为(2.4±1.3)mm 的结果一致。Ali 等(2010)利用机载 kV 成像报道在前后、内外及上下方向上的平均位移分别为(0.1±2.2)、(0.7±2.0)和(−1.6±2.6)mm。Ramakrishna 等(2010)使用治疗后 kV 成像研究了使用 BrainLAB 面罩的分割治疗内移动,发现平均分割治疗内位移为(0.7±0.5)mm。

7.2.2.3 Laitinen Stereoadapter 5000 框架系统

Laitinen Stereoadapter 5000 框架系统 (Sandstrom Trade and Technology Inc.,Welland, Ontario,Canada)是一种无创的可重复定位的立体定向框架,利用两个可插入双侧外耳道的耳塞和一个依靠在鼻梁的鼻支撑支架进行固定(Laitinen 等,1985;Kalapurakal 等,2001)。耳塞分别连接到两个侧板上。侧板通过连接板在顶点处连接在一起,并且通过两个侧臂连接到鼻支撑支架。鼻支撑支架配有可调节的翼形螺钉,可将耳塞推入外耳道并固定在侧板上。此外,侧板还配有系带,可连接到双侧侧板并围绕头部向后进一步固定框架。治疗床适配器装置将框架的连接器板固定在成像床或治疗床的顶点处。由于框架由铝合金和塑料制成,兼容 MRI 和 CT 成像。为了适应不同患者的外耳道大小,配备了不同尺寸的耳塞。尽管外耳道上的轻微压力感会引起一些患者的不适 , 但该框架对儿童和成人仍具有良好的耐受性 (Golden 等,1998; Kalapurakal 等,2001)。

为了重复摆位和重新定位的精度,5000 定向仪的许多部件(如连接板、弧形鼻支撑支架等)具有毫米级精度,其与(连接到侧面侧板的)靶向板共同建立起框架的参考坐标,并将患者置于治疗等中心处。许多作者对该框架的重复定位精度进行了评估。Golden 等(1998)使用正交设野图像发现该框架的重复定位精度约为 2mm。Kalapurakal(2001)等将设野图像共配准至 CT 定位扫描图像后报道了等中心横向(X)、前后(Y)和上下(Z)方向的平均位移分别为(1.0±0.7)、(0.8±0.8)和(1.7±1.0)mm。Delannes 等(1991)测试框架重复安装的准确性和可重复性,发现在 X、Y 和 Z 坐标上的平均位移误差为 0.9、0.6 和 0.9mm。

7.2.3 小结

利用定位框或基准盒的有框架放射外科技术可在不需要摆位验证图像的情况下准确对患者进行摆位。使用无创框架,患者的摆位精度可达到误差在 1mm 以下。尽管罕见,使用无创框架可能会出现位移,不通过成像,这些误差可能不容易被发现。这突出了 SRS 和 SRT 的重要性。

对于可移动框架系统,精度上的很小降低是不可避免的。然而,可移动框架可达到接近无创框架的固定精度,在分割治疗中不会给患者带来不适。考虑到精度很小的降低,应有更大的边缘外扩来建立计划靶区体积(PTV)(图 7.1)。

随着图像引导放射治疗(IGRT)技术的进步,因为 IGRT 目前广泛用于直线加速器治疗,并被纳入 SRS 及 SRT 中, 从而可有效减少从有创框架到可移动框架精度的损失。IGRT 技术在 SRS 和 SRT 中的重要作用将在后续章节中讨论。

7.3 无创框架定向系统

为弥补与有创头架相关的刚性固定的损失,必须在所有无框架系统中引入高精度的 IGRT

技术。治疗时成像用于直接确定靶点位置,并校正任何患者移动和(或)摆位误差。因此,对有框架立体定向技术至关重要的患者解剖结构和固定装置之间的精确关联已不再是必要的。

　　通常,可重复摆位框架的每日复位精度变化应小于 1mm。重复摆位精度的检验最好通过对锥束 CT(CBCT)下的骨性解剖结构的融合来进行,或者可以通过前后和侧面电子射野影像装置(EPID)来对框架上的参考标记的位移进行量化。也可利用安装在立体定向框架上的参考"深度头盔"对头皮表面进行物理深度测量。还可利用固定几何形状的治疗室壁挂式摄像机和患者头部反射标记的光学视频方法。对于无框架定位,治疗室图像引导系统必须配备机载 CBCT、机载可移动式电子射野影像装置(MV EPID)或机载 kV 成像系统和(或)安装在天花板和地板上的千伏(kV)X 射线系统。目前商用的无框架定向系统包括 eXtend 系统、PinPoint 系统、光学引导咬块和 BrainLAB 无框架系统。

7.3.1 eXtend 系统

　　eXtend 框架系统(Elekta,Stockholm,Sweden)是一种用于头颅固定的无创真空咬合块复位头架。该头架系统主要包括与治疗床衔接的碳纤维框架主体、头枕和咬块,咬块可与框架主体前部进行衔接(Ruschin 等,2010)。在治疗前,需要获取患者特异的上牙槽牙齿印模,以及颅骨后部的缓冲印模。使用负压装置将为患者定制的咬块吸附到其上硬腭。为了检验患者的头部是否准确地固定在 eXtend 框架内,可将弹簧式数字千分表插入与框架衔接好的复位检测装置(RCT)的槽孔进行验证。测量框架与患者头部之间的距离,并与治疗第一天测量的参考值进行比较。如果误差超过预定的范围(例如 1mm),则需对患者重新摆位。在一项研究中评估了 4 例使用 eXtend 框架定位并接受伽马刀(Perfexion,Elekta,Stockholm,Sweden)治疗的患者,发现平均径向摆位误差在 0.33~0.84mm 之间(Sayer 等,2011)。Ruschin 等(2010)报道了 12 例患者使用 RCT 和 CBCT 图像验证 eXtend 框架的摆位精度和分割治疗内位移,结果显示,使用 CBCT 图像引导检测的三维分割治疗内位移平均为(0.4±0.3)mm,而 RCT 检测的三维分割治疗内位移平均为(0.7±0.5)mm。对于在直线加速器和伽马刀(Perfexion,Elekta,Stockholm,Sweden)上进行治疗的患者,平均三维摆位位移分别为 0.8 和 1.3mm,从而证实了 eXtend 框架的出色固定性能。

7.3.2 PinPoint®系统(Aktina)

　　PinPoint 系统(Aktina Medical,Congers,NY)在设计上与 eXtend 框架系统类似,是一种商用无创框架定向系统,配有负压固定咬合装置,用于患者定位和固定(图 7.4)。它由内部和外部组件组成。内部组件包含一个定制的患者专用牙模,经持续轻度负压吸附于上硬腭。在牙模和上硬腭之间施加温和的负压抽吸以确保两者紧密接触。外部组件由固定在金属弧形框架上的牙模组成,该金属弧形框架锁定至配有热塑性头部支撑装置的碳纤维床板上。头部支撑装置是通过创建的患者头颅后部的印模专门制作而成。它限制患者头部向左右、上方和后方的运动。提供可调节的刚性连接器限定患者头部向下和前方活动,并且限制了头部转动,特别是头部的俯仰和转动。固定好 PinPoint 框架后,除非解除牙模的负压吸附,否则患者的头部就不能移动。为了将患者摆位于治疗等中心,在 PinPoint 框架系统的桥臂上连接带有 3 个嵌入式球形 CT 显影

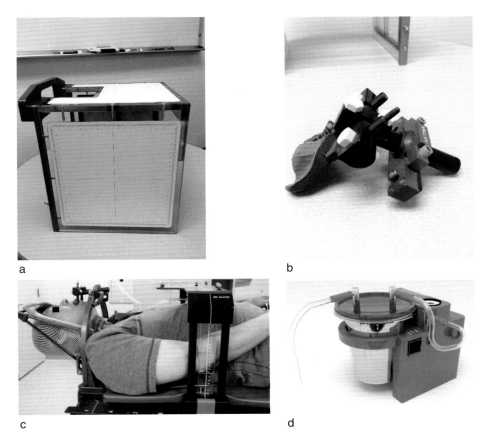

图 7.4　PinPoint®无框架定向系统。(a)能三点固定的头颅定位盒，(b)带有患者特制牙模的负压固定咬块，(c)固定在热塑性支撑框架中的患者及连接到外部拱形块的咬块，(d)带有负压吸引的便携式吸引装置。

标记的定位盒。

　　Li 等(2011)对 PinPoint 无框架系统固定和固定患者限制头部运动的能力进行了评估。他们利用视频三维光学表面成像系统，该系统具有 3 个安装在天花板上的摄像机吊舱(AlignRT，Vision RT Ltd，London，UK)，用于验证治疗摆位，以及治疗期间近实时的监测，并量化患者头部运动。选择用 PinPoint 系统固定的两个大分割立体定向放射治疗的患者和两个单次放射外科治疗的患者(共 10 次分割治疗)患者所获得的头部位移幅度进行比较。在摆位验证方面，使用 PinPoint 系统的三维平移平均误差为(0.9±0.3)mm。平均平移和旋转误差分别为(0.3±0.2)mm 和 0.2°±0.1°。结果显示，与用 BRW 头架量化的位移幅度一致。尽管在使用 PinPoint 框架时观察到患者头部缓慢的漂移运动，但 98%的时间内患者头部运动幅度在 1.1mm 和 1.0°；因此，可表明这种无框架定向系统足以在立体定向放射治疗治疗期间严格限制患者头部运动。

7.3.3　光学引导无框架系统

　　光学引导无框架系统包含多个组件：从后部支撑患者头部的头枕、从前部将患者前额至上唇固定的热塑面罩、根据患者上颌印模定制的咬块、附着在咬块上的基准标记光学阵列，以及安装在天花板上的室内红外摄像系统。该系统是在佛罗里达大学(Bova 等,1997)发明的,并且可通过 Varian Medical Systems(Palo Alto,CA)获得。该系统的独特之处在于固定框架与定位适配器是分开的, 因为咬块未固定到热塑面罩上, 因此该系统也可与刚性立体定向框架兼容(Meeks 等,2000)。通过光学参考阵列和红外摄像系统实现定位。红外摄像机配有发射红外线的光源。发射的红外光线从光学阵列上的红外基准点反射,并由相机的电荷耦合光学器件捕获, 以精确定位基准点的位置。基准点相对于预先在立体定位坐标系中定义治疗等中心的位置,并且通过校准矩阵将其与摄像机及治疗装置的等中心位置相关联,从而实现相对于等中心的靶点定位和实时跟踪(Kamath 等,2005)。

Meeks 等(2005)研究表明,与立体定向刚性框架相比,光学引导咬块系统的平均定位精度为(1.1±0.3)mm。Philips 等(2000)发现使用该系统在辐射场中定位靶点的精度为(1.0±0.2)mm。Wang 等(2010)使用正交千伏(kV)平面成像,对 56 例患者使用光学引导无框架系统的摆位精度进行了回顾,平均三维等中心定位误差为 0.37mm,最大误差为 2mm。Peng 等(2010)综合了光学跟踪和三维超声成像系统(SonArray system,Varian,Palo Alto,CA)及 CB CT 检测,显示的平均摆位误差为(1.2±0.7)mm。Ryken 等(2001)对 15 例使用光学引导无框架系统的定位精度的测量结果显示,等中心的平均定位精度可达亚毫米级,为(0.82±0.41)mm,因此,他们得出结论认为,就靶点定位和精度而言,光学引导无框架系统与有框架系统大致相当。

7.3.4　BrainLAB 无框架面罩

BrainLAB 无框热塑面罩(BrainLAB AG,Feldkirchen,Germany)是一种商用的固定系统,通过定制的牙块和连接在面罩下面的 3 个加强系带,覆盖前额、颏部和鼻部下方区域(Gevaert 等,2012a)得以固定。将 6 个红外标记放置于热塑面罩的顶部,并通过安装在天花板上的红外摄像系统(ExacTrac)进行探测、定位和实时跟踪。结合该光学引导系统,采用用于治疗计划 CT 图像的数字重构放射影像系统(DRRS),从 6 个自由度方向(6DOF)拍摄并配准立体的平面的千伏(kV)X 线图像(Novalis Body)。一旦配准成功,任何与治疗等中心的偏离就同时确定。6 个自由度方向的平移和旋转摆位误差可通过治疗床和床面下方的机器人倾斜模块进行校正(Verellen 等,2003;Gevaert 等,2012b)。

Gevaert 等(2012a)研究了使用 BrainLAB 无框架面罩系统固定的 40 例患者的摆位误差和分割治疗内位移。在进行 6DOF 校正之前,发现在横向和纵向上的摆位误差明显更大,其平均三维摆位误差为(1.91±1.25)mm。分割治疗内误差在纵向上更明显[平均偏移(0.11±0.55)mm],并且分割治疗内平均三维位移为(0.58±0.42)mm。分割治疗内的旋转位移在垂直、纵向和横向上相当,都在±0.03°范围内。该结果与 Ramakrishna 等(2010)报道的使用 BRW 无创头架(被认为是头部固定的金标准)分割治疗内的平均三维位移相当,为(0.40±0.30)mm。Verbakel 等(2010)使用头部模型进行隐藏靶点测试来测定 BrainLAB 无框架系统的摆位精度,结果显示在各个方向的摆位精度约为 0.3mm(1 个标准差)。利用 43 例患者的治疗后 X 线验证结果还确定了分割治疗内位移为(0.35±0.21)mm(最大 1.15mm)。由此 Verbakel 等(2010)得出结论,使用 BrainLAB 无框架面罩和 ExacTrac/Novalis Body 系统的患者摆位准确且稳定,分割治疗内位移非常小。

7.3.5 图像引导无框架放射外科系统

对于无框架放射外科系统,图像引导在以下方面起着至关重要的作用:①定位/识别靶点是否处于特定的坐标系内;②确保头颅固定与刚性框架(视为固定的金标准)相当。图像引导通常用于患者初始摆位、治疗前验证、分割治疗内监测和治疗后验证。在治疗前,患者首先与建模时所用的固定面罩或定位装置上的基准对准。完成此项操作后,进行平面和(或)容积成像以寻找大的摆位变化。平面成像可以包括 kV 影像或 EPID,以及立体 kV 成像装置(例如 BrainLAB Novalis Body)。容积图像采集(如 kV CBCT 等)与随后治疗计划 CT 的 3D–3D 匹配为患者 6 个自由度方向(6DOF)摆位提供最大量的信息。平面和容积基于放射的成像系统的几何精度已被广泛研究,并且报道的定位精度分别为 1~2mm 和 ≤1mm(De Los Santos 等,2013)。为校正超过特定阈值的患者初始摆位变化(例如 1mm 平移和 1° 旋转),可使用机器人 6 个自由度方向(6DOF)的治疗床[例如 Hexapod(Elekta,Stockholm,Sweden)、Robotic Tilt Module(BrainLAB AG)]来对患者进行复位。然后可以使用治疗前的验证图像(再次使用平面或容积成像)来确认患者复位是否准确。这些也可用作评估分割治疗内误差的参考。

治疗后应采集治疗后图像并参考治疗前图像进行比较,以发现并量化意外的分割治疗内移位。也可实时监测分割治疗内移动,以便在治疗期间连续监测患者的移动。为此目的开发的一些商业系统包括称为 ExacTrac(BrainLAB AG,Feldkirchen,Germany)的基于放射的系统,其在治疗时结合用于“抓拍”图像的红外成像及二维正交 kV 影像,以及称为 AlignRT(VisionRT,London,UK)的非基于放射的系统,该系统使用两个或多个相机进行患者表面快速成像。两种系统的几何精度均为 1~2mm。

7.3.6 小结

对于无框架固定系统,IGRT 对于系统处理立体定向放射外科治疗及立体定向放疗所需的定位精度至关重要。该系统依赖于图像引导放射治疗系统的精度和准确性,而无须外部定位框盒。随着治疗时间延长,特别是多发转移瘤治疗的增多,对于大多数使用直线加速器的图像引导放疗技术而言,刚性和稳定的固定仍然是至关重要的,而伽马刀治疗则无须考虑患者在分割治疗内的运动。因此,当直线加速器被用于放射外科治疗时,必须安装额外的质量控制(QA)系统,以保证治疗所需的精度。

7.4 制定立体定向治疗计划及实施

为了成功进行 SRS 和 SRT,固定只是制定治疗计划和实施复杂过程的一部分(图 7.5)。以下简要介绍整个 SRS 和 SRT 过程,以及固定系统的选择对每个治疗阶段的影响。

7.4.1 模拟

通常需要 CT/MRI 或单独用 MRI 来定位靶区体积和危及器官(OAR)。CT 可反映组织密度的不均匀性以用于剂量计算,但在头部,仅使用显示组织电子密度覆盖的 MRI 也是可接受的。

通常需要尽可能减少 MRI 图像的畸变。因此应找到并移除隐藏在长发中的夹子。应将脑深部电刺激的脉冲发生器的振幅减小到零以防止副作用。应与放射影像科签订协议,确保经常校准以使磁场非均匀性最小化。Leksell 头架的设计水平极高,Burchiel 等(1996)研究后指出,Leksell 头架超高的金属纯度使得它产生的影像畸变显著小于其他商品化的头架系统。许多文章中都提供了特定的 MR 脉冲序列,超出本章的讨论范围。然而,需要注意的是,薄层 T1 加权序列可减少空间畸变,并且其反转恢复成像序列可清楚地区分脑部解剖结构。

对于 MRI 或 PET 成像,可使用含有适当液体的密封管和 CT 定位框的类似配置,但已可被图像融合技术替代。数字减影血管造影和 MRI 需要经过周密设计的质控程序。进行血管造影时,将小的标志物或标尺内置于基准板的 3 个面上(分别在患者前侧和左右两侧面板上),可用于放射外科治疗中 AVM 定位。使用中,其优点是对病变灵活成像,不受射线源–患者–图像平面的几何关系的限制。

对于所有成像系统,头架(包含有创头架的金属螺钉)可能导致图像畸变,因此,在对患者进行成像时应小心谨慎,尽量减少在靶点和 OAR 区域附近形成伪影。

7.4.2 治疗计划

商用的立体定向计划系统通常与完整的立体定向、外科手术、近距离放疗和放射外科配套销售。由于 MRI 是颅脑成像的重要手段,而 CT 扫描又被认为是精度最高、无畸变的断层成像模式,因此治疗计划系统(TPS)中进行多模态影像的配准和融合已成为必需。

对虚拟比患者操作显示靶区体积和敏感结构设计预计划是至关重要的,并且由于直观制订计划时规避敏感结构的操作很复杂,因此对射线束进行优化的软件很重要。随着多发治疗靶区越来越成为规范,并且越来越多的患者接受多次治疗,亟须逆向计划模块来辅助制订计划的过程。此外,还需要计划分析工具进行剂量–容积数据及评估"费用函数"的优化。需要特定的剂量–容积限制的自动和优化的逆向计划系统,目前在许多临床放疗中心得到应用。

立体定向治疗计划需要规划多个聚焦于单个或多个等中心的非共面射线弧,或多个固定非共面的适形射线束。考虑到用于治疗计划系统的大多数碰撞软件功能有限,因此计划者必须意识到给定的治疗设备几何上可能发生准直器与治疗床碰撞的限制。可显示与危及结构(如脑干和视交叉)的距离的调整射线野方向观视图功能是必要特征。理论上应避免射线入射和出射发生重叠,通常根据计划中所使用的射线弧数量(n)在 180°平面内平均分配射线弧角度($180/n$)。制订计划时应注意避免射线束/弧通过框架的高密度区域,否则可能导致剂量计算的误差。为了规避敏感结构乃至已治疗的结构就意味着最优化的软件、生物肿瘤控制概率和正常

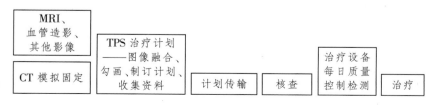

图 7.5 SRS 和 SRT 从制订计划到治疗的典型步骤。

组织并发症概率建模变得越来越重要。通常要显示轴位、矢状位、冠状位影像及射线弧平面。剂量-容积直方图分析有助于临床团队确定最佳射线分布。治疗计划系统还必须能够导入和导出图像及计划信息。对基于框架的系统,除了正常的信息传输之外,还必须将立体定位坐标从计划系统转移到治疗装置。

SRT 中,3~5 个射线弧和 7~13 个静态射线束足以对正常组织进行充分的保护。然而,当对良性疾病,尤其是年轻患者,设计 SRT 或放射外科计划时,适当增加射线弧的数量,以减少任何矢状方向射线弧在大脑的出射剂量,尽管这个方法可能无法完全避开可能的敏感部位。对于较大和(或)不规则的靶区容积(35~70mL),选择 4~6 个固定的非共面照射野可能是更合适的技术。在这种情况下,可使用适形挡块,或选择射野形状与靶区射野方向观投影一致的多叶准直器。利用多叶准直器提高效率时必须兼顾到利用铅挡块适形靶区这一金标准(与具有无限小叶的微型多叶光栅大致相当)。

7.4.3 治疗摆位和质量控制

治疗前,根据要治疗的病变类型进行 CT 扫描或用治疗装置本身来确认计划摆位非常重要。自动或辅助摆位系统对于减少潜在摆位误差时意义重大,并且采用全颅解剖成像的影像可以为放疗提供更加理想的精度确认。

直线加速器需要在不同的时间间隔进行更多的质量控制检查。这些检查取决于所使用的精确检测技术。以下总结是放射外科治疗的典型质量控制检查过程,括号中给出了推荐的公差。要注意的是,这些测试是对日常机器质量控制的补充[参见美国医学物理师协会(AAPM)报告 No.54,142;Solberg 等,2012]。

每日 QA

1.患者头架安装(<1mm)。

2.用左右两侧和天花板的激光线与主要机架角度的对应光照射野中心进行比较(<0.5mm)。

3a.准直器旋转 180°时光照射野中心十字点移动幅度(<0.5mm)。

3b.使用机载 EPID 检测准直器旋转 180°时照射野中心十字点移动幅度(<0.5mm)。

4.选定的三级准直器照射野十字点与光照射野的对称性(<0.5mm)。

月度 QA(*取决于治疗装置的使用频率*)

1.在等中心处带有电离室的水模上完成单个横向射线弧,将电离室剂量与按实际治疗时所用机器跳数的同样治疗的计算机计划进行比较(±2%)。

调试和年度 QA

1.使用连接到机头的三级准直器/微型多叶准直器,按常规机架间隔拍摄设置于激光等中心点的非透射性物体的 EPID(或胶片)(Lutz 等,1988;Podgorsak 等,1989)(<1mm)。

2.端到端测试:对安装在立体定向框架上的头模中的指定"病变"利用 CT 制订计划和治疗(图 7.6)。测量沿 3 个主轴堆叠的热释光剂量计、光激励发光剂量计或置于等中心的感光胶片,并与相应的多弧照射计划进行比较(小于 5%的射线剂量稳定性和小于 1mm 位移)。可通过测量感光胶片获得相对等剂量信息(或精确校准的绝对值)。凝胶剂量计显示了对放射外科治疗治疗中三维等剂量线进行验证的前景;然而,它需要具备使用光学 CT 或 MRI 技术读取剂量信

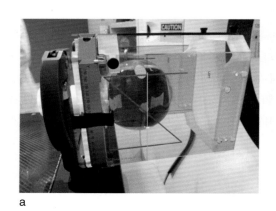
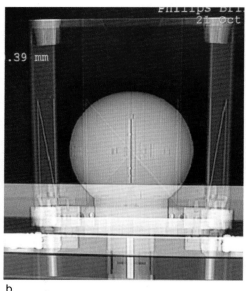

a　　　　　　　　　　　　　　　　　　　　　　b

图 7.6　用于端到端测试的典型立体定向放射外科治疗模型。(a)用于 CT 模拟的在 Leksell 立体定位框架中的 Lucy 3D 模型和(b)Lucy 模型摆位下的 CT 扫描视图。

息的专业知识。

　　此外,还应进行其他相关检测,例如应检查三级准直器是否损坏,以及任何连锁装置[例如 Elekta 公司生产的三级圆锥系统(Stockholm,Sweden)上的条形码阅读器]是否正常工作。刚才讨论的 QA 程序包括推荐用于放射外科治疗的一般测试。这些列出的检测并不详尽,并且会按照不同的频率进行。应注意,在这些测试中,需要在不同的机架/治疗床位置确立摆位和剂量。在立体定向放射治疗的容积旋转调强放疗(VMAT)和调强放射治疗(IMRT)中,应增加对不同的多叶光栅(MLC)的测试,以检查多叶准直器的位置和运动。

　　通常,可重复定位框架的每日重复摆位精度误差应小于 1mm。移位检测最好通过叠加重复的 CB CT 成像的骨性解剖标志来进行,如不可行,则采取前后位和侧位 EPID 量化附着在框架上的参考标记物的位移。或者用放置于立体定向头架上的深度测量头盔,对头盔到头部表面的距离进行物理深度测量。或者使用基于治疗室中固定形状的壁挂式相机和放置在患者身上的反射标记物的光学视频方法。

7.4.4　总体精度和边缘扩展

　　在日常条件下,在充分强调 QA 的重要性,基于直线加速器系统可达到的总体精度在 2mm 以下。然而,靶区定位仍是 SRS 及 SRT 中最大的不确定因素,因此从全面的临床角度来看,定位的准确性非常重要。评估一个给定系统的准确性涉及合理化小误差(通常为 0.5~1mm)的累积效应,在实践中通常转化为病变周围 1~3mm 的边缘扩展。

　　对于放射外科(SRS)系统,根据所使用的固定系统,应调整选择较小的边缘外扩。不应忽视治疗过程中所有误差的累积效应,但每个治疗中心都需要评估该误差及其对 OAR 剂量的影响。随着越来越多的脑转移瘤病例在各放射肿瘤中心接受治疗,使正常脑组织受照剂量最小化至关重要,尤其是对导致认知功能降低的相关区域照射。随着越来越多的患者接受完局部照射后再接受其他部位照射,降低正常脑组织累积受照剂量成为人们关注的主要问题。

通常在 SRT 中,需要制订不同的计划靶区体积(PTV)边缘外扩,因为在靠近敏感器官的区域往往需要做出一些妥协。然后该 PTV 用通常为 90% 或 95% 的处方等剂量线覆盖。如果多个等中心与使用弧线圆形横截面射束配置,则会牺牲剂量的均匀性以获得更适形的靶区覆盖。在这种情况下,两个球形剂量分布的重叠区域中最大"热点"区的 50% 等剂量线成为最佳处方等剂量线。

7.5 结论

从有框架到无框架的 SRS 和 SRT,需要评估和理解整个工作流程,包括患者资料统计、总体治疗理念和成像技术的实用性、QA,以及治疗中所涉及的 PTV 边缘扩展。SRS 和 SRT 是需要对颅内明确靶点提高准确性的治疗技术。采用无框架定向系统可以更让患者治疗感觉舒适,并且通过适当的规程(包括 QA 和 IGRT)将患者设置的精度误差最小化。表 7.1 对本章中所有讨论的框架进行了概括。为了解释应对精度的降低,应使用边缘外扩从靶区体积生成 PTV。该治疗过程应遵循每个中心的研究经验,该研究应考虑本章中所强调的所有治疗过程,包括定位系统、成像系统、图像融合、治疗计划、放射实施和 IGRT 在进行恰当的图像引导放疗时,必须有适当的治疗验证过程,以便在观察到患者摆位(平移和旋转)超过阈值时对患者摆位进行校正(图7.7)。这样会增加患者的治疗时间,因此,在进行患者初始摆位时应该谨慎,以尽量减少患者的再次成像。

表 7.1　所讨论的所有框架系统及其可实现的固定系统精度概括

固定系统设计	设备名称	所需图像引导方式 [平面的和(或)立体的]	定位精度(包括摆位 和矢量位移)(mm)
有框架	BRW/CRW	否	<1
	Leksell	否	<1
无创可移动框架	GTC	否	1~3
	BrainLAB 面罩系统	否	1~3
	Laitinen Stereoadapter 5000	否	1~2
无框架	eXtend	是	<1.5
	PinPoint®	是	<1.5
	Optically guided bite block(光学引导咬块)	是	<2
	BrainLAB 无框架面罩(frameless mask)	是	<2

注:"框架"固定设计不需要进行图像引导,但如果进行图像引导,可增加定位精度。

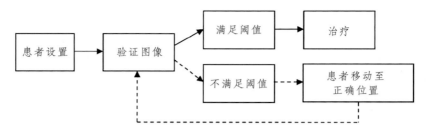

图 7.7　利用直线加速器的图像引导放疗程序示意图。虚线表示重复的程序，直到满足阈值为止。

　　使用所有的恰当校正程序，无框架固定系统有望在 SRS 和 SRT 时达到患者设置类似的精度，其精确的患者固定、治疗计划制订、治疗实施和精度验证的方法使其日趋成为高精度放疗的重要组成部分。

（戈有林　刘东 译　张南 校）

参考文献

AAPM Report No. 54 (June 1995). Stereotactic radiosurgery. Report of Task Group 42, Radiation Therapy Committee. American Institute of Physics, Inc. Woodbury, NY.

AAPM Report No. 142 (September 2009) Task Group 142 report: Quality assurance of medical accelerators. Report of Task Group 142, Radiation Therapy Committee.

Alheit H, Dornfeld S, Dawel M, Alheit M, Henzel B, Steckler K, Blank H, Geyer P (2001) Patient position reproducibility in fractionated stereotactically guided conformal radiotherapy using the BrainLab mask system. *Strahlenther Onkol* 177:264–268.

Ali I, Tubbs J, Hibbitts K, Algan O, Thompson S, Herman T, Ahmad S (2010) Evaluation of the setup accuracy of a stereotactic radiotherapy head immobilization mask system using kV on-board imaging. *J Appl Clin Med Phys* 11:3192.

Bednarz G, Machtay M, Werner-Wasik M, Downes B, Bogner J, Hyslop T, Galvin J, Evans J, Curran W, Jr., Andrews D (2009) Report on a randomized trial comparing two forms of immobilization of the head for fractionated stereotactic radiotherapy. *Med Phys* 36:12–17.

Bova FJ, Buatti JM, Friedman WA, Mendenhall WM, Yang CC, Liu C (1997) The University of Florida frameless high-precision stereotactic radiotherapy system. *Int J Radiat Oncol Biol Phys* 38:875–882.

Burchiel KJ1, Nguyen TT, Coombs BD, Szumoski J (1996) MRI distortion and stereotactic neurosurgery using the Cosman-Roberts-Wells and Leksell frames. *Stereotact Funct Neurosurg* 66(1–3):123–136.

Burton KE, Thomas SJ, Whitney D, Routsis DS, Benson RJ, Burnet NG (2002) Accuracy of a relocatable stereotactic radiotherapy head frame evaluated by use of a depth helmet. *Clin Oncol* (*R Coll Radiol*) 14:31–39.

Das S, Isiah R, Rajesh B, Ravindran BP, Singh RR, Backianathan S, Subhashini J (2011) Accuracy of relocation, evaluation of geometric uncertainties and clinical target volume (CTV) to planning target volume (PTV) margin in fractionated stereotactic radiotherapy for intracranial tumors using relocatable Gill-Thomas-Cosman (GTC) frame. *J Appl Clin Med Phys* 12:3260.

De Los SJ, Popple R, Agazaryan N, Bayouth JE, Bissonnette JP, Bucci MK, Dieterich S et al. (2013) Image guided radiation therapy (IGRT) technologies for radiation therapy localization and delivery. *Int J Radiat Oncol Biol Phys* 87:33–45.

Delannes M, Daly NJ, Bonnet J, Sabatier J, Tremoulet M (1991) Fractionated radiotherapy of small inoperable lesions of the brain using a non-invasive stereotactic frame. *Int J Radiat Oncol Biol Phys* 21:749–755.

Gevaert T, Verellen D, Engels B, Depuydt T, Heuninckx K, Tournel K, Duchateau M, Reynders T, De RM (2012a) Clinical evaluation of a robotic 6-degree of freedom treatment couch for frameless radiosurgery. *Int J Radiat Oncol Biol Phys* 83:467–474.

Gevaert T, Verellen D, Tournel K, Linthout N, Bral S, Engels B, Collen C et al. (2012b) Setup accuracy of the Novalis ExacTrac 6DOF system for frameless radiosurgery. *Int J Radiat Oncol Biol Phys* 82:1627–1635.

Gill SS, Thomas DG, Warrington AP, Brada M (1991) Relocatable frame for stereotactic external beam radiotherapy. *Int J Radiat Oncol Biol Phys* 20:599–603.

Golden NM, Tomita T, Kepka AG, Bista T, Marymont MH (1998) The use of the Laitinen stereoadapter for three-dimensional conformal stereotactic radiotherapy. *J Radiosurg* 1(3):191–200.

Graham JD, Warrington AP, Gill SS, Brada M (1991) A non-invasive, relocatable stereotactic frame for fractionated radiotherapy and multiple imaging. *Radiother Oncol* 21:60–62.

Kalapurakal JA, Ilahi Z, Kepka AG, Bista T, Goldman S, Tomita T, Marymont MH (2001) Repositioning accuracy with the Laitinen frame for fractionated stereotactic radiation therapy in adult and pediatric brain tumors: Preliminary report. *Radiology* 218:157–161.

Kamath R, Ryken TC, Meeks SL, Pennington EC, Ritchie J, Buatti JM (2005) Initial clinical experience with frameless radiosurgery for patients with intracranial metastases. *Int J Radiat Oncol Biol Phys* 61:1467–1472.

Kumar S, Burke K, Nalder C, Jarrett P, Mubata C, A'hern R, Humphreys M, Bidmead M, Brada M (2005) Treatment accuracy of fractionated stereotactic radiotherapy. *Radiother Oncol* 74:53–59.

Laitinen LV, Liliequist B, Fagerlund M, Eriksson AT (1985) An adapter for computed tomography-guided stereotaxis. *Surg Neurol* 23:559–566.

Leksell L (1971) *Stereotaxis and Radiosurgery: An Operative System.* Springfield, IL: Thomas.

Li G, Ballangrud A, Kuo LC, Kang H, Kirov A, Lovelock M, Yamada Y, Mechalakos J, Amols H (2011) Motion monitoring for cranial frameless stereotactic radiosurgery using video-based three-dimensional optical surface imaging. *Med Phys* 38:3981–3994.

Louw (2003) Stereotactic surgery with the Leksell frame. In: Schulder M, Gandhi CD (eds.), *Handbook of Stereotactic and Functional Neurosurgery*, pp. 27–33. New York: Dekker.

Lundsford LD, Leksell D (1988) The Leksell system. In: *Modern Stereotactic Neurosurgery*, pp. 27–46. Boston, MA: Martinus Nijhoff Publishing.

Lutz W, Winston KR, Maleki N (1988) A system for stereotactic radiosurgery with a linear accelerator. *Int J Radiat Oncol Biol Phys* 14:373–381.

Meeks SL, Bova FJ, Wagner TH, Buatti JM, Friedman WA, Foote KD (2000) Image localization for frameless stereotactic radiotherapy. *Int J Radiat Oncol Biol Phys* 46:1291–1299.

Minniti G, Scaringi C, Clarke E, Valeriani M, Osti M, Enrici RM (2011) Frameless linac-based stereotactic radiosurgery (SRS) for brain metastases: Analysis of patient repositioning using a mask fixation system and clinical outcomes. *Radiat Oncol* 6:158.

Peng LC, Kahler D, Samant S, Li J, Amdur R, Palta JR, Liu C (2010) Quality assessment of frameless fractionated stereotactic radiotherapy using cone beam computed tomography. *Int J Radiat Oncol Biol Phys* 78:1586–1593.

Phillips MH, Singer K, Miller E, Stelzer K (2000) Commissioning an image-guided localization system for radiotherapy. *Int J Radiat Oncol Biol Phys* 48:267–276.

Podgorsak EB, Pike GB, Olivier A, Pla M, Souhami L (1989) Radiosurgery with high energy photon beams: A comparison among techniques. *Int J Radiat Oncol Biol Phys* 16:857–865.

Ramakrishna N, Rosca F, Friesen S, Tezcanli E, Zygmanszki P, Hacker F (2010) A clinical comparison of patient setup and intra-fraction motion using frame-based radiosurgery versus a frameless image-guided radiosurgery system for intracranial lesions. *Radiother Oncol* 95:109–115.

Ruschin M, Nayebi N, Carlsson P, Brown K, Tamerou M, Li W, Laperriere N et al. (2010) Performance of a novel repositioning head frame for gamma knife perfexion and image-guided linac-based intracranial stereotactic radiotherapy. *Int J Radiat Oncol Biol Phys* 78:306–313.

Ryken TC, Meeks SL, Pennington EC, Hitchon P, Traynelis V, Mayr NA, Bova FJ, Friedman WA, Buatti JM (2001) Initial clinical experience with frameless stereotactic radiosurgery: Analysis of accuracy and feasibility. *Int J Radiat Oncol Biol Phys* 51:1152–1158.

Sahgal A, Aoyama H, Kocher M, Neupane B, Collette S, Tago M, Shaw P, Beyene J, Chang EL (2015) Phase 3 trials of stereotactic radiosurgery with or without whole-brain radiation therapy for 1 to 4 brain metastases: Individual patient data meta-analysis. *Int J Radiat Oncol Biol Phys* 91:710–717.

Sayer FT, Sherman JH, Yen CP, Schlesinger DJ, Kersh R, Sheehan JP (2011) Initial experience with the eXtend system: A relocatable frame system for multiple-session gamma knife radiosurgery. *World Neurosurg* 75:665–672.

Solberg TD, Balter JM, Benedict SH, Fraass BA, Kavanagh B, Miyamoto C, Pawlicki T, Potters L, Yamada Y (2012) Quality and safety considerations in stereotactic radiosurgery and stereotactic body radiation therapy: Executive summary. *Pract Radiat Oncol* 2(1):2–9.

Theelen A, Martens J, Bosmans G, Houben R, Jager JJ, Rutten I, Lambin P, Minken AW, Baumert BG (2012) Relocatable fixation systems in intracranial stereotactic radiotherapy. Accuracy of serial CT scans and patient acceptance in a randomized design. *Strahlenther Onkol* 188:84–90.

Verbakel WF, Lagerwaard FJ, Verduin AJ, Heukelom S, Slotman BJ, Cuijpers JP (2010) The accuracy of frameless stereotactic intracranial radiosurgery. *Radiother Oncol* 97:390–394.

Verellen D, Soete G, Linthout N, Van AS, De RP, Vinh-Hung V, Van de Steene J, Storme G (2003) Quality assurance of a system for improved target localization and patient set-up that combines real-time infrared tracking and stereoscopic x-ray imaging. *Radiother Oncol* 67:129–141.

Wang JZ, Rice R, Pawlicki T, Mundt AJ, Sandhu A, Lawson J, Murphy KT (2010) Evaluation of patient setup uncertainty of optical guided frameless system for intracranial stereotactic radiosurgery. *J Appl Clin Med Phys* 11:92–100.

Willner J, Flentje M, Bratengeier K (1997) CT simulation in stereotactic brain radiotherapy-analysis of isocenter reproducibility with mask fixation. *Radiother Oncol* 45:83–88.

Wowra B, Muacevic A, Tonn JC (2012) CyberKnife radiosurgery for brain metastases. *Prog Neurol Surg* 25:201–209.

第 8 章

脑肿瘤图像引导大分割立体定向放射外科治疗原则

Kevin D. Kelley，Mihaela Marrero，Jonathan P.S. Knisely

8.1 大分割立体定向放射外科的基本原理和优缺点

8.1.1 肿瘤放射生物学

与单次剂量放射外科相比,大分割治疗方法具有几个理论上的优势。分割治疗可用来利用基本的放射生物学原理,例如再增生和再氧合。在放疗期间,通过正常组织亚致死 DNA 损伤的修复,肿瘤细胞再氧合的增强和使肿瘤细胞再分布到细胞周期更为放射敏感的部分,使治疗增益发生变化, 从而使肿瘤的控制得到提高, 并降低正常组织的迟发效应 (Hall 和 Brenner,1993)。重要的是,作为单次分割立体定向放射外科(SRS)标志的物理剂量学优势和陡峭的剂量衰减,在分割治疗中得以保留。

8.1.2 肿瘤大小与正常脑部毒性反应的权衡

当治疗大的脑肿瘤时,与单次分割计划相比,大分割可以最大限度地减少对周围正常脑组织的毒性反应。在单次分割照射时,对大于 10mL(或直径>2.5cm)肿瘤的局部肿瘤控制率通常不令人满意。根据肿瘤放射治疗协作组所进行的一项关于复发脑肿瘤的单次分割 SRS 剂量研究试验(RTOG90-05)(Shaw 等,2000)发现,对于直径>3cm 的肿瘤,临床上通常选择<18Gy 的较低的单次分割放射外科剂量,这会导致局部控制率下降。同样的情况也见于单次分割放射外科 SRS 治疗囊性或不规则强化的病变(包括环状强化的转移瘤)的报道(Shiau 等,1997;Mori 等,1998)。当采用 SRS 治疗较大的颅内肿瘤时,有公认的与治疗相关的毒性风险(Shaw 等,2000;Soltys 等,2015)

即使采用分割照射的方法,当总剂量≥20Gy、每次分割有体积超过 23mL 的正常脑组织接受≥4Gy 的剂量照射时,发生长时间的反应性脑水肿的风险增加,导致微缺血并最终发生脑实质坏死性改变(Ernst-Stecken 等,2006)。此外,较大体积的肿瘤接受 SRS 治疗后,可能出现如癫痫发作或神经系统症状恶化等早期并发症。最突出的是,毒性反应与正常脑组织受照的辐射剂量成正比(Ernst-Stecken 等,2006)。如果在单次分割中使用超过 10Gy 的剂量照射超过 10mL 的正常脑组织,则副作用通常会显著增加(Levegrün 等,2004;Lawrence 等,2010)。

当靶向针对大体积或不规则形状的病变时,需要一种实施高度适形的消融性剂量的方法,以避免单次分割的剂量限制性毒性反应。已发现在上述情况时,大分割照射是单次分割 SRS 的有效替代方法。事实上,Ernst-Stecken 及其同事得出的结论是,对于因大体肿瘤体积(GTV)大于3mL、病灶位置涉及重要解剖部位或者正常脑组织受照体积超过限制,而不适合单次剂量放射外科治疗的脑转移瘤患者,应用大分割立体定向放射外科(HSRS)采取 5 次分割,6~7Gy,是一种安全有效的治疗方法(Ernst-Stecken 等,2006)。

8.1.3 脑功能区

任何放射性副作用的临床表现,在很大程度上取决于脑内靶体积的位置。事实上,与颞叶,基底神经节和脑干相比,额叶和枕叶似乎可以耐受明显更大的放射外科治疗体积。研究表明,当脑干、基底神经节、中脑或内囊部位的单发或多发脑转移瘤合并体积超过 3mL,单次分割SRS治疗将明显导致更多的毒性反应。因此,在治疗上述脑功能区的靶区病变时,需要考虑采用大分割的方法(Flickinger 等,1997)。

8.1.4 大分割治疗的缺点

大分割治疗的缺点,除了给患者和医护人员带来不便,在重复进行的立体定向照射实施过程中,也存在着问题;在用 2~5 次分割方案治疗脑转移瘤的时候,放射抵抗性肿瘤(黑素瘤、肉瘤和肾细胞癌)的长期局部控制率低于较为放射敏感性的肿瘤[乳腺癌、小细胞肺癌(SCLC)和非小细胞肺癌(SCLC)]的长期局部控制率;而单次分割 SRS 对于这些不同组织学的肿瘤局部控制率并无差异(Oermann 等,2013)。

8.2 脑肿瘤的大分割放射外科治疗计划

8.2.1 制订计划的基础框架

使用热塑性固定面罩的无框架技术可实现高精度的简单且可重复的设置,是 HSRS 方法的理想选择。

在勾画放射外科靶区体积(TV)时(尤其与肿瘤扩散和复发模式相关时),详细了解相关解剖学尤为重要。增强 MR 的诊断成像用来评估病变或空腔的大小和形状,对于确定 TV 非常重要。当选择大分割剂量方案时,还应该考虑不同肿瘤类型的病理学和放射生物学。尚不确定组织学的差异是否对应不同边缘外扩以达到最佳的临床和计划靶区体积(PTV),但端到端测试表明,大分割治疗过程中,所使用的影像、计划设计和照射方法肯定会影响临床和 PTV 设计(Lightstone 等,2005)。这些特征将有助于预测预期的临床轨迹和治疗技术、剂量和分割方案的适当性。

当开始为放射外科患者制订治疗计划的时候,应回答以下几个问题:

• 获得持久的肿瘤控制所需的恰当剂量是多少?

- 是否需要临床靶区体积(CTV)边缘扩展以避免边缘复发?
- 设置多大的 PTV 边缘扩展来代偿摆位误差?
- 是否需要进行大分割治疗以将与治疗相关的毒性反应风险降到可接受的水平?

8.2.2 成像

按照标准化的 SRS 磁共振成像(MRI)方案进行增强 MRI 扫描。我们在 3T 场强(Verio 3T, Siemens,Munich,Germany)或 1.5T 场强(Signa HDxt 1.5T,GE Healthcare,Little Chalfont,UK)的 MRI 系统上进行无框架 MRI 放射外科成像。我们设计的成像方案为适合在半小时时间间隔内完成的,最开始是持续 4~5 分钟各向同性 T1 梯度回波序列(GRE)的平扫。然后,按照基于体重的剂量标准(0.1mmol/kg)注射高弛豫性的钆对比剂,使用高压注射器以 2mL/s 注射,再用 20mL 盐水冲洗。对于所有患者都要记录对比剂注射的时间。之后立即行容积 T2 加权采集。这项研究所选择的时间允许在对比剂给药 10~15 分钟后再进行轴位各向同性 T1-GRE 增强扫描,已经证明这样做会有助于脑转移瘤的检出(Kushnirsky 等,2015)。如果不是对转移性疾病进行成像,则无须在对比剂给药后延迟成像。

各向同性 T1 加权 GRE 成像参数是脑容量成像(BRAVO)(GE 1.5T)T1 加权[重复时间(TR)/回波时间(TE)/反转时间(TI)=10.7/4.4-14/450ms,翻转角=13°],层厚为 1.0mm,带宽为 25kHz,矩阵为 320×320,视野(FOV)为 240mm。我们也采用层厚为 0.9mm 的磁化准备快速采集梯度回波(MPRAGE)序列(Siemens 3T)(TR/TE/TI=1900/3.11/900ms,翻转角=9°)(图 8.1)。偶尔会附加特定的脉冲序列或采集以有助于勾画重要的正常结构和 TV,并且最好通过与神经放射学家协助的密切配合来获得这些特定的脉冲序列,以确保成像质量足以用来制订 SRS 计划。

因为 MRI 可能会带来微小的几何畸变,即便富有经验的读片医生都很难发现,所以应通过专业的体膜对成像过程进行常规的定期质量保证检测,以识别、减少和纠正这种畸变,使之

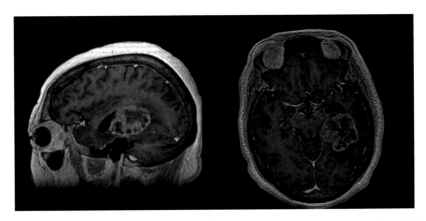

图 8.1　患者,65 岁,有 Ⅲ 期 TxN2M0 肺腺癌病史,最初用确定性的化疗和放疗治疗,在发生累及中枢神经系统的转移性疾病后采用 HSRS 治疗。她在出现失语症状来到急诊室,增强 T1 序列中可清楚地看到巨大的左颞叶内侧转移瘤,为 4.1cm×4.2cm×3.7cm 的囊性周边增强病灶,中央坏死并伴有左侧颞叶水肿,左侧侧脑室有明显的肿块占位效应压迫脑干。患者被送进手术室,进行左颞开颅手术切除转移瘤和部分海马。8 周后,她接受 HSRS 治疗切除术后的瘤床,对在手术时未观察到的右侧颞叶一个较小的转移瘤行单次分割立体定向放射外科治疗。

降至可被接受的低水平，对确保用于治疗计划的基本影像资料以尽可能达到空间上的准确性是重要的(Sun 等,2014)。与低磁场强度的磁体相比,高磁场强度的磁体有更多的几何畸变问题,在选择进行 SRS 治疗计划用的成像平台时应记住这点。

如果患者在接受 SRS 治疗之前接受过手术,那么手术后何时采集影像以制订放射外科治疗计划是一个需要仔细考虑的问题。根据手术空腔的大小和肿瘤组织学,应该谨慎地为术后瘤腔的回缩留出时间,以便减少正常脑组织受照体积。大多数回缩会在手术后几天内发生,但也有很多患者的术后瘤腔会在很长一段时间内发生逐渐回缩,这会有利于制订立体定向放射治疗计划,特别是对于惰性肿瘤而言,无须尽早实施放疗(Atalar 等,2013)。

8.2.3 模拟和定位

制订 HSRS 治疗计划时,需要进行 CT 成像,帮助评估 MRI 扫描的几何精度,如果两种成像方式都能在感兴趣的区域内辨别出足够的解剖标志, 可确保获得精确的刚性配准(Poetker 等,2005)。我们使用 120kV、512mA CT 模拟定位机, 视野包括整个颅骨和所有外部定位装置——从头顶到 C3 椎体的底部。螺旋扫描能允许重建出任何所需的层厚——我们使用厚度为 1.0~1.5mm 的重建轴位片。作为实现可重复设置的补充辅助,不透射线标记(BB)被放置在热塑性面罩上的等中心"原点"标记上。

在模拟过程中,患者仰卧在模拟机床上,其手臂放置在舒适的位置。给患者提供膝枕,在无框架立体定位面罩放置前患者应立即保持伸直并对齐。在使用平扫 CT 模拟扫描患者之前,需应用 CT 定位器底板和定位框盒(图 8.2)

8.2.4 三维刚性图像融合

进行准确的刚性图像配准是关键的下一步。商业软件包的算法能提供有活动度的颅外解剖结构的可接受配准,例如用于胸部放射的正电子发射断层扫描(PET)和 CT 融合,但往往在提供对颅内放射外科治疗至关重要的准确性方面常是不稳定的。我们发现,并非每个供应商的产品都能实现精确的配准,而无须重复的迭代的人工干预来引导软件的算法过程。精确三维刚

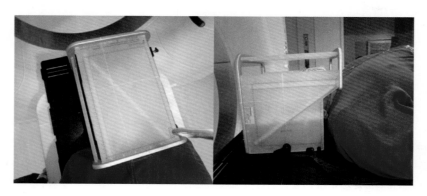

图 8.2 N 型定位框盒用于将二维平面体层摄影坐标转换为三维以引导立体定向靶向定位。重要的是扫描患者必须包括整个定位框盒。螺旋扫描将允许重建出为任何所需的层厚,一般 1~1.5mm 的层厚可用于治疗计划设计。

性配准的算法也能在网上找到。该过程的目标是对 MRI 研究进行适当的翻译,将 MRI 扫描获得的三位像素重建并显示在治疗计划 CT 扫描的几何形态上(Bond 等,2003)。

作为质量保证措施,首先检查所有扫描的日期以确定正确的 CT/MRI 组合进行融合是非常必要的(有些病例在同一机构过去进行过多次治疗的情况下,要注意区分术后与术前 MRI,以及有正确的 CT 模拟日期)。T1 加权、钆对比剂强化的容积采集序列的融合可以手动启动,重点是疾病部位(前颅窝、中颅窝或后颅窝)的对准。而这并不总是必要的;描绘感兴趣的"盒子(box)"的立方形区域工具可被放置到能包含所有相关结构,包括肿瘤和邻近骨或脑实质解剖结构,通过使用自动算法(例如标准化交互信息)以严格对准两个三维图像。可以通过进行精细或粗略的调整以引导和精炼融合过程,直到实现三维对准。例如,对于前庭神经鞘瘤患者,肿瘤的内听道内部分应完全符合骨性内耳道(Poetker 等,2005)。

应使用一种或多种工具(如"spyglass"或对比色相位)对融合进行全面验证,以确保准确匹配肿瘤体积和邻近的骨性解剖结构(图 8.3)。无论是谁执行此过程,三维刚性融合的所有方面都应在区分靶区体积(TV)和正常结构之前由放射肿瘤学医生做独立验证。如果不这样做,在治疗之前才发现错误,可能会浪费宝贵的时间。如果在治疗前未发现该过程中的固有错误,则可能导致肿瘤控制较差和患者受损伤的风险增加。

融合概要

- SRS 协议的对比增强 MRI。
- T1 加权的钆剂增强后容积 MRI 融合到使用定制的固定面罩采集的专用的治疗计划 CT。
- 设置定位框盒以包括肿瘤和(或)术后瘤腔,还包括相邻的位置固定的颅底或颅骨解剖。

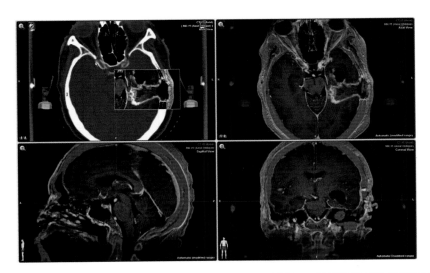

图 8.3　使用 iPlan®治疗计划软件(BrainLab AG,Munich,Germany)进行 T1 扰相梯度回波(SPGR)后诊断性对比增强 MRI 序列与 CT 模拟扫描的融合。"图像融合模式"用于验证立体定向 MRI 和治疗计划 CT 扫描之间的图像融合。应用如蓝色/琥珀色相位和矩形 spyglass(左上图)等工具,特别注意 CT(蓝色)和 MRI(琥珀色)之间的骨性解剖对准程度,在这种情况下,特别是对于此例患者肿瘤手术切除后的瘤床所在的左侧颞叶区域,可进行淡入和淡出以验证相差很小。

- 在所有 3 个平面中手动对准以粗略近似扫描。
- 自动对准。
- 使用 spyglass 窗口和对比色相位验证靶区周围多个区域的融合,然后保存,文件名包括 MRI 和 CT 模拟日期和操作者的首字母缩写。
- 医生(超时)独立验证所有 MRI 和 CT 模拟的日期是否正确和对应正确的患者,并且在靶区勾画之前,确定在最感兴趣的体积中,该融合达到了几何学上的精确。

8.2.5 靶区体积勾画

在靶区勾画阶段,大体肿瘤体积(GTV)由放射肿瘤学家勾画,无论软件自动勾画,还是由住院医生或者物理师来完成勾画,所有重要结构(即视觉器官、脑干和脊髓)的勾画都需经调整和验证无误。重要的是,在勾画靶区之前,与神经外科医生和神经放射影像学医生一起检查计划的 GTV,而不是只依赖于报告,尤其是如果对术后变化和残留病变的范围存在任何不确定性时。在这种情况下,术后行平扫加增强扫描可用于更准确地确定 GTV。在曾经做过手术的病例,GTV 被定义为包括所有可疑增强区域及手术后的空腔。

当使用无框架放射外科技术进行 6 个自由度方向准时,已经证明 GTV 外扩 1mm 足以取得有效的 PTV(图 8.4 和图 8.5)(Dhabaan 等,2012;Prabhu 等,2013)。此外,数据支持这样的观点:与用大分割 SRS 治疗脑转移瘤后的照射野内复发相比,1~2mm 小的外扩所取得的 PTV 不会导致边缘复发率显著增加(Eaton 等,2013)。最近报道的一项Ⅲ期试验评估单次分割 SRS 治疗的 1mm 和 3mm 的 PTV 外扩,已经认定 3mm PTV 外扩有更高的放射性坏死率(Kirkpatrick 等,2015)。应该记住,体积会随着立方体半径的增加而增加($V=4/3\pi r_1 r_2 r_3$),TV 的半径等距地增加几毫米,最终的计划靶区体积(PTV)的体积增加比率是惊人的。

根据斯坦福大学的研究报告,在治疗切除术后的瘤床时,将边缘外扩 2mm;他们的数据似

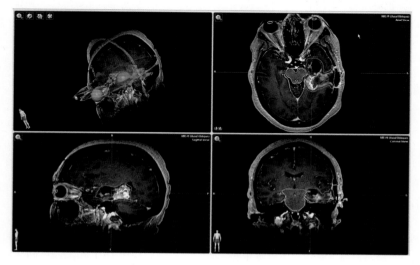

图 8.4 一旦图像融合得到各自确认,可以在 T1 增强的磁化快速梯度回波(MPRAGE)(或 SPGR)MRI 序列上开始勾画大体肿瘤体积。红色线轮廓表示 PTV,包括整个切除术后的瘤床,其中包含所有对比增强的术后脑实质组织和充满液体的瘤腔,以及外扩的 2mm 边缘。脑干用绿色线、视交叉用橙色线、视神经用黄色线突出显示。

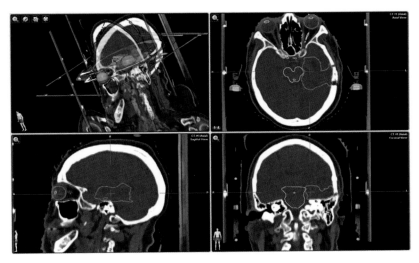

图 8.5 确定计划靶区体积后将注意力转向尤其是参考颅骨的骨性解剖结构的 CT 模拟定位。

乎表明当过于小心翼翼地去建立一个小型靶区体积会导致该临床设置下局部复发率较高
(Choi 等,2012)。作为惯例,确认患者的 GTV 和 PTV 时,总会有神经外科医生参与,以确认没有
疏忽地、错误地定义上述靶区体积。

靶区勾画总结

1.GTV=基于 T1 加权增强容积扫描的 MRI 序列的对比增强的大体肿瘤（或术后残留病变
应包括术后瘤腔）。

2.PTV=GTV+1mm(或切除术后瘤床外扩 2mm）。

8.2.6 处方剂量和剂量分割方案选择

放射外科剂量选择主要由肿瘤(靶区)体积决定。GTV 的增加显示与局部控制率呈负相关
(Eaton 等,2013)。一般来说,对于大致球形的病变,从最初诊断成像中测量到的直径可用于选
择合适的剂量和分割方案。随着病变的形状由球形变为不规则形,空间复杂性增加,正常脑组
织的受照剂量趋于增加,部分原因是在制订剂量计划的时候要充分保护在 TV 凹面区域的正常
脑组织非常困难。通过采用非共面弧形调强技术递送高度适形的射线,可将部分相邻的正常脑
实质组织排除在治疗体积之外。一旦 GTV /瘤床的体积超过约 14mL,应该坚决考虑 HSRS 治
疗,这大致相当于半径为 1.5cm 的 GTV 球体。术后的计划靶区体积(PTV)(假设 GTV 边缘外扩
2mm)的体积为 20~21mL 时,也应相应地使用 HSRS。

8.2.7 BED 计算

不同剂量分割方案可通过生物有效剂量(BED)进行换算。这个换算是基于实验观察到的
剂量和组织效应之间的线性二次关系。BED 是 α/β 比值的函数;假设大多数恶性脑肿瘤的 α/β
值为 10,但对于生长缓慢的良性肿瘤 α/β 值的情况就并非如此(表 8.1)。

表 8.1　单次立体定向放射外科与 3 或 5 次分割(fx)大分割立体定向放射外科的生物有效剂量换算表

3 次分割
15Gy SRS=22.5Gy HSRS(3fx)
18Gy SRS=27.4Gy HSRS(3fx)
20Gy SRS=30.8Gy HSRS(3fx)
22Gy SRS=34.1Gy HSRS(3fx)
24Gy SRS=37.5Gy HSRS(3fx)
5 次分割
15Gy SRS=26.5Gy HSRS(5fx)
18Gy SRS=32.6Gy HSRS(5fx)
20Gy SRS=36.8Gy HSRS(5fx)
22Gy SRS=41.0Gy HSRS(5fx)
24Gy SRS=45.3Gy HSRS(5fx)

Source:Reprinted from *Int. J. Radiat. Oncol. Biol. Phys.*,Vol 21 (3),D.J. Brenner,M.K. Martel,E.J. Hall, Fractionated regimens for stereotactic radiotherapy of recurrent tumors in the brain,pp 819–824,Copyright(1991), with permission from Elsevier.

8.3　剂量学

8.3.1　射线束几何形状与治疗计划

　　制订放射外科治疗计划的最终目标就是以尽可能接近 100%的处方剂量覆盖 PTV,同时在 PTV 边缘保持非常陡峭的剂量衰减,以保护邻近的正常脑组织及重要结构。在本章和其他章节中所描述的许多 SRS 实施照射技术的设计都是为了进一步满足这个目标。这些技术包括传统方法如步进采集门架固定法和最近被修改为包括调强技术的基于弧形的照射方法。

　　对于较小的大致球形的病变,圆形准直器可用于产生非共面的、基于弧形的治疗计划,治疗计划在 TV 外有非常陡峭的剂量衰减。使用高分辨多叶准直器的动态弧形疗法也可产生高度适形的计划,但由于准直器叶片的尺寸限制,在适应病变几何形状方面能力有限,剂量衰减并不是那么陡峭。已经设计出新技术(如容积旋转调强放疗)以改善适形性,同时不牺牲治疗实施的速度(图 8.6)。该方法通过多叶准直器同时调整光子剂量率,门架旋转速度和通过多叶准直器的射线束形状/孔径来实现适形的剂量分布(Wang 等,2012;Zhao 等,2015)。该技术已被证明可提供更高程度的目标适形性和更低作用于正常脑组织的剂量, 特别是当非共面弧旋转用于治疗时(Zhao 等,2015)。

　　应根据 PTV 位置及其与重要结构的空间位置关系来确定照射野/弧的布置。例如,在可行的情况下,应谨慎避免设置射线束在治疗期间通过眼/视觉器官、耳蜗或脑干射入或穿出,但逆向治疗计划方法可将事先勾画的重要正常组织的照射剂量降至最低,或者可增加射线照射的

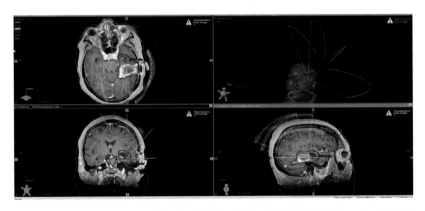

图 8.6 使用 3 个非共面弧和 10MV 光子照射进行大分割立体定向放射外科治疗，治疗计划由 Aria®治疗计划软件（Varian Medical Systems，Palo Alto，CA）生成，图示轴向、矢状面和冠状面上的计划影像。选择该方法通过调节剂量率、门架速度、以及射束孔径来传送适形剂量到 PTV。使用 Novalis TX®立体定向直线加速器（Varian Medical Industries，Palo Alto，CA；BrainLab AG，Munich，Germany）将 3 次分割 27Gy 的总剂量以 90%的等剂量线界面覆盖左颞叶 PTV。

弧度，使得照射这些结构的偶然剂量变得微不足道。

使用共面和非共面弧形照射各有优缺点。非共面弧形的优点包括改善计划的适形性和剂量均匀性的能力；缺点包括增加治疗照射的时间，这可能会导致摆位错误增加。出于这个原因，在每次拉弧照射之前和治疗床移位之后，我们都使用立体定向图像引导装置来提高分次照射的准确性。立体定向图像引导装置包括 2D kV X 射线对，或者较少使用的 CB CT 监控（使用≤0.5mm 的公差，用于数字重建 X 线片进行射野配准）。

8.3.2 计划评估和质量保证

在评估计划时，医生的职责是应仔细检查以下内容：

- 覆盖的异质性。
- 什么样的等剂量界面可提供 100%的覆盖率。
- "热"点和"冷"点的大小和位置。
- 剂量−体积直方图（DVH）限制。
- 评估 PTV 与处方等剂量线（PI）剂量适形指数之间的一致程度。

覆盖的异质性（处方较低的等剂量线界面）使得在 PTV 以外的剂量快速衰减、增加 PTV 内肿瘤细胞的照射强度，这是其优势所在。类似地，小部分靶区体素接受相对低剂量可能是恰当的，取决于 PTV 内部热点的位置，如果这部分靶区包括在处方等剂量线（PI 界面内，处方剂量所照射的治疗体积，以及这些冷点会导致复发的风险。剂量适形指数可帮助选择 PI 界面。存在不同的剂量适形指数，并且在不同情况下，剂量适形指数有其各自的优势。RTOG 推荐使用 PITV，定义为处方等剂量线（PI）体积除以靶区体积（TV）的比值；许多其他学者提出建议来解决这种方法的固有缺陷（Knoos 等，1998；Paddick，2000；Wagner 等，2003；Wu 等，2003；Feuvret 等，2006；Paddick 和 Lippitz，2006）。

8.3.3 剂量体积直方图剂量限制

在单次分割放射外科治疗中,已广泛采用"接受 12Gy 照射的体积"或 V_{12} 作为标准方法报道正常脑组织的剂量(Lawrence 等,2010)。该方法已同样应用于报道患者接受 HSRS 治疗的结果。例如,在某一病例中,规定方案为 5 次分割,每次 7Gy。每次分割受照>4Gy 的正常脑体积(正常脑——GTV),在理想的情况下,应不超过 20mL(Ernst-Stecken 等,2006)。然而,如前面所提到的,不同的位置可能具有不同的耐受性,因此被治疗的部位也应该确定和报告(例如中脑相对于额叶皮质),以便于随后的评估和未来完善治疗处方的理念。

8.3.4 视觉器官剂量限制

建议将 CT-MRI 融合(已经用来确定 TV)作为确定和勾画视交叉的最佳方法(表 8.2)。眼眶脂肪组织内的视神经在通过视神经管之前,是很明显的,单在 CT 扫描中就可清楚地勾画视神经本身。调节骨窗可帮助描绘视神经穿过眶尖的部分。在颅内,容积 MRI 脉冲序列可清楚地显示视交叉,与脑脊液、颅内动脉和邻近的正常额叶皮层等结构区分开来。通过视束近端,连续勾画完整的视觉器官非常重要。

目前一致认为,在单次分割最大剂量(D_{max})<10Gy 时,放射性视神经炎(RION)的风险很低,一项主要的研究表明, 在单次分割 D_{max}<12Gy 时,RION 发生率保持在可接受的低风险(Mayo 等,2010)。一篇基于回顾性病例系列研究的文献中提到(Grimm 等,2011),在大分割的情况下,视交叉的最大剂量限制为照射 3 次分割 19.5Gy 或 5 次分割 25Gy。

8.3.5 耳蜗剂量限制

当肿瘤体积非常接近岩骨或治疗前庭肿瘤时, 耳蜗保护存在风险, 若干因素将决定着风险,从而可能保护同侧耳蜗(表 8.3)。在治疗前,应该获得基线听力测定评估。对于具有有效听力的患者准备接受单次分割 SRS 治疗, 对前庭神经鞘瘤边缘的处方剂量应限制在≤12Gy,使听力保留的可能性达到最大化,但进行最优化听力保存时必须注意一些额外的因素,包括治疗的适形性和(包括脑干和耳蜗)正常结构的保护(Linskey,2008)。

现有单次分割 SRS 的数据显示,将耳蜗受照的平均剂量限制在约 4Gy 将提高听力保留的可能性。有限的数据表明(特别是在有听神经瘤的情况下),大分割治疗已被证明可提供局部持

表 8.2 视觉通路剂量限制,以避免 3 级及以上视神经炎

	1 次分割	3 次分割	4 次分割	5 次分割
体积(mL)	<0.2mL	<0.2mL	<0.2mL	<0.2mL
最大体积剂量(Gy)	8Gy	15.3Gy(5.1Gy/fx)	19.2Gy(4.8Gy/fx)	23Gy(4.6Gy/fx)
最大点剂量(Gy)	10Gy	17.4Gy(5.8Gy/fx)	21.2Gy(5.3Gy/fx)	25Gy(5Gy/fx)

Source:Reprinted from *Semin Radiat Oncol*, Vol 18 (4),R.D. Timmerman,An Overview of Hypofractionation and Introduction to This Issue of Seminars in Radiation Oncology,pp 215–222,Copyright (2008),with permission from Elsevier.

表 8.3　耳蜗剂量限制,以避免 3 级及以上听力丧失

	1 次分割	3 次分割	4 次分割	5 次分割
最大点剂量(Gy)	9Gy	17.1Gy(5.7Gy/fx)	21.2Gy(5.3Gy/fx)	25Gy(5Gy/fx)

Source:Reprinted from *Semin Radiat Oncol*,Vol 18 (4),R.D. Timmerman,An Overview of Hypofractionation and Introduction to This Issue of Seminars in Radiation Oncology,pp 215–222,Copyright (2008),with permission from Elsevier.

久的肿瘤控制和有效的听力保留(Bhandare 等,2010;Hayden Gephart 等,2013),但在这些小的研究系列中,关于耳蜗受照多少剂量可以最佳地保留听力的数据较少。治疗后,应在接受放疗后 6 个月开始进行常规听力测试,并在此后每年进行两次,直至任何治疗后的变化明显并稳定下来。这可能需要几年才能实现;在早期,有关 HSRS 听力保存的乐观报道随着监测期延长,越来越模糊微弱。

8.3.6　脑干剂量限制

在对某些病例制订剂量计划期间,限制脑干的受照剂量至关重要(表 8.4)。脑干受照剂量和受照体积与并发症发生的概率有重要关系。对于单次分割 SRS,最大脑干受照剂量 12.5Gy 时并发症风险较低(<5%)。在长期生存预后不良(例如脑干转移瘤)的患者组中,较小体积的脑干受照较高的剂量(15.2Gy)时,据报道,并发症的发生率较低(Kased 等,2008;Lorenzoni 等,2009)。

表 8.4　脑干(不包括延髓)剂量限制,以避免 3 级及以上脑神经损伤

	1 次分割	3 次分割	4 次分割	5 次分割
体积(mL)	<0.5mL	<0.5mL	<0.5mL	<0.5mL
最大体积剂量(Gy)	10Gy	18Gy(6Gy/fx)	20.8Gy(5.2Gy/fx)	23Gy(4.6Gy/fx)
最大点剂量(Gy)	15Gy	23.1Gy(7.7Gy/fx)	27.2Gy(6.8Gy/fx)	31Gy(6.2Gy/fx)

Source:Reprinted from *Semin Radiat Oncol*,Vol 18 (4),R.D. Timmerman,An Overview of Hypofractionation and Introduction to This Issue of Seminars in Radiation Oncology,pp 215–222,Copyright (2008),with permission from Elsevier.

(刘晓民　译　　张南　校)

参考文献

Atalar B, Choi CY, Harsh GR, Chang SD, Gibbs IC, Adler JR, Soltys SG (2013) Cavity volume dynamics after resection of brain metastases and timing of postresection cavity stereotactic radiosurgery. *Neurosurgery* 72:180–185.
Bhandare N, Jackson A, Eisbruch A, Pan CC, Flickinger JC, Antonelli P, Mendenhall WM (2010) Radiation therapy and hearing loss. *Int J Radiat Oncol Biol Phys* 76:S50–S57.
Bond JE, Smith V, Yue NJ, Knisely JPS (2003) Comparison of an image registration technique based on normalized

mutual information with a standard method utilizing implanted markers in the staged radiosurgical treatment of large arteriovenous malformations. *Int J Radiat Oncol Biol Phys* 57:1150–1158.

Brenner DJ, Martel MK, Hall EJ (1991) Fractionated regimens for stereotactic radiotherapy of recurrent tumors in the brain. *Int J Radiat Oncol Biol Phys* 21:819–824.

Choi CYH, Chang SD, Gibbs IC, Adler JR, Harsh GR, Lieberson RE, Soltys SG (2012) Stereotactic radiosurgery of the postoperative resection cavity for brain metastases: Prospective evaluation of target margin on tumor control. *Int J Radiat Oncol Biol Phys* 84:336–342.

Dhabaan A, Schreibmann E, Siddiqi A, Elder E, Fox T, Ogunleye T, Esiashvili N, Curran W, Crocker I, Shu HK (2012) Six degrees of freedom CBCT-based positioning for intracranial targets treated with frameless stereotactic radiosurgery. *J Appl Clin Med Phys* 13:3916.

Eaton BR, Gebhardt B, Prabhu R, Shu H-K, Curran WJ, Crocker I (2013) Hypofractionated radiosurgery for intact or resected brain metastases: Defining the optimal dose and fractionation. *Radiat Oncol* 8:135.

Ernst-Stecken A, Ganslandt O, Lambrecht U, Sauer R, Grabenbauer G (2006) Phase II trial of hypofractionated stereotactic radiotherapy for brain metastases: Results and toxicity. *Radiother Oncol* 81:18–24.

Feuvret L, Noël G, Mazeron JJ, Bey P (2006) Conformity index: A review. *Int J Radiat Oncol Biol Phys* 64:333–342.

Flickinger JC, Kondziolka D, Pollock BE, Maitz AH, Lunsford LD (1997) Complications from arteriovenous malformation radiosurgery: Multivariate analysis and risk modeling. *Int J Radiat Oncol Biol Phys* 38:485–490.

Grimm J, LaCouture T, Croce R, Yeo I, Zhu Y, Xue J (2011) Dose tolerance limits and dose volume histogram evaluation for stereotactic body radiotherapy. *J Appl Clin Med Phys* 12:3368.

Hall EJ, Brenner DJ (1993) The radiobiology of radiosurgery: Rationale for different treatment regimes for AVMs and malignancies. *Int J Radiat Oncol Biol Phys* 25:381–385.

Hayden Gephart MG, Hansasuta A, Balise RR, Choi C, Sakamoto GT, Venteicher AS, Soltys SG et al. (2013) Cochlea radiation dose correlates with hearing loss after stereotactic radiosurgery of vestibular schwannoma. *World Neurosurg* 80:359–363.

Kased N, Huang K, Nakamura JL, Sahgal A, Larson DA, McDermott MW, Sneed PK (2008) Gamma Knife radiosurgery for brainstem metastases: The UCSF experience. *J Neurooncol* 86:195–205.

Kirkpatrick JP, Wang Z, Sampson JH, McSherry F, Herndon JE, Allen KJ, DuffyE et al. (2015) Defining the optimal planning target volume in image-guided stereotactic radiosurgery of brain metastases: Results of a randomized trial. *Int J Radiat Oncol* 91:100–108.

Knöös T, Kristensen I, Nilsson P (1998) Volumetric and dosimetric evaluation of radiation treatment plans: Radiation conformity index. *Int J Radiat Oncol Biol Phys* 42:1169–1176.

Kushnirsky M, Nguyen V, Katz JS, Steinklein J, Rosen L, Warshall C, Schulder M, Knisely JP (2015) Time delayed contrast enhanced MRI improves detection of brain metastases and apparent treatment volumes. *J Neurosurg* 11:1–7. [Epub ahead of print].

Lawrence YR, Li XA, El NI, Hahn CA, Marks LB, Merchant TE, Dicker AP (2010) Radiation dose-volume effects in the brain. *Int J Radiat Oncol Biol Phys* 76:S20–S27.

Levegrün S, Hof H, Essig M, Schlegel W, Debus J (2004) Radiation-induced changes of brain tissue after radiosurgery in patients with arteriovenous malformations: Correlation with dose distribution parameters. *Int J Radiat Oncol Biol Phys* 59:796–808.

Lightstone AW, Benedict SH, Bova FJ, Solberg TD, Stern RL (2005) Intracranial stereotactic positioning systems: Report of the American Association of Physicists in Medicine Radiation Therapy Committee Task Group no. 68. *Med Phys* 32:2380–2398.

Linskey ME (2008) Hearing preservation in vestibular schwannoma stereotactic radiosurgery: What really matters? *J Neurosurg* 109(Suppl):129–136.

Lorenzoni JG, Devriendt D, Massager N, Desmedt F, Simon S, Van Houtte P, Brotchi J, Levivier M (2009) Brain stem metastases treated with radiosurgery: Prognostic factors of survival and life expectancy estimation. *Surg Neurol* 71:188–196.

Mayo C, Martel MK, Marks LB, Flickinger J, Nam J, Kirkpatrick J (2010) Radiation dose-volume effects of optic nerves and chiasm. *Int J Radiat Oncol Biol Phys* 76:S28–S35.

Mori Y, Kondziolka D, Flickinger JC, Kirkwood JM, Agarwala S, Lunsford LD (1998) Stereotactic radiosurgery for cerebral metastatic melanoma: Factors affecting local disease control and survival. *Int J Radiat Oncol Biol Phys* 42:581–589.

Oermann EK, Kress MA, Todd JV, Collins BT, Hoffman R, Chaudhry H, Collins SP, Morris D, Ewend MG (2013) The impact of radiosurgery fractionation and tumor radiobiology on the local control of brain metastases. *J Neurosurg* 119:1131–1138.

Paddick I (2000) A simple scoring ratio to index the conformity of radiosurgical treatment plans. Technical note. *J Neurosurg* 93(Suppl 3):219–222.

Paddick I, Lippitz B (2006) A simple dose gradient measurement tool to complement the conformity index. *J Neurosurg*

105(Suppl):194–201.

Poetker DM, Jursinic PA, Runge-Samuelson CL, Wackym PA (2005) Distortion of magnetic resonance images used in gamma knife radiosurgery treatment planning: Implications for acoustic neuroma outcomes. *Otol Neurotol* 26:1220–1228.

Prabhu RS, Dhabaan A, Hall WA, Ogunleye T, Crocker I, Curran WJ, Shu H-JS (2013) Clinical outcomes for a novel 6 degrees of freedom image guided localization method for frameless radiosurgery for intracranial brain metastases. *J Neurooncol* 113:93–99.

Shaw E, Scott C, Souhami L, Dinapoli R, Kline R, Loeffler J, Farnan N (2000) Single dose radiosurgical treatment of recurrent previously irradiated primary brain tumors and brain metastases: Final report of RTOG protocol 90-05. *Int J Radiat Oncol Biol Phys* 47(2):291–298.

Shiau CY, Sneed PK, Shu HK, Lamborn KR, McDermott MW, Chang S, Nowak P et al. (1997) Radiosurgery for brain metastases: Relationship of dose and pattern of enhancement to local control. *Int J Radiat Oncol Biol Phys* 37:375–383.

Soltys SG, Seiger K, Modlin LA, Gibbs IC, Hara W, Kidd EA, Hancock SL, et al. (2015) A phase I/II dose-escalation trial of 3-fraction stereotactic radiosurgery (SRS) for large resection cavities of brain metastases. *Int J Radiat Oncol Biol Phys* 93:S38.

Sun J, Barnes M, Dowling J, Menk F, Stanwell P, Greer PB (2014) An open source automatic quality assurance (OSAQA) tool for the ACR MRI phantom. *Australas Phys Eng Sci Med* 38:39–46. Available at: http://link.springer.com/10.1007/s13246-014-0311-8.

Timmerman RD (2008) An overview of hypofractionation and introduction to this issue of seminars in radiation oncology. *Semin Radiat Oncol* 18:215–222.

Wagner TH, Bova FJ, Friedman WA, Buatti JM, Bouchet LG, Meeks SL (2003) A simple and reliable index for scoring rival stereotactic radiosurgery plans. *Int J Radiat Oncol Biol Phys* 57:1141–1149.

Wang JZ, Pawlicki T, Rice R, Mundt AJ, Sandhu A, Lawson J, Murphy KT (2012) Intensity-modulated radiosurgery with rapidarc for multiple brain metastases and comparison with static approach. *Med Dosim* 37:31–36.

Wu Q-RJ, Wessels BW, Einstein DB, Maciunas RJ, Kim EY, Kinsella TJ (2003) Quality of coverage: Conformity measures for stereotactic radiosurgery. *J Appl Clin Med Phys* 4:374–381.

Zhao B, Yang Y, Li X, Li T, Heron DE, Huq MS (2015) Is high-dose rate RapidArc-based radiosurgery dosimetrically advantageous for the treatment of intracranial tumors? *Med Dosim* 40:3–8.

微信扫码
☆ 行业资讯
☆ 读书笔记
☆ 推荐书单

第 9 章

脊柱转移瘤图像引导大分割放射治疗原则

Johannes Roesch, Stefan Glatz, Matthias Guckenberger

9.1 引言

近年来,随着立体定向放射治疗(SRT)越来越多地得到应用,其适应证也日益广泛。2011年, 对美国放射肿瘤学者的一项调查显示,39%的临床医生正在使用立体定向体部放射治疗(SBRT)治疗脊柱肿瘤。 SBRT 的用户和非用户都计划增加 SBRT 治疗的数量(Pan 等,2011)。同样,在 6 个欧洲国家进行的一项调查报告,1/3 的中心正在对椎体肿瘤实施 SBRT,一半的中心认为现有证据足以使 SRT 成为临床试验以外的常规治疗(Dahele 等,2015)。新技术和新科技为改善以往脊柱肿瘤的治疗,以及为实现脊柱放疗的新目标开辟了道路。同时,缓解疼痛和预防/减少骨转移的并发症发生率,如神经功能障碍或骨性结构不稳定,仍然是脊柱肿瘤治疗的主要目标(Lutz 等,2011)。此外,在挑选的寡转移病例中控制病情和延迟全身进展是新出现的SBRT 适应证。在这个领域的最新进展和不断积累的经验使得靶区勾画和实施图像引导的治疗得到了特别推荐。

9.2 靶区体积和危及器官的定义

9.2.1 临床资料和影像学方法

与评估其他治疗方式类似, 患者的一般状况、症状和医生评估提供了有关患者是否适合SBRT 治疗的有用信息。值得注意的是,疼痛和神经功能障碍的定位和特征,如轻度瘫痪、感觉迟钝、自主神经功能障碍,或由脊神经受压或脊髓本身引起的背痛,可提供更多有关椎体转移瘤受累部位和程度的重要信息。

诊断成像对于确定精确的局部肿瘤范围,以及疾病在脊柱和全身的进展情况是必要的。此外,诊断成像可帮助选择患者,确定可能的禁忌证和治疗计划。在一项针对 5 个具有丰富治疗经验的 SBRT 中心的国际性调查中, 脊柱不稳定或由骨质压迫神经结构引起了神经功能障碍被认为是 SBRT 治疗的排除标准(Guckenberger 等,2011)。所有 5 个中心全部一致认为有症状性脊髓压迫是 SBRT 的禁忌证。仅有两个中心认为单纯硬膜外受累会影响接受 SBRT 治疗的决定。在所有 5 个机构中尤其是在 4 个北美中心,外科医生讨论了压缩性骨折和椎体不稳定性,并且一致认为,在 SBRT 治疗前应提供外科手术干预。目前放射治疗肿瘤学组(RTOG)0631 研究方案排除了压缩性骨折导致脊柱不稳定,椎体高度减少超过 50%的患者,以及脊髓压迫或移位或由于肿瘤或骨碎片硬膜外压迫脊髓在 3mm 内的患者(Ryu 等)。

通常由磁共振(MRI)T1 和 T2 加权矢状位评估整个脊柱,并附加使用不同脉冲序列和不同平面的成像扫描,例如,可疑椎体短时间反转恢复序列和轴位 T1/T2 序列(Dahele 等,2011)。在怀疑脊髓压迫的情况下,MRI 绝对是首选的成像技术(Loblaw 等,2005)。病理性病变在 T1 加权图像上,与含有脂肪的骨髓组织相比呈低信号,在使用钆剂增强或 T2 加权成像时呈高信号(Vanel,2004)。核素骨扫描是另一种评估脊柱疾病状况的工具,但局部成像效果不如 MRI(Algra 等,1991)。

9.2.2　治疗计划定位成像

高质量成像的重要性在于要求对靶区和正常组织精确轮廓勾画,以及要求如脊髓和马尾等危及器官(OAR)和靶区之间有陡峭的剂量梯度衰减。

治疗计划的基本定位成像形式是广泛认同的。定位 CT 扫描在轴位上的最大层厚应为 2mm(Guckenberger 等,2011;Cox 等,2012)。特别是在难以鉴别肿瘤和 OAR 的情况下,建议行对比增强扫描(Dahele 等,2011)。尽管有报道称可以不需要配准额外的影像学图像(如 MRI)来勾画靶区和 OAR,但当存在骨质破坏或椎旁和硬膜外肿瘤扩散时,往往难以看清肿瘤的全部范围。此外,对于脊髓显像,单独靠 CT 并非最佳,利用 MRI 可更好地描绘脊髓(Geets 等,2005)。因此,做专门 MRI 定位成像是许多中心常见的做法。据报道,T1 序列增强和 1~2mm 层厚是最常用的方法(Guckenberger 等,2011)。另外,平扫 T1 序列、T2 序列及较少用的液体抑制反转恢复序列(FLAIR)可帮助确定准确的肿瘤范围,特别是在肿瘤浸润周围软组织或硬膜外间隙时(Loughrey 等,2000)。再者,脂肪抑制序列或重 T2 加权序列,如快速自旋回波序列(FSE)或三维稳态构成干扰序列(3D-CISS 序列),应用于脊髓 MRI 扫描中以确定脊髓范围。

标准的诊断性 MRI 扫描通常适用于制订治疗计划,但当患者摆位差异影响 CT-MRI 配准精度、在成像和接受放疗之间的间隔期内接受手术及出现新的症状时,则需要重新进行 MRI。

CT 脊髓造影可作为 MRI 的替代,但其侵入性更大,更难实施。尽管如此,但该技术在分辨脊髓轮廓方面是极其出色的,可达到亚毫米精度(Thariat 等,2009)。因此,在如幽闭恐惧、装有心脏起搏器、有金属植入物等不可实施 MRI 的情况下,应考虑使用该技术。其潜在的副作用包括头痛、感染、神经功能障碍和过敏反应。CT 脊髓造影的另一个问题是,该技术可能会因肿瘤本身或术后粘连引起的对比剂在椎管内阻塞而无法实施。

针对呼吸相关器官运动的 4D-CT 技术的参考文献很少。Nelson 等(2009)报道在呼吸相关 4D-CT 技术中,肿瘤和脊髓的轴向位置稳定,因此并不推荐在常规实践中使用。Dieleman 等(2007)描述了明显的移动度,特别是食管远端在 8~9mm 范围内的移动,仍不清楚这是否对治疗计划或计划评估有影响。

对于术后的情况,可通过多种方法减少 CT 和 MRI 的金属相关伪影(Stradiotti 等,2009)。整形外科的金属植入物会从 CT 扫描仪吸收高比例的辐射,从而造成不完全或错误的投射。伪影是在图像重建过程中形成的,可通过滤波算法、调整球管电流等来减少伪影。这些伪影与材料的 X 射线束衰减系数、钛不锈钢合金或钴铬合金材料有关(Stradiotti 等,2009)。MRI 中的伪影是由于磁场不均匀性而产生,会导致所得图像产生几何畸变。避免伪影产生的方法包括患者取磁场中心的最佳位置、应用小的体素及金属伪影减除序列,如 FSE。

目前在脊柱 SBRT 中,PET 成像未常规用于肿瘤勾画。然而,有报道将该技术用于脊柱术后病例的再治疗中(Gwak 等,2006)。3 个病例中,基于 PET 勾画肿瘤与基于定位 CT 勾画的肿瘤进行对比,肿瘤体积缩小了 2.2 倍,在 6 个月的局部控制中,可观察到 3 例中有 2 例肿瘤体积缩小。除了应用于肿瘤勾画,PET 成像或许是监测肿瘤复发的最佳影像学手段。

9.2.3 图像配准

尽管并非每家机构都有这样的做法,但 MRI 与定位 CT 图像配准是常见做法,并在有条件的情况下极力推荐,特别是对于有软组织成分的椎体转移病例(Dahele 等,2011;Guckenberger 等,2012)。据大多数研究报道,图像配准误差很小。然而,MRI 和 CT 刚性图像配准的准确性会受到不同因素的影响。尤其是当患者因疼痛而在扫描时位置移动时,会影响 CT 和 MRI 的图像质量,从而阻碍图像配准。不同 MRI 序列和不同图像采集方式导致的变动是另一个重要因素。通常的技术要求是头颅区域误差小于 1mm(Nakazawa 等,2014)。理想的情况下,应使用兼容固定的设备来采集治疗体位的 MRI。尽管脊柱具有一定的灵活性,但仍然推荐采用刚性图像配准而不是形变配准。非刚性图像配准是研究的热点之一,在未来可能会发挥一定的作用(Crum 等,2004)。

9.2.4 分割

广泛接受的椎体骨转移 SBRT 放疗剂量是 16~24Gy,分割方案包括单次分割、12Gy×2 次、7~10Gy×3 次或 6~8Gy×5 次的多次分割方案(Panet 等,2011)。处方剂量通常为:对于单次分割方案是 80%等剂量线,对于多次分割方案是 90%~100%等剂量线,需要覆盖 PTV。

尽管转移性脊髓压迫是放疗的相对禁忌证,但数据显示,SBRT 在这种情况下或许有一席之地。Ryu 等报道,62 例肌力至少 4 级以上的硬膜外压迫患者,共 85 处病灶接受了 SBRT 单次分割照射,神经功能改善率为 81%。在这些病例中,SBRT 似乎比常规照射方式更有优势。然而,这些数据事实上只是初步和回顾性的(Ryu 等,2010)。应该指出的是,对这些患者的评估是一大挑战,因为他们通常采取姑息性治疗,而且在复发时,由于严重的神经障碍,不太可能受到积极的评估。

放射生物学模型提示,对于硬膜外扩散疾病,适度的大分割相较于单次分割 SBRT 更有优势。表 9.1 显示分割次数、脊髓耐受剂量和硬膜外肿瘤有效剂量的关系,转换为 2Gy 等效剂量($\alpha/\beta=10$)。因此,在单次分割 SBRT 中尤其容易发生相对过低剂量照射硬膜外疾病。实际上,单次分割 SBRT 治疗中所观察到的用较低剂量照射硬膜病变,相当于 30Gy/10 次分割的较高剂量的常规姑息性放疗。

表 9.1 脊髓耐受剂量和硬膜外肿瘤相对应的生物等效剂量

	单次分割(Gy)	3 次分割(Gy)	5 次分割(Gy)	10 次分割(Gy)	20 次分割(Gy)
脊髓耐受(总物理剂量)相当于硬膜外肿瘤最小剂量	10	18	23	35	45
硬膜外肿瘤的生物等效剂量 2Gy 分割(EQD 2/10)	17	24	29	39	46

9.2.5 危及器官的定义

人们普遍接受的是,脊髓使用常规分割(1.8~2Gy/d)照射 50Gy 均匀剂量,发生放射性脊髓病的风险较低(Emami 等,1991;Sahgal 等,2008;Kirkpatrick 等,2010),而 57~61Gy 之间,发生放射性脊髓病的风险可达 5%。脊柱 SBRT 治疗中,脊髓的等剂量曲线分布显著有别于常规放疗。脊髓本身受照体积往往更小,而且剂量梯度更好。除了已知的剂量-反应效应外,脊髓毒性反应的体积效应也已明确(Hopewell 等,1987;Bijl 等,2002)。发生于非照射组织和照射组织之间 2~3mm 范围内的非局部修复机制可部分解释该效应(Bijl 等,2002;van Luijk 等,2005)。基于小鼠模型,Bijl 等(2003)报道,如果邻近的脊髓受到低剂量照射或所治疗的病灶过于靠近,则瘫痪的发生会增加。

尽管 SBRT 得到普遍应用,但文献中很少报道 SBRT 后发生放射性脊髓病。为了避免脊髓损伤,Ryu 等(2007)提出,10%的脊髓实际受照体积,即放射外科靶区的上方和下方各 6mm,不应受到超过 10Gy 的照射。这一声明是基于他们的数据,在 86 例接受脊柱 SBRT 治疗的患者中,随访至少 1 年,仅有 1 例发生放射性脊髓病。斯坦福大学医学中心和匹兹堡大学医学中心的联合数据显示,1075 例患者中有 5 例发生放射性脊髓病,且该并发症的发生无明确的与剂量相关因素。作者的结论是,生物等效剂量估计对确定脊髓对大分割方案剂量耐受性没有帮助,建议将单次剂量大于 8Gy 的脊髓体积限制为最大不超过 1cm³(Gibbs 等,2009)。对于立体定向治疗,据估计,脊髓最大受照射剂量在 13Gy/1 次或 20Gy/3 次分割时,放射性脊髓病发生率低于 1%(Kirkpatrick 等,2010)。Guckenberger 等(2012)限制 0.1cm³ 脊髓的最大照射量为 23.75Gy/5 次或 35Gy/10 次分割。

Sahgal 等分析了一组 9 例来自多个中心接受脊柱 SBRT 后发生放射性脊髓病的放射初治患者,其中 1 例 SBRT 作为 30Gy/10 次分割常规放疗的推量治疗。将这组患者与 66 例 SBRT 后未发生放射性脊髓病的患者组成的对照队列进行比较。两组在小体积分析和最大点体积剂量上有显著差异。基于这些数据,采用 Logistic 回归模型生成脊柱 SBRT 治疗后发生放射性脊髓病的概率分布。作者得出的结论是,硬膜囊内的最大点剂量分别为 12.4Gy/1 次、17Gy/2 次、20.3Gy/3 次、23Gy/4 次和 25.3Gy/5 次时放射性脊髓病的发生风险较低(<5%)(Sahgal 等,2013)。由此可见,这组相同观点认为剂量热点特别影响 SBRT 治疗后的脊髓耐受性(Sahgal 等,2012)。

　　在一个相似的研究中，Sahgal 等将 5 例脊柱常规放疗和 SBRT 再程放疗后发生放射性脊髓病的患者与 14 例未发生放射性脊髓病的患者进行比较，再次发现了标准化生物有效剂量最大剂量点体积(P_{max} nBED)存在显著的剂量分布差异。建议硬膜囊内 P_{max} nBED 不超过 20~25Gy2/2，常规治疗和立体定向治疗的累计 P_{max} nBED 不超过 70Gy2/2，以及在这两种放疗之间至少间隔 5 个月(Sahgal 等，2012)。第 20 章对此进行了全面的回顾。

　　关于轮廓勾画，PTV 中脊髓的界限应定义为在共同配准 T2 加权 MRI 上，至少包括上下各一个椎体水平(SI)(Guckenberger 等，2011，2012)。同样的延伸也适用于硬膜囊，硬膜囊可看作是马尾的替代。如果无法获得 MRI，可应用定位 CT 来定位硬膜囊。

　　在几个研究中，对脊髓移动进行了评估。Figley 和 Stroman(2007)描述了一种心脏跳动触发的移动模式。Cai 等(2007)、Figley 和 Stroman(2007)描述，在轴位像上脊髓前后方向平均移动幅度的最大振幅 0.5~0.6mm。在治疗计划中，经常会将脊髓边缘或计划危及器官靶区体积(PRV)扩展 1~2mm。

　　根据剂量限制，CT 所见的椎管范围可看作是脊髓的范围(Dahele 等，2011)。相比脊髓的实际结构，这种勾画脊髓的方式相当于在定位 CT 上将危及器官安全边缘少量外扩，同时在定位CT 上能更好地确认(Gerszten 等，2007)。然而，这可能会导致临床靶区体积(CTV)不能达到最佳覆盖，导致高的复发风险。

　　除脊髓外，其他危及器官如食管、神经丛、神经根、输尿管、肺和肝脏也应勾画出来(Dahele 等，2011)。相比较于 SBRT 用在其他部位治疗时，这些结构的勾画和脊柱 SBRT 无差异，也应按照现有的指南实施(如 RTOG 靶区勾画图谱)。

9.2.6　进展复发模式

　　脊柱 SBRT 治疗后局部和(或)临床肿瘤复发的发生率为 6%~23%(Chang 等，2007；Sahgal等，2008)。肿瘤复发可在靶区内、靶区边缘、靶区外发生。鉴于肿瘤照射野内复发可能更多取决于肿瘤病理类型(Gerszten 等，2007)，所以靶区邻近处出现复发可能与靶区勾画有关。

　　脊柱转移瘤 SBRT 治疗后进展复发的失败模式已被报道。无论是 Gerszten 团队还是 Ryu团队均未发现任何肿瘤进展直接发生在肿瘤所在位置的上一个或下一个椎体内 (Ryu 等，2004；Gerszten 等，2007)。Chang 等(2007)报道在 74 例病例研究中，1 例在邻近的椎体发生肿瘤进展。在同一项研究中，作者发现了 17 例患者有影像学证实的进展，复发的主要部位是硬膜外间隙(8/17)(部分是由于靠近脊髓剂量限制导致的低剂量所造成)、椎弓根和椎体后结构(3/17)或椎体后部(2/17)。在本研究中，只有椎体本身被纳入靶区，不包括椎体后结构。

　　同样，Nelson 等(2009)报道 33 例患者中有 4 例复发(4/33)，复发位置与硬膜外间隙或椎弓根直接相关。在这些病例中，PTV 包括大体肿瘤体积(GTV)及边缘外扩 3~6mm。Gerszten 等(2005)报道 60 例肾细胞癌脊柱转移接受 SBRT 治疗的患者中 6 例复发(6/60)，SBRT 治疗靶区仅包括 GTV。由于复发通常发生在靶区体积边缘，该团队建议放疗靶区应包括邻近的正常表现的椎体。Sahgal 等(2009)报道了 60 例经过类似治疗的病例，8 例复发病例中大部分复发区域位于脊髓周围 1mm 以内。其他部位(如椎旁)的复发很罕见或者直接与照射野内复发相关(Chang等，2007)。Patel 等(2012)研究了 154 例硬膜外脊髓病变，认为局部控制率与椎体照射范围相关。虽然没有统计学意义,但与部分椎体照射相比(34.9%),全椎体照射(21.1%)的 2 年肿瘤局部进展率有下降趋势。

从 GTV 到 CTV 的边缘扩展问题仍未有定论。无论是 Sahgal 还是 Dahele,在他们的综述中都没有给出不同勾画理念和结果之间的关系（Sahgal 等,2008;Dahele 等,2011）,对于勾画理念、剂量分割、治疗技术的不同观点很可能会阻碍分析结果。然而,根据现有的全部数据,复发的主要风险在低剂量区域,以及肿瘤位置上的遗漏,原因要么是位置邻近重要的危及器官,要么是将影像学显示的未受累椎体节段不包括在靶区内,如椎体后结构。

9.2.7 靶区体积定义

Sahgal 等(2008)描述了两个有本质区别的靶区体积定义概念。其中一种是仅勾画影像上可见肿瘤,而不对微小病变的潜在部位进行扩展,这是从经典的颅内立体定向放射外科技术中衍生出来的。GTV 可以经几何学上边缘外扩 0mm（GTV=PTV）(Gerszten 等,2007;Sahgal 等,2007)至 2mm(Gibbs 等,2007)直接生成 PTV。第二种方法是应用包括脊柱节段内有风险的解剖区域的 CTV 外扩生成 PTV(Guckenberger 等,2012)(图 9.1)。

脊柱 SBRT 的应用增多,需要来自不同机构、治疗平台和剂量分割方案的结果比较,从而形成共识来使系统命名标准化,以及实施特定性的脊柱 SBRT 治疗。在此背景下,推荐建立基于 GTV、CTV、PTV 的基本概念形成的脊柱 SBRT 靶区定义。国际脊柱放射外科联合会(International Spine Radiosurgery Consortium)发表了关于靶区勾画的建议,所根据病例的 CTV 是由放射肿瘤专家和神经外科医生共同勾画的（Cox 等,2012),Cox 等建议用改良的 Weinstein-Boriani-Biagini（WBB）系统来评估肿瘤的范围（图 9.2）。在这项研究中,10 例脊柱 SBRT 的靶区分别由 10 位医生独立勾画,并通过一个数学模型对勾画的一致性进行分析。肿瘤靶区体积(GTV)代表由临床信息和所有可得到的影像所确定的全部转移瘤范围,包括椎管旁和硬膜外肿瘤。所有参与研究的机构一致认为,CTV 勾画包括可疑的亚临床显微侵袭灶,如异常骨髓信号的区域。作为一项规则,CTV 根据 WBB 概念的建议,完全地包括所有受累和邻近的相关部分。在大多数情况下,整个受累的椎体都被勾画,而涉及 GTV 的延伸部分,同侧或对侧的椎弓根亦包含进临床靶区 CTV 中。对椎弓根的直接浸润会导致对椎板的进一步侵犯。如果椎弓根和椎板两者均被累及,则需要包括整个椎体后结构。如果 GTV 只局限于骨骼上,则没有必要进行骨外的 CTV 扩展。

实际实践中有多种多样的变化,因为会给予 CTV 一个单独的处方剂量,或使用同步整合推量技术来改进治疗。例如,发表的剂量调强图像引导分割放射外科治疗脊柱转移瘤(DOSIS)研究的靶区概念是包括高风险靶区和低风险靶区的两种剂量水平的方法（Guckenberger 等,2012)。低风险 PTV 包括完整的受累椎体水平,以及因治疗摆位误差所需适当的边缘外扩。高风险 PTV 根据前述的 WBB 系统概念。由 Guckenberger 等发表的调查(2011)讨论了其他重要方面,作为一个单独的肿瘤靶区来进行治疗不应超过 3 个椎体水平,以避免因变形引起的不确定性。

CTV 和 PTV 的边缘扩展取决于分割治疗内和分割治疗间的移动管理、治疗平台、固定系统、分割方式、处方方法和剂量大小。通常建议在 CTV 周围 3mm 以内的范围进行三维扩展

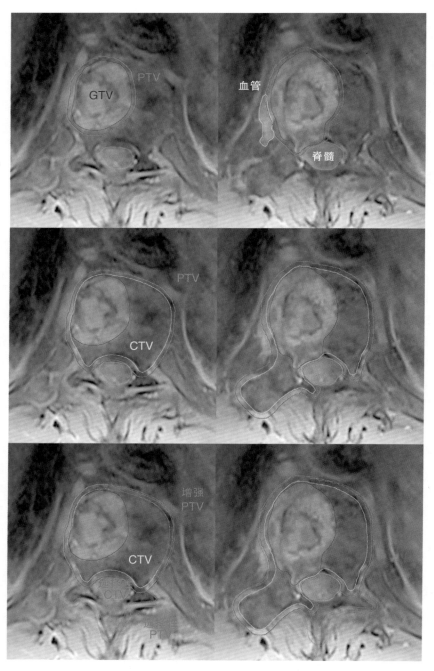

图 9.1 靶区定义:2 例患者分别有硬膜外病变扩散(左)、无硬膜外扩散(右);根据 MRI T1 序列勾画靶区。概念 1,PTV=大体肿瘤体积+ 0~1mm;概念 2,CTV 包括受累和邻近的椎体水平;概念 3,两步剂量概念,根据 DOSIS 研究(Guckenberger 等,2012)受累和邻近部分椎体提高剂量,以及选择性 PTV 包括整个椎体水平。

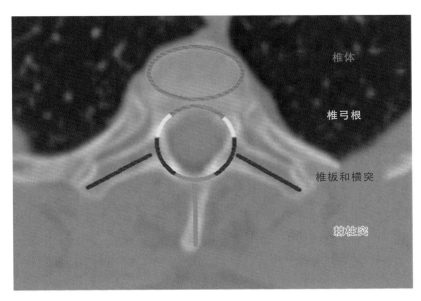

图 9.2 国际脊柱放射外科联合会修正的 Weinstein-Boriani-Biagini 模型,为脊柱放射外科的靶区共识。

(Guckenberger 等 ,2011;Cox 等 ,2012)。一些研究人员,特别是应用射波刀(Accuray,Sunnyvale, CA)治疗脊柱转移瘤的研究人员报道说,不进行由 GTV 外扩生成 PTV。危及器官,尤其是脊髓和马尾,应永远排除在 PTV 之外。进一步 PTV 的修剪可由经治医生酌情决定,以避免相邻的正常组织受照,同时仍确保恰当的 CTV 覆盖。

9.2.8 术后立体定向体部放疗中的靶区定义

如前所述,术后放疗的实际靶区勾画仍不明确。在 MD 安德森癌症中心,特别关注任何可能残留的肿瘤累及颈椎附近的椎动脉、椎骨切除术后水平、对侧椎弓根、椎体切除术后通常和主动脉相邻的胸椎的骨性残块(Sahgal 等 ,2008)。相比之下,对残留肿瘤和完全切除瘤腔的勾画是由加州大学旧金山作为代表所进行的。经治脊柱神经外科医生和放射肿瘤医生之间的密切合作对于简化精确靶区勾画至关重要(Sahgal 等 ,2011)。目前正在制定关于脊柱转移瘤术后 SBRT 临床靶区体积(CTV)勾画的国际共识指南(personal communi cation, Kristin 的私下沟通)。

9.2.9 再程放疗中的靶区定义

当脊髓的辐射耐受性达到或接近极限时,SBRT 治疗是再程照射的一个非常有吸引力的选择。据我们所知,关于靶区勾画尤其是再程照射时的靶区勾画还未达成共识。尽管在没有接受过放疗情况下的解剖靶区概念已得到了很好的确立,但在某些再程放疗情况下会采取更为保守的方式,对选择的椎体有理由加以忽略。

9.3 治疗前摆位和图像引导程序

因脊柱肿瘤与脊髓邻近,再加上两者之间非常陡峭的剂量梯度差,需要高度精确地摆放患者体位和固定,属于颅外立体定向放疗(SRT)中最精确的治疗方法。患者位置稳定,以及准确和配合治疗的先决条件是患者在固定过程中的舒适性。舒适的摆位会提高治疗的准确性并防止不自主移动,尤其因为背痛是脊柱放疗最常见的指征。不应常规应用特定的治疗前药物,然而,可根据 WHO 镇痛阶梯疗法治疗疼痛患者,考虑使用温和的镇静或抗焦虑药物,例如劳拉西泮用于焦虑不安的患者。

9.3.1 固定

传统的以立体定向框架作为固定系统将患者有创地固定于治疗参考系统 (Verhey 等,1995),这样的系统在图像引导的时代就面临着淘汰。

如今,很多中心倾向于应用无框架的固定系统。除非对患者进行彻底的主动监测或跟踪,否则不鼓励使用无任何患者固定系统实施治疗。Dahele 等报道,即使没有刚性固定患者的情况下,脊柱稳定性也很好:97%的治疗者有≤1mm 或≤1°的误差。他们结合治疗前成像和治疗后成像,使用容积调强旋转放疗(VMAT),以及使用如薄床垫和膝盖支撑的装置来提高患者的舒适度(Dahele 等,2012),快速实施治疗技术。

固定系统需要适应所治疗的脊柱节段水平。对于颈椎肿瘤,经常使用热塑性头颈肩罩,有时还需要使用真空垫用于身体固定(Lohr 等,1999)。在胸腰椎区,脊柱 SBRT 的固定系统与其他用于高精度放疗的相似。最重要的是,患者应该处于一个稳定的、通常取仰卧位平躺于体模内。

Sahgal 和 Li 等使用锥形束 CT(CBCT)成像分析分割治疗内患者的移动,并比较了 3 种不同的固定装置。他们比较了真空气垫、聚乙烯全身真空气垫和固定颈椎的 S 型框架热塑性面罩(Li 等,2012),3 种固定系统在胸椎和腰椎 SBRT 治疗中的固定效果,他们在 3 个固定系统上发现了类似的摆位误差。使用真空固定装置的患者分割治疗内移动最小,允许 2mm 较小的 PTV边缘外扩。

9.3.2 治疗前的图像引导

Guckenberger 等(2007)建议通过 CBCT 从 6 个自由度方向评估体位设置误差。若将脊髓的剂量分布保持在处方剂量的±5%以内,则不能接受横断面上的偏差超过 1mm,头脚方向的平移偏差大于 4mm,或旋转大于 3.5°。因此,每次分割治疗之前在线校正平移误差对于计划的准确实施有很高的相关性;要求移动偏差不应超过 1mm(Kim 等,2009)。尤其是在多节段椎体 SBRT治疗中, 非刚性变形可能有很大影响, 这种误差不能通过目前的图像引导程序来纠正(Langer等,2005;Guckenberger 等,2006;Wang 等,2008)。

Kim 等(2009)证实,脊柱 SBRT 治疗的剂量梯度陡峭,且靶区和脊髓接近,需要非常高的治疗精度。实现每日图像引导,结合所有 6 个自由度设置误差的在线校正,提供了精确的靶区定位。Wang 等(2008)建议在校正后立即进行第二次图像引导放射治疗(IGRT)验证,以确保剩余的定位误差在任何方向或轴位上均≤1mm 和≤1°。

IGRT 程序可使用 CBCT 或立体 X 射线成像系统(如 ExacTrac)来进行。Chang 等(2010)对脊柱 SBRT 的两种引导方式进行了比较,报道了 CBCT 与平面 X 线之间的设置差异。在他们的比较中,与 X 线图像相比,CBCT 可得到更准确的患者摆位信息。

9.3.3 分割治疗内成像

Ma 和 Sahgal 等使用 kVX 线成像每 50~100 秒记录一次分割治疗内的靶区移动,并报道有较高的非随机靶区移动率。颈椎脊柱靶区的移动度最大,而胸椎和腰椎的位置不太容易发生移动。随着时间的延长,分割治疗内移动逐渐增加,需要平均的治疗持续时间来保持亚毫米和亚角度级别精度,颈椎、胸椎、腰椎的平均治疗持续时间分别为 5.5、5.9 和 7.1 分钟。建议将分割治疗内成像与定期干预相结合,以克服患者特定的靶区移动(Ma 等,2009)。Tseng 等用动态 MRI 评估脊柱转移瘤患者的脊髓和马尾运动,两者运动区别于生理性振动,因为存在心肺活动及由于患者运动导致的随机移动。在所有观察到的 65 例患者中,生理性振动是很小的,而有显著的牵连运动。与侧位(中位 0.59mm/最大 2.87mm)或前后轴位(中位 0.51mm/最大 2.21mm)相比,头脚方向有最大的位移(中位 0.66mm/最大 3.90mm)(Tseng 等,2015)。

数字断层融合(DTS)可追踪脊柱位置,也可提高治疗的准确性和精度。Verbakel 等利用 DTS 和三角测量来进行脊柱检测(2015)。这种技术是根据限定的机架角度获取的投影图像来生成体积数据集。CBCT 投影图像是基于不同的机架旋转角度生成单层 DTS 图像。这些层面可以与定位 CT 生成的数字化重构 DTS 图像进行配准。使用多个 DTS 层面,可以通过三角测量来确定脊柱的三维位置。在过去几年里,DTS 在放疗中逐渐兴起。它可附加于目前的成像技术而用于分割治疗内成像 (Gurney-Champion 等,2013)。这些结果强调在脊柱 SBRT 中需要足够的边缘外扩、短的治疗持续时间和(或)分割治疗内成像。

VMAT 可潜在缩短治疗时间,但其应用取决于是否拥有相应的治疗设备。许多研究认为,VMAT 比静态的调强放射治疗(IMRT)效率更高,而对 PTV 的覆盖更高(Kuijper 等,2010;Matuszak 等,2010)。Wu 等从实现高适形剂量分布、减少对脊髓的剂量、缩短整体治疗时间 3 个主要目标评价了 VMAT 用于脊柱 SBRT 治疗的可行性。用一个或两个弧对 IMRT 和 VMAT 之间所做的计划进行比较,发现 VMAT 有更高的适形指数(1.06 对 1.15)。此外,双弧 VMAT 和 IMRT 显示出相当的保护危及器官的能力。IMRT 的平均治疗时间为 15.86 分钟,双弧的 VMAT 是 7.88 分钟,证实了显著提高的治疗效率(Wu 等,2009)。

非均整模式(FFF)射束的高剂量率减少了束流时间,从而缩短了治疗持续时间。这种技术越来越多地用于 SBRT 治疗。Stieb 等分析 84 例不同部位肿瘤患者应用 FFF 射束行 SBRT 治疗的结果及毒性反应,中位随访期为 11 个月,无严重急性毒性反应,只有 1 例出现 3 级迟发性毒性反应。因此,在 SBRT 治疗中应用 FFF 是安全的(Stieb 等,2015)。Ong 和 Verbakel 等印证了 SBRT FFF 计划可达到想当的 PTV 覆盖和危及器官保护。此外,与非 FFF 计划相比,FFF 计划的平均束流时间减少了 2.5 倍(Wu 等,2009)。

9.3.4 金标标记

利用植入金标已经很好地应用于肺和前列腺的放疗中,金标能改进图像引导,尚未被用于脊柱(Gerszten 等,2007)。Pan 等(2011)报道说,应用植入金标进行脊柱立体定向放疗所占的比例为 12.4%。考虑到脊柱骨质结构的自然固定,以及所有可用的图像引导技术都能很好地观察到这些骨质结构,所以不难理解为何很少使用金标。尽管如此,在分割治理内成像动态补偿或 CT-MRI 配准方面,可能具有优势(Mani 和 Rivazhagan,2013)。

9.4 结论

脊柱 SBRT 的靶区勾画在不同的机构中各有不同,急需形成一致的共识或指南。建议将每个受累椎体完全包含进靶区中。复发模式的研究表明,应特别注意将椎体后部纳入勾画的靶区内, 对于硬膜外疾病更是如此。使用高适形剂量和陡峭的剂量梯度要求高度精确的摆位和治疗。因此,无创固定系统和每日 CBCT-IG(锥形束 CT-图像引导)是当前的治疗标准。

备忘录:临床实践要点

定位 CT	• 轴向层厚 1~1.5mm
	• 对于疑似肿瘤的肿块可采用静脉注射对比增强 CT
专门的定位 MRI 确定治疗位点	• 轴向层厚 1~2mm
	• 序列:普通 T1,钆剂增强 T1,T2 FLAIR
	• 理想的情况下,定位 CT 与 MRI 应在同一天采集,最长时间间隔不应超过 2 周
CT 和 MRI 刚性配比	
靶区勾画的主要依据是增强 CT 和钆剂增强 T1 MRI	• GTV:形态可见的肿瘤
	• CTV:受影响的和相邻的椎体节段
	• PTV:CTV 几何形态外扩 2mm,排除脊髓
脊髓定义:多种概念	• 脊髓按 T2 MRI 图像勾画,以 1~2mm PRV 边缘为界
	• 硬膜囊
	• 脊髓腔
固定	• 将患者置于舒适的位置
	• 足够的镇痛治疗
	• 将患者牢固固定和(或)主动持续性监测患者
图像引导	• 每日通过图像引导在线校正纠错摆位误差
	• 干预水平位误差为 1mm
	• 摆位误差最好在 6 个自由度方向内校正
	• 尤其是在单次分割放射外科中,治疗前治疗床移位后需即刻验证成像
	• 重复进行分割治疗内成像或主动患者监测
治疗分配	• 优选 VMAT 和 FFF 束流传输使治疗时间最小化

(陈意 庄洪卿 译 王恩敏 校)

参考文献

Algra PR, Bloem JL, Tissing H, Falke TH, Arndt JW, Verboom LJ (1991) Detection of vertebral metastases: Comparison between MR imaging and bone scintigraphy. *Radiogr Rev Publ Radiol Soc North Am Inc* 11:219–232.

Bijl HP, van Luijk P, Coppes RP, Schippers JM, Konings AW, van der Kogel AJ (2002) Dose-volume effects in the rat cervical spinal cord after proton irradiation. *Int J Radiat Oncol Biol Phys* 52:205–211.

Bijl HP, van Luijk P, Coppes RP, Schippers JM, Konings AW, van der Kogel AJ (2003) Unexpected changes of rat cervical spinal cord tolerance caused by inhomogeneous dose distributions. *Int J Radiat Oncol Biol Phys* 57:274–281.

Cai J, Sheng K, Sheehan JP, Benedict SH, Larner JM, Read PW (2007) Evaluation of thoracic spinal cord motion using dynamic MRI. *Radiother Oncol* 84:279–282.

Chang EL, Shiu AS, Mendel E, Mathews LA, Mahajan A, Allen PK, Weinberg JS et al. (2007) Phase I/II study of stereotactic body radiotherapy for spinal metastasis and its pattern of failure. *J Neurosurg Spine* 7:151–160.

Chang Z, Wang Z, Ma J, O'Daniel JC, Kirkpatrick J, Yin F-F (2010) 6D image guidance for spinal non-invasive stereotactic body radiation therapy: Comparison between ExacTrac x-ray 6D with kilo-voltage cone-beam CT. *Radiother Oncol J Eur Soc Ther Radiol Oncol* 95:116–121.

Cox BW, Spratt DE, Lovelock M, Bilsky MH, Lis E, Ryu S, Sheehan J et al. (2012) International Spine Radiosurgery Consortium consensus guidelines for target volume definition in spinal stereotactic radiosurgery. *Int J Radiat Oncol Biol Phys* 83:e597–e605.

Crum WR, Hartkens T, Hill DLG (2004) Non-rigid image registration: Theory and practice. *Br J Radiol* 77:S140–S153.

Dahele M, Hatton M, Slotman B, Guckenberger M (2015) Stereotactic body radiotherapy: A survey of contemporary practice in six selected European countries. *Acta Oncol* 54:1237–1241.

Dahele M, Verbakel W, Cuijpers J, Slotman B, Senan S (2012) An analysis of patient positioning during stereotactic lung radiotherapy performed without rigid external immobilization. *Radiother Oncol J Eur Soc Ther Radiol Oncol* 104:28–32.

Dahele M, Zindler JD, Sanchez E, Verbakel WF, Kuijer JPA, Slotman BJ, Senan S (2011) Imaging for stereotactic spine radiotherapy: Clinical considerations. *Int J Radiat Oncol* 81:321–330.

Dieleman EMT, Senan S, Vincent A, Lagerwaard FJ, Slotman BJ, van Sörnsen de Koste JR (2007) Four-dimensional computed tomographic analysis of esophageal mobility during normal respiration. *Int J Radiat Oncol Biol Phys* 67:775–780.

Emami B, Lyman J, Brown A, Coia L, Goitein M, Munzenrider JE, Shank B, Solin LJ, Wesson M (1991) Tolerance of normal tissue to therapeutic irradiation. *Int J Radiat Oncol Biol Phys* 21:109–122.

Figley CR, Stroman PW (2007) Investigation of human cervical and upper thoracic spinal cord motion: Implications for imaging spinal cord structure and function. *Magn Reson Med Off J Soc Magn Reson Med Soc Magn Reson Med* 58:185–189.

Geets X, Daisne J-F, Arcangeli S, Coche E, De Poel M, Duprez T, Nardella G, Grégoire V (2005) Inter-observer variability in the delineation of pharyngo-laryngeal tumor, parotid glands and cervical spinal cord: comparison between CT-scan and MRI. *Radiother Oncol J Eur Soc Ther Radiol Oncol* 77:25–31.

Gerszten PC, Burton SA, Ozhasoglu C, Vogel WJ, Welch WC, Baar J, Friedland DM (2005) Stereotactic radiosurgery for spinal metastases from renal cell carcinoma. *J Neurosurg Spine* 3:288–295.

Gerszten PC, Burton SA, Ozhasoglu C, Welch WC (2007) Radiosurgery for spinal metastases: Clinical experience in 500 cases from a single institution. *Spine* 32:193–199.

Gibbs IC, Kamnerdsupaphon P, Ryu MR, Dodd R, Kiernan M, Chang SD, Adler JR Jr (2007) Image-guided robotic radiosurgery for spinal metastases. *Radiother Oncol* 82:185–190.

Gibbs IC, Patil C, Gerszten PC, Adler JR Jr, Burton SA (2009) Delayed radiation-induced myelopathy after spinal radiosurgery. *Neurosurgery* 64:A67–A72.

Guckenberger M, Hawkins M, Flentje M, Sweeney RA (2012) Fractionated radiosurgery for painful spinal metastases: DOSIS—A phase II trial. *BMC Cancer* 12:530.

Guckenberger M, Meyer J, Vordermark D, Baier K, Wilbert J, Flentje M (2006) Magnitude and clinical relevance of translational and rotational patient setup errors: A cone-beam CT study. *Int J Radiat Oncol Biol Phys* 65:934–942.

Guckenberger M, Meyer J, Wilbert J, Baier K, Bratengeier K, Vordermark D, Flentje M (2007) Precision required for dose-escalated treatment of spinal metastases and implications for image-guided radiation therapy (IGRT). *Radiother Oncol* 84:56–63.

Guckenberger M, Sweeney RA, Flickinger JC, Gerszten PC, Kersh R, Sheehan J, Sahgal A (2011) Clinical practice of image-guided spine radiosurgery—Results from an international research consortium. *Radiat Oncol* 6:172.

Gurney-Champion OJ, Dahele M, Mostafavi H, Slotman BJ, Verbakel WFAR (2013) Digital tomosynthesis for verifying spine position during radiotherapy: A phantom study. *Phys Med Biol* 58:5717–5733.

Gwak H-S, Youn S-M, Chang U, Lee DH, Cheon GJ, Rhee CH, Kim K, Kim H-J (2006) Usefulness of (18) F-fluorodeoxyglucose PET for radiosurgery planning and response monitoring in patients with recurrent spinal metastasis. *Minim Invasive Neurosurg MIN* 49:127–134.

Hopewell JW, Morris AD, Dixon-Brown A (1987) The influence of field size on the late tolerance of the rat spinal cord to single doses of x rays. *Br J Radiol* 60:1099–1108.

Kim S, Jin H, Yang H, Amdur RJ (2009) A study on target positioning error and its impact on dose variation in image-guided stereotactic body radiotherapy for the spine. *Int J Radiat Oncol Biol Phys* 73:1574–1579.

Kirkpatrick JP, van der Kogel AJ, Schultheiss TE (2010) Radiation dose-volume effects in the spinal cord. *Int J Radiat Oncol Biol Phys* 76:S42–S49.

Kuijper IT, Dahele M, Senan S, Verbakel WF (2010) Volumetric modulated arc therapy versus conventional intensity modulated radiation therapy for stereotactic spine radiotherapy: A planning study and early clinical data. *Radiother Oncol* 94:224–228.

Langer MP, Papiez L, Spirydovich S, Thai V (2005) The need for rotational margins in intensity-modulated radiotherapy and a new method for planning target volume design. *Int J Radiat Oncol Biol Phys* 63:1592–1603.

Li W, Sahgal A, Foote M, Millar B-A, Jaffray DA, Letourneau D (2012) Impact of immobilization on intrafraction motion for spine stereotactic body radiotherapy using cone beam computed tomography. *Int J Radiat Oncol Biol Phys* 84:520–526.

Loblaw DA, Perry J, Chambers A, Laperriere NJ (2005) Systematic review of the diagnosis and management of malignant extradural spinal cord compression: The cancer care ontario practice guidelines initiative's neuro-oncology disease site group. *J Clin Oncol* 23:2028–2037.

Lohr F, Debus J, Frank C, Herfarth K, Pastyr O, Rhein B, Bahner ML, Schlegel W, Wannenmacher M (1999) Noninvasive patient fixation for extracranial stereotactic radiotherapy. *Int J Radiat Oncol Biol Phys* 45:521–527.

Loughrey GJ, Collins CD, Todd SM, Brown NM, Johnson RJ (2000) Magnetic resonance imaging in the management of suspected spinal canal disease in patients with known malignancy. *Clin Radiol* 55:849–855.

Lutz S, Berk L, Chang E, Chow E, Hahn C, Hoskin P, Howell D et al. (2011) Palliative radiotherapy for bone metastases: An ASTRO evidence-based guideline. *Int J Radiat Oncol Biol Phys* 79:965–976.

Ma L, Sahgal A, Hossain S, Chuang C, Descovich M, Huang K, Gottschalk A, Larson DA (2009) Nonrandom intrafraction target motions and general strategy for correction of spine stereotactic body radiotherapy. *Int J Radiat Oncol Biol Phys* 75:1261–1265.

Mani VR., Rivazhagan DS (2013) Survey of medical image registration. *J Biomed Eng Technol* 1:8–25.

Matuszak MM, Yan D, Grills I, Martinez A (2010) Clinical applications of volumetric modulated arc therapy. *Int J Radiat Oncol Biol Phys* 77:608–616.

Nakazawa H, Mori Y, Komori M, Shibamoto Y, Tsugawa T, Kobayashi T, Hashizume C (2014) Validation of accuracy in image co-registration with computed tomography and magnetic resonance imaging in Gamma Knife radiosurgery. *J Radiat Res (Tokyo)* 55:924–933.

Nelson JW, Yoo DS, Sampson JH, Isaacs RE, Larrier NA, Marks LB, Yin FF, Wu QJ, Wang Z, Kirkpatrick JP (2009) Stereotactic body radiotherapy for lesions of the spine and paraspinal regions. *Int J Radiat Oncol Biol Phys* 73:1369–1375.

Pan H, Simpson DR, Mell LK, Mundt AJ, Lawson JD (2011) A survey of stereotactic body radiotherapy use in the United States. *Cancer* 117:4566–4572.

Patel VB, Wegner RE, Heron DE, Flickinger JC, Gerszten P, Burton SA (2012) Comparison of whole versus partial vertebral body stereotactic body radiation therapy for spinal metastases. *Technol Cancer Res Treat* 11:105–115.

Ryu S, Fang Yin F, Rock J, Zhu J, Chu A, Kagan E, Rogers L, Ajlouni M, Rosenblum M, Kim JH (2003) Image-guided and intensity-modulated radiosurgery for patients with spinal metastasis. *Cancer* 97:2013–2018.

Ryu S, Gerszten P, Yin F, Timmerman RD (n.d.) RTOG 0631 study protocol: Phase II/III study of image-guided radiosurgery/SBRT for localized spine metastasis. Available at: http://www.rtog.org/ClinicalTrials/ProtocolTable/StudyDetails.aspx?study=0631.

Ryu S, Jin JY, Jin R, Rock J, Ajlouni M, Movsas B, Rosenblum M, Kim JH (2007) Partial volume tolerance of the spinal cord and complications of single-dose radiosurgery. *Cancer* 109:628–636.

Ryu S, Rock J, Jain R, Lu M, Anderson J, Jin J-Y, Rosenblum M, Movsas B, Kim JH (2010) Radiosurgical decompression of metastatic epidural compression. *Cancer* 116:2250–2257.

Ryu S, Rock J, Rosenblum M, Kim JH (2004) Patterns of failure after single-dose radiosurgery for spinal metastasis. *J Neurosurg* 101(Suppl 3):402–405.

Sahgal A, Ames C, Chou D, Ma L, Huang K, Xu W, Chin C et al. (2009) Stereotactic body radiotherapy is effective salvage therapy for patients with prior radiation of spinal metastases. *Int J Radiat Oncol Biol Phys* 74:723–731.

Sahgal A, Bilsky M, Chang EL, Ma L, Yamada Y, Rhines LD, Letourneau D et al. (2011) Stereotactic body radiotherapy for spinal metastases: Current status, with a focus on its application in the postoperative patient. *J Neurosurg Spine* 14:151–166.

Sahgal A, Chou D, Ames C, Ma L, Chuang C, Lambom K, Huang K, Chin CT, Weinstein P, Larson D (2007) Proximity of spinous/paraspinous radiosurgery metastatic targets to the spinal cord versus risk of local failure. *Int J Radiat Oncol Biol Phys* 69:S243–S243.

Sahgal A, Larson DA, Chang EL (2008) Stereotactic body radiosurgery for spinal metastases: A critical review. *Int J Radiat Oncol Biol Phys* 71:652–665.

Sahgal A, Ma L, Fowler J, Weinberg V, Gibbs I, Gerszten PC, Ryu S et al. (2012a) Impact of dose hot spots on spinal cord tolerance following stereotactic body radiotherapy: A generalized biological effective dose analysis. *Technol Cancer Res Treat* 11:35–40.

Sahgal A, Ma L, Weinberg V, Gibbs IC, Chao S, Chang UK, Werner-Wasik M et al. (2012b) Reirradiation human spinal cord tolerance for stereotactic body radiotherapy. *Int J Radiat Oncol Biol Phys* 82:107–116.

Sahgal A, Weinberg V, Ma L, Chang E, Chao S, Muacevic A, Gorgulho A et al. (2013) Probabilities of radiation myelopathy specific to stereotactic body radiation therapy to guide safe practice. *Int J Radiat Oncol Biol Phys* 85:341–347.

Schultheiss TE, Kun LE, Ang KK, Stephens LC (1995) Radiation response of the central nervous system. *Int J Radiat Oncol Biol Phys* 31:1093–1112.

Stieb S, Lang S, Linsenmeier C, Graydon S, Riesterer O (2015) Safety of high-dose-rate stereotactic body radiotherapy. *Radiat Oncol Lond Engl* 10:27.

Stradiotti P, Curti A, Castellazzi G, Zerbi A (2009) Metal-related artifacts in instrumented spine. Techniques for reducing artifacts in CT and MRI: State of the art. *Eur Spine J* 18:102–108.

Thariat J, Castelli J, Chanalet S, Marcie S, Mammar H, Bondiau P-Y (2009) CyberKnife stereotactic radiotherapy for spinal tumors: Value of computed tomographic myelography in spinal cord delineation. *Neurosurgery* 64:A60–A66.

Tseng C-L, Sussman MS, Atenafu EG, Letourneau D, Ma L, Soliman H, Thibault I et al. (2015) Magnetic resonance imaging assessment of spinal cord and cauda equina motion in supine patients with spinal metastases planned for spine stereotactic body radiation therapy. *Int J Radiat Oncol Biol Phys* 91:995–1002.

van Luijk P, Bijl HP, Konings AW, van der Kogel AJ, Schippers JM (2005) Data on dose-volume effects in the rat spinal cord do not support existing NTCP models. *Int J Radiat Oncol Biol Phys* 61:892–900.

Vanel D (2004) MRI of bone metastases: The choice of the sequence. *Cancer Imaging* 4:30–35.

Verbakel WFAR, Gurney-Champion OJ, Slotman BJ, Dahele M (2015) Sub-millimeter spine position monitoring for stereotactic body radiotherapy using offline digital tomosynthesis. *Radiother Oncol J Eur Soc Ther Radiol Oncol* 115:223–228.

Verhey LJ (1995) Immobilizing and positioning patients for radiotherapy. *Semin Radiat Oncol* 5:100–114.

Wang H, Shiu A, Wang C, O'Daniel J, Mahajan A, Woo S, Liengsawangwong P, Mohan R, Chang EL (2008) Dosimetric effect of translational and rotational errors for patients undergoing image-guided stereotactic body radiotherapy for spinal metastases. *Int J Radiat Oncol Biol Phys* 71:1261–1271.

Wu QJ, Yoo S, Kirkpatrick JP, Thongphiew D, Yin FF (2009) Volumetric arc intensity-modulated therapy for spine body radiotherapy: Comparison with static intensity-modulated treatment. *Int J Radiat Oncol Biol Phys* 75:1596–1604.

第 10 章

新发脊柱转移瘤立体定向放射治疗

Ehsan H. Balagamwala,Jacob Miller,Lilyana Angelov,John H. Suh,Simon S. Lo,Arjun Sahgal,
Eric L. Chang,Samuel T. Chao

10.1 引言

骨骼转移是第三大最常见的转移部位，而高达 70% 的癌症患者可能在其疾病的自然过程中发生脊柱转移。脊柱转移最常见的症状为背痛。随着脊柱转移的进展，由于硬膜外疾病和(或)脊髓压迫，可能会出现局灶性神经症状。10%~20% 的脊柱转移患者会发展成症状性脊髓压迫(Fornasier 和 Horne，1975；Grant 等，1991；Finn 等，2007)。通常脊柱转移采用常规分割外放射治疗(EBRT)结合或不结合手术的方法进行治疗，手术指征通常为机械性脊柱不稳定或脊髓压迫(Hartsell 等，2005；Patchell 等，2005；Lutz 等，2011；Kaloostian 等，2014)。EBRT 最大的缺点是保护危及器官(OAR)的能力相对较弱，其中最主要的危及器官就是脊髓。随着系统治疗的进步，预计脊柱转移的发生率可能会上升，迫切需要新的治疗方法以减轻 OAR 的毒性反应。

在过去的 10 年中，脊柱立体定向放射治疗(SBRT)的发展和迅速投入应用，使得单次大剂量或大分割的高剂量放疗能在促进症状缓解和局部控制的前提下进行。Lars Leksell 教授在 1951 年首先描述了放射外科治疗颅内病变，此后颅内放射外科成为良性和恶性颅内疾病治疗中的重要组成部分(Leksell，1951；Guo 等，2008；Suh，2010；Murphy 和 Suh，2011)。随着固定、图像引导、剂量调强和计算机治疗计划的进步，颅外放射外科治疗已成为现实 (Videtic 和 Stephans，2010；Shin 等，2011；Zaorsky 等，2013)。使用 SBRT，可以向肿瘤及其血管投照高剂量的放疗，以克服常规分割放疗固有的放射抵抗，从而实现更好的局部控制和疼痛缓解(Balagamwala 等，2012b)。可在本书第 1 章找到关于大分割放疗生物学的研究现状。

本章中，我们将讨论脊柱 SBRT 的适应证、技术、治疗计划、疗效及毒性反应。

10.2 适应证

脊柱 SBRT 通常采用一次或有限次数的剂量分割。适应证往往因医疗机构而异；然而，预测寿命长、卡氏评分(KPS)好、放射抵抗的组织学类型、有限的脊柱转移、寡转移和系统性疾病控制良好的患者通常被认为是更适合接受 SBRT 的良好人选。脊柱 SBRT 也是治疗脊柱转移的一个好方法,这将在本书第 11 章中进行更详细的讨论。相对禁忌证包括脊髓压迫、脊柱机械不稳定、活动性结缔组织疾病和相同节段脊髓先前接受过 SBRT 病史。在先前接受过脊柱 SBRT 的背景下,可考虑分次 SBRT。一些中心排除了组织学放射敏感疾病;但根据我们中心的经验,具有组织学放射敏感的肿瘤患者使用脊柱 SBRT 效果良好。脊柱 SBRT 适应证和相对禁忌证总结见表 10.1。美国放射肿瘤学会(ASTRO)和美国放射学会(ACR)已经出版了脊柱转移治疗指南,其中一节专门介绍脊柱 SBRT 的作用(Lutz 等,2011;Lo 等,2012)。

10.3　技术和治疗计划考量

脊柱 SBRT 是一种资源密集型治疗方式,需要丰富的经验和专业知识,以及放射肿瘤学家、医学物理师、神经外科医生和放射治疗师多学科参与。考虑到脊柱 SBRT 中每次分割的高剂量和脊髓的邻近性,治疗精度必须达到 1~2mm 的范围(Sahgal 等,2008)。为了安全有效地进行脊柱 SBRT,以下设备必不可少:一个配备多叶准直器的直线加速器和集成锥形束 CT(CBCT)的图像引导系统、一个体部固定系统和一个复杂的治疗计划系统。或者可以使用诸如射波刀(Accuray Inc.,Sunnyvale,CA)这样的系统,该系统使用安装在机械臂上的直线加速器。我们将进一步详细讨论这些设备。

10.3.1　固定

脊柱 SBRT 的优势在于通过靶区体积外的剂量梯度陡降,将靶区体积内的剂量分布最大化,从而保护脊髓。因此,脊柱 SBRT 要求平移精度<2mm,旋转精度<2°(Chang 等,2004;Lo 等,2010)。虽然呼吸运动不会显著影响脊柱肿瘤的位置,但脊柱摆位的重复性,特别是在多次治疗方案中,是一个重大的临床挑战。Hamilton(1995)介绍了一种有创的刚性脊柱固定装置,类似于伽马刀放射外科中使用的头架,但它不适合常规使用。因此,大多数中心都采用了近乎刚性的固定系统。许多中心采用商用解决方案,而其他中心,如纪念斯隆–凯特琳癌症中心和德国海德

表 10.1　脊柱 SBRT 的适应证和相对禁忌证

适应证	相对禁忌证
预期生存时间长	预期生存时间短
KPS≥70 分	KPS 40~60 分
放射抵抗的组织学类型	放射敏感组织学类型
距离脊髓 3~5mm	脊髓受压
曾用过常规外照射	同一节段 SBRT 治疗史
脊柱转移数量少	多阶段或弥漫的脊柱转移
寡转移疾病	机械性脊髓不稳定
系统疾病控制良好	系统疾病控制不佳
分离手术后	急性结缔组织病

堡大学,则开发了单位内部使用的近乎刚性的无创固定系统。

在克利夫兰医学中心,我们采用基于仰卧位 CT 的模拟定位,并使用五点式头颈面罩治疗颈椎和上胸椎病灶, 或使用医科达 BodyFix 立体定向身体框架 (Medical Intelligence, Schwabmünchen,Germany)治疗中低位胸椎和腰骶椎病灶。BodyFIX 系统由碳纤维底板、全身真空垫、真空系统和塑料固定被单组成(图 10.1)。Hyde 报道了他们使用 BodyFIX 系统连续治疗 42 例患者的经验。他们发现使用这个固定系统可获得非常好的精度:90%的治疗平移误差<1mm,97%的治疗旋转误差<1°。他们还发现,当他们使用更严格的阈值重新定位患者(1mm 对 1.5mm)时,每次治疗时平移运动得到改善,这表明治疗前患者的精确摆位可提高脊柱 SBRT 的整体精度(Hyde 等,2012)。

10.3.2 治疗计划

10.3.2.1 靶区勾画

大体肿瘤体积 (GTV) 定义为基于增强 MRI 中放射影像学可见的肿瘤。临床靶区体积(CTV)定义为根据 GTV 外扩一定边界而形成的体积,用来包含 GTV 附近的亚临床微病灶。计划靶区体积(PTV)是通过 CTV 外扩一定边界而形成的体积,用来包含患者每日摆位形成的误差。各医疗机构在靶区体积定义和处方剂量方面存在相当大的差异(Guckenberger 等,2011)。此外,不同医疗机构在用于勾画靶区体积的图像模式上存在差异:一些医疗机构仅依赖 CT 图像,另一些医疗机构依赖 CT、MRI 融合图像,其他一些医疗机构则获取 CT 造影或有创的脊髓造影。

我们的临床习惯包括获取一个模拟 CT 扫描和对感兴趣区域做一个高分辨 MRI(1.5mm 层

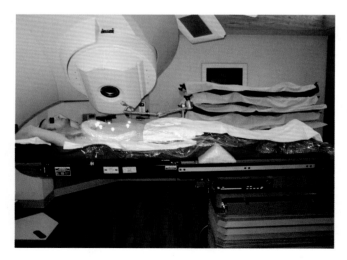

图 10.1 Elekta BodyFIX 系统由碳纤维底板、全身真空垫、真空系统和塑料固定被单组成, 用于胸腰部病灶。(With kind permission from Springer Science+Business Media: *J. Radiat. Oncol.*, Stereotactic body radiotherapy for the treatment of spinal metastases, 1, 2012, 255–265, Balagamwala E.H., Cherian, S., Angelov, L., Suh, J.H., Djemil, T., Lo, S.S., Sahgal, A., Chang, E., Teh, B.S., Chao, S.T.)

厚)。如果有器械明显扭曲了 MRI 图像,则进行 CT 脊髓造影以确定脊髓和硬膜外疾病。随后我们使用 MIM Maestro™ 和 MIMfusion®(MIM Software Inc.,Cleveland,Oh)或 iPlan(BrainLab,AG)来融合模拟 CT 和高分辨 MRI(或 CT 脊髓造影)。对于椎体内病灶,CTV 被定义为整个椎体,根据情况包括或不包括左右椎弓根。对于仅涉及后部的病变,CTV 可能仅包括棘突和椎板。考虑到前面所讨论的固定准确性及图像引导(下面讨论),我们的 PTV 不外扩。我们的方法与肿瘤放射治疗协作组(RTOG)0631 试验(一个 Ⅱ/Ⅲ 期临床图像引导下局部脊柱转移 SBRT 研究)中使用的方法相似。

10.3.2.2　勾画 OAR 和剂量限制

脊柱 SBRT 中的主要 OAR 是脊髓(包括马尾),因为放射性脊髓病可能是一种毁灭性的并发症。需要特别关注的是那些生长缓慢的脊髓肿瘤患者,如室管膜瘤有很长的自然病程。文献中对于勾画神经结构或脊髓、马尾神经的图像模式几乎没有共识(Balagamwala 等,2012c)。此外,不同医疗机构使用不同的脊髓和马尾剂量限制。

我们基于高分辨 MRI 定义脊髓和马尾。脊髓定义为椎体水平的脊髓,向头尾两端外扩 4.5mm。由于马尾由漂浮在硬脊膜囊中的神经根组成,我们将马尾定义为椎体水平的整个硬脊膜囊,向头尾两端外扩 4.5mm。我们将 ≥10Gy 的脊髓体积限制在 ≤10%,并将最大点剂量(0.03mL)限制为 <14Gy。由于马尾是由具有潜在较高剂量耐受性的神经根组成的,我们将 ≥12Gy 的马尾体积限制在 ≤10%,并将最大点剂量(0.03mL)限制为 <16Gy。

治疗计划期间其他需要考虑的 OAR 包括患者的食管、肾脏和肠道。对于颈椎和胸椎实施 SBRT 治疗时食管是尤其需要注意的重要 OAR。虽然没有发表过明确的食管剂量限制的文献,但有 3~4 级食管毒性的报道(Yamada 等,2008;Moulding 等,2010)。我们试图在可能的情况下将食管的最大剂量限制在 16Gy。在计划制订时,注意回避进出肾脏的剂量也很重要。 这对于已经接受过肾切除术、残留肾功能有限的肾癌患者尤为重要。同样,肠道剂量最小化可预防腰椎 SBRT 期间患者出现急性恶心、呕吐和腹泻。

10.3.2.3　治疗剂量和分割方案

与上文所述的医疗机构间差异类似,在最佳剂量分割方面存在着相当大的机构间差异。单次或多次分割方案都有机构选择使用。单次方案剂量范围倾向于 12~24Gy 之间,近年趋向于使用更高剂量。大分割方案为 5 次分割处方剂量为 25~30Gy,2~3 次分割的剂量为 24Gy,3 次分割剂量为 27Gy。如下所述,有证据表明单次分割剂量 ≥20Gy 导致脊柱压缩性骨折(VCF)的风险更高(Sahgal 等,2013a)。因此,支持多次分割方案的机构认为,与高剂量单次方案相比,这种方法在提供相似生物等效剂量(BED)的同时,最小化了 VCF 的风险。然而,当将多次分割方案与使用 <20Gy 的单次分割方案进行比较时,没有证据表明局部控制或总体毒性反应有改善。因此,我们使用单次脊柱 SBRT。最近,由于我们的数据表明了放射抵抗组织中的剂量-反应关系(未发表),我们有选择性地将剂量从单次 16Gy 提高至单次 18Gy。当然,为了指导未来的实践,仍然需要高质量的证据来比较单次和多次分割方案的疗效和副作用。

10.3.2.4 治疗时的图像引导

准确的治疗取决于治疗前和治疗期间对患者位置的准确验证。图像引导在放疗中的应用不仅使 SBRT 应用在脊柱放疗,而且也用于其他颅外肿瘤的放疗中。Ma 等(2009)发现治疗时间超过 5 分钟时,平移变异>1mm 和旋转变异>1°的发生率很高。这项研究显示脊柱 SBRT 的一个重要方面往往被低估:治疗速度快才是最理想的。大多数脊柱转移瘤患者往往伴有与其疾病相关的明显疼痛,因此,实施长时间治疗的患者位置变化是很普遍的。如果预期需要持续长时间治疗,则可利用治疗间歇中的图像验证,可重新调整任何位置变化。

图像引导技术包括二维技术如正交 X 射线,以及三维技术如锥形束 CT(CBCT)和兆伏 CT(MVCT)。三维技术的主要优势是能够可视化靶区体积、OAR,以及基于骨骼以外的软组织调整患者位置。MV CT 可以以软组织分辨率为代价来减轻金属伪影(Dahele 等,2011)。在克利夫兰医学中心,我们在每个脊柱 SBRT 病例中使用 CBCT,并使用"六维"机器人控制床调整患者位置。当患者在我们的 NovalisTX(BrainLAB AG,Feldkirchen,Germany)接受治疗时,我们使用正交 X 射线及 CBCT 验证患者位置。表 10.2 对我们治疗方法进行了概述。

10.4 脊柱 SBRT 的疗效

Hamilton 和 Lulu(1995)报道他们使用刚性立体定向框架和直线加速器对 5 例患者进行治疗,并发表了关于脊柱 SBRT 的初步经验。然而,由于这种刚性固定技术是有创操作,脊柱 SBRT 没有被迅速接受。无创的近乎刚性固定技术(如前文所述)的引入,才使得脊柱 SBRT 的使用显著增加。

在最早的几个关于脊柱 SBRT 的报道中,Benzil 等(2004)描述了一组 22 例患者中 26 枚转移灶的病例。他们报道 94%的患者在 72 小时内出现明显的疼痛缓解,持续长达 3 个月。此外,63%的患者神经功能缺损有所改善。这项研究为脊柱 SBRT 被接纳奠定了基础。

自早期的报道以后,已经有许多回顾性研究报道(表 10.3 对病例队列进行了总结;Garg 等,2012)。总体而言,脊柱 SBRT 具有良好的影像学和临床控制效果(>85%)。2004 年,Gerszten 等(2004)发表了用射波刀治疗 125 个脊柱节段(115 例患者)的初步结果。在 1 个月的随访中,

表 10.2　克利夫兰医学中心的治疗计划概要

治疗计划概要	
固定	颈椎和上胸椎:五点式头颈面罩
	下胸椎和腰骶椎:BodyFIX
靶区勾画	GTV±椎体±左右椎弓根±棘突和椎板(取决于 GTV 的位置)
OAR 勾画	脊髓:脊髓+头尾两侧外扩 4.5mm
	马尾:硬脊膜囊+头尾两侧外扩 4.5mm
处方剂量	16~18Gy 单次照射方案
图像引导	CB CT(Varian Edge,NovalisTX)±正交 X 射线(NovalisTx)

表 10.3　部分单次方案脊柱立体定向放射治疗效果

系列(年)	研究类型	患者(节段)	中位剂量(范围)(Gy)	影像学控制率	疼痛控制率
Ryu 等 (2004)	回顾性	49(61)	14(10~16)	96%	93%
Gerszten 等 (2007)	回顾性	393(500)	20(12.5~25)	89%	86%
Yamada 等 (2008)	回顾性	93(103)	24(18~24)	90%	NR
Garg 等 (2012)	前瞻性	61(63)	18(16~24)	88%	NR
Ryu 等 (RTOG 0631) (2014)	前瞻性(Ⅱ期)	44(55)	16	NR	NR

NR,未报道。

94%的患者疼痛缓解,而 89%的患者神经功能缺失不再加剧。影像学控制率同样出色(96%)。此后 Gerszten 及其同事更新了他们的研究结果,并报道了 393 例患者 500 个脊柱节段,采用单次脊柱 SBRT 方案治疗的结果。单次中位剂量为 20Gy(范围 12.5~25Gy)(Gerszten 等,2007)。1 年的影像学控制率为 90%,疼痛控制为 86%,84%的患者神经功能缺损得到改善。由于队列病例数量多,其研究建立了一种安全有效的治疗脊柱转移瘤的方法。

　　Ryu 等评估了他们在亨利福特中心治疗的 49 例共 61 个节段脊柱转移患者的经验。他们报道的疼痛控制率为 85%,治疗后的疼痛复发率为 7%。重要的是,他们报道了 5%的邻近部位影像学进展率(Ryu 等,2004)。我们也评估了我们治疗的边缘进展风险,即肿瘤复发位置在治疗节段上/下一个椎体水平(Koyfman 等,2012)。研究共纳入 149 例患者 208 个脊柱节段,边缘失败率为 12.5%,中位复发时间为 7.7 个月。脊柱旁病灶和处方剂量<16Gy 是边缘复发的两个危险因素。2011 年,Klish 等发表了 65 个脊柱节段(58 例患者)的前瞻性队列研究,病变节段与相邻节段一起照射。11%的患者在相邻节段和多个其他脊柱节段出现进展,只有 3%的患者仅在相邻节段中出现复发。鉴于照射野外的进展率,这些结果表明不需要常规使用 SBRT 治疗未受累相邻节段椎体(Klish 等,2011)。

　　Chang 等(2007)评估了单中心前瞻性研究中的失败模式。该研究纳入 63 例患者 74 个节段,中位随访 21.3 个月后 1 年局部控制率为 84%。失败模式分析显示了两种主要的失败机制:在先前治疗部位附近的骨骼中复发,以及在治疗节段脊髓附近的硬膜外复发。研究认为硬膜外复发通常是由于为了满足脊髓剂量限制而对硬膜外病灶进行相应降量所致。同样,Patel 等回顾性评估一组 154 个节段(117 例患者)全椎体或部分椎体脊柱 SBRT 的队列。与采用部分椎体治疗的患者相比,采用全椎体治疗的患者获得了更好的影像学局部控制率(89%对 71%,P=0.029),以及较低的再治疗率(11%对 19%,P=0.285),尽管后者没有统计学意义(Patel 等,2012)。

　　虽然许多回顾性的学术研究显示了良好的影像学控制率和疼痛控制率,但很少有研究专门评估放射剂量-反应效应。Yamada 及其同事报道了他们在 93 例 103 个节段脊柱转移患者中使用单次高剂量脊柱 SBRT 的初步经验。他们报道,尽管肿瘤组织学不是局部控制的一个重要预后因素,但与处方剂量<23Gy 相比,剂量>23Gy 与更好的局部控制相关(95%对 80%,$P=0.03$)(Yamada 等,2008)。他们还评估了脊髓后减压和脊髓内固定装置中的剂量-反应关系。在这项对 21 例患者的小规模研究中,作者发现 5 例接受低剂量放射外科治疗的患者中有 3 例(60%)出现局部失败,而 16 例接受高剂量放射外科手术的患者中有 1 例(6%)出现局部失败。他们估计高剂量(24Gy)组 1 年累积局部失败发生率为 6.3%,低剂量(<24Gy)组为 20%($P=0.0175$)(Moulding 等,2010)。同一组研究还评估了在复发情况下治疗椎旁病灶是否存在剂量-反应关系。在 97 次治疗中,与 20Gy 总剂量组相比,30Gy 总剂量组发生局部复发的风险显著降低(HR=0.51,$P=0.04$)。其他因素如肿瘤大小或组织学与局控治疗失败无关(Damast 等,2011)。

Chao 等还分析了我们在单次分割脊柱 SBRT 的经验,以评估与局部控制相关的剂量因素。共有 189 例患者 256 个脊柱节段。中位处方剂量为 15Gy(范围 8~16Gy)。我们发现硬膜外病灶、多节段脊柱转移,以及组织学为肺癌与影像学失败存在相关性(Chao 等,2012a)。当我们将分析局限于传统的放射敏感组织学类型(即非肾癌、非黑色素瘤)时,我们发现肺癌来源的脊柱转移与治疗失败的风险增加有关。我们还发现,靶区内较高的总剂量和最大剂量与改善疼痛有关(Balagamwala 等,2012d)。这些数据表明,在放射敏感的组织学类型中存在剂量-反应关系,并表明增加剂量可能对疗效起作用,特别是对放射抵抗的组织学类型。因此,我们修改了我们中心的临床治疗方案,目前只要满足 OAR 的剂量限制,我们就用单次分割 18Gy 治疗所有患者。值得注意的是,尽管剂量增加会提高局部控制,但脊柱压缩性骨折的风险也会增加,如下文中所讨论的那样。此外,这可能提示了采用多次分割增加剂量的好处,可使每次分割剂量保持在较低水平,以将脊柱压缩性骨折的风险降至最低。

由于脊柱 SBRT 能提高治疗的生物等效剂量,它最常用于治疗肾透明细胞癌等放射抵抗肿瘤的转移。Nguyen 等报道了 48 例 55 处脊柱节段转移患者中位随访时间为 13.1 个月的首批此类病例。实际 1 年无进展生存率为 82.1%。SBRT 术后 1 个月和 12 个月的疼痛完全缓解率分别为 44%和 52%(与 23%的基线率相比)(Nguyen 等,2010)。我们评估了 57 例患者 88 个脊柱节段转移接受单次分割脊柱 SBRT 治疗。影像学失败和疼痛进展的中位时间分别为 26.5 个月和 26.0 个月。治疗后出现疼痛缓解的中位时间为 0.9 个月。在我们的队列中,脊柱压缩性骨折的比率为 14%(Balagamwala 等,2012a)。在最近的一项分析中,Thibault 及其同事评估了 37 例 71 个节段肾细胞癌脊柱转移的患者,发现脊椎 SBRT 治疗后椎体压缩性骨折的风险为 16%(2014)。有趣的是,Sohn 及其同事进行了配对分析,比较了脊柱 SBRT 与传统分割放疗治疗肾细胞癌脊柱转移的疗效。他们发现更多的 SBRT 患者有完全或部分的疼痛缓解(然而,差异没有统计学意义)。此外,他们发现 SBRT 患者的无进展生存率明显较高($P=0.01$)。毒性反应无差异(Sohn 等,2014)。表 10.4 将这些结果进行了概括。

Chao 及其同事对在他们医院接受脊柱 SBRT 的患者进行了递归分层分析(RPA)。他们评估了 174 例接受单次分割脊柱 SBRT 的患者,平均随访 8.9 个月。组织学分为放射敏感(乳腺和前列腺)、放射抵抗(肾细胞、黑色素瘤、肉瘤)和其他(所有其他组织学)。放射敏感组织学类型的总中位生存期为 14 个月,放射抵抗组织学类型为 11.2 个月,其他组织学类型为 7.2 个月($P=0.02$)。RPA 分析结果分为三类($P<0.01$)。1 级定义为从原发性疾病(TPD)开始的病程时间>30

表 10.4　肾透明细胞癌 SBRT 的效果汇总

系列（年）	研究类型	患者（节段）	中位剂量（范围）(Gy)	分割次数	影像学控制率	疼痛控制率
Nguyen 等（2010）	回顾性	48(55)	27(24~30)	3	78%	75%
Balagamwala 等（2012a）	回顾性	57(88)	15(8~16)	1	71%	68%
Thibault 等（2014）	前瞻性	37(71)	24(18~30)	2	83%	NR
Sohn 等（2014）	回顾性	13(31)	38(平均)	4	86%	100%

个月,KPS>70 分。2 级定义为 TPD>30 个月,KPS≤70 分,或 TPD≤30 个月,年龄<70 岁。3 级定义为 TPD≤30 个月,年龄≥70 岁。1 级的总中位生存期为 21.1 个月,2 级为 8.7 个月,3 级为 2.4 个月。这项 RPA 分析确定了一个亚组患者,他们可能从脊柱 SBRT 中获益最多(Chao 等,2012b)。

在评估姑息性治疗方案时,一个重要的因素是生活质量(QOL)。尽管近年来的临床试验采用了 QOL 评价,但许多回顾性证据不包括 QOL 评价。Degen 等采用短期健康调查(SF-12)定期报道脊柱 SBRT 术后最早的 QOL 结果。SBRT 术后 24 个月内,患者的 QOL 无明显差异,提示 SBRT 能维持患者的 QOL(Degen 等,2005)。RTOG 0631 研究正在进行的 Ⅱ/Ⅲ 期试验将常规 EBRT(单次 8Gy)与脊柱 SBRT(单次 16Gy 或 18Gy)进行比较,旨在确定 SBRT 与常规放疗的安全性和疗效,同时也旨在确定放疗对 QOL 的影响(Ryu 等,2014)。这项第二阶段研究最近公布了 44 例患者的结果,表明在严格的质量控制环境下,可行性成功率为 74%(Ryu 等,2014)。第三阶段试验的部分目前正在入组,鼓励临床医生参加这项重要的试验。

10.5　毒性反应

10.5.1　爆发痛

脊柱转移的姑息性放疗的目标通常是短期疼痛缓解。随着脊柱 SBRT 的出现和施照消融性放射剂量,我们不仅能够获得足够的疼痛缓解,而且希望实现出色的局部控制。对于大分割、高剂量的放疗,需要关注爆发痛的发生,它是一种治疗部位骨痛加剧的暂时变化。爆发痛发作通常发生在放疗后 1~2 周内,并且类固醇治疗效果好。在常规放疗中,爆发痛的发生率在 16%~41%(Chow 等,2005;Loblaw 等,2007;Hird 等,2009)。最近,我们对接受脊柱 SBRT 治疗的患者爆发痛的发生率有了更好地了解。

Chiang 等(2013)对 41 例接受多次分割脊柱 SBRT 治疗的患者进行了前瞻性观察研究,总剂量为 24~35Gy,分割成 2~5 次。他们报道爆发痛发病率为 68.3%,且在 SBRT 术后第 1 天爆发痛发作最常见（29%）。接受地塞米松治疗后大多数患者的疼痛都能很好地缓解。KPS 评分较高、照射位置为颈椎或腰椎与较高的爆发痛发生率相关。考虑到爆发痛的高发生率,他们已经开始对所有接受脊柱 SBRT 治疗的患者进行预防性地塞米松治疗(Khan 等,2015)。Pan 等

(2004)回顾性评估在 MD 安德森癌症中心参加 SBRT 相关 I/II 期临床试验的患者,发现爆发痛的发生率为 23%。治疗到疼痛发生的中位时间是 5 天,多次分割 SBRT 与爆发痛的高发生率有关(Pan 等,2014)。根据我们医院单次分割 SBRT(14~16Gy)的经验,爆发痛的发生率约为 15%,我们没有常规预防性使用地塞米松(Jung 等,2013)。我们将会采用更高的剂量和多次分割方案,因此我们将重新评估其发生率和相关因素。

10.5.2 脊柱压缩性骨折

由于脊柱 SBRT 每次投照的分割剂量高,一个主要的晚期毒性反应是脊柱压缩性骨折(VCF)的发生。Rose 等评估了他们高剂量(18~24Gy,单次)脊柱 SBRT 的经验,脊柱骨折发生率为 39%。他们发现,椎体溶骨性病变区域大于 40% 及 T10 病变,更容易发展为 VCF,分别是 6.8 倍和 4.6 倍(Rose 等,2009)。同样,Boehling 等回顾性评估了 I/II 期试验中使用脊柱 SBRT 治疗的患者,剂量为 18~30Gy,分割成 1~5 次。他们报道骨折的发生率为 20%。在他们的研究中,年龄大于 55 岁、先前存在骨折和治疗前有疼痛与产生 VCF 的风险增加相关(Boehling 等,2012)。Cunha 等利用脊柱不稳定肿瘤评分(SINS)系统对接受脊柱 SBRT 治疗的患者易患 VCF 的危险因素进行更严格分析。他们回顾性地评估了 90 例 167 个节段的患者,发现压缩性骨折的发生率为 11%。在骨折中,63% 是新生的,而 37% 是原有骨折进展。他们的分析表明,椎体排列、溶骨病灶、肺和肝细胞转移,以及每次分割剂量>20Gy 是脊柱骨折的重要预测因素(Cunha 等,2012)。

Sahgal 等对 252 例 410 个节段的患者进行多中心回顾性研究,并评估 VCF 的风险。其研究也使用了 SINS 标准。中位随访 11.5 个月后,VCF 发生率为 14%,骨折发生中位时间为 2.46 个月。在骨折中,47% 是新的骨折,53% 是先前存在的骨折进展。多因素分析显示每次照射剂量(更大风险为≥24 对 20Gy~23Gy 对≤19Gy)、基线 VCF、溶骨性肿瘤和脊柱畸形可预测 VCF(Sahgal 等,2013a)。我们评估了 348 例接受 507 次治疗的患者的经验,发现 VCF 发生率为 15%。多因素分析显示,既往 VCF 和治疗前疼痛是脊柱 SBRT 术后发生 VCF 的重要预测因素。

10.5.3 神经系统毒性反应

放射性脊髓病是脊柱放疗最令人恐惧的并发症。放射性脊髓病是脊柱 SBRT 的晚期毒性反应,治疗后 6 个月内很少发生,治疗后 3 年内几乎总是出现(Abbatucci 等,1978)。脊柱 SBRT 放射性脊髓病的风险估计小于 1%(Kirkpatrick 等,2010)。

Sahgal 等(2010)对 5 例脊柱 SBRT 后出现脊髓病的患者进行多中心回顾性分析,并将其与 19 例无脊髓病的患者进行比较。脊髓病患者的硬膜囊接受的最大剂量如下:单次分割剂量分别为 10.6Gy,或 13.1Gy,或 14.8Gy,2 次分割剂量为 25.6Gy,3 次分割剂量为 30.9Gy。与没有发展成脊髓病的患者相比,分析显示硬膜囊接受单次分割最大剂量 10Gy 是安全的。

在那些接受过传统分割放疗的患者中,脊髓的耐受剂量可能不同。Sahgal 等(2012)对 5 例放射性脊髓病患者进行了评估。他们报道,常规放疗后的时间大于 5 个月,再接受脊柱 SBRT 治疗而产生放射性脊髓病的风险很低;如果总的标准化生物等效剂量(nBED)不超过 70Gy,且 SBRT 硬脊膜囊剂量不超过总 nBED 的 50%,则硬脊膜囊的 nBED 为 20~25Gy。最近,Sahgal 等报道了第一个逻辑回归模型研究对脊柱 SBRT 放射性脊髓病进行评估。他们估计,当硬脊膜囊最大限制剂量分别为 12.4Gy/次、17.0Gy/2 次、20.3Gy/3 次、23.0Gy/4 次和 25.3Gy/5 次时,脊髓病的风险小于 5%(Sahgal 等,2013b)。

10.6　争论

在过去的 10 年中,我们已经对脊柱 SBRT 的疗效和毒性反应有了大量的了解,这些毒性反应在早期和再照射情况中都存在。RTOG 0631 是一项前瞻性、随机的 III 期临床试验,将单次分割脊柱 SBRT 与单次分割常规放疗进行比较,这将是对文献的重要补充。来自多个机构的数据表明,脊柱 SBRT 是非常有效的,影像学和疼痛控制率>85%。然而,各机构之间的主要区别在于脊柱 SBRT 技术的细微差别,包括靶区体积和 OAR 的勾画、处方剂量,以及最重要的单分割对比多次分割 SBRT。关于单次分割与多次分割 SBRT 的安全性和有效性的比较数据缺失,目前临床治疗方案基于各自医疗机构偏好。

10.7　未来方向

脊柱 SBRT 已经确立了自己作为再放疗中的标准地位,其在前期治疗中的作用已由众多安全性和有效性的研究奠定了基础。尽管早期的经验表明,脊柱 SBRT 可用于脊髓压迫的情况,但仍需进一步研究以确定其在不能手术情况中的作用(Ryu 等,2010;Suh 等,2012)。此外,椎体稳定手术后 SBRT 的作用还没有明确界定,单次分割对比多次分割脊柱 SBRT 尚无法很好地评价。目前,多个机构开展了一项小型前瞻性研究,评估脊柱 SBRT 在同时进行免疫治疗中的作用。随着全身化疗的持续改善和转移性疾病患者预期寿命的延长,必须确立再次脊柱 SBRT 的地位。

备忘录:临床实践要点

√	项目	注意要点
	病例选择	是否适合 SBRT?
		• 患者肿瘤的转移数量
		• 其他转移部位在全身药物治疗中得到很好的控制
		• 硬膜外疾病与脊髓之间至少 2mm
		• KPS≥60 分
	SBRT 对 EBRT	病灶是否能接受 SBRT?
		• 非淋巴瘤/黑色素瘤病史
		• 预期生存大于 6 个月
		• ≤3 个连续椎体转移

(待续)

√	项目	注意要点
	模拟	固定
		• 仰卧位
		• 颈椎和上胸椎:五点式头颈面罩
		• 胸腰骶:立体定向体部固定系统(Linac)或体模固定(CyberKnife)
		影像
		• CT 模拟
		• 高分辨 MRI T1 和磁共振 STIR 序列
		• 如果无法进行 MRI 检查,应用 CT 脊髓造影
		• MRI 与 CT 融合
	治疗计划	勾画
		• 根据已发布的指南,根据脊柱受累程度确定 CTV
		• 脊髓/马尾轮廓包括感兴趣的椎体水平及其上下两层图像
		治疗计划
		• 逆向治疗计划
		• CTV=PTV
		• 剂量
		• PTV 剂量 16~18Gy/次、24Gy/2 次、27Gy/3 次或 30Gy/5 次
		• 覆盖率
		• 实现 PTV 覆盖率 90%
		• 可接受硬膜外间隙较低的覆盖范围,以满足脊髓限量
		• 剂量限制
		• 取决于剂量分次
	治疗	影像
		• 患者首先按常规使用室内激光和手动摆位
		• 与相关骨骼解剖相匹配的正交 X 线片
		• 锥形束 CT 匹配肿瘤(CTV 或 PTV)和脊髓
		• 治疗床拥有 6 个自由度纠正平移和旋转移位(如有的话)
		• 对患者移动或较长治疗时间间隔重复行 CBCT(10~15 分钟)
		• 利用容积旋转调强和非均整(FFF)模式尽可能缩短治疗时间
	结果	局部控制率
		• 优秀(>85%)的影像学和局部症状控制率
	毒性反应	急性
		• 爆发痛的风险在 15%~50% 之间,并能通过短疗程类固醇得到充分的治疗
		• 食管炎也可能发生,通过支持性治疗进行治疗
		慢性
		• >20Gy/次分割导致椎体压缩性骨折发生的风险显著增加
		• 只要脊髓未超过耐受剂量,放射性脊髓病的风险很低(<1%)

(诸华光 译　王恩敏 校)

参考文献

Abbatucci JS, Delozier T, Quint R, Roussel A, Brune D (1978) Radiation myelopathy of the cervical spinal cord: Time, dose and volume factors. *Int J Radiat Oncol Biol Phys* 4:239–248.

Balagamwala EH, Angelov L, Koyfman SA, Suh JH, Reddy CA, Djemil T, Hunter GK, Xia P, Chao ST (2012a) Single-fraction stereotactic body radiotherapy for spinal metastases from renal cell carcinoma. *J Neurosurg Spine* 17:556–564.

Balagamwala EH, Chao ST, Suh JH (2012b) Principles of radiobiology of stereotactic radiosurgery and clinical applications in the central nervous system. *Technol Cancer Res Treat* 11:3–13.

Balagamwala EH, Cherian S, Angelov L, Suh JH, Djemil T, Lo SS, Sahgal A, Chang E, Teh BS, Chao ST (2012c) Stereotactic body radiotherapy for the treatment of spinal metastases. *J Radiat Oncol* 1:255–265.

Balagamwala EH, Jung DL, Angelov L, Suh JH, Reddy CA, Djemil T, Magnelli A, Soeder S, Chao ST (2013) Incidence and risk factors for vertebral compression fractures from spine stereotactic body radiation therapy: Results of a large institutional series. *Int J Radiat Oncol Biol Phys* 87:S89.

Balagamwala EH, Suh JH, Reddy CA, Angelov L, Djemil T, Magnelli A, Soeder S, Chao ST (2012d) Higher dose spine stereotactic body radiation therapy is associated with improved pain control in radiosensitive histologies. *Int J Radiat Oncol Biol Phys* 84:S632–S633.

Benzil DL, Saboori M, Mogilner AY, Rocchio R, Moorthy CR (2004) Safety and efficacy of stereotactic radiosurgery for tumors of the spine. *J Neurosurg* 101(Suppl 3):413–418.

Boehling NS, Grosshans DR, Allen PK, McAleer MF, Burton AW, Azeem S, Rhines LD, Chang EL (2012) Vertebral compression fracture risk after stereotactic body radiotherapy for spinal metastases. *J Neurosurg Spine* 16:379–386.

Chang EL, Shiu AS, Lii M-F, Rhines LD, Mendel E, Mahajan A, Weinberg JS et al. (2004) Phase I clinical evaluation of near-simultaneous computed tomographic image-guided stereotactic body radiotherapy for spinal metastases. *Int J Radiat Oncol Biol Phys* 59:1288–1294.

Chang EL, Shiu AS, Mendel E, Mathews LA, Mahajan A, Allen PK, Weinberg JS et al. (2007) Phase I/II study of stereotactic body radiotherapy for spinal metastasis and its pattern of failure. *J Neurosurg Spine* 7:151–160.

Chao ST, Balagamwala EH, Reddy CA, Angelov L, Djemil T, Magnelli A, Soeder S, Suh JH (2012a) Spine stereotactic body radiation therapy outcomes correlated to dosimetric factors. *Int J Radiat Oncol Biol Phys* 84:S212.

Chao ST, Koyfman SA, Woody N, Angelov L, Soeder SL, Reddy CA, Rybicki LA, Djemil T, Suh JH (2012b) Recursive partitioning analysis index is predictive for overall survival in patients undergoing spine stereotactic body radiation therapy for spinal metastases. *Int J Radiat Oncol Biol Phys* 82:1738–1743.

Chiang A, Zeng L, Zhang L, Lochray F, Korol R, Loblaw A, Chow E, Sahgal A (2013) Pain flare is a common adverse event in steroid-naïve patients after spine stereotactic body radiation therapy: A prospective clinical trial. *Int J Radiat Oncol Biol Phys* 86:638–642.

Chow E, Ling A, Davis L, Panzarella T, Danjoux C (2005) Pain flare following external beam radiotherapy and meaningful change in pain scores in the treatment of bone metastases. *Radiother Oncol* 75:64–69.

Cunha MVR, Al-Omair A, Atenafu EG, Masucci GL, Letourneau D, Korol R, Yu E et al. (2012) Vertebral compression fracture (VCF) after spine stereotactic body radiation therapy (SBRT): Analysis of predictive factors. *Int J Radiat Oncol Biol Phys* 84:e343–e349.

Dahele M, Zindler JD, Sanchez E, Verbakel WF, Kuijer JPA, Slotman BJ, Senan S (2011) Imaging for stereotactic spine radiotherapy: Clinical considerations. *Int J Radiat Oncol Biol Phys* 81:321–330.

Damast S, Wright J, Bilsky M, Hsu M, Zhang Z, Lovelock M, Cox B, Zatcky J, Yamada Y (2011) Impact of dose on local failure rates after image-guided reirradiation of recurrent paraspinal metastases. *Int J Radiat Oncol Biol Phys* 81:819–826.

Degen JW, Gagnon GJ, Voyadzis J-M, McRae DA, Lunsden M, Dieterich S, Molzahn I, Henderson FC (2005) CyberKnife stereotactic radiosurgical treatment of spinal tumors for pain control and quality of life. *J Neurosurg Spine* 2:540–549.

Finn MA, Vrionis FD, Schmidt MH (2007) Spinal radiosurgery for metastatic disease of the spine. *Cancer Control J Moffitt Cancer Cent* 14:405–411.

Fornasier VL, Horne JG (1975) Metastases to the vertebral column. *Cancer* 36:590–594.

Garg AK, Shiu AS, Yang J, Wang X-S, Allen P, Brown BW, Grossman P et al. (2012) Phase 1/2 trial of single-session stereotactic body radiotherapy for previously unirradiated spinal metastases. *Cancer* 118:5069–5077.

Gersztan PC, Burton SA, Ozhasoglu C, Welch WC (2007) Radiosurgery for spinal metastases: Clinical experience in 500 cases from a single institution. *Spine* 32:193–199.

Gersztan PC, Ozhasoglu C, Burton SA, Vogel WJ, Atkins BA, Kalnicki S, Welch WC (2004) CyberKnife frameless stereotactic radiosurgery for spinal lesions: Clinical experience in 125 cases. *Neurosurgery* 55:89–98; discussion 98–99.

Grant R, Papadopoulos SM, Greenberg HS (1991) Metastatic epidural spinal cord compression. *Neurol Clin* 9:825–841.

Guckenberger M, Sweeney RA, Flickinger JC, Gerszten PC, Kersh R, Sheehan J, Sahgal A (2011) Clinical practice of image-guided spine radiosurgery—Results from an international research consortium. *Radiat Oncol Lond Engl* 6:172.

Guo S, Chao ST, Reuther AM, Barnett GH, Suh JH (2008) Review of the treatment of trigeminal neuralgia with gamma knife radiosurgery. *Stereotact Funct Neurosurg* 86:135–146.

Hamilton AJ, Lulu BA (1995) A prototype device for linear accelerator-based extracranial radiosurgery. *Acta Neurochir Suppl* 63:40–43.

Hamilton AJ, Lulu BA, Fosmire H, Stea B, Cassady JR (1995) Preliminary clinical experience with linear accelerator-based spinal stereotactic radiosurgery. *Neurosurgery* 36:311–319.

Hartsell WF, Scott CB, Bruner DW, Scarantino CW, Ivker RA, Roach M, Suh JH et al. (2005) Randomized trial of short- versus long-course radiotherapy for palliation of painful bone metastases. *J Natl Cancer Inst* 97:798–804.

Hird A, Chow E, Zhang L, Wong R, Wu J, Sinclair E, Danjoux C, Tsao M, Barnes E, Loblaw A (2009) Determining the incidence of pain flare following palliative radiotherapy for symptomatic bone metastases: Results From three Canadian Cancer Centers. *Int J Radiat Oncol Biol Phys* 75:193–197.

Hyde D, Lochray F, Korol R, Davidson M, Wong CS, Ma L, Sahgal A (2012) Spine stereotactic body radiotherapy utilizing cone-beam CT image-guidance with a robotic couch: Intrafraction motion analysis accounting for all six degrees of freedom. *Int J Radiat Oncol Biol Phys* 82:e555–e562.

Jung DL, Balagamwala EH, Angelov L, Suh JH, Reddy CA, Djemil T, Magnelli A, Soeder S, Chao ST (2013) Incidence and risk factors for pain flare following spine radiosurgery. *Int J Radiat Oncol Biol Phys* 87:S568–S569.

Kaloostian PE, Yurter A, Zadnik PL, Sciubba DM, Gokaslan ZL (2014) Current paradigms for metastatic spinal disease: An evidence-based review. *Ann Surg Oncol* 21:248–262.

Khan L, Chiang A, Zhang L, Thibault I, Bedard G, Wong E, Loblaw A et al. (2015) Prophylactic dexamethasone effectively reduces the incidence of pain flare following spine stereotactic body radiotherapy (SBRT): A prospective observational study. *Support Care Cancer* 23:2937–2943.

Kirkpatrick JP, van der Kogel AJ, Schultheiss TE (2010) Radiation dose-volume effects in the spinal cord. *Int J Radiat Oncol Biol Phys* 76:S42–S49.

Klish DS, Grossman P, Allen PK, Rhines LD, Chang EL (2011) Irradiation of spinal metastases: Should we continue to include one uninvolved vertebral body above and below in the radiation field? *Int J Radiat Oncol Biol Phys* 81:1495–1499.

Koyfman SA, Djemil T, Burdick MJ, Woody N, Balagamwala EH, Reddy CA, Angelov L, Suh JH, Chao ST (2012) Marginal recurrence requiring salvage radiotherapy after stereotactic body radiotherapy for spinal metastases. *Int J Radiat Oncol Biol Phys* 83:297–302.

Leksell L (1951) The stereotaxic method and radiosurgery of the brain. *Acta Chir Scand* 102:316–319.

Loblaw DA, Wu JSY, Kirkbride P, Panzarella T, Smith K, Aslanidis J, Warde P (2007) Pain flare in patients with bone metastases after palliative radiotherapy—A nested randomized control trial. *Support Care Cancer* 15:451–455.

Lo SS, Lutz S, Chang EL, Galanopoulos N, Howell DD, Kim EY, Konski AA et al. (2012) ACR Appropriateness Criteria® spinal bone metastases. American College of Radiology. Available at: https://acsearch.acr.org/docs/71097/Narrative/ [Accessed March 21, 2015].

Lo SS, Sahgal A, Wang JZ, Mayr NA, Sloan A, Mendel E, Chang EL (2010) Stereotactic body radiation therapy for spinal metastases. *Discov Med* 9:289–296.

Lutz S, Berk L, Chang E, Chow E, Hahn C, Hoskin P, Howell D et al. (2011) Palliative radiotherapy for bone metastases: An ASTRO evidence-based guideline. *Int J Radiat Oncol Biol Phys* 79:965–976.

Ma L, Sahgal A, Hossain S, Chuang C, Descovich M, Huang K, Gottschalk A, Larson DA (2009) Nonrandom intrafraction target motions and general strategy for correction of spine stereotactic body radiotherapy. *Int J Radiat Oncol Biol Phys* 75:1261–1265.

Moulding HD, Elder JB, Lis E, Lovelock DM, Zhang Z, Yamada Y, Bilsky MH (2010) Local disease control after decompressive surgery and adjuvant high-dose single-fraction radiosurgery for spine metastases. *J Neurosurg Spine* 13:87–93.

Murphy ES, Suh JH (2011) Radiotherapy for vestibular schwannomas: A critical review. *Int J Radiat Oncol Biol Phys* 79:985–997.

Nguyen Q-N, Shiu AS, Rhines LD, Wang H, Allen PK, Wang XS, Chang EL (2010) Management of spinal metastases from renal cell carcinoma using stereotactic body radiotherapy. *Int J Radiat Oncol Biol Phys* 76:1185–1192.

Pan HY, Allen PK, Wang XS, Chang EL, Rhines LD, Tatsui CE, Amini B et al. (2014) Incidence and predictive factors of pain flare after spine stereotactic body radiation therapy: Secondary analysis of phase 1/2 trials. *Int J Radiat Oncol Biol Phys* 90:870–876.

Patchell RA, Tibbs PA, Regine WF, Payne R, Saris S, Kryscio RJ, Mohiuddin M, Young B (2005) Direct decompressive surgical resection in the treatment of spinal cord compression caused by metastatic cancer: A randomised trial.

Patchell RA, Tibbs PA, Regine WF, Payne R, Saris S, Kryscio RJ, Mohiuddin M, Young B (2005) Direct decompressive surgical resection in the treatment of spinal cord compression caused by metastatic cancer: A randomised trial. *Lancet* 366:643–648.

Patel VB, Wegner RE, Heron DE, Flickinger JC, Gerszten P, Burton SA (2012) Comparison of whole versus partial vertebral body stereotactic body radiation therapy for spinal metastases. *Technol Cancer Res Treat* 11:105–115.

Rose PS, Laufer I, Boland PJ, Hanover A, Bilsky MH, Yamada J, Lis E (2009) Risk of fracture after single fraction image-guided intensity-modulated radiation therapy to spinal metastases. *J Clin Oncol* 27:5075–5079.

Ryu S, Pugh SL, Gerszten PC, Yin F-F, Timmerman RD, Hitchcock YJ, Movsas B et al. (2014) RTOG 0631 phase 2/3 study of image guided stereotactic radiosurgery for localized (1–3) spine metastases: Phase 2 results. *Pract Radiat Oncol* 4:76–81.

Ryu S, Rock J, Jain R, Lu M, Anderson J, Jin J-Y, Rosenblum M, Movsas B, Kim JH (2010) Radiosurgical decompression of metastatic epidural compression. *Cancer* 116:2250–2257.

Ryu S, Rock J, Rosenblum M, Kim JH (2004) Patterns of failure after single-dose radiosurgery for spinal metastasis. *J Neurosurg* 101(Suppl 3):402–405.

Sahgal A, Atenafu EG, Chao S, Al-Omair A, Boehling N, Balagamwala EH, Cunha M et al. (2013a) Vertebral compression fracture after spine stereotactic body radiotherapy: A multi-institutional analysis with a focus on radiation dose and the spinal instability neoplastic score. *J Clin Oncol* 31:3426–3431.

Sahgal A, Larson DA, Chang EL (2008) Stereotactic body radiosurgery for spinal metastases: A critical review. *Int J Radiat Oncol Biol Phys* 71:652–665.

Sahgal A, Ma L, Gibbs I, Gerszten PC, Ryu S, Soltys S, Weinberg V et al. (2010) Spinal cord tolerance for stereotactic body radiotherapy. *Int J Radiat Oncol Biol Phys* 77:548–553.

Sahgal A, Ma L, Weinberg V, Gibbs IC, Chao S, Chang U-K, Werner-Wasik M et al. (2012) Reirradiation human spinal cord tolerance for stereotactic body radiotherapy. *Int J Radiat Oncol Biol Phys* 82:107–116.

Sahgal A, Weinberg V, Ma L, Chang E, Chao S, Muacevic A, Gorgulho A et al. (2013b) Probabilities of radiation myelopathy specific to stereotactic body radiation therapy to guide safe practice. *Int J Radiat Oncol Biol Phys* 85:341–347.

Shin JH, Chao ST, Angelov L (2011) Stereotactic radiosurgery for spinal metastases: Update on treatment strategies. *J Neurosurg Sci* 55:197–209.

Sohn S, Chung CK, Sohn MJ, Chang U-K, Kim SH, Kim J, Park E (2014) Stereotactic radiosurgery compared with external radiation therapy as a primary treatment in spine metastasis from renal cell carcinoma: A multicenter, matched-pair study. *J Neurooncol* 119:121–128.

Suh JH (2010) Stereotactic radiosurgery for the management of brain metastases. *N Engl J Med* 362:1119–1127.

Suh JH, Balagamwala EH, Reddy CA, Angelov L, Djemil T, Magnelli A, Soeder S, Chao ST (2012) The use of spine stereotactic body radiation therapy for the treatment of spinal cord compression. *Int J Radiat Oncol Biol Phys* 84:S631.

Thibault I, Al-Omair A, Masucci GL, Masson-Côté L, Lochray F, Korol R, Cheng L et al. (2014) Spine stereotactic body radiotherapy for renal cell cancer spinal metastases: Analysis of outcomes and risk of vertebral compression fracture. *J Neurosurg Spine* 21:711–718.

Videtic GMM, Stephans KL (2010) The role of stereotactic body radiotherapy in the management of non-small cell lung cancer: An emerging standard for the medically inoperable patient? *Curr Oncol Rep* 12:235–241.

Yamada Y, Bilsky MH, Lovelock DM, Venkatraman ES, Toner S, Johnson J, Zatcky J, Zelefsky MJ, Fuks Z (2008) High-dose, single-fraction image-guided intensity-modulated radiotherapy for metastatic spinal lesions. *Int J Radiat Oncol Biol Phys* 71:484–490.

Zaorsky NG, Harrison AS, Trabulsi EJ, Gomella LG, Showalter TN, Hurwitz MD, Dicker AP, Den RB (2013) Evolution of advanced technologies in prostate cancer radiotherapy. *Nat Rev Urol* 10:565–579.

第 11 章

图像引导大分割立体定向放射治疗对脊柱转移的再照射治疗

Nicholas Trakul，Sukhjeet S. Batth，Eric L. Chang

11.1 引言

脊柱是实体肿瘤转移扩散的常见部位。脊柱转移可导致严重的疼痛和无力。脊柱转移进展可导致脊髓受压和瘫痪。早期姑息性干预可保护神经功能,避免神经并发症的发生。当脊柱转移没有手术指征或患者无法耐受手术时,放疗是一种可选择的治疗方法。已证实与较长疗程高剂量照射相比,患者接受短程分次外照射治疗(EBRT),其疗效和总生存率是相同的(Rades 等,2009)。使用 EBRT 治疗脊柱肿瘤的 1 年局控率约为 70%,肿块型肿瘤甚至更低(Mizumoto 等,2011)。然而,目前有几个新动态值得关注。系统治疗的新进展提高了多种癌症的预期生存期。对寡转移状态的也有了逐步的认识(Weichselbaum 和 Hellman,2011)。与常规短程放疗相比,这一亚组患者的疼痛和肿瘤控制时间更长。由于这些技术的发展,先前照射过的脊柱内肿瘤局部复发在临床上越来越普遍。根据最近的一项调查 (Pan 等,2011) 显示,立体定向放射治疗(SBRT)的身体部位中,脊柱位于第二。虽然先前的照射具有极低的脊髓损伤风险,具有很好适形性的高剂量照射技术的发展给肿瘤的有效控制提供了一次机会。SBRT 再照射在脊柱 SBRT 中占一小部分,这仍是一个相对比较新的领域,并且对于这种特定的病例,临床数据相当有限。本章将探讨这种临床病例的最佳治疗方法。SBRT,也被称为立体定向消融放射治疗。本章我们将总结 SBRT 治疗脊柱转移瘤的文献,并概述我们的治疗流程和方法。

11.2 适应证

应由一个多学科团队评估有脊髓压迫症状的患者,并根据定义明确的准则 (如 NOMS 标准)来管理(Laufer 等,2013)。即使患者没有神经症状,他也可以从正规的多学科评估中获益,包括脊柱神经外科、神经放射肿瘤学、肿瘤学、介入放射学和疼痛治疗专家。如果有可能的话,肿瘤压迫脊髓或结构不稳定导致中重度神经症状的患者最好接受手术治疗。同样的椎管受损程度较高(25%~33%)或先前放疗间隔时间较短(少于 6 个月)的患者可能不是最适合选择放射外科。当肿瘤侵犯两个相邻椎体或长度大于 6cm 时,需慎重治疗。虽然治疗多个非相邻的椎体在技术上是可行的,但需从多方面权衡实用性和患者的预后(Ryu 等,2015)。

11.3　治疗

11.3.1　固定和成像

患者的固定是 SBRT 治疗的关键,脊柱也不例外。如果有明显的内在运动,脊髓周围的高剂量区可导致严重的后果。在我们机构中,基于直线加速器的容积旋转调强放射治疗(VMAT)是最常用的治疗方法。对于这种治疗, 固定是通过一个体部真空垫实现的, 如 BodyFIX 系统(Elekta AB,Stockholm,Sweden)。即使使用能提供实时追踪的系统,譬如射波刀,为了避免成像周期之间的移动,固定也很重要,但可使用更简单的 Vac-Lok 或 Alpha 支架系统(Lo 等,2010)。

对相关区域做层厚 1~2mm 薄层平扫或增强 CT 扫描用于治疗计划时的 CT 影像。对相关脊柱区域进行对应的增强 MRI 扫描,以供治疗计划使用,并与治疗计划 CT 融合。尽可能在接近治疗时间并在相似的位置进行 MRI 扫描, 尽管患者的体位可能受到 MRI 孔径大小的限制。有人指出,仅单独根据位置脊髓本身的动度可达 2mm(van Mourik 等,2014)。由于 MRI 中包含了重要的勾画病灶信息,脊髓 MRI 或 CT/MRI 的完美融合对准确评估病灶范围至关重要。

手术后脊柱固定装置的金属伪影常常限制了 MRI 和 CT 上脊髓和硬膜外肿瘤的可见度。在这种情况下,强烈建议使用 CT 脊髓造影(Sahgal 等,2011)。脊髓造影术无法显示手术后脊柱的植入物伪影遮挡的残留肿瘤或"危险"区域。在这些病例中,术前 MRI 与计划 CT 的融合,以及和神经外科医生的密切沟通对于准确勾画靶区很重要。

11.3.2　靶区体积和危及器官勾画

借助于如前所述的 MRI 序列融合,在治疗计划 CT 上确定靶区。大体肿瘤体积(GTV)通常指 T1 和 T2 加权 MRI 序列上出现的病灶。以往不同机构对脊柱上的靶区勾画存在很大的差异。目前,我们根据国际脊柱放射外科联合会(Cox 等,2012;Ryu 等,2014)发布的国际标准和放射治疗肿瘤组(RTOG)0631 研究的标准来定义临床靶区体积(CTV)。根据惯例、固定类型和预处理成像,通常外扩 1~2mm 形成计划靶区体积(PTV)。

因为脊髓是主要的剂量限制结构,所以精确勾画脊髓至关重要。这在所有脊柱 SBRT 病例中都很重要,再照射治疗中尤其重要,因为再照射治疗中,通常会超过脊髓的常规剂量限制,误差范围很小。通常治疗计划 MRI 融于治疗计划 CT 来勾画脊髓。术后植入物的伪影常导致精确勾画脊髓很困难,在这种情况下,我们首选 CT 脊髓造影。考虑体位和器官运动的变化,通常将鞘膜(相当于脊髓外扩 1.5mm)或均匀外扩 2mm 成为脊髓的计划危及体积(PRV)。在脊柱水平附近的相关危及器官(OAR)也被勾画,如肾脏、食管、心脏和肝脏,并适当外扩,形成每一特定器官的 PRV。

11.3.3　治疗计划和实施

再照射治疗中,了解脊髓先前的照射剂量至关重要。即使在对穿射野内也不能简单地假设脊髓均匀接受规定的剂量。许多情况下，脊髓接受的剂量可能超过预设剂量，这取决于射野的规划和权重。许多患者可能已经使用手工计算的计划紧急治疗。在这种情况下，要取得相关的治疗参数，将原来治疗计划采用计算机治疗计划系统重建，精确模拟出以前的脊髓受量。任何有关之前剂量的不确定性都会使边缘剂量错误，导致脊髓意外过量产生严重后果。

对之前照射过的脊髓和没有照射过的脊髓，SBRT 计划大致相同。可使用多叶准直器静态调强（通常为基于脊椎层面的 7~9 个）的调强放射治疗，或 VMAT，其优点是减少治疗实施时间，减少患者内在运动的发生。

以往脊柱 SBRT 的报道有广泛的剂量/分割范围，关于最佳剂量和分割次数几乎没有共识。早先的研究已证实 30Gy/5 次治疗优于 20Gy/5 次治疗，虽然这不是在常规考虑剂量范围内（Damast 等，2011）。在考虑的范围之内，还没有证实 27Gy/3 次治疗和 30Gy/5 次治疗之间的差异（Garg 等，2011）。这是我们机构中最常用的两种剂量/分割方案。虽然其他部位的靶区体积剂量覆盖率通常是 95% 或更高，但考虑到再照射治疗使用更严格的脊髓剂量限制，通常很难或不可能达到这一覆盖水平。如果脊髓剂量限制和其他 OAR 剂量限制必须得到满足，覆盖率可低至 70% 就够了。当 CTV 和 PTV 的覆盖不理想时，GTV 的等剂量曲线有助于计划评估。有代表性的治疗方案如图 11.1 至图 11.4 所示。

对脊髓 PRV 的剂量限制取决于脊髓先前接受的剂量。这种脊髓剂量限制一份患者出现了放射性脊髓病的研究报道中进行了总结，并且比较了脊髓接受的剂量。该研究发现，如果标准化为每次 2Gy，总剂量 BED 小于 70Gy，且 SBRT 照射到脊髓的剂量小于标准化剂量的 50% 以下，发生脊髓病的风险极低（Sahgal 等，2012）。此研究中包含一个总结各种先前剂量和分次方案对脊髓剂量限制的表格，在我们实际工作中也使用此报道中建议的脊髓剂量限制。一个明显的例外是以单次 EBRT 作为初始治疗的患者。在这种特定情况下，有关脊髓病发生的有限数据应保持谨慎态度，在这种情况下计算先前脊髓接受的剂量时，应始终保守一些。

治疗计划中的其他 OAR 剂量限制应根据美国放射学会（ACR）指南或学术机构指南（Potters 等，2010）。

实施治疗之前通过治疗室机器自带的千伏（kV）成像与锥形束 CT 或 CT 重建的骨骼结构进行匹配。在射波刀治疗过程中，射波刀系统将根据骨骼解剖的排列情况，利用 kV 成像实时调整。调整的目的是使治疗靶区和脊髓体积在各方向预先设定的允许误差（最好小于 1mm）内对齐，包括旋转角度（<1°），可自动或手动调整治疗床和照射系统。一旦开始治疗，在预设的时间之后，或怀疑靶区已经移动，应根据需要重新进行治疗位置的配准。

11.4 结果

总的来说，脊柱转移再照射治疗的结果是有希望的。表 11.1 总结了相关试验的结果。不同研究对肿瘤控制的解释各不相同，例如在肺部或身体其他部位常常通过活检确认可疑的治疗失败病灶，但在脊柱转移上不常见。肿瘤局部控制率为 66%~92%，大多数研究报道的控制率大于 75%。在加利福尼亚大学旧金山分校（UCSF）的一系列研究中，先前照射的 SBRT 靶区和之前未接受过照射的 SBRT 靶区之间的失败率没有显著差异（Sagal 等，2009）。除肿瘤局部控制其他

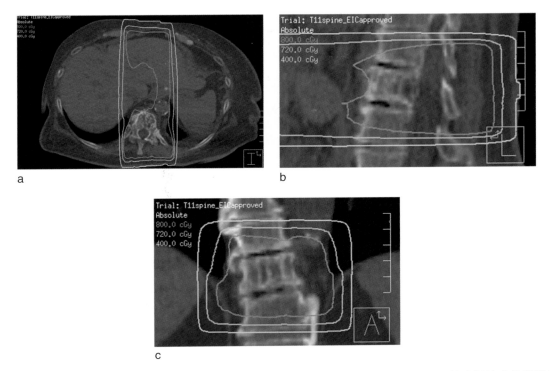

图 11.1　以疼痛为主要表现的乳腺癌 T11 椎体转移瘤患者，前后对穿野照射 1 次 8Gy 的常规放疗计划轴位(a)、矢状位(b)和冠状位(c)图像。等剂量曲线 8Gy 或 100%(红色)、7.2Gy 或 90%(橙色)、4Gy 或 50%(绿色)。

临床结果也是比较好的,这可能与 SBRT 治疗更具临床相关性。初次脊柱 SBRT 治疗控制疼痛非常好,疼痛缓解率接近 90%,与标准 EBRT 比较结果更令人满意(Ryu 等,2008)。再治疗的疼痛控制率似乎低于初次 SBRT 治疗, 研究报道的疼痛缓解率为 65%~85%(Masucci 等,2011)。目前尚不清楚,也不可能看出接受二次 SBRT 治疗的患者是否更难实现疼痛控制,是否有显著差异。

　　SBRT 治疗的患者最常见的失败部位是硬膜外隙。前面提到的一些已发表的研究中都已注意到这一点(Sahgal 等,2009;Choi 等,2010;Garg 等,2011)。治疗失败与肿瘤和硬脊膜接近程度相关。因为需要限制脊髓的剂量,所以这是可预知的,这在再照射中设定更严格。为了减少脊髓周围的剂量,导致"高危"的硬膜外隙覆盖不足。也许从微观更好地了解硬膜外隙哪些区域是最危险的和使用标准的靶区勾画指南,将增加我们对硬膜外治疗失败的理解,以及如何将其最小化。其他常见的治疗失败部位包括脊柱旁组织和不包括在靶区内的脊柱节段,如椎体后部椎弓根和椎板(Masucci 等,2011)。

11.5　毒性反应

　　幸运的是,文献中报道脊柱 SBRT 引起的放射性脊髓病比较罕见。然而,罕见的发病率导致很难准确建立毒性模型。在再照射治疗中,治疗脊柱转移的剂量分割方案之间的差异,使之

表 11.1 使用立体定向放射治疗脊柱肿瘤再照射治疗研究发表的结果

研究	患者数/治疗病灶数	首次治疗剂量中位数(Gy)	间隔时间中位数(月)	再照射剂量/分割次数	脊髓累积剂量中位数(EQD2)	治疗计划	摆位和成像	随访(月)	放射性脊髓病	局部控制率	疼痛控制率
Chang 等 (2012)	49/54	39.2	25	27Gy/3	83.4Gy	射波刀	kV 追踪	17.3	0	1 年 80.8%	1 年 80.8%
Choi 等 (2010)	42/51	40	19	20Gy/2	76Gy	射波刀	kV 跟踪	7	n=1，G4	1 年 73%	65%
Damast 等 (2011)	95/97	30	N/A	20~30Gy/5	54.3Gy	IMRT	CBCT 或每日端口数	12.1	0	1 年 74% (30Gy/5)	77%
Garg 等 (2011)	59/63	30	N/A	27~30Gy/3~5	N/A	IMRT	CBCT 或每日 CT	13	n=2，G3 周围神经损伤	1 年 76%	N/A
Mahadevan 等 (2011)	60/81	30	20	24~30Gy/3~5	N/A	射波刀	kV 追踪	12	n=3，持续性神经根痛；n=1，下肢无力	93% 随访中	1 个月 65%
Mahan 等 (2005)	8/8	30	N/A	30Gy/15	48Gy	断层放疗	每日 MVCT	15.2	0	100%	100%
Zabel 等 (2003)	18/19	38	17.7	39.6Gy	N/A	ss-IMRT	立体定向	12.3	0	1 年 94.7%	随访中
Sahgal 等 (2009)	25/37	36	11	24Gy/3	N/A	射波刀	kV 追踪	7	0	90%	81.3%
Sterzing 等 (2010)	36/36	36.3	17.5	34.8Gy/11	46.5Gy	Tomo 治疗	每日 MVCT	7.5	0	1 年 76%	N/A

注：N/A，不可用；G，等级；CBCT，锥体束 CT；kV，千伏；IMRT，调强放疗；MVCT，兆伏级高能 X 线计算机体层摄影；ss-IMRT，单次调强放疗。

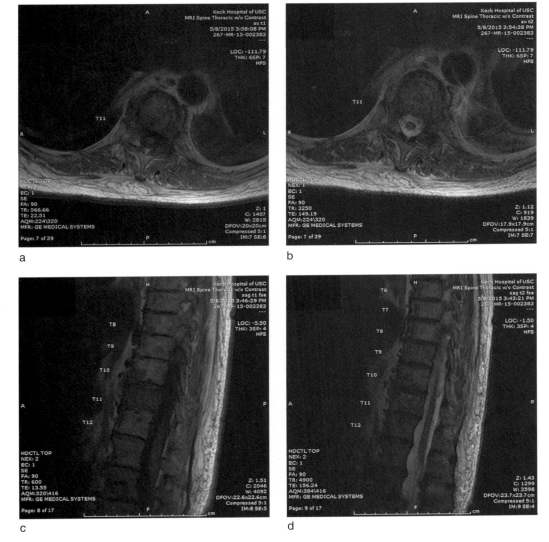

图 11.2　T1(a)和 T2(b)序列的轴位及 T1(c)和 T2(d)序列的矢状位磁共振图像显示了 T11 椎体转移 1 次 8Gy 治疗 3 个月后的进展。

更复杂。一直以来使用动物模型研究脊髓对放疗的耐受性。Ang 等再照射已接受过初次治疗 44Gy 的猴脊髓。使用两种不同常规分割再照射剂量发现,在保守模型中,3 年后脊髓恢复率为 61%,而在更乐观的模型中,恢复率可能更高(Ang 等,2001)。另一项研究使用的是曾接受过 30Gy/10 次猪的脊髓。1 年后,不均匀的单次剂量照射脊髓外侧部分。与对照组相比,先前接受过照射的猪脊髓放射病没有增加,这表明 1 年后脊髓明显甚至可能完全恢复(Medin 等,2012)。因患者人数较少,临床研究数据有限,但已有研究。Neider 等分析接受多疗程 EBRT 治疗的患者临床数据,发现确实发生了明显的脊髓恢复,累积剂量 70~75Gy(单次 2Gy 等效剂量)是安全的(Nieder 等,2006)。之前提到的 Sahgal 等报道研究了 SBRT 治疗的放射性脊髓病病例,共 5 例患者,这是提示放射性脊髓病罕见。先前已经对结果进行了总结,但 70Gy 累积剂量的安全性

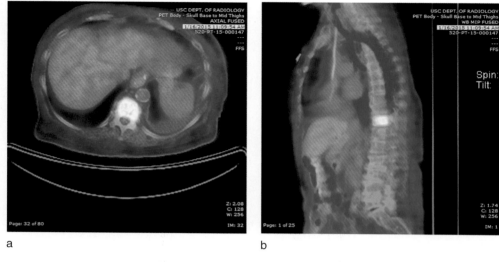

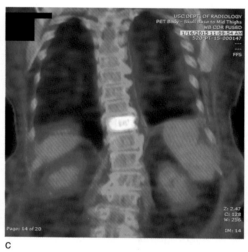

图 11.3　T11 椎体转移 1 次 8Gy 治疗 3 个月后肿瘤进展的 PET/CT 轴位(a)、矢状位(b)和冠状位(c)图像。

与 Nieder 的数据有很好的相关性。使用广义线性二次模型进行的重新分析发现了类似结果,在 70Gy 以下未发现放射性脊髓病(Huang 等,2013)。

在先前的放疗过程中, 暴露在照射野中的其他器官也可在再照射放疗中接受来自脊髓 SBRT 的大剂量照射。然而,目前尚不清楚这是否导致毒性增加。食管可能是 SBRT 损伤的另一个主要器官,有报道在脊柱和肺部肿瘤,即使先前的放疗计划设计谨慎,同时进行化疗时仍发现食管毒性反应(Abelson 等,2012)。总的来说,脊柱 SBRT 中,其他器官的毒性反应是罕见的,只有少数病例报道轻微毒性反应(Chawla 等,2013)。

11.6　争议

由于普遍盛行的观念是放疗失败意味着生物学上是放射抵抗的,再照射治疗将是无效的,

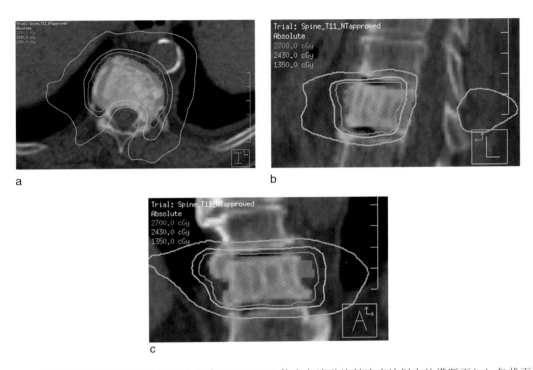

图 11.4　对以前治疗过的 T11 椎体转移瘤采用 VMAT，立体定向消融放射治疗计划中的横断面(a)、矢状面(b)和冠状面(c)代表性图像，27Gy 分 3 次治疗。等剂量线对应 27Gy 或 100%(红色)、24.3Gy 或 90%(橙色)、13.5Gy或 50%(绿色)。

因此对任何肿瘤的再照射治疗一直存在争议。在放射消融范围内高剂量放射生物学，例如 SBRT 使用的剂量，现在被认为与 EBRT 不同(Brown 等，2014)。尽管这些差异尚不清楚，正如再照射治疗的临床文献所表明的，无论之前是否做过放疗，与肿瘤局部控制率相关的消融治疗剂量是一致的。有关 SBRT 治疗的其他关注点主要集中在：对预期寿命有限的患者使用了高劳动成本和医疗成本的密集治疗。然而，成本效益的研究表明，对于预后较差的胰腺癌患者而言，SBRT 是一种可行的选择(Murphy 等，2012)。在早期转移性硬膜外脊髓压迫伴轻微运动功能障碍的病例中，SBRT 是一种新的指征，需要大量医疗机构的资源及时治疗，并且一些人认为初始治疗和再程治疗都存在争议。然而，有几个研究组正在积极研究这一方法的可行性，随着更多结果的公布，它可能会越来越多地被使用(Ryu 等，2010)。

11.7　未来方向

未来的研究将寻求 SBRT 的最佳剂量和分割次数。随着更多毒性数据的积累，我们希望能够有前瞻性研究，系统性地逐步对脊髓剂量限制放松，能确定初次治疗和再照射治疗时脊髓的最大安全剂量。SBRT 和骨水泥相结合的实用性正在研究中(Gerszten 等，2005)。为了提高治疗效果，可将 SBRT 与放射增敏剂结合使用。在其他 SBRT 中，这是一个活跃的研究方向，假设它可以安全使用，在脊柱 SBRT 中也可能应用。最近人们对中枢神经系统中的脑放射外科和免疫调节剂的联合使用开始感兴趣(Patel 等,2015)。在不久的将来,人们将评估这种免疫调节剂与脊柱 SBRT 的联合使用。另一方面,有机构正在开展工作,更好地了解放射性脊髓病的机制,尽可能阻止其发生(Wong 等,2015)。展望未来,随着脊柱 SBRT 再程治疗患者数量的增加,可能会出现一个新的问题,是如何处理脊柱 SBRT 再照射治疗的失败,以及第二疗程 SBRT 在同一位置再治疗是否可行和安全。

备忘录:临床实践要点

√	项目	注意要点
	患者选择	患者是否适合 SBRT?
		• 没有高度脊髓压迫或没有外科适应证
		• KPS>50 分
		• 近期无化疗或放疗细胞毒性
		• 单个至少数椎体累及
		• 不超过 2~3 个相邻椎体累及
	SBRT 对 EBRT	病灶可以接受 SBRT 吗?
		• 非放射敏感性组织(如淋巴瘤、多发性骨髓瘤)
		• 预期生存期>6 个月
	模拟	固定
		• 仰卧在立体定向体部固定系统(Linac)或真空垫(射波刀).
		影像
		• CT 扫描±鞘内造影
		• 钆剂增强 MRI。1~2mm 层厚的 T1/T2 序列
		• 肿瘤累及区域的 CT 至 MRI 融合
	治疗计划	靶区
		• GTV 应包括 T1/T2 上增强的完整或术后残留的肿瘤
		• CTV 符合公布的指南,取决于脊柱受累程度
		• 必要时,PTV 外扩 1~2mm
		治疗计划
		• 逆向放疗计划
		• 剂量
		• PTV 27Gy/3 次治疗或 30Gy/5 次治疗
		• 覆盖率
		• PTV 覆盖率为 70%~95%
		• 剂量限制
		• 脊髓:基于先前的脊髓剂量(Sahgal 等,2012)

(待续)

√	项目	注意要点
	治疗	影像

- 患者首先是常规使用室内激光和手动移动
- 与相关骨骼解剖相匹配的正交 kV 成像
- CBCT 与肿瘤(CTV 或 PTV)和脊髓进行匹配
- 治疗床具有 6 个自由度,可以平移和旋转移位纠正
- 患者移动或长治疗时间间隔(10~15 分钟)重复 CBCT

（刘晓霞 译　王恩敏 校）

参考文献

Abelson JA, Murphy JD, Loo BW, Chang DT, Daly ME, Wiegner EA, Hancock S et al. (October 2012) Esophageal tolerance to high-dose stereotactic ablative radiotherapy. *Dis Esophagus* 25(7):623–629.

Ang KK, Jiang GL, Feng Y, Stephens LC, Tucker SL, Price RE (July 1, 2001) Extent and kinetics of recovery of occult spinal cord injury. *Int J Radiat Oncol Biol Phys* 50(4):1013–1020.

Brown JM, Carlson DJ, Brenner DJ (February 1, 2014) The tumor radiobiology of SRS and SBRT: Are more than the 5 Rs involved? *Int J Radiat Oncol Biol Phys* 88(2):254–262.

Chang U-K, Cho W-I, Kim M-S, Cho CK, Lee DH, Rhee CH (May 2012) Local tumor control after retreatment of spinal metastasis using stereotactic body radiotherapy; comparison with initial treatment group. *Acta Oncol Stockh Swed* 51(5):589–595.

Chawla S, Schell MC, Milano MT (December 2013) Stereotactic body radiation for the spine: A review. *Am J Clin Oncol* 36(6):630–636.

Choi CYH, Adler JR, Gibbs IC, Chang SD, Jackson PS, Minn AY, Lieberson RE, Soltys SG (October 1, 2010) Stereotactic radiosurgery for treatment of spinal metastases recurring in close proximity to previously irradiated spinal cord. *Int J Radiat Oncol Biol Phys* 78(2):499–506.

Cox BW, Spratt DE, Lovelock M, Bilsky MH, Lis E, Ryu S, Sheehan J et al. (August 1, 2012) International spine radiosurgery consortium consensus guidelines for target volume definition in spinal stereotactic radiosurgery. *Int J Radiat Oncol Biol Phys* 83(5):e597–e605.

Damast S, Wright J, Bilsky M, Hsu M, Zhang Z, Lovelock M, Cox B, Zatcky J, Yamada Y (November 1, 2011) Impact of dose on local failure rates after image-guided reirradiation of recurrent paraspinal metastases. *Int J Radiat Oncol Biol Phys* 81(3):819–826.

Garg AK, Wang X-S, Shiu AS, Allen P, Yang J, McAleer MF, Azeem S, Rhines LD, Chang EL (August 1, 2011) Prospective evaluation of spinal reirradiation by using stereotactic body radiation therapy: The University of Texas MD Anderson Cancer Center experience. *Cancer* 117(15):3509–3516.

Gerszten PC, Germanwala A, Burton SA, Welch WC, Ozhasoglu C, Vogel WJ (October 2005) Combination kyphoplasty and spinal radiosurgery: A new treatment paradigm for pathological fractures. *J Neurosurg Spine* 3(4):296–301.

Huang Z, Mayr NA, Yuh WT, Wang JZ, Lo SS (June 2013) Reirradiation with stereotactic body radiotherapy: Analysis of human spinal cord tolerance using the generalized linear-quadratic model. *Future Oncol Lond Engl* 9(6):879–8l87.

Laufer I, Rubin DG, Lis E, Cox BW, Stubblefield MD, Yamada Y, Bilsky MH (June 2013) The NOMS framework: Approach to the treatment of spinal metastatic tumors. *Oncologist* 18(6):744–751.

Lo SS, Sahgal A, Wang JZ, Mayr NA, Sloan A, Mendel E, Chang EL (April 2010) Stereotactic body radiation therapy for spinal metastases. *Discov Med* 9(47):289–296.

Mahadevan A, Floyd S, Wong E, Jeyapalan S, Groff M, Kasper E (December 1, 2011) Stereotactic body radiotherapy reirradiation for recurrent epidural spinal metastases. *Int J Radiat Oncol Biol Phys* 81(5):1500–1505.

Mahan SL, Ramsey CR, Scaperoth DD, Chase DJ, Byrne TE (December 1, 2005) Evaluation of image-guided helical tomotherapy for the retreatment of spinal metastasis. *Int J Radiat Oncol Biol Phys* 63(5):1576–1583.

Masucci GL, Yu E, Ma L, Chang EL, Letourneau D, Lo S, Leung E et al. (December 2011) Stereotactic body radiotherapy is an effective treatment in reirradiating spinal metastases: Current status and practical considerations for safe practice. *Expert Rev Anticancer Ther* 11(12):1923–33.

Medin PM, Foster RD, van der Kogel AJ, Sayre JW, McBride WH, Solberg TD (July 1, 2012) Spinal cord tolerance to reirradiation with single-fraction radiosurgery: A swine model. *Int J Radiat Oncol Biol Phys* 83(3):1031–1037.

Milker-Zabel S, Zabel A, Thilmann C, Schlegel W, Wannenmacher M, Debus J (January 1, 2003) Clinical results of retreatment of vertebral bone metastases by stereotactic conformal radiotherapy and intensity-modulated radiotherapy. *Int J Radiat Oncol Biol Phys* 55(1):162–167.

Mizumoto M, Harada H, Asakura H, Hashimoto T, Furutani K, Hashii H, Murata H et al. (January 1, 2011) Radiotherapy for patients with metastases to the spinal column: A review of 603 patients at Shizuoka Cancer Center Hospital. *Int J Radiat Oncol Biol Phys* 79(1):208–213.

Murphy JD, Chang DT, Abelson J, Daly ME, Yeung HN, Nelson LM, Koong AC (February 15, 2012) Cost-effectiveness of modern radiotherapy techniques in locally advanced pancreatic cancer. *Cancer* 118(4):1119–1129.

Nieder C, Grosu AL, Andratschke NH, Molls M (December 1, 2006) Update of human spinal cord reirradiation tolerance based on additional data from 38 patients. *Int J Radiat Oncol Biol Phys* 66(5):1446–1449.

Pan H, Simpson DR, Mell LK, Mundt AJ, Lawson JD (October 1, 2011) A survey of stereotactic body radiotherapy use in the United States. *Cancer* 117(19):4566–4572.

Patel KR, Shoukat S, Oliver DE, Chowdhary M, Rizzo M, Lawson DH, Khosa F, Liu Y, Khan MK (May 16, 2015) Ipilimumab and stereotactic radiosurgery versus stereotactic radiosurgery alone for newly diagnosed melanoma brain metastases. *Am J Clin Oncol* [E-pub].

Potters L, Kavanagh B, Galvin JM, Hevezi JM, Janjan NA, Larson DA, Mehta MP et al. (February 1, 2010) American Society for Therapeutic Radiology and Oncology (ASTRO) and American College of Radiology (ACR) practice guideline for the performance of stereotactic body radiation therapy. *Int J Radiat Oncol Biol Phys* 76(2):326–332.

Rades D, Lange M, Veninga T, Rudat V, Bajrovic A, Stalpers LJA, Dunst J, Schild SE (January 1, 2009) Preliminary results of spinal cord compression recurrence evaluation (score-1) study comparing short-course versus long-course radiotherapy for local control of malignant epidural spinal cord compression. *Int J Radiat Oncol Biol Phys* 73(1):228–234.

Ryu S, Jin R, Jin J-Y, Chen Q, Rock J, Anderson J, Movsas B (March 2008) Pain control by image-guided radiosurgery for solitary spinal metastasis. *J Pain Symptom Manage* 35(3):292–298.

Ryu S, Pugh SL, Gerszten PC, Yin F-F, Timmerman RD, Hitchcock YJ, Movsas B et al. (March 2014) RTOG 0631 phase 2/3 study of image guided stereotactic radiosurgery for localized (1–3) spine metastases: Phase 2 results. *Pract Radiat Oncol* 4(2):76–81.

Ryu S, Rock J, Jain R, Lu M, Anderson J, Jin J-Y, Rosenblum M, Movsas B, Kim JH (May 1, 2010) Radiosurgical decompression of metastatic epidural compression. *Cancer* 116(9):2250–2257.

Ryu S, Yoon H, Stessin A, Gutman F, Rosiello A, Davis R (March 2015) Contemporary treatment with radiosurgery for spine metastasis and spinal cord compression in 2015. *Radiat Oncol J* 33(1):1–11.

Sahgal A, Ames C, Chou D, Ma L, Huang K, Xu W, Chin C et al. (July 1, 2009) Stereotactic body radiotherapy is effective salvage therapy for patients with prior radiation of spinal metastases. *Int J Radiat Oncol Biol Phys* 74(3):723–731.

Sahgal A, Bilsky M, Chang EL, Ma L, Yamada Y, Rhines LD, Létourneau D et al. (February 2011) Stereotactic body radiotherapy for spinal metastases: Current status, with a focus on its application in the postoperative patient. *J Neurosurg Spine* 14(2):151–166.

Sahgal A, Ma L, Weinberg V, Gibbs IC, Chao S, Chang U-K, Werner-Wasik M et al. (January 1, 2012) Reirradiation human spinal cord tolerance for stereotactic body radiotherapy. *Int J Radiat Oncol Biol Phys* 82(1):107–116.

Sterzing F, Hauswald H, Uhl M, Herm H, Wiener A, Herfarth K, Debus J, Krempie R (August 15, 2010) Spinal cord sparing reirradiation with helical tomotherapy. *Cancer* 116(16):3961–3968.

van Mourik AM, Sonke J-J, Vijlbrief T, Dewit L, Damen EM, Remeijer P, van der Heide UA (November 2014) Reproducibility of the MRI-defined spinal cord position in stereotactic radiotherapy for spinal oligometastases. *Radiother Oncol* 113(2):230–234.

Weichselbaum RR, Hellman S (June 2011) Oligometastases revisited. *Nat Rev Clin Oncol* 8(6):378–382.

Wong CS, Fehlings MG, Sahgal A (March 24, 2015) Pathobiology of radiation myelopathy and strategies to mitigate injury. *Spinal Cord* 53, 574–580.

第 12 章

脊髓良性肿瘤的图像引导大分割立体定向放射治疗

Peter C. Gerszten，John C. Flickinger

12.1 引言

脊髓良性肿瘤组织学类型多样,常发生于硬脊膜下、硬脊膜外、椎旁、椎体等部位。开放性手术是大多数脊柱良性肿瘤的主要治疗手段。手术的安全性和有效性已被证实（Seppala 等，1995a,b；Klekamp 和 Samii，1998；Gezen 等，2000；Conti 等，2004；Parsa 等，2004；Dodd 等，2006）。大多数脊膜瘤、神经鞘瘤、神经纤维瘤等都不具有浸润性,能够采用显微手术安全地完整切除（McCormick，1996a；Kondziolka 等，1998；Asazuma 等，2004；Parsa 等，2004）。肿瘤全切除之后,复发概率较小（Roux 等，1996；Cohen-Gadol 等，2003；Conti 等，2004；Parsa 等，2004）。

然而,在一些特殊情况下,因为年龄、并发症、肿瘤容易复发的特性、病灶解剖位置等因素,部分患者可能不是最理想的手术对象（Dodd 等，2006）。对术后复发肿瘤进行再手术可能会十分困难或无法进行。多发脊髓良性肿瘤,如家族性皮肤神经综合征,可能是更适合接受非侵入性的放射外科治疗。在这种情况下,对这部分患者来说,放射外科是一种重要的治疗方式。

在发现射线有治疗价值后,放疗已被应用于治疗多种良性疾病（Lukacs 等，1978；Solan 和 Kramer，1985；Klumpar 等，1994；Seegenschmiedt 等，1994；Keilholz 等，1996）。发生在脊髓内和脊髓周边的良性病变组织学类型相似。初始的放射外科设备以框架为基础，无法治疗颅外病变（Dodd 等，2006）。近年来,出现了无框架图像引导放射外科技术,可以治疗全身肿瘤（Adler 等，1997；Ryu 等，2001；Gerszten 和 Bilsky，2006）。立体定向放射外科可治疗多种颅内良性病变,长期生存效果好,毒性反应很少,已被广泛接受（Steiner 等，1974；Lunsford 等，1991；Flickinger 等，1996；Kondziolka 等，2003；Sachdev 等，2011）。Kondziolka 等报道使用伽马刀（Elekta AB，Stockholm，Sweden）治疗 1045 例颅内良性脑膜瘤,长期控制率可达 93%（2008）。其中 488 例患者有影像资料,215 例肿瘤退缩,256 例未改变,局控率为 97%（Murovic 和 Chang，2014）。

无框架图像引导放射外科技术可以治疗全身的良性肿瘤（Adler 等，1997；Ryu 等，2001；Dodd 等，2006；Gerszten 和 Bilsky，2006；Gerszten 等，2012b）。目前支持颅外放射外科治疗脊髓和脊柱恶性肿瘤的证据已经很多（Hitchcock 等，1989；Colombo 等，1994；Hamilton 等，1995；

Pirzkall 等 , 2000 ; Chang 和 Adler, 2001 ; Ryu 等 , 2001, 2003, 2004 ; Medin 等 , 2002 ; Sperduto 等 , 2002 ; Milker-Zabel 等 , 2003 ; Benzil 等 , 2004 ; Bilsky 等 , 2004 ; Chang 等 , 2004 ; De Salles 等 , 2004 ; Gerszten 和 Welch, 2004, 2007 ; Rock 等 , 2004 ; Yin 等 , 2004 ; Degen 等 , 2005）。而放射外科治疗脊髓良性肿瘤的经验就少得多 （Adler 等 , 1997 ; Ryu 等 , 2001 ; Gerszten 和 Bilsky, 2006 ; Murovic 和 Charles Cho, 2010 和 Gerszten 等 , 2012b）。直到最近，放射外科治疗才成为脊髓良性肿瘤多学科治疗的一部分。

12.2 良性肿瘤的适应证及特殊注意事项

脊髓良性肿瘤首选治疗手段是手术切除。大多数脊膜瘤、神经鞘瘤、神经纤维瘤等都没有浸润性，能够采用显微手术技术安全地完整切除（McCormick, 1996a, b ; Asazuma 等 , 2004 ; Parsa 等 , 2004）。然而，对于某些脊髓良性肿瘤患者，手术具有局限性，使放射外科成为一种有吸引力的替代治疗方案。这些局限性包括开放手术并发症、复发性肿瘤、解剖学限制如肿瘤紧贴脊髓或者家族性皮肤神经综合征的患者。

目前脊髓良性肿瘤放射外科治疗的适应证有：肿瘤位于外科手术有难度的部位，脊髓良性肿瘤手术切除后复发，患者伴有严重并发症影响开放手术。脊髓良性肿瘤放射外科的相对禁忌证有：肿瘤没有明确边界，病变压迫脊髓导致急性神经症状，肿瘤通过传统手术能轻易切除（Gibbs 等 , 2015）。

我们中心近期发表的研究提示开放手术后 55% 的患者出现复发 （Gerszten 等 , 2012b）。而按我们之前发表的经验，仅有 23% 的患者接受了开放手术（Gerszten 等 , 2008）。这可能反映出在治疗复发肿瘤时，临床医生越来越认识到可以使用放射外科成功替代开放手术。我们对放射外科的临床结果越来越满意，但我们最近的经验却表明放射外科仍然更常常被用为初始治疗方式。

除了治疗不适宜手术的、术后复发或术后肿瘤残余的患者，脊髓放射外科最适用于肿瘤边界清楚、较少侵犯脊髓及神经根、没有生物力学不稳定的病变（Gerszten, 2007）。脊髓放射外科相对禁忌证包括脊柱明显不稳定、骨性压迫导致神经功能缺损、既往放疗已达到脊髓耐受剂量。将脊髓放射外科作为脊髓肿瘤一线治疗的理论优势是，该方案可预防脊柱不稳定或神经压迫的发生，避免进行扩大范围的外科手术或器械植入。此外，早期的适形放射外科避免使用大野照射，而大野照射被认为与骨髓功能抑制有关。暂且不谈使肿瘤缩小或完全消除，脊髓放射外科微创技术通过局部控制肿瘤而发展为有效的姑息性治疗策略。最后，脊髓放射外科可在门诊进行，具有节省患者时间及减少住院相关并发症的优势。

12.3 治疗技术及剂量选择

12.3.1 靶区勾画

在影像上精确显示肿瘤是放射外科勾画靶区和制订治疗计划的关键。正确勾画靶区对安全进行放射外科治疗十分重要。虽然硬脊膜下髓外良性肿瘤经常呈均匀强化可清楚地显示，但肿瘤体积大和形状不规则使靶区勾画极具挑战性。脊髓良性肿瘤主要通过磁共振成像（MRI）进行诊断。然而，目前放射外科治疗计划仍然以 CT 为基础。现代商业放射外科系统主要使用 CT 图像进行计划制订和实施。髓外脊髓良性肿瘤在增强 CT 上通常能清晰显示。现今大多数系统也可以对 MRI 和 CT 图像进行融合。图像融合可帮助辨认脊髓肿瘤靶区，特别是当肿瘤不均匀强化的情况下。

脊髓 MRI-CT 图像融合通常比颅内放射外科更具挑战，更依赖于图像采集过程中的图像采集和患者定位技术。高质量脊髓 MRI 图像融合，要求患者成像位置与预期治疗位置精确匹配。如 MRI 直接用于制订计划，则需要考虑空间变形问题。其原因是 MRI 的信号强度与 CT 电子密度没有直接关系，除非将病灶区域衰减系数进行手动调整。空间变形限制了在放射外科计划中直接使用 MRI 的准确性（Gibbs 等，2015）。在 CT 上识别肿瘤，以及与 MRI 图像进行精确图像融合，是确定放射外科治疗靶区的关键。大多数脊髓良性肿瘤明显增强，边界清楚，使靶区勾画直观易行。因为几乎所有髓外的脊髓肿瘤都表现出一定程度的强化，所以有时直接用增强 CT 来确定靶区。CT 脊髓造影是一种替代性的影像学检查，可在一些硬脊膜下病例中更好地显示肿瘤和脊髓。

在我们中心，当治疗部位低于 T6 时，使用 BodyFix（total body bag，Medical Intelligence®）固定患者；其他情况则使用带有 S 板（CIVCO，Kalona，IA）的头颈肩面罩。靶区的定义是大体肿瘤体积（GTV）为影像学上的强化区域。良性肿瘤不需要勾画临床靶区体积（CTV）。我们的经验表明，如果不使用 MRI 融合，要想精确勾画脊髓良性肿瘤靶区几乎是不可能的。高分辨率 MRI 常常能提高因器械植入而降低的分辨率。在这种情况下，我们试图用 CT 脊髓造影来解决肿瘤辨认的问题。在减少伪影方面，钛植入物优于不锈钢。在某些情况下，例如大的"哑铃"样肿瘤，如果在开放手术前已经计划将来要进行放射外科治疗，脊柱器械仅放置在肿瘤的对侧，以便放射外科能在最大限度上确认肿瘤。

国际放射单位和测量委员会给出了靶区勾画过程中 3 个不同靶区的定义：GTV 定义为影像学上显示的肿瘤区域，CTV 包括显微镜下肿瘤可能侵犯的附近解剖结构，如椎体等。计划靶区体积（PTV）为 CTV 外扩一定的边界，补偿因患者移动和在治疗实施过程中造成的不准确性。因为脊髓良性肿瘤通常边界清楚且不发生转移，所以 CTV 与 GTV 基本相同。

12.3.2 剂量选择

脊髓和脊柱放射外科治疗脊髓良性肿瘤的目的是给予肿瘤较高照射剂量的同时，确保满足脊髓、马尾和周围器官（如肠、食管、肾脏、喉部和肝脏）的剂量耐受限制。由于肿瘤多起源于硬脊膜和脊神经根，髓外脊髓肿瘤可压迫脊髓或马尾，使勾画靶区十分困难（Gibbs 等，2015）。肿瘤压迫脊髓的程度可能会妨碍制订合适的放射外科治疗计划。与颅内肿瘤放疗剂量相似，脊髓和脊柱放射外科剂量一般为单次 12~20Gy；采用 5 次分割时处方剂量可高达 30Gy（表 12.1）。虽然脊髓放射外科通常采用单次分割，但正式定义包括最多 5 次的大分割放疗计划。据报道，在多次分割的情况下，处方剂量最高 30Gy。脊髓放射外科治疗前曾接受常规放疗的患者接受的总剂量甚至更高。线性二次方程是被广泛接受的用于计算电离辐射杀伤细胞的数学模型

表 12.1 脊髓良性肿瘤相关研究

研究	脑膜瘤	神经鞘瘤	神经纤维瘤	平均年龄(年)	样本数	适应证	分次剂量	随访时间(月)	结果
Dodd 等 (2006)	16	30	9	46	51	51%术后复发/残留	16~39Gy/1~5	25	96%退缩；3例再次手术；1例进展；1例新发脊髓病
Chopra 等 (2005)	0	0	1	12	1	残留	12.5Gy/1	20	稳定
De Salles 等 (2004)	1	1	1	62	3	未报道	12~15Gy/1	6	稳定
Benzil 等 (2004)	1	2	0	61	3	未报道	5~50.4Gy/多次	未报道	疼痛迅速缓解
Sahgal 等 (2007)	2	0	11	58	13	10例术后；2例初始治疗	21Gy/3fx	25	2例进展(均为NF1)
Gerszten 等 (2008)	13	35	25	44	73	30例疼痛；18例术后；14例初始治疗；9例神经功能缺损	12~20Gy/1	37	73%疼痛改善；100%稳定/退缩；3例新发脊髓病
Gerszten 等 (2012a)	10	16	14	52	45	24例初始治疗；21例术后	12~24Gy	32	100%控制
Sachdev 等 (2011)	32	47	24	53	87	手术禁忌	14~30Gy/1~5	33	99%稳定或退缩；1例新发脊髓病；6例持续症状
Selch 等 (2009)	NA	25例神经鞘膜瘤	NA	61	25	12例疼痛；22例神经功能缺损	12~15Gy/1	6	100%稳定

(Yamada 等,2007)。该方程已用于比较各种剂量分割方案。

脊髓是放射外科治疗计划中对射线最敏感的结构之一。放射性脊髓病可能延迟发生,尚未有长期随访数据对脊髓接受单次放疗的耐受剂量进行评估。然而,一些数据表明,当接受常规放疗 60Gy 剂量时 5 年内发生放射性脊髓病的概率小于 5%(Yamada 等,2007)。大多数中心在制订分次放疗计划时确保脊髓接受的剂量不超过 20Gy(Gerszten 等,2006)。一些医生借鉴了颅内放射外科的经验,根据视神经和视交叉剂量耐受数据制定了避免脊髓损伤的剂量策略。与转移癌患者不同,椎旁良性肿瘤患者接受放射外科治疗后存活时间更长,生活质量更好。因此,谨慎的做法是在制订良性肿瘤计划时低估脊髓耐受剂量, 以防发生在过去几十年中尚未观察到的放射性脊髓病类型。目前尚不清楚老年患者接受放射外科治疗后是否会加重脊髓和马尾神经退化。

中心治疗脊髓良性肿瘤的经验是,大多数接受单次照射的患者 GTV 接受的平均最大剂量是 16Gy(12~24Gy)。少数患者肿瘤紧贴脊髓并对脊髓有压迫,接受 3 次分割照射。GTV 接受的平均最低剂量为 12Gy(范围 8~16Gy)。GTV 范围为 0.37~94.5cm³(平均 13.7cm³;中位5.9cm³)。

考虑到靶区不精确性,我们中心有时会外扩生成 PTV。在大多数病例中(85%),PTV 外扩2mm。其他 PTV 外扩范围为 0~3mm。PTV 处方剂量通常比 GTV 处方剂量少 2Gy。进行放射外科治疗时射束平均数量为 10(中位 9,范围 7~14)。

脊髓神经孔肿瘤,以及马尾和脊柱旁肿瘤,PTV 通常外扩 2mm。当肿瘤紧贴脊髓时 PTV 不外扩。当椎管内肿瘤压迫脊髓导致脊髓变形时,放射外科治疗分成 3 次实施。

12.4 结果数据

最初关于脊髓良性肿瘤治疗的文献是由 Chang 等报道的一组血管网状细胞瘤患者(1998)。2001 年,斯坦福大学的研究人员报道了他们的初步经验,其中包括 2 例脊髓神经鞘瘤和一例脊膜瘤(Ryu 等,2001;Gibbs 等,2015),确立了图像引导脊髓放射外科治疗良性肿瘤的可行性。尽管采用立体定向放射外科治疗脊髓良性肿瘤开始的时间相对较早,但与脊柱恶性肿瘤相比,详细描述临床结果的报道依然较少。与脊柱恶性肿瘤相比,评估放射外科治疗良性病变的疗效需要更长的随访时间来确认其安全性和有效性, 这就限制了对放射外科治疗脊髓良性肿瘤结果的报道。

此外,目前放射外科治疗脊髓良性肿瘤的经验日益丰富(Gerszten 等,2003;Benzil 等,2004;De Salles 等,2004;Chopra 等,2005;Dodd 等,2006;Gibbs 等,2015)。与放射外科治疗颅内病变相似,脊髓放射外科主要被用来治疗开放手术后肿瘤复发或残留、传统放疗失败后肿瘤进展、有严重并发症不适合外科手术的患者,或者当患者不适合进行常规放疗或手术时,作为"挽救性" 治疗的一种方式。

鉴于其病理相似性, 可以推测放射外科治疗脊髓良性病变的疗效与颅内相同病理的病变相仿(Dodd 等,2006)。因此,放射外科经验丰富的中心探索并发展了放射外科治疗脊髓良性肿瘤的技术。放射外科治疗的髓外硬脊膜下肿瘤主要包括脊膜瘤、神经鞘瘤和神经纤维瘤。Ryu等(2001)发表了第一篇放射外科治疗良性肿瘤的临床队列研究。斯坦福大学报道了射波刀治疗 15 例脊髓良性肿瘤的初步经验,随访 12 个月后未发现肿瘤进展。

　　到目前为止,关于髓外硬脊膜下脊髓良性肿瘤病例数最多的研究来自 Dodd 等(2006)。他们报道了 55 例患者(30 例神经鞘瘤,9 例神经纤维瘤,16 例脊膜瘤)。总治疗剂量为 16~30Gy,靶区体积 0.136~24.6cm³,分割 1~5 次。放射外科治疗后 1 年内,3 例患者(1 例脊膜瘤、1 例神经鞘瘤和 1 例神经纤维瘤)由于肿瘤未退缩或增大需要进行手术切除。这 3 例患者中 1 例病变增大。在 55 例患者中,28 例随访超过 24 个月。平均随访 36 个月。所有患者病变均保持稳定(61%)或缩小(39%)。无肿瘤体积增大的情况。以下各节按组织病理学分类,总结了放射外科治疗脊髓良性肿瘤的临床结果数据。

12.5　脊膜瘤

　　脊膜瘤来源于蛛网膜帽细胞,发病年龄多为 50~70 岁,女性多见,主要发病部位为胸部。它们起源于中枢神经系统脑脊膜覆盖层的细胞,脑部发病率高于脊髓,比例约为 5:1。手术全切后效果最好(Peker 等,2005)。一般来说,脊膜瘤预后明显好于颅内脑膜瘤。在脑脊膜瘤组织病理学和微阵列数据研究中,Sayaguès 等(2006)发现脊膜瘤增殖率更低、组织学表现更加惰性(砂粒体型、过渡突变),基因和基因组表型与颅内脑膜瘤明显不同。放射外科已成为颅内脑膜瘤和神经鞘瘤的公认治疗方法(Chang 和 Adler,2001;Kondziolka 等,2003)。最近发表的一项研究,包含了 1000 多例脑膜瘤患者, 随访时间长达 18 年, 肿瘤局部控制率为 97%(Kondziolka 等,2008)。其他关于放射外科治疗脑膜瘤的研究提示疗效和安全性结果类似 (Chang 和 Adler,1997;Lee 等,2002;Kondziolka 等,2003)。

　　Dodd 等(2006)报道了 16 例脊膜瘤(平均剂量 20Gy,平均肿瘤体积 2.4cm³,平均随访时间 27 个月),结果显示,在 15 例有影像学随访资料的患者中,67%的患者肿瘤稳定,33%的患者肿瘤缩小。只有 1 例患者需要开放手术,1 例患者出现了并发症。该研究中,70%的患者症状稳定或改善。大多数患者在放射外科治疗后疼痛和肌力都有所改善(Dodd 等,2006)。

　　笔者中心发表了一项研究,13 例脊膜瘤接受单次放射外科治疗(平均剂量 21Gy,平均肿瘤体积 4.9cm³)。13 例患者中有 11 例接受放射外科作为术后残留或复发肿瘤的辅助治疗。中位随访时间 17 个月,所有患者影像学均提示肿瘤得到控制(Gerszten 等,2008)。11 例先前接受开放手术切除并有残留或复发肿瘤的患者接受了放射外科治疗,后续随访影像均未提示肿瘤进展。2 例患者选择放射外科作为初始治疗,中位随访 14 个月,影像学也提示肿瘤得到控制。

　　斯坦福大学 Sachdev 等的研究证实,32 例脊膜瘤患者中位随访 33 个月(6~87 个月),影像学提示良性肿瘤都得到了控制。在最近一次随访中,47%的患者肿瘤稳定,53%的患者肿瘤体积缩小。Sahgal 等报道 2 例脊膜瘤接受放射外科治疗(平均剂量 23Gy,2 次分割,平均肿瘤体积 1.6cm³),影像学未出现肿瘤进展(2007)。Benzil 等(2004)及 De Salles 等(2004)也报道放射外科治疗脊髓良性肿瘤长期随访结果较好(Chang 和 Adler,1997)。

12.6　脊髓神经鞘瘤

　　神经鞘肿瘤由神经鞘瘤和神经纤维瘤组成。神经鞘瘤是最常见的脊髓肿瘤,发生率与性别及脊髓位置无关(Seppala 等,1995b)。神经鞘瘤占原发性脊髓肿瘤的 1/3,而神经纤维瘤仅占 3.5%(Klekamp 和 Samii,1998;Gezen 等,2000;Conti 等,2004;Parsa 等,2004)。脊髓神经鞘瘤通常起源于后外侧神经根。由于它们多位于脊髓或马尾的后部,通过椎板切除术切除肿瘤通常很简单。神经鞘肿瘤患者通常伴有局部疼痛、放射痛和(或)截瘫,症状持续时间相对较长,从 6 周到 5 年以上不等(图 12.1)。

尽管有许多文献对这些肿瘤汇总在一起进行报道,但这两种肿瘤间存在明显差异,因此需要对每种类型进行单独讨论。神经鞘瘤最常见于背侧神经根,大多数(>80%)完全位于硬膜下,且通常易于完全切除(Conti 等,2004;Gibbs 等,2015)。相反,神经纤维瘤更常见于腹侧神经根,易伴随多发肿瘤,与 NF1 密切相关,66%的患者肿瘤同时位于硬膜下和硬膜外。这些肿瘤具有特征性的遗传缺陷。22 号染色体上的 merlin/神经鞘蛋白基因与 NF2 神经鞘瘤相关,而 17 号染色体上的神经纤维蛋白基因与 NF1 神经鞘瘤和神经纤维瘤相关。NF2 是一种常染色体显性遗传病,患者易患多发中枢和周围神经系统肿瘤。这些患者最常见的脊髓肿瘤是神经鞘瘤。与 NF2 无关的散发性神经鞘瘤并不少常见。与 NF2 相关的肿瘤更具侵袭性,治疗后更易复发。一项研究回顾性分析了 87 例接受手术切除的脊髓神经鞘瘤,17 例是 NF2 相关的神经鞘瘤,到 9 年时,这些患者都出现了复发。而非 NF2 相关肿瘤 10 年复发率仅为 28%(Klekamp 和 Samii,1998)。术后复发的主要预测因素是部分切除、既往复发、NF2 和高龄(Klekamp 和 Samii,1998)。

放射外科治疗颅内神经鞘瘤经验丰富。放射外科治疗前庭神经鞘瘤长期控制率为 95%~98%(Kondziolka 等,1998;Prasad 等,2000)。脊髓神经鞘瘤的局部控制率也应相仿。斯坦福大学 Dodd 等报道 30 例肿瘤(平均剂量 19Gy,平均肿瘤体积 5.7cm³,平均随访 26 个月),除了 1 例患者外,其余所有患者在放射外科治疗后肿瘤都得到了控制。1/3 患者的疼痛、无力或感觉功能有所改善,但 18%患者在治疗后临床症状加重(Dodd 等,2006)。40%的患者为 NF2 相关的脊髓神经鞘瘤。41%为术后复发或残留。平均随访 33 个月(范围 6~87 个月),51%肿瘤稳定,47%肿瘤体积缩小。

我们中心对 35 例神经鞘瘤进行了脊髓放射外科治疗(平均剂量 22Gy,平均肿瘤体积 11.0cm³)。17 例患者中有 14 例(82%)疼痛明显改善,而疼痛是放射外科治疗的主要适应证。放射外科作为初始治疗的 7 例患者中,6 例影像学检查显示肿瘤得到控制。3 例患者因新发或持续性神经功能症状接受手术切除(Gerszten 等,2008)。Benzil 等(2004)和 De Salles 等(2004)也报道了治疗脊髓神经鞘瘤的经验,长期影像随访疗效好,疼痛快速缓解。

Selch 等(2009)回顾性分析了 20 例患者 25 个神经鞘瘤病灶。4 例患者为 NF1,4 例患者为 NF2。在放射外科治疗前 2~36 个月,7 例患者接受肿瘤次全切除,经组织病理学证实 4 例神经鞘瘤,3 例神经纤维瘤。这些患者因临床和影像学显示肿瘤增大或症状持续存在接受了放射外科治疗。余下的 18 个病灶,9 个病灶因外周其他部位神经鞘肿瘤(5 个神经纤维瘤,4 个神经鞘瘤)切除后推测诊断,9 个病灶未经组织病理证实,而是根据症状及影像学诊断进行了治疗。中位随访 12 个月,没有局部复发。18 例肿瘤保持稳定,28%肿瘤缩小超过 2mm。

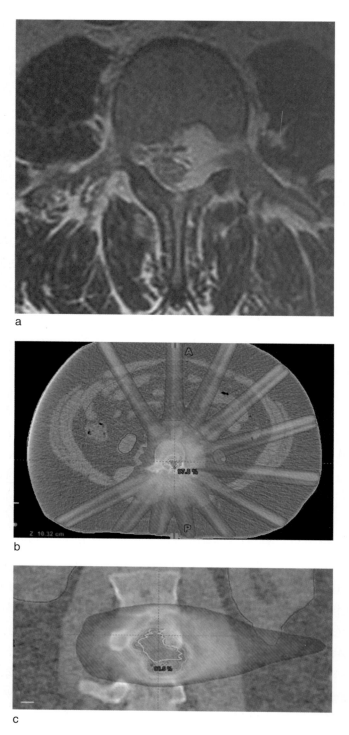

图 12.1 典型病例:患者男,33 岁,伴有严重左腿疼痛,患有 L3 左侧初发神经鞘肿瘤。患者无神经损伤症状,但有明显疼痛。增强 MRI 显示肿瘤填充椎管并侵蚀椎体(a)。轴位和冠状位治疗计划等剂量曲线图(b,c)。使用 12 个调强放疗射束,治疗剂量 16Gy/1 次,治疗体积 7.3cm³,马尾最大剂量 12Gy。治疗 1 个月后,疼痛几乎完全缓解。

12.7　脊髓神经纤维瘤

　　神经纤维瘤是一种良性的神经鞘膜瘤,起源于周围神经根或脊髓神经根。脊髓神经纤维瘤通常多发,主要发生在颈部,常与 NF1 有关。神经纤维瘤较神经鞘瘤少见,仅占原发性脊髓肿瘤的 3.5%。大约 2% 的 NF1 患者会伴发有症状的脊髓肿瘤。多发性脊髓肿瘤并不少见(Seppala等,1995a,b)。与其他神经鞘膜瘤一样,患者会出现疼痛和截瘫。2/3 的神经纤维瘤发生在颈椎。神经纤维瘤既在硬膜下也在硬膜外生长。手术切除时要想完全切除病变通常需要切除起源神经根。

　　Sahgal 等(2007)报道 11 例神经纤维瘤接受放射外科治疗(平均剂量 21Gy/3 次,平均肿瘤体积 6.0cm³)。9 例患者影像学显示肿瘤得到控制。3 例患者为 NF1,其中 2 例患者疾病进展。在斯坦福大学发表的文章中,7 例 NF1 患者的 9 个神经纤维瘤病灶(平均剂量 10.6Gy,平均肿瘤体积 4.3cm³)接受放射外科治疗,6 例(86%)影像学显示疾病稳定。放射外科治疗后平均随访 20 个月,一半患者症状得到改善。另一半患者在最近一次随访时出现疼痛、虚弱或麻木加重(Dodd等,2006)。然而,所有患者影像检查都提示肿瘤稳定。我们认为,放射外科治疗神经纤维瘤的作用尚不明确,特别是考虑到很多的 NF1 患者在就诊时伴随脊髓病变症状。他们进一步指出,治疗神经纤维瘤伴脊髓病变的患者最现实和可实现的目标是控制肿瘤, 而不能期望症状会明显改善(Dodd 等,2006)。

　　笔者中心发表了 25 例神经纤维瘤、35 例神经鞘瘤和 13 例脊膜瘤(平均剂量 21.3Gy,平均肿瘤体积 12.6cm³)的初步经验(Gerszten 等,2008)。与斯坦福大学的经验相似,患者在随访中未发现有影像学证实的肿瘤进展。其中 21 例患者为 NF1,9 例患者为 NF2。13 例因疼痛接受放射外科治疗的患者中有 8 例(61.5%)改善了症状。疼痛没有改善的患者均为 NF1。这些结果与斯坦福系列研究相似, 斯坦福系列研究发现与 NF1 相关的脊髓神经纤维瘤接受放射外科治疗控制疼痛效果较差(Dodd 等,2006)。NF1 患者神经纤维瘤接受显微手术治疗效果也较差(Seppala等,1995b)。NF1 神经纤维瘤的多样性可能是部分原因,该因素使确认需要治疗的症状性神经纤维瘤更加困难。而且考虑到神经纤维瘤患者通常伴有脊髓多发病变,通常很难确定症状进展是由治疗后改变引起,还是脊髓内的其他神经纤维瘤病变(Roux 等,1996)导致的。此外,与其他髓外硬脊膜下脊髓良性肿瘤相比,神经纤维瘤具有浸润性,可能会造成不可逆的神经损伤,并增加神经根对显微外科和放射外科治疗发生损伤的敏感性。最后,或许未来的基因组研究可能会揭示 NF1 相关神经纤维瘤的内在遗传差异导致放疗效果较差。

　　Sachdev 等(2011)的研究中,平均随访 33 个月(范围 6~87 个月),82% 的神经纤维瘤稳定,18% 体积缩小。如将疼痛视为一个单独观察结果,17% 改善,50% 略有好转,33% 恶化。基于这些结果,放射外科治疗神经纤维瘤的作用仍不明确,特别是考虑到大量的 NF1 患者在就诊时就伴随脊髓病变。该研究临床疗效不理想,似乎与 Seppala 等的发现相似(1995a)。他们观察到 15 例术后长期随访存活的患者中,只有 1 例症状完全改善。治疗伴随脊髓病变的神经纤维瘤患者最现实可行的目标是控制肿瘤,而不应期望会改善症状。此外,考虑到许多神经纤维瘤患者脊髓有多处病变,通常很难确定症状进展是由于治疗后改变引起,还是脊髓内其他神经纤维瘤病变导致的(Murovic 和 Charles Cho,2010;Gibbs 等,2015)。

12.8 脊髓血管网状细胞瘤

血管网状细胞瘤是位于髓内靠近软脊膜表面的血管瘤。血管网状细胞瘤是最常见的与 von Hippel-Lindau(VHL)病相关的肿瘤。然而,也可散发。Chang 等(2011)对 20 例患者的 30 个脊髓良性肿瘤进行评估,其中 8 例为血管网状细胞瘤,3 个肿瘤与 VHL 疾病相关。所有肿瘤接受单次立体定向放射治疗,平均剂量 25.8Gy。随访时间 50(23~72)个月。该研究未评估疼痛。6 例患者在放射外科治疗前无症状,在放射外科治疗后仍无症状。1 例行走困难患者症状得到改善。1 例神经功能受损的患者,神经功能检查结果为稳定状态。通过影像学评估显示 6 个肿瘤体积缩小、一个进展、一个处于稳定状态。未发生治疗相关并发症。

Moss 等(2009)对 31 例共 92 个颅内和脊髓病灶接受放射外科治疗的血管网状细胞瘤患者进行了评估。在这些患者中,17 个肿瘤位于脊髓。脊髓血管网状细胞瘤患者的中位随访时间为 37 个月,平均随访 37.2 个月。肿瘤剂量采用 1~3 次分割,范围为 20~25Gy。靶区体积范围为 0.06~2.65cm³。16 个血管网状细胞瘤中有 15 个保持稳定(9 个)或改善(6 个)。在随访期间,只有 1 例患者肿瘤体积增大。重要的是,接受放射外科治疗的 16 例血管网状细胞瘤中,没有患者出现放射性脊髓炎相关症状。放射外科治疗脊髓血管网状细胞瘤看起来安全有效,尤其是对于伴随 VHL 的患者。

12.9 毒性反应

对于脊髓放射外科,脊髓和马尾是最常见的限制靶区处方剂量的危及器官。脊髓损伤是放疗中最让人担心的并发症。无论是良性还是恶性脊髓肿瘤,脊髓损伤一直以来限制了我们对脊髓肿瘤采取积极的治疗(Gibbs 等,2009)。人类及动物的脊髓和马尾对立体定向放射治疗的耐受性备受关注(Ryu 等,2003;Bijl 等,2005;Sahgal 等,2007,2012)。放射外科治疗脊髓良性肿瘤并发症十分罕见。

Dodd 等(2006)报道了第一例脊髓良性肿瘤接受放射外科治疗后发生放射性脊髓炎的病例。该病例为 29 岁女性,患有颈胸椎脊膜瘤,接受放射外科治疗 8 个月后出现脊髓病变症状,治疗剂量为 24Gy/3 次。接受 18Gy 以上(3 次 6Gy 以上)照射的脊髓体积相对较大(1.7cm³)可能是造成该并发症的原因。在剂量-体积分析中,与其他患者相比,该患者的脊髓受照体积数据较高。

斯坦福大学治疗了 87 例患者共 103 个肿瘤,平均随访 33 个月,只有 1 例患者治疗后 9 个月出现短暂的放射性脊髓炎(Sachdev 等,2011)。该病例为 C7-T2 复发(既往手术切除)脊膜瘤,无放疗史。肿瘤体积 7.6cm³,剂量 24Gy/3 次,肿瘤内最大剂量为 34.3Gy。8Gy 以上脊髓受照体积为 4.7cm³,27Gy 以上为 0.1cm³。脊髓最大剂量为 29.9Gy。在发生放射性脊髓炎过程中,患者出现脊髓后柱神经功能障碍,但在接受皮质类固醇治疗后神经功能症状稳定。接受皮质醇治疗时肿瘤体积已经缩小,末次随访时影像上仍显示肿瘤得到控制。最初影像上显示的水肿也随时间延长而消失,该部位被脊髓软化所取代。

旧金山加利福尼亚大学报道治疗 19 例脊髓良性肿瘤,未发生晚期毒性反应,包括放射性脊髓炎(Sahgal 等,2007)。先前的研究表明,放射性脊髓炎相关风险因素是总剂量、分次、受照脊髓长度和治疗时长(Rampling 和 Symonds,1998;Isaacson,2000)。迄今为止,放射外科治疗的脊髓良性肿瘤异质性较大,其中一些之前未接受过治疗,另一些接受手术和(或)外照射治疗。尽管放射外科治疗良性脊髓肿瘤发生放射性脊髓炎的风险已经很小,但如果医生了解了既往治疗如显微外科手术对脊髓放射耐受性的影响,就能进一步降低放射性脊髓炎的风险。

我们的研究显示,在 73 例良性肿瘤中,2 例神经鞘瘤和 1 例脊膜瘤患者发生了放射外科相关的脊髓损伤,在治疗后 5~13 个月表现为脊髓侧方压迫-脊髓半切(Brown-Sequard)综合征(Gerszten 等,2008)。这 3 例患者接受了类固醇、维生素 E 和加巴喷丁联合治疗;1 例患者接受了高压氧治疗。3 例患者的共同点是既往接受过开放手术切除肿瘤,这可能导致脊髓易发生放射性损伤。

在我们最近的研究中,使用锥形束 CT 图像引导和先进设备实施放射外科治疗,中位随访 32 个月,未发生亚急性或长期脊髓或马尾毒性反应(Gerszten 等,2012a)。采用配有多叶准直器的 Elekta Synergy S 6MV 直线加速器治疗了 45 例脊髓良性肿瘤患者,期间使用锥形束 CT 图像引导技术进行靶区定位。39 例患者接受单次治疗。GTV 平均最高剂量为 16Gy(12~24Gy),平均最低剂量为 12Gy(8~16Gy)。GTV 体积为 0.37~94.5cm³(平均 13.7cm³)。在大多数情况下,PTV 为 GTV 外扩 2mm。我们中心所采用的技术安全性高,可作为治疗脊髓良性肿瘤的重要参考。因为较低剂量已经显示影像上肿瘤控制效果令人满意,并且未发生放射相关毒性反应,所以随着时间推移,我们降低了良性肿瘤靶区的处方剂量。

12.10　争议

脊髓良性病变患者的预期寿命比恶性病变患者长。因此,进行放射外科治疗时,对迟发性放射性脊髓病发生的可能性需特别关注。此外,脊髓良性肿瘤有其独特的临床表现、与脊髓的关系及对放射外科治疗的放射生物学反应,这些都可能对安全和有效地实施放射外科提出独特的挑战(Dodd 等,2006)。因为大多数患者的预期寿命与正常人群相同,而且放射性损伤可能需要数年才能显现(Dodd 等,2006),关于脊髓良性肿瘤的放射外科治疗存在着更多争议。尤其是对于那些生存率更高、寿命更长的脊髓良性肿瘤患者,必须考虑到延迟性放射性脊髓病发生的可能。脊髓放射耐受性低是放射外科治疗脊髓肿瘤的主要限制因素。传统的外照射放疗缺乏精确性,对紧贴脊髓的良性肿瘤无法给予单次大剂量照射。事实上,脊髓的放射敏感性通常要求实际治疗剂量远低于最佳治疗剂量(Faul 和 Flickinger,1995;Loblaw 和 Laperriere,1998;Ryu 等,2001)。

脊髓放射外科的目标是给予靶区高度适形剂量照射,增加成功控制肿瘤的可能性,并将脊髓损伤的风险降至最低(Ryu 等,2001,2003;Benzil 等,2004;Bilsky 等,2004)。脊髓良性肿瘤位于硬脊膜下,导致肿瘤靠近脊髓或马尾神经,这种解剖关系可能影响神经毒性反应的发生。此外,由于脊髓良性肿瘤复发时间间隔长,脊髓晚期放射性毒性反应可能需要数年才发生,因此评估放射外科治疗的疗效、安全性和有效持久性需要比转移性脊柱肿瘤更长的随访时间

(Gerszten 等,2002)。最后,由于良性脊髓肿瘤很少危及生命或导致脊柱不稳定,与脊柱恶性肿瘤相比,无论用大剂量照射或其他治疗方法所引起的争议会更大;在这个较年轻和健康的患者群体中,任何治疗方式如果引起近期或远期并发症,都不大会被接受(Gerszten,2011)。

12.11 未来展望

放射外科治疗脊髓良性肿瘤安全可行。给予脊髓肿瘤高度适形的剂量照射是一个巨大的技术难题,近期已被克服。脊髓放射外科治疗比颅内放射外科更复杂,提出了独特的挑战。初步研究表明,脊髓和脊柱放射外科治疗脊髓良性肿瘤,症状缓解率和影像学肿瘤长期控制率高。然而,需要长期随访数据来评估放射外科治疗效果的持久性。如果有研究进一步证实脊髓的放射外科剂量耐受性更高,那么增加剂量可能在风险可接受的情况下带来更好的疗效。消除病灶所需的最佳剂量分割方案,以及正常脊髓和马尾神经的耐受剂量仍有待进一步明确。早期经验非常乐观,将促使进一步的研究,支持放射外科以一种微创的方式治疗脊髓良性肿瘤,这将类似于目前颅内放射外科的地位。放射外科在神经纤维瘤病患者中的地位也需要进一步探索。

对放射外科治疗脊髓良性肿瘤进一步积累临床经验,也为研究放射外科治疗颅外非恶性肿瘤病变适应证提供了机会。鉴于我们对目前放疗实施技术精确性和适形性的了解,以及对脊髓、马尾神经和神经解剖靶区剂量耐受性的经验,下一步合理的发展方向是"功能性"脊髓放射外科。良性功能性疾病可能包括疼痛综合征如背部手术失败综合征、反射性交感性神经营养不良、关节面诱导的疼痛等,以及其他并发症如脊髓积水和损伤。虽然对于脊髓良性肿瘤,为强调安全性有降低治疗剂量的趋势,但对颅外病灶没有理由不使用与治疗三叉神经痛类似的高适形高剂量方案。

备忘录:临床实践要点

√	项目	注意要点
	患者选择	该患者是否适合做 SBRT?
		• 外科手术不可切除病灶
		• 术后复发病灶
		• 患者有手术禁忌证
		• 没有明显脊髓压迫及急性神经症状
	SBRT 还是外照射(EBRT)	SBRT 可否治疗该病灶?
		• 病灶边界清楚适合靶区勾画
		• 预期生存大于 6 个月
	模拟定位	固定
		• 仰卧位采用恰当的 SBRT 体部固定装置
	影像	

(待续)

√	项目	注意要点
	制订治疗计划	• 增强 MRI。层厚 1~2mm 的 T1/T2 序列
		• CT 扫描出鞘内造影用于勾画脊髓
		• 将肿瘤侵犯部位的 CT 及 MRI 进行融合
		靶区勾画
		• GTV 应包括大体肿瘤
		• 对良性肿瘤不使用 CTV
		• 必要时 PTV 外扩 1~2mm
		• 如肿瘤压迫脊髓,不使用 PTV
		治疗计划
		• 逆向治疗计划
		• 剂量
		• 如果可能,采用 12~18Gy 单次分割
		• 仅在脊髓可能超量时采用多次分割
		• 覆盖率
		• GTV 覆盖率为 80%~95%
		• 剂量限制
		• 脊髓最大点剂量 10~12Gy
	治疗实施	影像
		• 常规使用室内激光线及手动调整摆位
		• 用正交 kV 图像匹配相关骨性结构
		• 用锥形束 CT 匹配肿瘤(GTV 及 PTV)
		• 如果可以,采用 3 个自由度治疗床调整平移

(王鑫 关运 译 王恩敏 校)

参考文献

Adler J Jr, Chang S, Murphy M, Doty J, Geis P, Hancock S (1997) The Cyberknife: A frameless robotic system for radiosurgery. *Stereotact Funct Neurosurg* 69:124–128.

Asazuma T, Toyama Y, Maruiwa H, Fujimura Y, Hirabayashi K (2004) Surgical strategy for cervical dumbbell tumors based on a three-dimensional classification. *Spine* 29:E10–E14.

Benzil DL, Saboori M, Mogilner AY, Rochio R, Moorthy CR (2004) Safety and efficacy of stereotactic radiosurgery for tumors of the spine. *J Neurosurg* 101:413–418.

Bijl H, van Luijk P, Coppes R, Schippers J, Konings A, van Der Kogel A (2005) Regional differences in radiosensitivity across the rat cervical spinal cord. *Int J Radiat Oncol Biol Phys* 61:543–551.

Bilsky M, Yamada Y, Yenice K et al. (2004) Intensity-modulated stereotactic radiotherapy of paraspinal tumors: A preliminary report. *Neurosurgery* 54:823.

Chang E, Shiu A, Lii M-F et al. (2004) Phase I clinical evaluation of near-simultaneous computed tomographic image-guided stereotactic body radiotherapy for spinal metastases. *Int J Radiat Oncol Biol Phys* 59:1288–1294.

Chang S, Adler J Jr (1997) Treatment of cranial base meningiomas with linear accelerator radiosurgery. *Neurosurgery* 41:1019–1025.

Chang S, Adler J (2001) Current status and optimal use of radiosurgery. *Oncology* 15:209–221.

Chang S, Murphy M, Geis P, Martin D, Hancock S, Doty J, Adler J Jr (1998) Clinical experience with image-guided robotic radiosurgery (the Cyberknife) in the treatment of brain and spinal cord tumors. *Neurol Med Chir*

38:780–783.

Chang U, Rhee C, Youn S, Lee D, Park S (2011) Radiosurgery using the Cyberknife for benign spinal tumors: Korea Cancer Center Hospital experience. *J Neurooncol* 101:91–99.

Chopra R, Morris C, Friedman W, Mendenhall W (2005) Radiotherapy and radiosurgery for benign neurofibromas. *Am J Clin Oncol* 28:317–320.

Cohen-Gadol A, Zikel O, Koch C et al. (2003) Spinal meningiomas in patients younger than 50 years of age: A 21-year experience. *J Neurosurg Spine* 98:258.

Colombo F, Pozza F, Chierego G, Casentini L, De Luca G, Francescon P (1994) Linear accelerator radiosurgery of cerebral arteriovenous malformations: An update. *Neurosurgery* 34:14–20.

Conti P, Pansini G, Mouchaty H, Capuano C, Conti R (2004) Spinal neurinomas: Retrospective analysis and long-term outcome of 179 consecutively operated cases and review of the literature. *Surg Neurol* 61:34–44.

Degen J, Gagnon G, Voyadzis J, McRae D, Lunsden M, Dieterich S, Molzahn I, Henderson F (2005) CyberKnife stereotactic radiosurgical treatment of spinal tumors for pain control and quality of life. *J Neurosurg Spine* 2:540–549.

De Salles AA, Pedroso A, Medin P, Agazaryan N, Solberg T, Cabatan-Awang C, Epinosa DM, Ford J, Selch MT (2004) Spinal lesions treated with Novalis shaped beam intensity modulated radiosurgery and stereotactic radiotherapy. *J Neurosurg* 101:435–440.

Dodd RL, Ryu MR, Kammerdsupaphon P, Gibbs IC, Chang J, Steven D, Adler J, John R (2006) CyberKnife radiosurgery for benign intradural extramedullary spinal tumors. *Neurosurgery* 58:674–685.

Faul CM, Flickinger JC (1995) The use of radiation in the management of spinal metastases. *J Neurooncol* 23:149–161.

Flickinger JC, Pollock BE, Kondziolka D (1996) A dose-response analysis of arteriovenous malformation obliteration after radiosurgery. *Int J Radiat Oncol Biol Phys* 36:873–879.

Gerszten P (2007) The role of minimally invasive techniques in the management of spine tumors: Percutaneous bone cement augmentation, radiosurgery and microendoscopic approaches. *Orthop Clin North Am* 38:441–450.

Gerszten P (2011) Radiosurgery for benign spine tumors and vascular malformations. In: Winn HR (ed.), *Youmans Neurological Surgery*, Vol. 3, pp. 2686–2692. Philadelphia, PA: Elsevier Saunders.

Gerszten P, Burton S, Ozhasoglu C, McCue K, Quinn A (2008) Radiosurgery for benign intradural spinal tumors. *Neurosurgery* 62:887–895.

Gerszten P, Chen S, Quadar M, Xu Y, Novotny J Jr, Flickinger J (2012a) Radiosurgery for benign tumors of the spine using the Synergy S with cone beam CT image guidance. *J Neurosurg* 117:197–202.

Gerszten P, Ozhasoglu C, Burton S, Kalnicki S, Welch WC (2002) Feasibility of frameless single-fraction stereotactic radiosurgery for spinal lesions. *Neurosurg Focus* 13:1–6.

Gerszten P, Quader M, Novotny J Jr, Flickinger J (2012b) Radiosurgery for benign tumors of the spine: Clinical experience and current trends. *Technol Cancer Res Treat* 11:133–139.

Gerszten P, Welch W (2004) CyberKnife radiosurgery for metastatic spine tumors. *Neurosurg Clin North Am* 15:491.

Gerszten P, Welch W (2007) Combined percutaneous transpedicular tumor debulking and kyphoplasty for pathological compression fractures. *J Neurosurg Spine* 6:92–95.

Gerszten PC, Bilsky MH (2006) Spine radiosurgery. *Contemp Neurosurg* 28:1–8.

Gerszten PC, Burton SA, Ozhasoglu C, Vogel WJ, Quinn AE, Welch WC (2006). Radiosurgery for the management of spinal metastases. In: Kondziolka D (ed.), *Radiosurgery*, Vol. 6, pp. 199–210. Basel, Switzerland: Karger.

Gerszten PC, Ozhasoglu C, Burton S, Vogel WJ, Atkins BA, Kalnicki S (2003) CyberKnife frameless single-fraction stereotactic radiosurgery for benign tumors of the spine. *Neurosurg Focus* 14:1–5.

Gezen F, Kahraman S, Canakci Z, Beduk A (2000) Review of 36 cases of spinal cord meningioma. *Spine* 27:727–731.

Gibbs I, Chang S, Dodd R, Adler J (2015) Radiosurgery for benign extramedullary tumors of the spine. In: Gerszten P and Ryu S (eds.), *Spine Radiosurgery*, pp. 164–169. New York: Thieme.

Gibbs I, Patil C, Gerszten P, Adler J Jr, Burton S (2009) Delayed radiation-induced myelopathy after spinal radiosurgery. *Neurosurgery* 64:A67–A72.

Hamilton A, Lulu B, Fosmire H, Stea B, Cassady J (1995) Preliminary clinical experience with linear accelerator-based spinal stereotactic radiosurgery. *Neurosurgery* 36:311–319.

Hitchcock E, Kitchen G, Dalton E, Pope B (1989) Stereotactic LINAC radiosurgery. *Br J Neurosurg* 3:305–312.

Isaacson S (2000). Radiation therapy and the management of intramedullary spinal cord tumors. *J Neurooncol* 47:231–238.

Keilholz L, Seegenschmiedt M, Sauer R (1996) Radiotherapy for prevention of disease progression in early-stage Dupuytren's contracture: Initial and long-term results. *Int J Radiat Oncol Biol Phys* 36:891–897.

Klekamp J, Samii M (1998) Surgery of spinal nerve sheath tumors with special reference to neurofibromatosis. *Neurosurgery* 42:279–290.

Klumpar D, Murray J, Ancher M (1994) Keloids treated with excision followed by radiation therapy. *J Am Acad*

Dermatol 31:225–231.

Kondziolka D, Lunsford L, McLaughlin M (1998) Long-term outcomes after radiosurgery for acoustic neuromas. *N Engl J Med* 339:1426–1433.

Kondziolka D, Mathieu D, Lunsford L, Martin J, Madhok R, Niranjan A, Flickinger J (2008) Radiosurgery as definitive management of intracranial meningiomas. *Neurosurgery* 62:53–58.

Kondziolka D, Nathoo N, Flickinger JC (2003) Long term results after radiosurgery for benign intracranial tumors. *Neurosurgery* 53:815–821; discussion 821–822.

Lee J, Niranjan A, McInerney J, Kondziolka D, Flickinger JC, Lunsford LD (2002) Stereotactic radiosurgery providing long-term tumor control of cavernous sinus meningiomas. *J Neurosurg* 97:65–72.

Loblaw DA, Laperriere NJ (1998) Emergency treatment of malignant extradural spinal cord compression: An evidence-based guideline. *J Clin Oncol* 16:1613–1624.

Lukacs S, Braun-Falco O, Goldschmidt H (1978) Radiotherapy of benign dermatoses: Indications, practice, and results. *J Dermatol Surg Oncol* 4:620–625.

Lunsford LD, Kondziolka D, Flickinger JC (1991) Stereotactic radiosurgery for arteriovenous malformations of the brain. *J Neurosurg* 75:512–524.

McCormick P (1996a) Surgical management of dumbbell and paraspinal tumors of the thoracic and lumbar spine. *Neurosurgery* 38:67–74.

McCormick P (1996b) Surgical management of dumbbell tumors of the cervical spine. *Neurosurgery* 38:294–300.

Medin P, Solberg T, DeSalles A (2002) Investigations of a minimally invasive method for treatment of spinal malignancies with LINAC stereotactic radiation therapy: Accuracy and animal studies. *Int J Radiat Oncol Biol Phys* 52:1111–1122.

Milker-Zabel S, Zabel A, Thilmann C, Schlegel W, Wannemacher M, Debus J (2003) Clinical results of retreatment of vertebral bone metastases by stereotactic conformal radiotherapy and intensity-modulated radiotherapy. *Int J Radiat Oncol Biol Phys* 55:162–167.

Moss J, Choi C, Adler J Jr, Soltys SG, Gibbs IC, Chang S (2009) Stereotactic radiosurgical treatment of cranial and spinal hemangioblastomas. *Neurosurgery* 65:79–85.

Murovic J, Chang S (2014) Treatment of benign spinal tumors with radiosurgery. In: Sheehan J and Gerszten P (eds.), *Controversies in Stereotactic Radiosurgery Best Evidence Recommendations*, pp. 240–246. New York: Thieme.

Murovic J, Charles Cho S (2010) Surgical strategies for managing foraminal nerve sheath tumors: The emerging role of CyberKnife ablation. *Eur Spine J* 19:242–256.

Parsa A, Lee J, Parney I, Weinstein P, McCormick M, Ames C (2004) Spinal cord and intraductal-extraparenchymal spinal tumors: Current best care practices and strategies. *J Neurooncol* 69:219–318.

Peker S, Cerci A, Ozgen S, Isik N, Kalelioglu M, Pamir M (2005) Spinal meningiomas: Evaluation of 41 patients. *J Neurosurg Sci* 49:7–11.

Pirzkall A, Lohr F, Rhein B, Höss A, Schlegel W, Wannenmacher M, Debus J (2000) Conformal radiotherapy of challenging paraspinal tumors using a multiple arc segment technique. *Int J Radiat Oncol Biol Phys* 48:1197–1204.

Prasad D, Steiner M, Steiner L (2000) Gamma surgery for vestibular schwannoma. *J Neurosurg* 92:745–759.

Rampling R, Symonds P (1998) Radiation myelopathy. *Curr Opin Neurol* 11:627–632.

Rock J, Ryu S, Yin F (2004) Novalis radiosurgery for metastatic spine tumors. *Neurosurg Clin North Am* 15:503.

Roux F, Nataf F, Pinaudeau M, Borne G, Devaux B, Meder J (1996) Intraspinal meningiomas: Review of 54 cases with discussion of poor prognosis factors and modern therapeutic management. *Surg Neurol* 46:458–463.

Ryu S, Chang S, Kim D, Murphy M, Quynh-Thu L, Martin D, Adler J (2001) Image-guided hypo-fractionated stereotactic radiosurgery to spinal lesions. *Neurosurgery* 49:838–846.

Ryu S, Fang Yin F, Rock J, Zhu J, Chu A, Kagan E, Rogers L, Ajlouni M, Rosenblum M, Kim J (2003) Image-guided and intensity-modulated radiosurgery for patients with spinal metastasis. *Cancer* 97:2013–2018.

Ryu S, Rock J, Rosenblum M, Kim J (2004) Patterns of failure after single-dose radiosurgery for spinal metastasis. *J Neurosurg* 101(Suppl 3):402–405.

Sachdev S, Dodd R, Chang S, Soltys S, Adler J, Luxton G, Choi C, Tupper L, Gibbs I (2011) Stereotactic radiosurgery yields long-term control for benign intradural, extramedullary spinal tumors. *Neurosurgery* 69:533–539.

Sahgal A, Chou D, Ames C et al. (2007) Image-guided robotic stereotactic body radiotherapy for benign spinal tumors: The University of California San Francisco preliminary experience. *Technol Cancer Res Treat* 6:595–604.

Sahgal A, Ma L, Weinberg V et al. (2012) Reirradiation human spinal cord tolerance for stereotactic body radiotherapy. *Int J Radiat Oncol Biol Phys* 82:107–116.

Sayagués J, Tabernero M, Maíllo A et al. (2006) Microarray-based analysis of spinal versus intracranial meningiomas: Different clinical, biological, and genetic characteristics associated with distinct patterns of gene expression. *J Neuropathol Exp Neurol* 65:445–454.

Seegenschmiedt M, Martus P, Goldmann A, Wölfel R, Keilholz L, Sauer R (1994) Preoperative versus postoperative radiotherapy for prevention of heterotopic ossification (HO): First results of a randomized trial in high-risk patients. *Int J Radiat Oncol Biol Phys* 30:63–73.

Selch M, Lin K, Agazaryan N, Tenn S, Gorgulho A, DeMarco J, DeSalles A (2009) Initial clinical experience with image-guided linear accelerator-based spinal radiosurgery for treatment of benign. *Surg Neurol* 72:668–674.

Seppala M, Haltia M, Sankila R, Jaaskelainen J, Heiskanen O (1995a) Long-term outcome after removal of spinal neurofibroma. *J Neurosurg* 82:572–577.

Seppala M, Haltia M, Sankila R, Jaaskelainen J, Heiskanen O (1995b) Long term outcome after removal of spinal schwannoma: A clinicopathological study of 187 cases. *J Neurosurg* 83:621–626.

Solan M, Kramer S (1985) The role of radiation therapy in the management of intracranial meningiomas. *Int J Radiat Oncol Biol Phys* 11:675–677.

Sperduto P, Scott C, Andrews D (2002) Stereotactic radiosurgery with whole brain radiation therapy improves survival in patients with brain metastases: Report of radiation therapy oncology group phase III study. *Int J Radiat Oncol Biol Phys* 54:3a.

Steiner L, Leksell L, Forster D (1974) Stereotactic radiosurgery in intracranial arterio-venous malformations. *Acta Neurochir* Suppl 21:195–209.

Yamada Y, Lovelock D, Bilsky M (2007) A review of image-guided intensity-modulated radiotherapy for spinal tumors. *Neurosurgery* 61:226–235.

Yin F, Ryu S, Ajlouni M, Yan H, Jin J, Lee S, Kim J, Rock J, Rosenblum M, Kim J (2004) Image-guided procedures for intensity-modulated spinal radiosurgery. Technical note. *J Neurosurg* 101(Suppl 3):419–424.

术后脊柱图像引导大分割立体定向放射治疗效果

Ariel E. Marciscano, Kristin J. Redmond

13.1 引言

脊柱转移在恶性肿瘤患者中很常见，并且预后不良。近40%的癌症患者在疾病发生发展过程中会发生脊柱转移（Klimo 和 Schmidt，2004），30%~70%的恶性肿瘤患者在尸检时提示有脊柱转移（Fornasier 和 Horne，1975；Wong 等，1990；Harrington，1993）。

随着系统治疗使晚期转移患者生存持续改善和延长，脊柱转移发生率也将增加。因此，对脊柱转移来说，由姑息性治疗转向根治性治疗变得日益重要。总的来说，脊柱转移的治疗包括放疗、手术和系统药物治疗及联合治疗模式，如手术加术后放疗。本章内容聚焦脊柱转移术后图像引导大分割立体定向放射治疗(IG-HSRT)，着重关注治疗决策、治疗技术、临床结果及未来的发展方向。

13.1.1 历史视角

手术和放疗是脊柱转移的主要治疗方法。传统上，单纯低剂量常规分割放疗应用于轻微硬膜外受压伴肿瘤/非机械性疼痛的患者。因脊柱广泛转移不能手术、临床上不适合手术，以及预期寿命有限的患者首选常规分割姑息性放疗。伴有脊柱不稳定、恶性硬膜外脊髓压迫(MESCC)和(或)病理性骨折导致机械性疼痛的患者通常需要先接受手术治疗。

2005年，Patchell等进行了一项具有里程碑意义的研究，证实手术减压后再进行低剂量放疗优于单纯低剂量放疗，从而确立了MESCC的标准治疗模式。这项多中心前瞻性研究将101例患者随机分为直接环向减压手术加术后放疗或单纯放疗两组(Patchell等，2005)。两组放射剂量、分割模式和放疗技术相同，均采用10次分割30Gy前后及后前对穿野照射技术，治疗范围包括受累椎体及上下各一个椎体(入组标准仅限于单个椎体受累)。与单纯放疗相比，接受手术联合放疗的患者治疗后恢复行走能力的比例较高，并且重新获得步行能力的时间更长。在治疗前不能行走的患者中，接受手术和术后放疗的患者更有可能恢复行走能力。此外，接受手术和术后放疗的患者在控制大小便、运动强度(美国脊髓损伤协会评分)、功能(Frankel评分)和生存率方面具有显著优势。尽管研究结果因样本量小和手术技术缺乏标准化而受到质疑,但这项研究对确定手术在 MESCC 治疗中的作用仍具有一定的影响,因为之前其他系列研究未能证明单纯手术或手术联合放疗优于单纯放疗(Gilbert 等,1978;Yong 等,1980;Findlay,1984)。此外,它也证实积极进行手术和术后联合放疗能够在适当的临床实践下改善患者预后。

13.1.2 最新进展

过去的 20 年中,随着手术技术和脊柱器械的改进,治疗脊柱转移瘤和 MESCC 的技术不断发展(Sciubba 和 Gokaslan,2006)。强调微创进行减压和肿瘤切除,只切除压迫硬膜的肿瘤或碎骨片,有助于降低围术期致残率,改善手术结果和加快康复,从而缩短至辅助治疗的间隔时间。过去治疗手段有限, 只能选择后路椎板切除术和创伤较大的减压手术 (Massicotte 等,2012;Sharan 等,2014)。事实上,创新技术如微创脊柱手术(MASS)和微创分离手术正是该蓬勃发展领域中的重大进展。经皮椎体成形术和后凸成形术可以用微创方式稳定脊柱,使脊柱不稳定的治疗日渐成熟。侵入性减压手术后,当脊柱稳定和固定得到保证时,前后入路的稳定方法也相应发展(Sciubba 等,2010)。

放疗技术和药物治疗也同样快速发展。从历史上看,放疗的关注点和局限性主要围绕着脊髓耐受性低和脊髓损伤(SCI)和(或)辐射引起放射性脊髓病的潜在风险。因此,低剂量常规分割放疗被用作暂时控制肿瘤疼痛和神经症状的姑息性治疗手段。然而,低剂量常规放疗在长期控制局部肿瘤方面作用有限,这个问题在那些组织学良好、预期寿命较长及放射抵抗患者中尤为突出(Greenberg 等,1980;Maranzano 和 Latini,1995)。Klekamp 和 Samii 报道了他们对脊柱转移术后进行低剂量常规分割放疗的经验。1 年局部复发率约为 70%。多因素分析确定术前可行走、组织学良好、肿瘤完全切除和累及椎体个数少为低复发率的独立预测因素 (Klekamp 和 Samii,1998)。尽管受到单中心和回顾性的限制, 该研究指出低剂量常规放疗长期局部控制率低,即使采用联合治疗方法,疾病进展和复发的可能性也很大。

长期高质量证据支持单次放射外科(SRS)和 HSRT 在治疗颅内良恶性肿瘤中安全有效。最近,这项技术已经应用于包括脊柱在内的几个颅外部位。虽然长期数据才刚刚开始出现,但短期报道显示肿瘤局部控制良好和毒性反应可接受。图像引导、脊柱和体部精确固定、多叶准直器、机器人技术和调强治疗计划的发展使放射肿瘤科医生能以陡峭的剂量梯度实施高度适形损毁剂量的照射,从而保护附近的关键结构,如脊髓。对脊柱转移来说,与常规分割放疗相比,IG-HSRT 具有如下几个优点:①高度精准的照射可给予更高的生物有效剂量(BED);②更小的治疗体积和快速的剂量跌落可保护危及器官(OAR),如脊髓、食管、肠和肾脏。鉴于脊柱 IG-HSRT 能克服低剂量常规放疗的缺点, 研究人员已经做出了大量的努力来评估 IG-HSRT 作为根治性治疗的作用。最近,在术后的患者中,也取得了令人鼓舞的结果。

随着手术和 IG-HSRT 技术的互补发展,治疗模式已发生了明显的转变,治疗目标从之前的短效姑息性治疗转变为以长期局部控制为主要治疗目标的根治性治疗。脊柱手术后,IG-HSRT 可作为有效的辅助治疗加强局部控制。从根本上讲,假设患者要接受较大范围的脊柱治疗,那么可以直观地看到辅助治疗同样可以很积极,这就是 IG-HSRT 的作用。手术现在也被重新定义为术后 IG-HSRT 的新辅助治疗手段。无论脊柱是否稳定,将 IG-HSRT 作为首要治疗手段给予肿瘤致死剂量,将手术目标定为硬膜外肿瘤切除和使用微创技术进行脊髓减压,手术并发症的发生率可进一步降低。这种模式也将提高脊柱手术利用率。因为目前脊柱手术被认为是一种高度选择性的治疗方式,仅用于单一脊柱节段 MESCC 这类高选择性患者。

13.2　适应证

随着目前可选择的治疗手段不断增多,有一点至关重要,那就是需要更好地了解哪些患者将受益于早期手术治疗,哪些患者应接受单纯放疗。最终,最佳的治疗选择需要多学科讨论,考虑:①患者的特定因素,如神经症状、疼痛的病因、治疗相关并发症、手术禁忌证、伴随系统性疾病和预后;②疾病的特定因素,包括脊柱不稳定、硬膜外脊髓压迫(ESCC)的程度,肿瘤相对放射敏感性和之前的放疗情况。

几个研究小组试图研发患者分层模式来指导治疗。脊柱肿瘤研究组以患者症状和影像学表现为基础开发了一个全新的综合分类系统,来诊断脊柱肿瘤不稳定(Fisher 等,2010)。脊柱肿瘤不稳定评分(SINS)标准可用来帮助确定可能从手术和稳定脊柱中获益的患者。SINS 是根据多个因素重要性确定的定性评分系统,包括疼痛、位置、脊柱对线、椎体压缩性骨折(VCF)、病变类型和脊柱后外侧受累(表 13.1)。根据 SINS,总评分 0~6 分为稳定;总评分 7~12 分为潜在不稳定;总评分≥13 分为不稳定,强烈推荐进行外科手术治疗。在放射科医生、放疗科医生和

表 13.1　脊柱肿瘤不稳定评分

患者相关因素	脊柱相关因素	肿瘤相关因素	脊柱肿瘤不稳定总评分
疼痛(最高分值=3)	部位(最高分值=3)	病变类型(最高分值=2)	稳定=0~6
机械性疼痛(3)	结合部:枕骨–C2,	溶骨性(3)	潜在不稳定=7~12
	C7–T2,T11–L1,L5–S1(3)		
偶尔疼痛,非机械性(1)	活动椎:C3–6,L2–4(2)	混合性(1)	不稳定≥13
无疼痛(0)	半固定椎:T3–10(1)	成骨性(0)	
	固定椎:S2–5(0)	脊柱后外侧受累情况	
		(最高分值=3)	
	脊柱对线情况(最高分值=4)	双侧(3)	
	半脱位/移位(4)	单侧(1)	
	脊柱后凸/侧弯(2)	无(0)	
	正常(0)		
	是否存在椎体压缩性骨折		
	(最高分值=3)		
	≥50%椎体塌陷(3)		
	<50%椎体塌陷(2)		
	无塌陷但椎体侵犯>50%(1)		
	无(0)		

Soune:Reproduced from Fisher,C.G. et al.,*Spine*(1976),35(22),E1221,2010. With permission.

外科医生中,SINS 已被证实是一种可靠且可重复使用的工具(Fourney 等,2011;Fisher 等,2014a,b)。美国脊柱损伤协会(ASIA)利用 ASIA 损伤量表(AIS)对脊髓损伤(SCI)程度进行分类(Kirshblum 等,2011;Kirshblum 和 Waring,2014)。当 MESCC 存在时,外科医生和肿瘤科医生采用这个量表帮助患者对和是否手术干预的需要进行分层。一般来说,AIS 分级为 A~D 的患者,在接受大剂量皮质类固醇治疗后仍无改善,尤其是在过去 48 小时内出现神经功能损伤时(表13.2),应考虑进行手术。

Bilsky 及其同事开发并验证了一个 6 点分级系统来定义 ESCC(Bilsky 等,2010)。先前已经反复使用脊髓造影术和 MRI 来定义脑脊液间隙受压和脊髓压迫的程度, 以协助手术决策(Bilsky 等,2001)。脊柱 IG-HSRT 的出现需要一个更详细的系统来定义硬膜囊受压的程度,因为这些信息对于评估根治性 IG-HSRT 的安全性和可行性非常重要。一般来说, 低级别 ESCC(ESCC 等级 0~1b)在脊髓–肿瘤界面有足够的距离,允许 IG-HSRT 安全实施(图 13.1)。在ESCC分级中,0 级为肿瘤局限于骨内;1a 级为侵入硬膜外间隙且硬膜无变形;1b 级为硬膜受压变形,

表 13.2　美国脊髓损伤协会评分标准(AIS)

A=完全性损伤	骶部 S4–5 无任何感觉和运动功能保留
B=感觉不完全性损伤	神经损伤平面以下未保留运动功能, 包括骶部 S4–5 有感觉功能 (轻触觉、S4–5 处针刺觉,或肛门深压觉),在身体两侧损伤平面以下运动功能保留没有超过 3 个节段
C=运动不完全性损伤	神经损伤平面以下有运动功能保留[a],且平面以下至少一半以上关键肌肌力<3 级
D=运动不完全性损伤	神经损伤平面以下有运动功能保留,且平面以下至少一半关键肌肉肌力≥3 级
E=正常	如果所有节段感觉和运动功能测试和分级均正常,且患者先前有神经功能损伤, 才可诊为 AIS E 级。如果之前检查没有脊髓损伤则不做 AIS 分级

Source:Reproduced from Kirshblum,S.C. et al.,*J. Spinal Cord Med.*,34(6),535,2011. With permission.

注:评定损伤平面以下运动功能残留范围以区别 AIS B 级或 C 级,身体两侧的运动平面都需要评估。当区别 AIS C 级和 D 级时需要使用单侧神经学损伤平面。

[a],若患者被诊为 C 级或 D 级,即:运动功能不完全性损伤,则必须有肛门括约肌随意收缩或骶部感觉和运动功能均保留,但在身体一侧运动损伤平面以下有超过 3 个节段的运动功能存在。

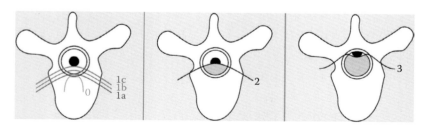

图 13.1　硬膜外脊髓压迫 6 点量表示意图。0 级,病变局限于骨质内;1a 级,仅接触硬脊膜,无硬膜囊变形;1b 级,仅发生硬膜囊变形而未接触脊髓;1c 级,硬膜囊变形,接触脊髓而无脊髓压迫;2 级,脊髓受压,但脊髓周围仍可见脑脊液;3 级,脊髓受压, 而且脊髓周围看不见脑脊液。(Adapted from Bilsky,M.H. et al.,*J. Neurosurg. Spine*,13(3),324,2010. With permission.)

脊髓未受压;1c 级(硬膜受压变形,肿瘤与脊髓交界但无脊髓压迫)是低级别与高级别 ESCC 的中间状态,治疗决策取决于外科医生与放疗科医生之间的多学科交流及其他临床因素。高级别 ESCC 包括 2 级和 3 级,通常需要进行分离手术切除硬膜外肿瘤,实现脊髓减压和充分分离脊髓和肿瘤,以确保术后 IG-HSRT 安全进行(Moussazadeh 等,2014)。在 ESCC 分级中,2 级疾病为脊髓受压,但脊髓周围可见脑脊液信号;3 级疾病为脊髓受压,而且脊髓周围看不见脑脊液信号。

纪念斯隆–凯特琳癌症中心 (MSKCC) 采用 NOMS 标准作为脊柱转移的决策框架(Laufer 等,2013)。缩写词 NOMS 描述了对神经病变学、肿瘤学、机械力学及系统原因的考量,指导患者分层和治疗选择(图 13.2)。一般来说,低级别 ESCC 且无脊髓受压的患者不需要进行减压手术。组织学放射敏感可采用传统的小剂量放射治疗,组织学放射抵抗需采用 IG-HSRT 治疗。高级别 ESCC 和(或)脊髓受压的患者应考虑进行手术干预,进行稳定和(或)减压。在进行 IG-HSRT 之前进行减压或分离手术,组织学放射抵抗的患者可从中获益。然而,仅采用常规分割低剂量放疗对组织学放射敏感患者进行治疗也是合理的。对于不能耐受手术治疗的高级别 ESCC 和(或)脊髓受压患者,应给予姑息性常规分割低剂量放疗,因为脊髓与肿瘤交接(边界不清)通常不能安全地实施 IG-HSRT。值得注意的是,任何有机械性脊柱不稳定迹象的患者应考虑提前

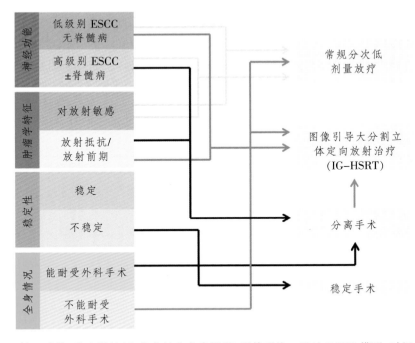

图 13.2　NOMS(神经功能、肿瘤学特征、稳定性和全身情况)评估系统。通过 NOMS 模型,对组织学放射敏感的患者,不管脊髓病变或脊髓压迫程度如何,都可以给予低剂量常规分割放疗。组织学放射抵抗的患者根据脊髓病变或 ESCC 程度的不同,可先进行分离手术,随后采用图像引导大分割立体定向放射治疗(IG-HSRT)或根治性的单独 IG-HSRT 治疗。脊柱机械不稳定的患者应考虑进行脊柱稳定手术。不适合手术的患者应根据 ESCC 的程度、脊髓病变情况、安全性和相对放射敏感性,采用低剂量常规分割放疗或 IG-HSRT 进行治疗。(Adapted from Laufer, I. et al., *Oncologist*, 18(6), 744, 2013a. With permission. Copyright Clearance Center, Inc.)

进行经皮或开放式稳定手术。NOMS框架是一个可用于患者分层的工具，但目前还有其他可替代的供脊柱转移瘤患者使用的处理策略。例如，脊柱IG-HSRT可作为根治性治疗手段用于组织学放射敏感的患者，从而加强局部控制。此外，无论组织放射敏感性如何，高级别ESCC或脊髓受压的患者通常可考虑在稳定/减压术后进行IG-HSRT。

选择手术还是非手术治疗方法，还要考虑其他因素，包括先前放疗情况、病理诊断和年龄（Chi等，2009）。表13.3总结了脊柱转移瘤手术的绝对和相对适应证。

13.3 治疗计划

13.3.1 模拟定位

要保证术后脊柱IG-HSRT安全准确地实施，需要在CT模拟时制作一个具有高度可重复性的固定装置。分次治疗间和分次治疗中可能会发生移位和位置变化，这与不进行实时影像的治疗系统尤其相关（Sahgal等，2011）。适当的固定减少了这些移位和位置变化发生的可能性。如表13.4所述，脊髓病变的位置决定了固定装置的类型。

用可重复装置固定患者后，进行平扫和增强薄层（≤2mm）模拟CT扫描。有CT对比剂禁忌证的患者应放弃使用对比剂。随后，进行薄层MRI扫描，感兴趣区域包括靶区和靶区上下方至少一个椎体。如果没有磁共振成像和（或）钆对比剂的禁忌证，则应进行平扫及增强磁共振模拟扫描。至少应获得以下MRI序列：①T1加权横断位图像（平扫和增强）用于肿瘤靶区勾画；②T2加权或脂肪抑制横断位图像，用于辨认脊髓和进一步勾画靶区。矢状位重建图像和其他MRI序列可能有助于图像融合和治疗计划制订，因此应予以考虑。此外，结合术前MRI横断位图像

表 13.3　手术的绝对和相对适应证

绝对适应证	相对适应证
SINS>13（不稳定）	ESCC 分级 2 或 3
ASIA 分级 A~D，由硬膜外脊髓压迫引起，尤其是对大剂量皮质类固醇	寡转移
无反应且发病时间小于 48 小时	
	放疗后复发
	需要病理诊断
	机械不稳定引起的顽固性疼痛

表 13.4　脊柱 IG-HSRT 治疗计划合理的体位固定策略

脊柱病变部位	固定
颈椎和上胸椎（C1-T3）	长热塑头部面罩，采用模具缓冲垫支撑
下胸椎和腰椎（T4-L3）	Alpha 支架®和翼形板，将手臂放于头部上方，选用合适的头枕和记忆泡沫支撑
脊柱下段（L4-骶椎）	Hevezi 垫或 Vac Lok®固定，手臂放于侧面

对于了解初始病变范围和之后临床靶区体积(CTV)的勾画也至关重要。当脊柱器械的金属伪影干扰了 MRI 上关键神经结构(脊髓、硬膜囊)勾画的情况下,应进行 CT 脊髓造影。模拟扫描完成后,在治疗计划软件中融合以下数据:①CT 模拟定位图像;②MRI 模拟定位图像;③术前 MRI;④CT 脊髓造影(如果已做)。

13.3.2　靶区勾画

CTV 包括术前 MRI 上的所有大体病灶区域、术后残留和潜在的微转移区。一般来说,CTV 包括脊柱受累区域和被认为存在风险的邻近节段,骨 CTV 勾画指南见表 13.5(Cox 等,2012)。此外,通过与外科医生的讨论,充分理解手术报告中记录的手术方法至关重要。手术切口和瘢痕通常不包括在 CTV 内,除非被认为具有高度的亚临床累及或复发风险。同样,脊髓内固定和器械一般不包括在 CTV 内,除非担心亚临床受累。由于疾病初始或术后范围治疗往往不可避免涉及周边组织,仍应尽可能限制周边或"甜甜圈"治疗范围,因为这可能影响后续治疗计划,实现 OAR 剂量限制和靶区覆盖。计划靶区体积(PTV)包括 CTV 外扩 1~2mm。当 PTV 边界延伸至脊髓或邻近 OAR 时,为了补偿患者的残余摆位误差和治疗分次内器官运动,将生成一个计划危及器官体积(PRV),并从 PTV 中将其扣除。PRV 勾画将在 13.3.3 部分进行讨论。图 13.3 展示了一个典型的术后脊柱 IG-HSRT 治疗计划。

13.3.3　危及器官和正常组织限量

术后靶区的位置决定应该勾画哪些附近的 OAR。因为在非等中心计划系统中热点可能会远离靶区,所有 OAR 勾画层面必须至少高于或低于 PTV 一个椎体甚至一个更大的范围。对那些脊柱内固定术后出现明显金属伪影的病例,使用 T2 MRI 或 CT 脊髓造影来勾画关键神经结构,如脊髓和(或)马尾神经,并在制订计划时外扩 0~2mm 作为脊髓 PRV。马尾 OAR 结构定义为没有外扩的硬膜囊。为了进一步描述 IG-HSRT 背景下的脊髓耐受性,Sahgal 及其同事在先前接受常规分割放疗复发后进行 IG-HSRT 再照射治疗的患者中分析了放射性脊髓病(RM)风险(Sahgal 等,2012a)。各种分割方案的脊髓限量如表 13.6 所示。根据表 13.7 中提到的硬膜囊

表 13.5　脊柱 IG-HSRT CTV 勾画指南

GTV 累及范围	CTV 范围
椎体的任何部分	包括整个椎体
椎体内一侧	包括整个椎体和同侧椎弓根/横突
广泛累及椎体	包括整个椎体和双侧椎弓根/横突
GTV 累及椎体和单侧椎弓根	包括整个椎体、椎弓根、同侧横突和同侧椎板
GTV 累及椎体和双侧椎弓根/横突	包括整个椎体、双侧椎弓根/横突和双侧椎板
GTV 累及单侧椎弓根	包括椎弓根、同侧横突和同侧椎板±椎体
GTV 累及单侧椎板	包括椎板、同侧椎弓根/横突和棘突
GTV 累及棘突	包括整个棘突和双侧椎板

Source:Reproduced from Cox,B.W. et al. *Int. J. Radiat. Oncol. Biol. Phys.* 83(5),e597,2012. With permission.

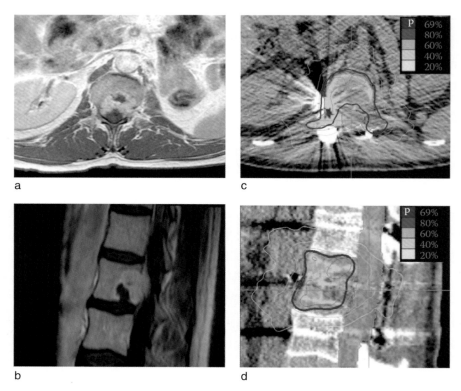

图 13.3 典型的术后图像引导大分割立体定向放射治疗(IG-HSRT)方案。该转移性肾透明细胞癌患者有腰痛症状。MRI 显示 L1 椎体病变伴双侧椎弓根受累并延伸至前硬膜外隙,可能侵犯 L2 神经根,左神经孔轻度狭窄。(a)术前轴位 T1 加权 MRI。(b)术前矢状位 T1 加权 MRI。患者接受 L1 椎体切除术、左 L1 椎板切除术、左 T12-L1 和 L1–2 小关节切除术。采用 T12-L2 同种异体移植物关节置换术进行后部稳定。(c,d)考虑到初始骨受累和硬膜外病变的非环周术后 IG-HSRT 计划。PTV 用红色表示,硬膜囊用绿色表示。等剂量线:处方剂量(蓝色)、80%(紫色)、60%(橙色)、40%(玉米色)和 20%(黄色)。

最大剂量点确定 RM 的百分概率,进一步的研究有助于确定安全操作指南 (Sahgal 等,2010,2012b;Masucci 等,2011)。除了使用最大剂量点作为脊髓剂量限制参数外,还使用了每个小体积(0.1~0.2mL)的最大剂量。表 13.8 列出了美国医学物理师协会工作组 101 报告建议的 IG-HSRT 时其他关键结构的合理剂量限制(Benedict 等,2010)。

13.3.4 剂量选择

术后脊柱 IG-HSRT 的最佳剂量和分割模式仍不明确。处方剂量的确定通常非常复杂,这取决于多种因素,包括附近的 OAR、目标体积、硬膜外病变的范围、受累椎体的数量和先前的放疗情况(Sahgal 等,2011)。术后脊柱 IG-HSRT 现有的文献在剂量选择和分割方案方面存在很大差异,因此很难提供概括性建议。目前有数据表明,每次分次高剂量可加强局部控制,而有些研究的结果与此相矛盾。此外,等效生物剂量较低和大分割方案与放射相关的毒性风险较低有关(Cunha 等,2012;Al-Omair 等,2013a;Sahgal 等,2013b)。为获得最佳的局部控制和最低的毒性反应,可能需要在提高剂量和大分割之间实现微妙的平衡。上述争议和不确定性概述了未来

表 13.6　先前常规放疗后采用 IG-HSRT 再照射治疗时硬膜囊的合理最大剂量

先前常规放疗剂量(nBED)	IG-HSRT 硬膜囊的合理最大剂量(P_{max})				
	1 次	2 次(Gy)	3 次(Gy)	4 次(Gy)	5 次
0Gy	10Gy	14.5	17.5	20	22Gy 25Gy 至 <0.1mL
20Gy/5 次 (30Gy$_{2/2}$)	9Gy	12.2	14.5	16.2	18Gy
30Gy/10 次 (30Gy$_{2/2}$)	9Gy	12.2	14.5	16.2	18Gy
37.5/15 次 (42Gy$_{2/2}$)	9Gy	12.2	14.5	16.2	18Gy
40Gy/20 次 (40Gy$_{2/2}$)	N/A	12.2	14.5	16.2	18Gy
45Gy/25 次 (43Gy$_{2/2}$)	N/A	12.2	14.5	16.2	18Gy
50Gy/25 次 (50Gy$_{2/2}$)	N/A	11	12.5	14	15.5Gy

Source：Reproduced from Sahgal, A. et al., *Int. J. Radiat. Oncol. Biol. Phys.*, 82(1), 107, 2012a. With permission.

表 13.7　用最大点体积绝对剂量(Gy)预测 IG-HSRT 放射性脊髓病(RM)的发生率

RM 风险(%)	最大点限量(Gy)				
	1 次	2 次	3 次	4 次	5 次
1%可能性	9.2	12.5	14.8	16.7	18.2
2%可能性	10.7	14.6	17.4	19.6	21.5
3%可能性	11.5	15.7	18.8	21.2	23.1
4%可能性	12.0	16.4	19.6	22.2	24.4
5%可能性	12.4	17.0	20.3	23.0	25.3

Source：Reproduced from Sahgal, A. et al., *Int. J. Radiat. Oncol. Biol. Phys.*, 85(2), 341, 2012b. With permission.

进行前瞻性随机研究的必要性。一般来说,90%~100%的处方剂量覆盖 85%~95%靶区是可接受的。但剂量和分割方案选择最终取决于临床环境和医生偏好。为了满足 OAR 的限制,PTV 覆盖范围始终会受到牵连。合理的分割方案包括 18~20Gy/1 次、24Gy/2 次、27~30Gy/3 次、30~40Gy/5 次。

13.3.5　治疗实施

脊柱 IG-HSRT 一般是由多叶准直器(MLC)直线加速器(LINAC)治疗装置或射波刀技术(Adler 等,1997,1999;Ryu 等,2001)来实施。实施治疗系统(或设备)之间的主要差异已经在前

表 13.8　脊柱 IG-HSRT 合理危及器官剂量限制最大点剂量

危及器官	最大点剂量(Gy)[a]		
	1 次	3 次	5 次
食管	15.4	25.2	35
心脏/心包	22	30	38
大血管	37	45	53
气管	20.2	30	40
胃	12.4	22.2	32
肠	12.4	22.2	32
皮肤[b]	26	33	39.5
	高于临界值最大体积(mL)[c]	临界值(Gy)	
双侧肾脏	200	8.4	16	17.5
双侧肺	1000	7.4	12.4	13.5
肝脏	700	9.1	19.2	21

Source:Adapted from Benedict,S.H. et al.,*Med. Phys.*,39(1),63,2010.

[a],最大点剂量定义为<0.035mL。

[b],除非有意纳入 CTV。

[c],对于并联组织,体积剂量限制应以接收等于或小于所示阈值剂量组织的最小体积为基础。

面描述过,并且超出了本章的范围(Sahgal 等,2011)。基于 MLC 的直线加速器实施治疗需要使用 7~11 个共面射野,每个射野有 5~15 个子野。调强放疗可通过采用固定机架位置的静态调强技术或动态 MLC 技术实施。此外,CT 图像引导和(或)立体千伏 X 射线允许治疗摆位验证和纠正移位。但是,在分次治疗的过程中没有成像。另外,射波刀技术是非等中心的,治疗通过一个安装了紧凑型直线加速器的机器人机械臂进行,使用大量多角度射野(100°~200°)和不同尺寸的圆形准直器实施高度适形剂量照射,最大限度地提高靶区覆盖和保护 OAR。不同技术之间的一个明显区别是,射波刀在治疗过程中使用接近实时的影像来进行分次治疗内的位置调整(Sahgal 等,2011)。

13.3.6　特殊考虑

脊柱转移术后治疗计划的制订和实施面临几个独特的挑战。因为金属会产生影像伪影,残留肿瘤靶区的勾画和辨认变得复杂(Pekmezzi 等,2006;Sahgal 等,2011)。手术后很难将残留血液和碎片与残留肿瘤区分开来,从而引起靶区勾画的不确定性。如前文所述,在这种情况下,CT 脊髓造影可能有助于勾画脊髓。另一个挑战是脊柱器械和手术器械对放射剂量的影响。随着器械数量的增加,CT 和 MR 图像伪影和图像失真的情况也会增加(Sahgal 等,2011)。高原子序数材料如钛会对剂量分布产生显著影响。金属对脊柱 IG-HSRT 剂量影响的剂量模型研究指出,电子向后方散射使金属前方的剂量比处方剂量大约高出 6%,而由于光子衰减,金属后方剂量大约比处方剂量低 7%(Wang 等,2013)。事实上,其他研究已经观察到当硬件材料包括钛棒和椎弓根螺钉存在时,6MV 光子束衰减高达 13%(Liebross 等,2002)。这些剂量测定的不一致性与临床相关,因为它能导致 OAR 内热点或靶区剂量不足。重要的是需要将外科金属器材材料告知剂量师,以便在制订治疗计划时使用合适的 CT 值进行电子密度转换和密度覆盖。此外,使用多个射野可减少高原子序数材料对剂量的影响(Wang 等,2013)。

13.4　治疗结果

13.4.1　文献报道的临床结果

迄今为止,评估脊柱肿瘤术后 IG-HSRT 的文献有限,但临床结果令人鼓舞。目前还没有比较脊柱肿瘤术后常规放疗和 IG-HSRT 的 1 级随机对照数据。表 13.9 总结了当前脊柱肿瘤术后进行 IG-HSRT 的临床结果数据。

Gerszten 等的早期(2005)报道了 26 例伴有症状病理性压缩性骨折的患者,在接受了基于椎体后凸成形术的闭合性骨折复位术后再进行 SRS 16~20Gy 的治疗结果。中位随访 16 个月(11~24 个月),92%的患者背痛获得长期改善,并且没有发生与放射外科治疗相关的神经症状。考虑到仅仅是后凸成形术,匹兹堡大学医学中心同一组工作人员进一步评估了在减瘤及后凸成形术的微创手术后进行辅助 SRS(Gerszten 和 Monaco,2009)的结果。在这项研究中,11 例因病理性压缩性骨折(20%~50%)导致疼痛及中度椎管受压的患者接受了经椎弓根联合闭合性骨折复位和固定术及术后适形放射外科治疗,治疗剂量为单次 16~22.5Gy。同样,采用 10 点视觉模拟疼痛量表(VAl)评估,所有患者在治疗后背痛都有一定程度的改善。中位随访 11 个月(7~44 个月),没有发生急性放射毒性反应或新的神经功能损伤。

Rock 等(2006)回顾性分析了 18 例接受各种外科手术患者,术后接受相对适中剂量的 SRS 治疗。手术方式因骨受累程度和减压/切除后需要稳定而有所不同。放射外科剂量 6~16Gy。在治疗前出现神经功能损伤症状的患者中,62%神经功能症状改善,30%在中位随访 7 个月内症状稳定。1 例患者在放射外科治疗后由于肿瘤快速进展而出现神经功能恶化。疼痛控制情况没有详细报道,但仍有 33%的患者疼痛完全缓解。

Molding 等最先报道了 MSKCC 减压手术联合辅助放射外科治疗的经验。在该研究中,21 例患者接受了后外侧减压和固定治疗,随后接受 18~24Gy 的高剂量 SRS 治疗。他们报道 1 年局部控制率非常好,为 90.5%,IG-HSRT 治疗后中位生存期 10.2 个月(Molding 等,2010)。总的来说,毒性反应可接受,仅 1 例在放射外科治疗后就发生了自限性的急性神经损伤、2 级食管炎 3 例、4 级食管炎 1 例需进行手术干预。随后,Laufer 及其同事报道了迄今为止脊柱术后 IG-HSRT 最大的一组病例,总中位随访时间为 7.6 个月。在这项回顾性分析中,186 例患者接受了分离手术,包括后外侧椎板切除术和外周硬膜外肿瘤切除术,随后进行了辅助大分割或单次立体定向放射外科治疗(Laufer 等,2013)。IG-HSRT 为单次 24Gy,大分割每次高剂量,24~30Gy/3 次,或大分割每次低剂量,18~36Gy/5~6 次。1 年局部进展率为 16.4%。多因素分析显示,大分割每次高剂量方案局部控制率显著优于大分割每次低剂量方案。然而,单次治疗与大分割每次高剂量方案相比,局部控制率无显著差异。

表 13.9 评估脊柱术后 IG-HSRT 的临床研究

研究（作者/年）	患者数量	手术技术	HSRT 特征		CTV 范围	临床结果						
			中位总剂量	总剂量 nBED $(Gy_{22})^a$		中位随访时间（月）	局部控制率（最后一次随访）	局部控制率（1年）	局部复发模式	中位生存时间（月）	疼痛控制率	毒性反应
Gerszten (2005)	n=26	后凸成形术	18Gy/1 次	16~20Gy/1 次 72~110Gy	整个椎体及附近肿瘤	16(11~124)	92%	NR	NR	NR	通过 VAS 评估 92%获得长期改善	无放疗相关脊髓损伤
Rock (2006)	n=18	差异大,开放性手术	12Gy/1 次	6~16Gy/1 次 12~72Gy	累及椎体和椎弓根前1/3,包括椎旁/硬膜外软组织	7(4~36)	94%	NR	NR	NR	33%的疼痛完全缓解	可能 6%放疗相关性毒性92%治疗前神经功能损伤稳定/改善
Gerszten (2009)	n=11	闭合性骨折复位经皮经椎弓根切除术	19Gy/1 次	16~22.5Gy/1 次 72~138Gy	整个椎体及附近肿瘤累及区	11(7~44)	100%	NR	NR	NR	100%的背痛获得长期改善	无放疗相关脊髓损伤
Moulding (2010)	n=21	后外侧减压和器械植入	24Gy/1 次	18~24Gy/1 次 90~156Gy	术前肿瘤体积,包括整个椎体及镜下亚临床病灶区	10.3	81%	90.5%	NR	NR	10.2	NR	急性神经炎(n=1),4 级食管炎(n=1)

（待续）

第 13 章　术后脊柱图像引导大分割立体定向放射治疗效果　195

表 13.9(续)

研究 (作者/年)	患者 数量	手术技术	HSRT 特征			CTV 范围	中位随访时 间(月)	临床结果					
			中位总剂 量	总剂量	nBED $(Gy_{22})^a$			局部控制 率(最后一 次随访)	局部控 制率 (1年)	局部复发 模式	中位生 存时间 (月)	疼痛控制 率	毒性反应
Massicotte (2012)	n=10	最小通路脊柱手术（肿块）	24Gy/2 次	20Gy/1 次(20%) 18~24Gy/2~3 次(70%) 35Gy/5 次(10%)	110Gy 36~84Gy 80Gy	影像学上可见肿瘤，镜下亚临床病灶区	13(3~18)	70%	NR	67%硬膜外，33%椎体野内	NR	通过 VAS 评估 80%的疼痛获得改善	急性疼痛发作(n=2)，无放射性脊髓病
Laufer (2013)	n=186	环向硬膜外切除分离术	24Gy/1 次 27Gy/3 次 30Gy/5~6 次	24Gy/1 次(22%) 24~30Gy/3 次(20%) 18~36Gy/5~6 次(58%)	156Gy 60~90Gy 24~72Gy	术前肿瘤体积，包括整个椎体及镜下亚临床病灶区	7.6(1~66.4)	NR	83.6%	NR	最后随访时 54%的患者存活	NR	NR
Al-Omair (2013a)	n=80	单独稳定或减压±稳定	24Gy/2 次	18~26Gy/1~2 次(44%) 18~40Gy/3~5 次(56%)	50~156Gy 36~100Gy	圆周"甜甜圈"(90%)	8.3	74%	84%	71%硬膜外，5%后部结构，24%野内骨+硬膜外"混合"	64%	NR	急性疼痛发作(n=7)，无放射性脊髓病

注:IG-HSRT,图像引导大分割立体定向放射治疗;Gy,Gray;No.,数量;CTV,临床靶区体积;nBED,标化的生物等效剂量;NR,未报道;VAS,10点视觉模拟疼痛量表。

ᵃ,nBED 采用 α/β ratio=2,每次 2Gy。

多伦多大学 Massicotte 等尝试将 MASS 作为脊柱立体定向放射外科的新辅助治疗。连续 10 例因单个椎体转移伴不同程度硬膜外压迫(Bilsky 1a~3 级)而出现机械性疼痛的患者接受了 MASS 治疗,随后接受了不同分割方案的立体定向放射外科治疗(18~35Gy/1~5 次;Massicotte 等,2012)。中位随访 13 个月,局部控制率较高,为 70%,通过 VAS 评估,80% 的患者疼痛有所改善。至于毒性反应,未发生放射性脊髓炎,2 例患者在治疗结束 1 周内出现短暂的急性疼痛发作。值得注意的是,还观察到减压和放射外科治疗后功能丧失有所改善,并且生活质量也有所提高。

最近,Al-Omair 等(2013a)报道了 80 例接受术后脊柱 IG-HSRT 的患者,平均随访 8.3 个月。手术技术不尽相同,从单纯稳定手术到硬膜外肿瘤切除/减压加或不加稳定手术。手术方式选择主要取决于由术前硬膜外病变(55% 的患者伴有高级别 Bilsky 2~3 硬膜外压迫)的程度和不稳定性。同样,采用高剂量单次和多分割放射外科(18~26Gy/1~2 次照射)及低剂量多分割放射外科(18~40Gy/3~5 次照射)治疗;总剂量中位数为 24Gy/2 次。1 年局部控制率为 84%,1 年总生存率为 64%。硬膜外隙内孤立进展是最常见的局部失败模式。

毒性分析发现,7 例患者发生短暂急性疼痛发作,与之前的报道类似 (Molding 等,2010; Massicotte 等,2012;Chiang 等,2013),未出现放射性脊髓炎。

13.4.2 局部控制的预测因素

基于影像学的术后脊柱 IG-HSRT 局部控制率和疼痛控制率始终优于常规放疗。尽管在局部控制定义、中位随访、技术、剂量和分割模式方面存在差异,术后脊柱 IG-HSRT 局部控制率已达到 70%~100%(1 年时为 84%~90.5%)。作为比较,Klekamp 和 Samii 曾报道术后低剂量常规放疗 6 个月,1 年局部控制率分别为 40.1% 和 30.7%(Klekamp 和 Samii,1998)。

影响术后脊柱 IG-HSRT 局部控制的因素可能有很多。一些研究中已评估了剂量和分割模式。Moulding 等报道 1 年累计局部控制率 90.5%。然而,接受低剂量 IG-HSRT 治疗的患者累计局部失败率为 60%,需要进一步研究(Molding 等,2010)。将局部失败状态通过 IG-HSRT 剂量进行分层,24Gy 组(6.3%)和 18Gy 或 21Gy 组(20%)局部失败风险有显著差异。如前所述,Laufer 等报道高剂量大分割方案(24~30Gy/3 次)与低剂量低分割方案(18~36Gy/5~6 次)相比,局部控制显著改善。然而,高剂量单次和高剂量大分割之间没有差异(Laufer 等,2013)。同样,Al-Omair 等发现,与低剂量组(18~40Gy/3~5 次照射)相比,18~26Gy/1~2 次的高剂量组是局部控制的重要预测因子。同样,在比较单次和大分割方案时,接受高剂量 IG-HSRT 治疗的患者局部控制率没有差异。

术后硬膜外病变残留程度也是一个重要的因素,有一个研究发现 ESCC 0~1 级(图 13.1)是局部控制的重要预测因素。对术前 ESSC 2~3 级的患者进行进一步亚组分析显示,与术后 ESCC 2 级患者相比,术后成功减压至 ESCC 0~1 级可显著提高局部控制率(Al-Omair 等,2013a)。

13.4.3 失败模式

新的数据表明,术后脊柱 SBRT 失败模式与完整椎体 SBRT 失败模式相似。具体来说,硬膜外隙内的局部失败似乎最常见(Massicotte 等,2012;Al-Omair 等,2013a),这可能是由于为满足

OAR 剂量限制降低了脊髓–肿瘤交界面剂量。在最近一项研究中,21 例出现局部失败,71% 为硬膜外隙内的孤立性进展,5% 为单纯的 CTV 外脊柱后结构进展,24% 为射野内骨和(或)硬膜外隙混合进展。本研究中约 90% 的患者接受了环周"甜甜圈"样照射,正可以解释该主要失败模式(Al-omair 等,2013a)。作为硬膜外隙局部失败的一种治疗方式,术中放置磷–32 近距离放射治疗板对残留或进展的硬膜外病变的作用正在评估(Tong 等,2014)。

13.4.4　单次分割与大分割 HSRT

术后脊柱 IG-HSRT 作为一种治疗方式正处于起步状态,没有前瞻性随机数据来比较单次分割与大分割技术的疗效。Al-Omair 和 Laufer 等最近的工作提示高剂量方案与局部控制增加相关。然而,在比较单次分割和大分割高剂量 IG-HSRT 方案时,似乎没有差异。这暗示累积生物等效剂量比分割模式更能预测局部控制的可能性。需要注意的是,在单次 IG-HSRT 不能满足 OAR 或靶区覆盖参数的情况下,应考虑大分割治疗。

13.5　毒性反应

术后脊柱 IG-HSRT 毒性反应大多发生于对完整椎体进行 IG-HSRT 照射后,主要为放射性脊髓炎导致的脊髓损伤、附近 OAR 的损伤(如食管狭窄)和压缩性骨折。

尽管极为罕见,RM 仍是脊柱 IG-HSRT 最严重的毒性反应,因为它可导致不可逆性瘫痪、永久性神经功能缺损或死亡。遵循适当的脊髓剂量限制仅会发生极少数的 RM 事件。目前的证据表明,小体积脊髓接受的高剂量可预测 RM,因此最大剂量点(P_{max})是一个重要的剂量学参数。Sahgal 及其同事开发了一个基于硬膜囊最大剂量点的 RM 概率预测模型,见表 13.7(Sahgal 等,2012b)。此外,先前在 13.3.3 部分中已经描述了使用 IG-HSRT 进行再照射时硬膜囊最大剂量点的剂量限制,并表明如果累积标准化生物等效剂量(nBED)不超过 $70Gy_{22}$(表 13.6;Sahgal 等,2012a),再照射治疗是相当安全的。脊柱 IG-HSRT 文献报道了少数 RM 病例(Ryu 等,2007;Gibbs 等,2009)。术后 IG-HSRT 系列中,没有 RM 病例的相关报道。Rock 等报道了 1 例神经功能进行性下降的病例,最终归因于肿瘤进展,而不是 RM(Rock 等,2006)。

脊柱器械植入可能会降低 VCF 的风险,但它仍然只是一种可能。根据完整的脊柱 IG-HSRT 文献推断,考虑到剂量和分割的差异,VCF 的风险为 11%~39%(Sahgal 等,2013a)。脊柱内较低的位置、椎体溶骨性病变、后凸/脊柱侧弯畸形、每分割给予高剂量照射、年龄大于 55 岁和基线 VCF 等因素会增加 VCF 风险(Rose 等,2009;Boehling 等,2012;Cunha 等,2012;Sahgal 等,2013a,b)。单纯稳定手术不能补偿照射引起的胶原损伤和骨放射性坏死,因此术后进行脊柱 IG-HSRT 的患者仍有发生 VCF 的风险(Sahgal 等,2013b)。Al-Omair 系列共报道 9 例 VCF 事件,其中 5 例新发,4 例为先前已发生骨折的进展。这相当于初始 VCF 发生率为 11%,这与现有文献一致,并支持仅稳定手术可降低与骨放射性坏死相关的 VCF 风险(Al-Omair 等,2013a,b)。

急性疼痛发作是指在脊柱 IG-HSRT 后 10 天内发生短暂的常见不良反应(Chiang 等,2013)。通常给予类固醇治疗有效,可考虑预防性使用地塞米松来减少急性疼痛发作频率和(或)严重程度。其他脊柱 IG-HSRT 相关毒性反应还包括邻近 OAR(如食管、肠道和肾脏)的损伤,应注意尽量减少这些关键器官的剂量,以降低急性和长期副作用的风险。

也有一些风险是脊柱术后 IG-HSRT 独有的,特别是伤口愈合并发症和内置器械失败。重要的是,初步数据表明,内置器械失败率为 1%~2%,这与单纯手术发生率相似(Al-Omair 等,2013a;Amankour 等,2014)。这些有限的数据提示脊柱术后 IG-HSRT 不会增加内置器械失败的风险。

13.6　争议

关于脊柱术后 IG-HSRT 的最佳剂量和分割、靶区和剂量限制等重要问题目前仍未得到解决。早期数据表明,nBED 越高可能局部控制率越高。然而,目前尚不清楚照射肿瘤时单次或多次分割是否影响局部控制。此外,提高剂量可增加严重晚期毒性反应发生率,如 RM 和 VCF,这在脊柱 IG-HSRT 出现前明显不常见。掌握提高剂量和降低毒性之间的平衡对于获得最佳临床结果至关重要。脊髓-肿瘤界面之间没有足够距离是一个常见的情况,需要在靶区覆盖或处方剂量上做出妥协,以满足正常组织剂量限制。牺牲靶区覆盖给予较高的处方剂量是否优于降低处方剂量改进靶区覆盖,目前尚不确定,需要进一步研究。此外,对于术后靶区勾画还没有明确的指南共识。包括完整的术前病变区,还是只包括残余和高危区域,目前也不确定。最后,考虑到手术操作会破坏脊髓血管,这可能会增加 RM 和其他毒性反应的发生率,是否应采用更保守的 OAR 剂量限制尚不清楚,尽管初步研究并未提示增加相关风险(Sahgal 等,2011)。

13.7　未来方向

前瞻性试验对于更好地理解脊柱术后 IG-HSRT 的细节至关重要。虽然从局部控制、疼痛控制和毒性角度来看,现有文献提示脊柱术后 IG-HSRT 十分有前景,但目前数据仍不充分。随着 IG-HSRT 和外科技术的不断发展,进一步了解哪些患者能最大限度受益于开放性减压手术,哪些患者可以接受微创手术联合术后 IG-HSRT 治疗是非常重要的。微创手术的优点是减少手术并发症,提高患者的生活质量,同时最大限度地进行局部控制。未来的研究将进一步支持外科手术作为术后脊柱 IG-HSRT 新辅助治疗手段的观点。

备忘录:临床实践要点

脊柱肿瘤术后 IG-HSRT 要点

- 脊柱肿瘤术后 IG-HSRT 是脊柱转移瘤一个新兴的治疗手段。
- 现有文献表明,脊柱肿瘤术后 IG-HSRT 局部控制率高(70%~100%),结论一致性认为其优于常规放疗,然而,尚无 1 级随机对照数据支持。
- 金属器械植入使靶区勾画和治疗计划制订变得复杂。严格遵循正常组织限量能降低放射性脊髓损伤和其他毒性反应发生率。

√	项目	注意要点
	患者选择	患者是否适合接受手术和术后 HSRT
		• 临床上适合手术
		• 伴有脊柱不稳定(SINS≥13)
		• MESCC(Bilksy 分级 2~3)导致神经症状
		• 先前接受过放疗的复发病灶
		• 寡转移且 KPS 高
	SRS 对 HSRT	病变能否耐受单次 SRS 治疗?
		• 总的来说,在不能实施 SRS 时才考虑进行 HSRT,在保持靶区覆盖的同时满足 OAR 限量
		• 有人认为 HSRT 优于单次治疗,但目前仍存在争议
	模拟定位	固定
		• 仰卧、摆位和固定装置取决于脊柱病变部位
		• C1-T3 病变可使用长热塑面罩或定制头模和开放性面罩
		• T4-L3 病变可使用翼型板双臂放置于头上
		• L4-骶骨病变可使用 Hevezi 垫或 Vac Lok
		影像
		• 在治疗位置情况下进行平扫及增强 CT 和 MRI 扫描
		• 进行薄层 MRI(层厚≤2mm)扫描、T1 平扫及增强序列用于勾画靶区,T2/STIR 序列用于勾画脊髓和靶区
		• 用术前 MRI 帮助勾画 CTV
		• 如果由于器械植入导致明显伪影则进行 CT 脊髓造影用于勾画脊髓
	治疗计划	靶区勾画
		• GTV:术后影像上显示的大体残留病灶
		• CTV 包括 GTV 加上
		• 术前病灶相应节段及上下各一个邻近的脊髓节段
		• 除非临床受累,不需要包括手术器械和手术瘢痕
		• PTV 为 CTV 外扩 1~2mm
		• 勾画 PTV 及其上下至少各一个椎体水平附近的所有 OAR,当采用非共面计划时,由于可能会产生远处热点,需勾画更大范围的 OAR
		• 从 PTV 中扣除 PRV
		治疗计划制订
		• 等中心或非等中心
		• 在选择射野角度时必须考虑植入器械的位置并且在计算剂量时采用密度修正
		• 剂量(剂量范围取决于临床具体情况)
		• 18~20Gy/次
		• 24Gy/2 次
		• 27~30Gy/3 次

(待续)

√	项目	注意要点
	治疗实施	• 30~40Gy/5 次
		• 覆盖率
		• 通常可接受 90%~100%等剂量曲线覆盖 85%~95%的靶区
		• 为满足 OAR 剂量限制可牺牲 PTV 覆盖(或考虑使用大分割放疗)
		技术/影像
		• 通常两种类型的治疗输送系统是
		1.基于 LINAC 的 MLC
		• 7~11 个共面
		• 每个束 5~15MLC 孔或段
		• 具有固定机架位置或动态 MLC 的"步进和拍摄"技术
		2.射波刀
		• 非等中心
		• 安装有紧凑型 LINAC 的移动机械臂
		• 大量多角度射野(100°~200°)
		• 不同尺寸的圆形准直器,以最大化范围覆盖靶区和备用 OAR
		• 锥形束 CT 和(或)立体 kV X 射线,用于治疗设置验证和交互移动
		• 射波刀允许在治疗过程中进行近实时成像,以进行分割内调整
		并行系统疗法
		• 除非临床需要,否则应谨慎限制靶向药物和全身治疗的同时使用

(王鑫 译 王恩敏 校)

参考文献

Adler JR, Jr, Chang SD, Murphy MJ, Doty J, Geis P, Hancock SL (1997) The Cyberknife: A frameless robotic system for radiosurgery. *Stereotact Funct Neurosurg* 69:124–128.

Adler JR, Jr, Murphy MJ, Chang SD, Hancock SL (1999) Image-guided robotic radiosurgery. *Neurosurgery* 44:1299–1307.

Al-Omair A, Masucci L, Masson-Cote L, Campbell M, Atenafu EG, Parent A, Letourneau D et al. (2013a) Surgical resection of epidural disease improves local control following postoperative spine stereotactic body radiotherapy. *Neuro-Oncology* 15(10):1413–1419.

Al-Omair A, Smith R, Kiehl TR, Lao L, Yu E, Massicotte EM, Keith J, Fehlings MG, Sahgal A (2013b) Radiation-induced vertebral compression fracture following spine stereotactic radiosurgery: Clinicopathological correlation. *J Neurosurg Spine* 18(5):430–435.

Amankulor NM, Xu R, Iorgulescu JB, Chapman T, Reiner AS, Riedel E, Lis E, Yamada Y, Bilsky M, Laufer I (2014) The incidence and pattern of hardware failure after separation surgery in patients with spinal metastatic tumors. *J Neurosurg Spine* 14(9):1850–1859.

Benedict SH, Yenice KM, Followill D, Galvin JM, Hinson W, Kavanagh B, Keall P et al. (2010) Stereotactic body radiation therapy: The report of AAPM Task Group 101. *Med Phys* 39(1):563.

Bilsky MH, Boland PJ, Panageas KS, Woodruff JM, Brennan MF, Healey JH (2001) Intralesional resection of primary and metastatic sarcoma involving the spine: Outcome analysis of 59 patients. *Neurosurgery* 49(6):1277–1286.

Bilsky MH, Laufer I, Fourney DR, Groff M, Schmidt MH, Varga PP, Vrionis FD, Yamada Y, Gerszten PC, Kuklo TR (2010) Reliability analysis of the epidural spinal cord compression scale. *J Neurosurg Spine* 13(3):324–328.

Boehling NS, Grosshans DR, Allen PK, McAleer MF, Burton AW, Azeem S, Rhines LD, Chang EL (2012) Vertebral compression fracture risk after stereotactic body radiotherapy for spinal metastases. *J Neurosurg Spine*

16(4):379–386.

Chi JH, Gokaslan Z, McCormick P, Tibbs PA, Kryscio RJ, Patchell RA (2009) Selecting treatment for patients with malignant epidural spinal cord compression—Does age matter?: Results from a randomized clinical trial. *Spine* (1976) 34(5):431–435.

Chiang A, Zeng L, Zhang L, Lochray F, Korol R, Loblaw A, Chow E, Sahgal A (2013) Pain flare is a common adverse events in steroid-naïve patients after spine stereotactic body radiation therapy: A prospective clinical trial. *Int J Radiat Oncol Biol Phys* 86(4):638–642.

Cox BW, Spratt DE, Lovelock M, Bilsky MH, Lis E, Ryu S, Sheehan J (2012) International Spine Radiosurgery Consortium consensus guidelines for target volume definition in spinal stereotactic radiosurgery. *Int J Radiat Oncol Biol Phys* 83(5):e597–e605.

Cunha MV, Al-Omair A, Atenafu EG, Masucci GL, Letourneau D, Korol R, Yu E et al. (2012) Vertebral compression fracture (VCF) after spine stereotactic body radiation therapy (SBRT): Analysis of predictive factors. *Int J Radiat Oncol Biol Phys* 84(3):e343–e349.

Findlay GF (1984) Adverse effects of the management of malignant spinal cord compression. *J Neurol Neurosurg Psychiatry* 47(8):761–768.

Fisher CG, DiPaola CP, Ryken TC, Bilsky MH, Shaffrey CI, Berven SH, Harrop JS et al. (2010) A novel classification system for spinal instability in neoplastic disease: An evidence based-approach and expert consensus from the Spine Oncology Study Group. *Spine* (1976) 35(22):E1221–E1229.

Fisher CG, Schouten R, Versteeg AL, Boriani S, Varga PP, Rhines LD, Kawahara N et al. (2014b) Reliability of the Spinal Instability Neoplastic Score (SINS) among radiation oncologists: An assessment of instability secondary to spinal metastases. *Radiat Oncol* 9:69.

Fisher CG, Versteeg AL, Schouten R, Boriani S, Varga PP, Rhines LD, Heran MK et al. (2014a) Reliability of the spinal instability neoplastic scale among radiologists: An assessment of instability secondary to spinal metastases. *Am J Roentgenol* 203(4):869–874.

Fornasier VL, Horne JG (1975) Metastases to the vertebral column. *Cancer* 36(2):590–594.

Fourney DR, Frangou EM, Ryken TC, Dipaola CP, Shaffrey CI, Berven SH, Bilsky MH et al. (2011) Spinal instability neoplastic score: An analysis of reliability and validity from the spine oncology study group. *J Clin Oncol* 29(22):3072–3077.

Gerszten PC, Germanwala A, Burton SA, Welch WC, Ozhasoglu C, Vogel WJ (2005) Combination kyphoplasty and spinal radiosurgery: A new treatment paradigm for pathological fractures. *J Neurosurg Spine* 3:296–301.

Gerszten PC, Monaco EA, III (2009) Complete percutaneous treatment of vertebral body tumors causing spinal canal compromise using transpedicular cavitation, cement augmentation, and radiosurgical technique. *Neurosurg Focus* 27(6):E9.

Gibbs IC, Patil C, Gerszten PC, Adler JR, Jr., Burton SA (2009) Delayed radiation-induced myelopathy after spinal radiosurgery. *Neurosurgery* 64(2 Suppl):A67–A72.

Gilbert RW, Kim JH, Posner JB (1978) Epidural spinal cord compression from metastatic tumor: Diagnosis and treatment. *Ann Neurol* 3(1):40–51.

Greenberg HS, Kim JH, Posner JB (1980) Epidural spinal cord compression from metastatic tumor: Results from a new treatment protocol. *Ann Neurol* 8:361–366.

Harrington KD (1993) Metastatic tumors of the spine: Diagnosis and treatment. *J Am Acad Orthop Surg* 1:76–86.

Kirshblum S, Waring W, III (2014) Updates for the international standards for neurological classification of spinal cord injury. *Phys Med Rehabil Clin North Am* 25(3):505–517.

Kirshblum SC, Burns SP, Biering-Sorensen F, Donovan W, Graves DE, Jha A, Johansen M et al. (2011) International standards for neurological classification of spinal cord injury (revised 2011). *J Spinal Cord Med* 34(6):535–546.

Klekamp J, Samii M (1998) Surgical results for spinal metastases. *Acta Neurochir* 140:957–967.

Klimo P, Jr., Schmidt MH (2004) Surgical management of spinal metastases. *Oncologist* 9(2):188–196.

Laufer I, Iorgulescu JB, Chapman T, Lis E, Shi W, Zhang Z, Cox BW, Yamada Y, Bilsky MH (2013b) Local disease control for spinal metastases following "separation surgery" and adjuvant hypofractionated or high-dose single-fraction stereotactic radiosurgery: Outcome analysis in 186 patients. *J Neurosurg Spine* 18(3):207–214.

Laufer I, Rubin DG, Lis E, Cox BW, Stubblefield MD, Yamada Y, Bilsky MH (2013a) The NOMS framework: Approach to treatment of spinal metastatic tumors. *Oncologist* 18(6):744–751.

Liebross RH, Starkschall G, Wong PF, Horton J, Gokaslan ZL, Komaki R (2002) The effect of titanium stabilization rods on spinal cord radiation dose. *Med Dosim* 27(1):21–24.

Maranzano E, Latini P (1995) Effectiveness of radiation therapy without surgery in metastatic spinal cord compression: Final results from a prospective trial. *Int J Radiat Biol Phys* 32:959–967.

Massicotte E, Foote M, Reddy R, Sahgal A (2012) Minimal access spine surgery (MASS) for decompression and stabilization performed as an out-patient procedure for metastatic spinal tumors followed by spine stereotactic body radiotherapy (SBRT): First report of technique and preliminary outcomes. *Technol Cancer Res Treat* 11(1):15–25.

Masucci GL, Yu E, Ma L, Chang EL, Letourneau D, Lo S, Leung E et al. (2011) Stereotactic body radiotherapy is an effective treatment in re-irradiating spinal metastases: Current status and practical considerations for safe practice. *Expert Rev Anticancer Ther* 11(12):1923–1933.

Moulding HD, Elder JB, Lis E, Lovelock DM, Zhang Z, Yamada Y, Bilsky MH (2010) Local disease control after decompressive surgery and adjuvant high-dose single-fraction radiosurgery for spine metastases. *J Neurosurg Spine* 13(1):87–93.

Moussazadeh N, Laufer I, Yamada Y, Bilsky MH (2014) Separation surgery for spinal metastases: Effect of spinal radiosurgery on surgical treatment goals. *Cancer Control* 21(2):168–174.

Patchell RA, Tibbs PA, Regine WF, Payne R, Saris S, Kryscio RJ, Mohiuddin M, Young B (2005) Direct decompressive surgical resection in the treatment of spinal cord compression caused by metastatic cancer: A randomized trial. *Lancet* 366(9486):643–648.

Pekmezci M, Dirican B, Yapici B, Yazici M, Alanay A, Gürdalli S (2006) Spinal implants and radiation therapy: The effect of various configurations of titanium implant systems in a single-level vertebral metastasis model. *J Bone Joint Surg Am* 88(5):1093–1100.

Rock JP, Ryu S, Shukairy MS, Yin FF, Sharif A, Schreiber F, Abdulhak M, Kim JH, Rosenblum ML (2006) Postoperative radiosurgery for malignant spinal tumors. *Neurosurgery* 58(5):891–898.

Rose PS, Laufer I, Boland PJ, Hanover A, Bilsky MH, Yamada J, Lis E (2009) Risk of fracture after single fraction image-guided intensity-modulated radiation therapy to spinal metastases. *J Clin Oncol* 27(30):5075–5079.

Ryu S, Jin JY, Jin R, Rock J, Ajlouni M, Movsas B, Rosenblum M, Kim JH (2007) Partial volume tolerance of the spinal cord and complications of single-dose radiosurgery. *Cancer* 109(3):628–636.

Ryu SI, Chang SD, Kim DH, Murphy MJ, Le QT, Martin DP, Adler JR, Jr. (2001) Image-guided hypo-fractionated stereotactic radiosurgery to spinal lesions. *Neurosurgery* 49(4):838–846.

Sahgal A, Atenafu EG, Chao S, Al-Omair A, Boehling N, Balagamwala EH, Cunha M et al. (2013b) Vertebral compression fracture after spine stereotactic body radiotherapy: A multi-institutional analysis with a focus on radiation dose and spinal instability neoplastic score. *J Clin Oncol* 31(27):3426–3431.

Sahgal A, Bilsky M, Chang EL, Ma L, Yamada Y, Rhines LD, Létourneau D et al. (2011) Stereotactic body radiotherapy for spinal metastases: Current status, with a focus on its application in the post-operative patient. *J Neurosurg Spine* 14:151–166.

Sahgal A, Ma L, Gibbs I, Gerszten PC, Ryu S, Soltys S, Weinberg V et al. (2010) Spinal cord tolerance for stereotactic body radiotherapy. *Int J Radiat Oncol Biol Phys* 77:548–553.

Sahgal A, Ma L, Weinberg V, Gibbs IC, Chao S, Chang UK, Werner-Wasik M et al. (2012a) Reirradiation human spinal cord tolerance for stereotactic body radiotherapy. *Int J Radiat Oncol Biol Phys* 82(1):107–116.

Sahgal A, Weinberg V, Ma L, Chang E, Chao S, Muacevic A, Gorgulho A et al. (2012b) Probabilities of radiation myelopathy specific to stereotactic body radiation therapy to guide safe practice. *Int J Radiat Oncol Biol Phys* 85(2):341–347.

Sahgal A, Whyne CM, Ma L, Larson DA, Fehlings MG (2013a) Vertebral compression fracture after stereotactic body radiotherapy for spinal metastases. *Lancet Oncol* 14(8):e310–e320.

Sciubba DM, Gokaslan ZL (2006) Diagnosis and management of metastatic spine disease. *Surg Oncol* 15(3):141–151.

Sciubba DM, Petteys RJ, Dekutoski MB, Fisher CG, Fehlings MG, Ondra SL, Rhines LD, Gokaslan ZL (2010) Diagnosis and management of metastatic spine disease. A review. *J Neurosurg Spine* 13(1):94–108.

Sharan AD, Szulc A, Krystal J, Yassari R, Laufer I, Bilsky MH (2014) The integration of radiosurgery for the treatment of patients with metastatic spine diseases. *J Am Acad Orthop Surg* 22(7):447–454.

Tong WY, Folkert MR, Greenfield JP, Yamada Y, Wolden SL (2014) Intraoperative phosphorous-32 brachytherapy for multiply recurrent high-risk epidural neuroblastoma. *J Neurosurg Pediatr* 13(4):388–392.

Wang X, Yang JN, Li X, Tailor R, Vassilliev O, Brown P, Rhines L, Chang E (2013) Effect of spine hardware on small spinal stereotactic radiosurgery dosimetry. *Phys Med Biol* 58(19):6733–6747.

Wong DA, Fornasier VL, MacNab I (1990) Spinal metastases: The obvious, the occult, and the impostors. *Spine* 15(1):1–4.

Yong RF, Post EM, King GA (1980) Treatment of spinal epidural metastases. Randomized prospective comparison of laminectomy and radiotherapy. *J Neurosurg* 53(6):741–748.

第 14 章

图像引导立体定向放射治疗术后瘤腔的结果

Mary Frances McAleer, Paul D. Brown

14.1 引言

数十年来，脑转移瘤患者手术切除后，接受全脑放疗（WBRT）已成为标准治疗方案。Patchell 等（1988）的前瞻性临床研究成果已证明了这一点，最近欧洲癌症研究和治疗协作组指导的另一个临床试验也肯定这样的结果（Kocher 等，2011）。试验中一处脑转移瘤（Patchell 等，1998）和两处脑转移瘤（Kocher 等，2011）患者接受术后补充全脑放疗，与术后观察患者相比较，肿瘤局部控制率（LC）得到提高。但由于担忧全脑放疗对患者神经认知功能及患者生活质量（QOL）的不良影响，以及全脑放疗可能会延误延长寿命的全身性治疗（Soffietti 等，2013），越来越多的证据表明，对仍有复发风险的颅内转移瘤瘤腔进行射野局限的、单次或短程大分割立体定向放射治疗可提高选择性脑转移瘤患者的肿瘤控制率。随着神经影像学、神经外科及放疗技术的不断发展，这种治疗技术日益被接受。下面我们列举目前已知的数据，并且介绍脑转移瘤手术切除后接受图像引导大分割立体定向放射治疗（IG-HSRT）的具体适应证。

14.2 适应证

因为颅内转移瘤切除术后应用 IG-HSRT 的数据目前还很少，应用这种治疗的适应证应被认为是相对适应证而不是绝对适应证。当前一个多中心联盟协作组比较了立体定向放射外科（SRS）与全脑放疗（WBRT）治疗切除术后脑转移瘤的Ⅲ期试验（癌症治疗协作组北部中心 N107C），该试验中入组可以接受瘤腔边缘外扩 2mm 的局部放射外科（SRS）治疗的成年患者的特定条件是（http://www.cancer.gov/types/metastaticcancer/research/postop-radiation-therapy-brain，last awess November 30，2015）：

- 最多不超过 4 处脑转移瘤，且其中至少 1 处接受了手术切除；
- 确诊为实质性转移瘤，排除生殖细胞瘤、小细胞肺癌及淋巴瘤；

- 增强后 MRI 上未切除的转移瘤直径<3cm;
- 术后影像上术后瘤腔直径<5cm;
- 所有病灶距离视交叉>5mm 且都不位于脑干;
- 表现状态良好[卡氏评分(KPS)>60 分];
- 非妊娠期,非哺乳期女性;
- 既往未接受过颅脑放疗;
- 在术后放射外科治疗期间,没有同时接受全身细胞毒性治疗;
- 无软脑膜转移病变。

14.3 方法

由于目前缺乏支持颅内转移瘤切除术后使用辅助性 IG-HSRT 的前瞻性证据,除了极少数例外情况,作者医院仅在一项内部的Ⅲ期随机对照试验中使用 SRS 治疗切除术后瘤腔。入组条件包括:患者年龄≥3 岁,KPS 评分至少 70 分,实质性颅内转移瘤(排除小细胞肺癌、淋巴瘤、白血病及多发性骨髓瘤的患者),总数不超过 3 个,至少一处转移病灶被大体全切除,术后经神经影像科医生评估,术后 MRI 上瘤腔最大直径≤4cm。符合纳入条件的患者被随机分配到接受 SRS 治疗组和密切影像观察两组,对于多个病灶患者,实施 SRS 治疗直径小于 3cm 未手术切除病变时,需按照肿瘤放射治疗协作组(RTOG)90-05(Shaw 等,1996,2000)确立的剂量方案进行。根据组织学(黑色素瘤相对其他肿瘤)、手术切除的病变直径(<3cm 或≥3cm)及转移瘤的数量(1 处相对 2~3 处)进行分层。

随机分配到 SRS 组的患者必须在 SRS 治疗后的 7 天内进行脑部容积 MRI 检查,而且 SRS 治疗照射必须在手术切除后的 3~30 天内完成。SRS 治疗是安装头架后,使用 Perfexion 型伽马刀(GK)设备(Elekta,Stockholm,Sweden)或有多弧或多叶光栅准直器的直线加速器(LINAC)来照射,且都采取实时治疗计划。靶区定义为手术腔外扩 1mm 边界,单次分割剂量根据靶区体积确定:0~10cm³(mL)照射 16Gy,10.1~15mL 照射 14Gy,>15mL 照射 12Gy。视觉传导通路的最大剂量限制<9Gy,1cm³ 的脑干可接受 12Gy 剂量。

治疗后第一年内,患者每 6~9 周行 MRI 复查,第二年内每 3~4 个月复查一次,之后每半年复查一次,评估肿瘤局部控制情况。第二个分析终点包括总生存期(OS)、脑内远处复发率(DBF)及治疗相关并发症。本研究计划总累计研究人数 132 人,估计在 2015 年春季可达到累计人数要求,此次试验的结果还悬而未决,因为目前仍在积累患者。在目前 N107C 多中心合作组的Ⅲ期试验中,辅助应用 SRS 治疗手术后瘤腔的方法如下。

- 技术:伽马刀或者能产生超过 4MV X 线的 LINAC。
  - 患者刚性固定/定位系统。
- 靶区:MRI 显示的手术后瘤腔边缘外扩 2mm,不包括解剖上的自然屏障。
  - 瘤腔最大直径<5cm。
- 剂量:处方剂量按覆盖瘤腔及边缘外扩的最高等剂量线计算。
  - 根据瘤腔体积(不包括边缘外扩)决定边缘剂量(见表 14.1)。

表 14.1　N107C 实验制定的术后放射外科治疗边缘剂量

瘤腔体积（cm³）	剂量（Gy）
<4.2	20
4.2~8.0	18
8.0~14.4	17
14.4~20	15
20~30	14
≥30 至 最大直径<5.0cm	12

14.4　结果数据

14.4.1　前瞻性研究

在已发表的文献中,目前只有一项来自纪念斯隆－凯特琳癌症中心(MSKCC)的前瞻性单中心 II 期研究, 报道单次分割 SRS 治疗颅内转移瘤切除术后瘤腔的局部控制率 (Brennan 等, 2014)。该研究共纳入 49 例患者共 50 处术后瘤腔接受评估,患者中位数年龄为 59 岁(23~81 岁),中位数 KPS 评分为 90 分(70~100 分),其中大部分患者组织学诊断为非小细胞肺癌(NSCLC) (57%),其次是乳腺癌(20%)及黑色素瘤(8%)。65%的患者原发肿瘤部位得到控制,45%的患者还有颅外的转移瘤。98%的患者为单发转移瘤,中位数肿瘤直径为 2.9cm(为 1.0~5.2cm),92%的患者达到手术完全切除。在这 49 例得到评估的患者中,共有 39 例患者接受辅助 SRS 治疗,共治疗 40 处术后瘤腔,中位数瘤腔直径为 2.8cm(1.7~5.4cm),包括手术通路。根据增强后的头部 MRI 和 CT,确定瘤腔及每个瘤腔边缘外扩 2mm,单次分割的 SRS 治疗根据 RTOG90-05 的剂量指南执行 (Shaw 等,1996,2000),LINAC 利用微型多叶准直器实施 8~12 个非共面静态束照射,中位数手术后第 31 天(7~56 天)开始治疗。

在这项 MSKCC 的前瞻性试验中,15%的术后 SRS 组患者 1 年肿瘤复发率 (LF) 为 15% (Brennan 等,2014)。瘤腔测量值至少 3cm 且有硬膜侵犯的患者,肿瘤复发率增加到 53%。1 年的远处复发率(DBF)为 44%,中位数复发时间为 4.4 个月(1.1~17.9 个月),中位数总体生存期 (OS)为 14.7 个月(1~94.1 个月)。在有颅内肿瘤进展的患者中,约有 2/3 的患者采用 WBRT 作为挽救性治疗。这项研究的结果与在手术或 SRS 治疗后辅助 WBRT 治疗的前瞻性随机对照研究中的 WBRT 组中所观察到的瘤腔局部复发率相似,且远处复发率与研究中的观察组结果相似(Patchell 等,1998;Kocher 等,2011)。然而,值得注意的是,在 MSKCC 研究中的总体生存期 (OS)比早期试验组的要长 4 个月,而且大多数这类患者都会推迟或忽略接受 WBRT。

14.4.2　回顾性研究

自 2008 年以来,发表了大量关于术后颅脑局部放射治疗的回顾性研究,其中包括 13 篇使用单次分割 SRS 治疗的研究(表 14.2),7 篇使用多次分割的 IG-HSRT 方案的研究(表 14.3),

表 14.2 术后大分割立体定向放射外科研究总结

研究	例数	年龄(岁)	KPS(分)	肿瘤类型(%)	单发转移(%)	切除率(%)	瘤腔体积(mL)	边缘外扩(mm)	剂量(Gy)	局部控制率(%)	远处复发率(%)	总体生存期(月)	坏死(%)	软脑膜转移(%)	挽救性WBRT(%)
MSKCC[a] (Brennan 等, 2014)	39	59 (23~81)	90 (70~100)	57L 20B 8M	97	92	2.8[c] (1.7~5.4) +手术通路	2+手术通路	18 (15~22)	85	44[d]	14.7(1~94.1)	17.5	NR	65
Dartmouth (Hartford 等, 2013)	47	64 (24~85)	80 (50~100)	49L 11B 15M	70	76	3.0[c] (1.3~4.6) 术前	2	10 (8~20)	85.5[d]	56.2[d]	52.5%[d]	NR	NR	45
Tufts (Hwan 等, 2010)	25	59.5[b] (48~71)	NR	NR	NR	95	NR	NR	NR	100	28	15(6.0~35.8)	NR	NR	NR
Sherbrooke (Iorio-Morin 等, 2014)	110	58 (37~84)	90 (50~100)	50L 13B 10M	30	81	12 (0.6~43)	1	18 (10~20)	73[d]	54	11(1.4~84)	0.9	11	28
Osaka (Iwai 等, 2008)	21	61 (41~80)	88[b] (70~100)	24L 10B	76	86	10.7 (3.4~26.9)	NR	17 (13~23)	76	48	20术后	NR	24	NR
UVA (Jagannathan 等, 2009)	47	61 (37~88)	90 (60~100)	40L 15B 21M	13	100	10.5 (1.75~35.45)	2~3	19 (6~22)	94	6	11(7~36)	0	NR	28
Wake Forest (Jensen 等, 2011)	106	56.1 (22.6~88.0)	NR	47L 14B 10M	57.5	96.4	8.0 (0.32~33.4)	0	17 (11~23)	80.3[d]	NR	10.9	3	7.5	37
Barrow (Kalani 等, 2010)	68	60[b] (28~89)	90 (40~100)	44L 15B 13M	100	NR	10.35 (0.9~45.4)	1~3	15 (14~30)	79.5	39.7	13.2	NR	NR	NR

（待续）

表 14.2(续)

研究	例数	年龄(岁)	KPS(分)	肿瘤类型(%)	单发转移(%)	切除率(%)	瘤腔体积(mL)	边缘外扩(mm)	剂量(Gy)	局部控制率(%)	远处复发率(%)	总体生存期(月)	坏死(%)	软脑膜转移(%)	挽救性WBRT(%)
Allegheny (Karlovits 等, 2009)	52	61 (31~85)	NR	46L 17B	34	92.3	3.85 (0.08~22)	2	15 (8~18)	93	44	15	NR	NR	31
Wash U (Limbrick 等, 2009)	15	56.8 (41~85)	93%≥70	40L 27B NR	80	0.18~ 16.0	NR	16~24	83GTR	73.3[a]	60	20 (5~68)	NR	NR	40
U Pitt (Luther 等, 2013)	120	58[b]	NR	40L 21B 16M	NR	100	7.3 PTV	NR	16	85.8	40	NR	NR	NR	16
U Pitt & Sherbrooke (Mathieu 等, 2008)	40	59.5	80 (60~100)	40L 10B 20M	67.5	80	9.1 (0.6~39.9)	1	16 (11~20)	73	54	13 (2~56)	0	NR	16
U Penn (Ojerholm 等, 2014[b])	91	60 (22~82)	96%≥70	43L 13B 14M	57	82	9.2 (0.6~34.7)	0	16 (12~21)	82	64	22.3	7	14	33
Henry Ford (Robbins 等, 2012)	85	58 (38~83)	80 (60~100)	59L 11B 13M	62	68	13.96	2~3	16 (12~20)	81.2	55	12.1	8	8	35

注:除另有说明,所有数据均为中位数(范围)。

a, 二期研究。

b, 平均值(范围)。

c, 单位 cm。

d, 1 年。

编写:KPS,卡氏评分;L,非小细胞肺癌;B,乳腺癌;M,黑色素瘤;GTR,完全切除;WBRT,全脑放疗;NR,未提及。

表 14.3　术后多次分割立体定向放射治疗研究总结

研究	例数	年龄(岁)	KPS(分)	肿瘤类型(%)	单发转移(%)	切除率(%)	瘤腔体积(mL)	边缘外扩(mm)	剂量(Gy)/次数	局部控制率(%)	远处复发率(%)	总体生存期(月)	坏死(%)	挽救性WBRT(%)
Sunnybrook (Al-Omair 等,2013)	20	70 (41~90)	100%≥70	50L 15B	NR	85	23.6ᵃ (3.1~42.1)	2	25~37.5/5	79ᵇ	NR	23.6	NR	NR
NYU (Connolly 等,2013)	33	56.6 (27~82)	90 (70~90)	39L 27B 24M	100	NR	3.3ᶜ (1.7~5.7) 术前	10	40.05/15	85	39.3ᵇ	65.6%ᵇ	0	14.3
Emory (Eaton 等, 2013)	22ᵈ	58 (23~81)	88%≥60	24L 29B 21M	NR	50	24.5ᵃ (0.8~122.0)	2(0~10)	21/3ᵉ(67%) 24/4ᵉ(14%) 30/5ᵉ(12%)	61ᵇ	71	无	9.5	40
Umeå (Lindvall 等,2009)	47	64.9ᶠ	87%>70	45L 21B 2M	100	100ᵍ	6 (0.6~26) 74% <10mL	NR	35~40/5	84	19	5	2.1	NR
Sapienza (Minniti 等, 2013)	101	57	80 (60~100)	22.8L 18.8B 27.8M	100	100	29.5ᵃ (18.5~52.7)	3	27/3	92	53	17	9	24
Hannover (Steinmann 等,2012)	33	58 (33~73)	100%≥70	42L 27B 9M	100	75	22.6ᵃ (4.9~93.6)	4	40/4(67%) 35/7(21%) 30/6(12%)	73	47	20	NR	39

(待续)

表 14.3(续)

研究	例数	年龄 (岁)	KPS (分)	肿瘤类型 (%)	单发转移 (%)	切除率 (%)	瘤腔体积 (mL)	边缘外扩 (mm)	剂量 (Gy) /次数	局部控制率 (%)	远处复发率 (%)	总体生存期 (月)	坏死 (%)	挽救性 WBRT (%)
Beth Isreal Deaconess (Wang 等, 2012)	37	73%<65	97%≥70	27L 24B 32M	24	NR	28.8[f] (11.1~81.0)	2~3	24/3	80[b]	20	5.5	2.9	14.3

注：除另外说明，所有数据均为中位数（范围）。

[a]，计划体积。

[b]，1 年。

[c]，单位 cm。

[d]，行颅内转移瘤切除的患者（共 44 例）。

[e]，次全切除的患者额外增加 1~1.5Gy。

[f]，平均值（范围）。

[g]，根据神经外科医生的报道。

缩写：KPS，卡氏评分；L，非小细胞肺癌；B，乳腺癌；M，黑色素瘤；GTR，完全切除；WBRT，全脑放疗；NR，未提及。

还有 7 篇联合使用单次和多次分割治疗的研究(表 14.4)。在这 27 篇报道中,其中 4 篇还比较了接受局部放疗和接受 WBRT 患者的预后 (Lindvall 等,2009;Hwang 等,2010;Al-Omair 等,2013;Patel 等,2014)。这些研究中的患者特征与 MSKCC 前瞻性试验中所描述的类似。特别是,患者的中位数年龄为 55~65 岁,几乎所有患者的 KPS 评分都至少 70 分,最常见的肿瘤组织学类型是非小细胞肺癌、乳腺癌和黑色素瘤,而且研究中大多数患者是寡转移瘤患者。除一篇多次分割治疗的研究中仅有一半患者达到完全切除外, 其他文献中超过 70%的患者都达到大体全切除。尽管报道的 MSKCC 研究中有 2/3 患者的原发肿瘤得到控制,但回顾性研究中原发肿瘤控制的比例为 20%~70%,也就是常说的递归分区分析(RPA) I 级(Gaspar 等,1997,2000)。在大多数这方面的研究中,没有报道有颅外其他部位转移瘤的患者比例,而如果报道的话,有 21%~65%的患者有颅外其他部位转移瘤。

回顾性研究中的大多数患者在手术后约 4 周接受辅助治疗, 包括单次分割 SRS 治疗的研究中,术后瘤腔的大小范围在 3.5~17.5mL 之间(表 14.2 和表 14.4)。在 MSKCC 的研究中,把最大直径换算成球形体积,对应的中位数体积大约是 11.5mL。在只包括分割治疗的研究中,所报道的靶区体积大小通常包括设定的边缘外扩称为计划靶区体积(PTV)。因此,这类报道中的靶区大小往往超过 20mL(表 14.3)。大多数回顾性研究中,利用增强 MRI 确定术后瘤腔边缘外扩范围时,单次分割 SRS 通常外扩范围为 0~3mm,而多次分割治疗时可以外扩到 10mm。

不同的回顾性研究在所应用技术及剂量方案方面有相当大的差异,13 项只进行单次分割治疗的研究中有 10 项应用伽马刀放射外科治疗,但在接受多次分割治疗的研究中患者都是接受基于 LINAC 的技术方法,包括射波刀和螺旋断层治疗。在仅包括单次分割辅助治疗的研究中(表 14.2),中位数边缘剂量为 15~18Gy,但与 MSKCC 的范围相比,剂量范围要宽的多(8~30Gy 对 15~22Gy)。大分割治疗通过不同的 3~15 次分割治疗方案,总剂量达到 21~40Gy(表 14.3)。而在既包括单次分割治疗又包括多次分割治疗的研究中,分割照射 1~5 次,中位数边缘剂量 10~30Gy(表 14.4)。虽然为确定生物等效剂量,对大分割和单次分割放疗疗程与在几周的时间内按每次分割照射标准的 1.8~2Gy 进行治疗所适用的广泛接受的模型仍存在持续的争论,Eaton 等(2013)估计,最常用的大分割方案的肿瘤控制结果,与单次分割 SRS 照射 17.4~22.8Gy 时相类似。

尽管脑转移瘤切除术后局部辅助治疗的方法一致性较差,但在所采用的治疗范围内,结果非常相似。对瘤腔应用单次分割 SRS 治疗组的平均局部控制率为 83%(73%~100%),多次大分割 IG-HSRT 治疗组平均控制率为 79%(61%~92%),既有单次分割又有多次分割的研究队列的平均控制率为 81%(72%~89%)(表 14.2 至表 14.4)。把研究范围进一步缩小到报道 1 年的局部控制率的那部分研究中,SRS 治疗组的平均局部肿瘤控制率为 80%(n=3;Jensen 等,2011;Hartford 等,2013;Iorio-Morin 等,2014),而 IG-HSRT 治疗组的平均局部肿瘤控制率为 73%(n=3;Wang 等,2012;Al-Omair 等,2013;Eaton 等,2013),SRS 和 IG-HSRT 并存组的平均局部肿瘤控制率为 77%(n=4;Rwigema 等,2011;Prabhu 等,2012;Patel 等,2014;Ling 等,2015), 虽然 3 项多次分割研究的 1 年局部肿瘤控制率比整个 MSKCC 研究所报道的肿瘤局部控制率低约 10%,但这 3 项多次分割治疗回顾性研究中的中位数肿瘤直径都>3cm,在 MSKCC 研究中证明,肿瘤直径>3cm,局部肿瘤控制率降低,预后较差(Brennan 等,2014)。单次分割组、多次分割组

表 14.4　术后联合应用单次和多次分割立体定向放射治疗研究总结

研究	例数	年龄（岁）	KPS（分）	肿瘤类型（%）	单发转移（%）	切除率（%）	瘤腔体积（mL）	边缘外扩（mm）	剂量（Gy）/次数	局部控制率（%）	远处复发率（%）	总体生存期（月）	坏死（%）	软脑膜转移（%）	挽救性 WBRT（%）
Stanford（Choi 等，2012b）	112	61（18~86）	92%≥70	43L 16B 16M	63	90	8.5（0.08~66.8）	0（48%） 2（52%）	12~30/1~5 86% 1 次，76% 3 次	89.2	46[a]	17（2~114）	3.5	NR	28
City of Hope（Do 等，2009）	30	61.5（40~93）	96.7%≥70	47L 20B 20M	NR	NR	NR	1[b] 2~3[c]	15~18/1 22~27.5/4~6	82	63	51%[a]	6.6	NR	47
Dana Farber（Kelly 等，2012）	17	61.8（38~81）	80（70~100）	35L 35M	NR	94.4	3.49（0.53~10.8）	0	18（15~18）/1（82%） 25/5（12%） 30/10（6%）	89	35	无	NR	NR	41
U Pitt（Ling 等，2015）	99	64（39~81）	80（60~100）	40L 18B 17M	61	81	12.9[d]（0.6~51.1）	0~1[e]	15~21/1（26%） 20~24/2 18~27/3（56%） 24/4 20~28/5	72[a]	36[a]	12.7	9[g]	6	50
Emory（Patel 等，2014）	96	56（20~83）	96%≥70	47L	71	74	7.19（0.90~35.70）	1	21Gy≤2cm 18Gy2.1~3cm 15Gy3.1~4cm 3~5 次>4cm	83[a]	50	12.7	27	31[f]	14
Emory（Prabhu 等，2012）	62	55（20~75）	85%≥70	41L 11B 23M	71	81	8.5（0.7~57）	≥1（95%）	18（15~24）/1（86%） 3~4 次（14%）	78[a]	49[a]	13.4（9.3~17.5）	8	NR	26[a]

（待续）

表14.4(续)

研究	例数	年龄(岁)	KPS(分)	肿瘤类型(%)	单发转移(%)	切除率(%)	瘤腔体积(mL)	边缘外扩(mm)	剂量(Gy)/次数	局部控制率(%)	远处复发率(%)	总体生存期(月)	坏死(%)	软脑膜转移(%)	挽救性WBRT(%)
U Pitt (Rwigema 等,2011)	77	63 (39~83)	80 (60~100)	43L 14B 12M	85.7	NR	7.6 (1.1~59)	1	18(12~27) 1~3	76.1[a]	53.3[a]	14.5 (1.6~51.4)	2.6	NR	26

注：除另外说明，所有数据均为中位数(范围)。

[a] 1 年。

[b] 应用头架固定，术前病灶直径<3cm。

[c] 应用面罩，术前病灶直径≥3cm。

[d] 计划靶区体积。

[e] 内科医生倾向。

[f] 相比之下，接受 WBRT 治疗的患者的 LMD 发生率为 13%。

[g] "放射损伤"。

缩写：KPS，卡氏评分；L，非小细胞肺癌；B，乳腺癌；M，黑色素瘤；GTR，完全切除；WBRT，全脑放疗；NR，未提及。

及两种方式并存组回顾性研究的平均远处复发率分别为 47%、45%、48%,与报道的 MSKCC 试验组患者 1 年远处复发率 44%相似。根据 13 项单次分割 SRS 治疗患者的回顾性研究中的 11 项,平均中位数总体生存期(OS)时间为 14.9 个月(表 14.2)。根据 7 项多次分割 IG-HSRT 治疗研究中的 5 项研究,平均中位数总体生存期(OS)时间为 14.2 个月,排除了一项 1 年总体生存率 73%,而没有表示中位数总体生存期的研究(Eaton 等,2013;表 14.3)。同样,7 项单次分割和多次分割并存的治疗研究中的 4 项,平均中位数总体生存期(OS)时间为 14.4 个月,排除了 1 项报道 1 年总体生存率 93%,而没有表示中位数总体生存期的研究(Kelly 等;2012;表 14.4)。这些结果和 MSKCC 试验所报道的中位总体生存期 14.7 个月相当(Brennan 等,2014),且要好于 Patchell 等(1998)和 Kocher 等(2011)报道的关于辅助 WBRT 的前瞻性研究的中位数总体生存期(OS)<12 个月。那些接受 WBRT 作为挽救性治疗的回顾性研究中,有不到一半的患者接受挽救性 WBRT 治疗(表 14.2 至表 14.4),而 MSKCC 中有 65%的患者接受挽救性 WBRT 治疗。

　　跟以前一样,将所有回顾性研究的结果与前瞻性临床试验的结果进行比较时,都要考虑到选择性偏倚问题。不过,令人鼓舞的是,许多使用不同技术进行颅内转移瘤切除术后部分脑放疗的回顾性研究结果并不逊色于辅助局部脑放疗或 WBRT 的前瞻性试验研究结果。考虑到 WBRT 对神经认知功能及功能独立性的不良影响,在这些回顾性研究的报道中,超过一半的脑转移瘤患者手术后瘤腔仅接受 SRS 或 IG-HSRT 治疗,没有选择全脑放疗。

14.5　毒性反应

　　对脑转移瘤手术切除后实施瘤腔放疗有非常小的毒性反应,其中最常见的毒性反应是脑组织放射性坏死。MSKCC 进行的转移瘤切除术后单次 SRS 治疗是唯一的前瞻性 II 期研究,报道的放射性坏死的发生率为 17.5%(Brennan 等,2014),回顾性研究中单次 SRS 治疗的坏死发生率为 0~8%(表 14.2),多次分割 IG-HSRT 组坏死发生率为 3%~30%(表 14.3 和表 14.4)。虽然一项多次分割 IG-HSRT 的研究中(Minniti 等,2013)认为接受 24Gy 照射的正常脑组织中位数体积大小与放射性坏死有显著相关性,但大多数研究确定的瘤床辅助局部放疗后发生的坏死并没有发现与治疗相关的特别危险因素(Choi 等,2012a;Eaton 等,2013)。报道中,发生放射性坏死后最常见的处理方法是应用类固醇和(或)手术切除(Jensen 等,2011;Choi 等,2012a;Robbins 等,2012;Wang 等,2012;Eaton 等,2013;Gans 等,2013;Patel 等,2014;Ling 等,2015)。

　　报道脑转移瘤切除术后 SRS 治疗的另一个常见不良后果是发生软脑膜转移(LMD)。MSKCC 的研究中未发现有软脑膜转移的患者(Brennan 等,2014),但在 5 篇单次 SRS 的回顾性研究中注意到有软脑膜转移,平均发生率为 13%(7.5%~24%,表 14.2),7 篇单次/多次分割并存的研究中有 2 篇研究的软脑膜转移发生率为 6%~31%(表 14.4)。一项术后瘤腔放疗后软脑膜转移发生率最高的研究中,在同一机构接受辅助 WBRT 的患者,软脑膜转移的发生率下降了一半以上(Patel 等,2014)。尽管这些研究并不统一,但单独应用辅助 SRS 治疗,原发肿瘤为乳腺癌(Jensen 等,2011;Atalar 等,2013b;Ojerholm 等,2014b),肿瘤位于幕下(Iwai 等 2008;Jensen 等,2011;Ojerholm 等,2014b)被认为是软脑膜转移的潜在危险因素,图 14.1 展示了一例乳腺癌患者术后 SRS 治疗后 5 个月发生软脑膜转移。

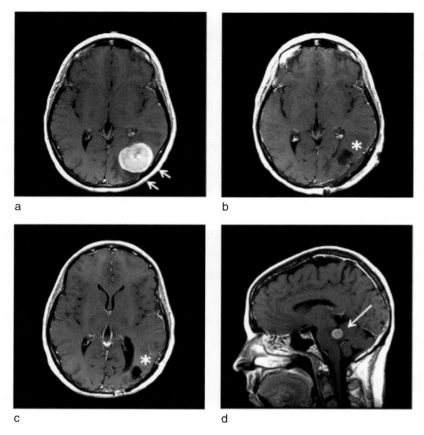

图 14.1 38 岁女性乳腺癌患者的钆剂增强 MRI T1 加权图像。(a)轴位图像显示左侧枕叶靠近脑膜的转移瘤，肿瘤直径 4.3cm(短箭头)。(b)肿瘤大体全部切除后再行单次立体定向放射外科治疗，边缘剂量 16Gy，边缘轮廓为瘤腔外扩 1mm(星号表示瘤腔)。(c)放射外科治疗 5 个月后，无局部复发征象(星号表示瘤腔)。(d)矢状位图像显示第四脑室软脑膜转移(长箭头)。

14.6 争议

鉴于目前的前瞻性资料有限，还不足以指导临床医生在脑转移瘤患者的治疗中应用和最优化实施术后 IG-HSRT，仍存在很多待解答的问题和需要讨论的议题，下面会强调几个与辅助治疗相关的未解决且存在争议的问题。

14.6.1 与患者相关的问题

任何临床治疗决策的制定都需要仔细权衡风险和获益，考虑到患者的预期寿命，尤其是对于有脑转移瘤的患者更是如此。因此选择合适的患者尤为重要，从 RPA(Gaspar 等，1997，2000)和最近发展的预后评估分级量表(GPA)的分级(Sperduto 等，2008)中推断年龄轻(50~65 岁)、卡氏评分良好(KPS≥70 分)、脑转移瘤数量有限(1~3 个)、原发部位的肿瘤得到控制及没有或较少颅外转移的患者，经过包括手术切除、术后 SRS 或 IG-HSRT 等积极治疗后预期获益更多的脑转移瘤患者,确定会有最佳的生存结果。虽然上面唯一的前瞻性研究和大多数的回顾性研究都包括了 RPA/GPA 评分更高的患者,但准确的最佳接受辅助瘤腔放疗的人群特征仍不清楚。

考虑到转移瘤个数是与预后相关的因素,另一个与患者本身相关的问题也有待明确,那就是:最多多少个转移瘤(不管是否切除)可应用于术后 SRS/IG-HSRT 治疗呢？上面分析提到的研究中大部分患者都是单个切除后的脑转移瘤, 尽管几项研究中的患者有一个以上的切除术后瘤腔,最多有 10 个颅内转移瘤接受局部辅助放疗(Jensen 等,2011;Brennan 等,2014)。

14.6.2　与手术相关的问题

报道的研究中接受术后 SRS/IG-HSRT 治疗的大多数病变被认为是已被大体全切除(GTR)的,但在各个不同的回顾性研究中常没有具体描述切除的程度,其中一项研究甚至仅仅依据神经外科医生自身报道的结果(Lindvall 等,2009)。因此,为了能够准确决策对这些病例的术后瘤腔进行辅助放疗,需要制定目前尚缺乏统一评价的完整切除的标准。

目前仍不能确定完全切除术后的瘤床应该照射多少剂量(见 14.6.4 部分),次全切除(STR)后的脑转移瘤临床如何控制也是另一个存在争议的问题,在两项回顾性研究中,照射次全切除的肿瘤剂量要高于完全切除术(GTR)后的瘤腔(Robbins 等,2012;Eaton 等,2013),但目前切除术后瘤腔内的肿瘤残留应照射多少剂量及在上述情况下增加剂量的获益目前仍不清楚。

正如 Roberge 和 Souhami(2010)在术后瘤床放射外科治疗的综述中所提到的,另一个可能影响采用这种方法治疗患者预后尚未明确的领域是神经外科医生的技能。由于预期在这方面有很大的变化性,并且无法轻易地应用一个公式使手术结果标准化,再次突显需要建立统一的报告切除程度的制度。

14.6.3　与肿瘤类型相关的问题

虽然有很多不同组织学类型的肿瘤会发生脑转移,但并非都适合切除范围的必要性。手术切除或局部治疗,因为有的肿瘤易出现镜下转移(例如小细胞肺癌,Ojerholm 等,2014a)。另外的肿瘤类型对标准分割放疗有抵抗性,因此可能从消融性的大分割放疗中获益更多(例如黑色素瘤或肾癌,Chang 等,2005)。前面总结的瘤腔 SRS/IG-HSRT 治疗的前瞻性和回顾性研究中最多见的原发肿瘤包括非小细胞肺癌、乳腺癌和黑色素瘤,不考虑组织学类型,用相同放射剂量辅助照射术后瘤床的有效性是否相同,目前仍不清楚。

另一个尚不知晓的是最大病灶是多大？才能考虑适合术后放疗。先前研究中报道的肿瘤中位数大小范围在 2.7~3.9cm,Ojerholm(2014b)报道的最大直径是 6.9cm。在剂量递增的 SRS 试验中,治疗完整且曾经接受放疗的(原发灶或者转移性)脑肿瘤的最大直径是 4cm(Shaw 等,1996,2000)。由于剂量限制的因素是"正常"脑组织受到照射的体积,有理由认为剂量-体积限制仍然要在术后放疗的背景下应用。由于缺乏足够的前瞻性数据,目前这种说法应该视为纯粹的猜测。

在某种程度上, 另一个目前仍不确定的与靶区大小相关问题是, 术后瘤腔接受 SRS/IG-HRST 治疗的最佳时机。部分研究人员曾经报道过术后瘤腔体积随时间推移而动态变化。Jarvis 等(Hartford 等,2013)从术后第一天开始利用 T1 增强 MRI 图像研究 41 例患者 43 个术后瘤腔体积变化，直到过了平均 24 天(2~104 天)，在制定 SRS 计划之前，进行同样的影像检查。大部分瘤床保持稳定，1/4 的瘤床出现塌陷，另外 1/3 的瘤床增大超过 2mL。在另一个临床研究中，包括 63 例患者共 68 个术后瘤腔，Atalar 等(2013a)观察到术后 3 天内瘤腔靶区体积和术后 33天行 SRS 治疗计划时的瘤腔靶区体积并没有显著差异。在这项研究中，肿瘤体积越大(体积大于 4.2mL，直径 2cm)，术后瘤床的体积缩小越多(中位数减少比例 35%，$P<0.001$)，而体积较小的肿瘤(小于 4.2mL)术后瘤腔体积增大(中位数增大比例 46%，$P=0.001$)。图 14.2 显示 1 例脑转移瘤切除术后 1 个月瘤腔"缩小"。这两项研究均没有报道导致瘤腔缩小的潜在因素，这对于那些起初术后瘤床体积太大无法进行局灶性放疗的患者来说是一个重要的考虑因素，这些患者可能在以后重复的影像检查中被发现符合 SRS/IG-HRST 瘤腔照射的治疗条件。在另一项针对 37 例患者的 39 个术后瘤腔的单独研究中，Ahmed 等(2014)发现术后在瘤床周围立即出现了至少 15mm 的血管源性水肿，预示着在切除术后 30 天内影像复查瘤腔体积至少缩小 10%。不只是瘤腔体积有动态变化，与术后实施辅助 SRS/IG-HRST 治疗时机相关的其他问题，包括充分的创口愈合风险及肿瘤复发的各自竞争风险。过去的观点认为，术后放射治疗一般延迟到术后 10~14 天进行，以利于创口愈合，最理想的是在术后 4~6 周内开始(Patchell 等，1998；Kocher 等，2011)。关于手术后 SRS 治疗时机和肿瘤复发的问题，Jarvis 等的研究中已经对此评论过(2012)，13 例患者中有 2 例在 SRS 治疗前瘤床体积增大，且有明确的证据证明肿瘤术后再生长，另有 2 例在术后第 19 天(4~76 天)进行术后第一次 MRI 复查时怀疑可能复发。目前，开放的联盟 NCCTG N107C 协作组Ⅲ期临床试验比较术后 SRS 治疗和脑转移瘤术后 WBRT 治疗，确认辅助放疗的时机必须在研究注册后的 21 天内实施，也就是在术后脑部影像检查后的 28 天内进行照射。

14.6.4　与放疗相关的问题

　　在前瞻性研究和许多回顾性研究中，所使用的瘤腔 SRS/IG-HSRT 的照射剂量方案，是根据应用 SRS 治疗完整的、曾接受放疗的(原发性或者转移性)脑肿瘤的 RTOG 90-05 剂量递增

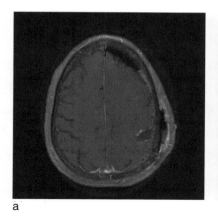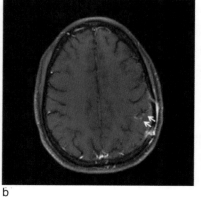

a　　　　　　　　　　b

图 14.2　48 岁女性乳腺癌患者，增强 MRI T1 加权图像。左侧顶叶转移瘤大体全切除术后 24 小时(a)和术后 1月(b)的轴位图像。图像显示在术后较长时间点出现瘤腔塌陷(短箭头)。

试验(Shaw 等,1996,2000),需要强调,RTOG 90-05 中所使用的治疗和在术后背景下进行 SRS 治疗之间有两点不同:①手术后由于血供改变导致切除术后的瘤腔周围形成乏氧区;②瘤腔接受 SRS/IG-HSRT 治疗的患者脑组织是初次接受放疗。乏氧组织普遍被认为对标准的分割放射剂量具有抵抗性, 最近一项放射外科治疗脑转移瘤的模拟分析进一步提出对大型肿瘤的大分割放射治疗有助于克服乏氧作用(Toma-Dasu 等,2014),脑转移瘤切除术后,肿瘤的供血动脉被切断,导致潜在残留的镜下恶性肿瘤细胞乏氧。换句话说,在术后背景下,最佳的辅助放疗手段,是单次分割放射外科治疗还是大分割放疗,目前仍能不明确,电脑模拟的对未切除脑转移瘤的研究强调了这一点。

术后状态病灶照射剂量的选择不同于 RTOG 90-05 研究中的剂量是另一个需要考虑的因素。前者肿瘤已被手术切除,所照射的靶区是一个"正常组织"形成的外壳,而 RTOG 90-05 研究中的肿瘤是完整的,而且在之前已经接受过放疗,因此可能具有放射抵抗性。因为 RTOG 90-05 确定的照射靶区(按最大直径计算)的最大安全耐受放射外科剂量是在已接受过放疗的情况下制定的, 使用这些已得到确立的剂量-体积标准会被认为对未接受过照射的脑组织过于保守。使用 RTOG 90-05 的剂量方案已受到批评,由于这个原因,瘤腔 SRS/IG-HSRT 治疗使用该方案后的肿瘤局部控制率只有约 80%,而且美国埃默里大学 Prabhu 等(2012)对术后 SRS 治疗的患者分析研究表明, 超过 90% 的患者复发部位都被确认发生在处方等剂量线包绕的范围内部(同一组研究人群,Patel 等,2014),见表 14.4。

另一个主要的争论点是脑转移瘤切除术后具体的放疗靶区该如何确定。在上面制表描述的辅助 SRS/IG-HSRT 研究中,单次治疗的照射靶区包括术后瘤腔边缘外扩 0~3mm,多次分割照射的靶区外扩范围可达到 10mm。增加 2mm 的边缘,排除术后瘤腔缩小的获益后,相当于增加 2%~200% 的靶区体积(Atalar 等,2013a)。根据不同的固定技术(有无定位框架)和不同的治疗技术(伽马刀或者基于直线加速器的,是否应用分割照射内的图像引导)所实施的辅助放疗的情况来确定是否需要边缘外扩及边缘外扩范围的大小。然而, 由于肿瘤边缘复发的发生率较低(Prabhu 等,2012;Eaton 等,2013),必须仔细考虑隐腔边缘的外扩范围,以及随后更多"正常"脑组织的治疗。另一些争议的问题包括靶区 SRS 确定,是否需要包括手术通路(是:Brennan 等,2014;否:Kelly 等,2012;Minniti 等,2013;Patel 等,2014),以及影像检查的最佳时机和勾画靶区的最佳影像序列(见 14.6.3 部分)。

14.6.5 其他问题

除了以上提到的在实质性脑转移瘤切除术后, 实施辅助治疗最优化地选择患者、选定靶区、确定治疗剂量、应用放疗技术手段等诸多问题之外,在对术后瘤腔进行 SRS/IG-HSRT 的过程中还存在很多突出的问题。其中一个问题就是关于瘤腔放疗和全身性治疗的时间安排,虽然因为受试者人数累积不足,临床试验提前关闭,RTOG(RTOG 0320)的Ⅲ期临床试验研究有 1~3 个脑转移瘤非小细胞肺癌患者分别接受替莫唑胺或厄洛替尼联合 WBRT 和 SRS 的潜在总生存期获益,发现同步全身性治疗组的 3~5 级毒性反应发病率明显增加(Sperduto 等,2013)。虽然常提倡单次 SRS 治疗和短程大分割放疗可减少转移瘤患者接受全身性化疗、生物治疗或免疫治疗的延迟时间,但对于未切除的脑转移瘤(在计划中的全身性治疗前后)开展实施放疗的最佳时间间隔的前瞻性研究数据还很少,而缺乏术后进行 SRS/IG-HSRT 治疗及单独进行治疗的潜在毒性反应增加的数据。相比 WBRT,另一个常用来支持脑部局部放疗具备的优势在于可提高脑转移瘤患者的神经认知功能和生存质量(QOL)(Chang 等,2009),但应用 SRS 治疗术后瘤腔对患者神经认知功能和患者功能状态的作用目前还没有相关的单组前瞻性研究或多中心的回顾性研究发表。最后,在负担治疗费用方面,有报道称,SRS 治疗的费用超过标准性 WBRT 治疗的费用,甚至在一个脑转移瘤接受术后 SRS 治疗的回顾性研究中,是 WBRT 治疗费用的 3 倍(Kalani 等,2010)。术后瘤腔的 SRS/IG-HRST 治疗在改善 OS、QOL 和神经认知功能方面的临床和经济上的获益,尚需大规模随机对照前瞻性研究来证实。

14.7 未来方向

到本书出版时,联盟协作组进行的 NCCTG N107C Ⅲ 期临床试验预期可募集到符合要求的足够的被研究者,该试验的主要结局指标将共有 1~4 个脑转移瘤患者随机分组,分别接受手术及术后瘤腔 SRS 治疗或 WBRT 治疗,评估 OS 及治疗后 6 个月的神经认知功能损害,次要结局指标包括 QOL 状况、中枢神经系统治疗失败的时间、功能的独立性所持续的时间、神经认知功能状态长期的持续时间、治疗后毒性反应、6 个月的局部复发率、局部复发的时间,以及不同的中枢神经系统的失败类型。其他相关分析包括对边缘系统的放射性改变的研究,载脂蛋白 E(Apo E)基因分型及确定 Apo E 是否是神经认知功能减退或保护的预测因子,确定炎性标志物或激素,以及生长因子是否是放射导致的神经认知功能减退的预测因子。期待这个试验的研究结果,因为这将有助于确定将 SRS/IG-HSRT 应用于实质性脑转移瘤切除术后患者的辅助治疗实践中。

备忘录:临床实践要点

√	项目	注意要点
	患者选择	患者适合术后接受 HSRT 吗?
		● 由于缺乏前瞻性数据,目前对最合适的患者特点尚不清楚
		● 考虑登记纳入临床试验
	SRS 对 HSRT	术后瘤腔适合单次 SRS 治疗吗?
		● 目前的剂量–体积限制是基于对未切除肿瘤的研究推断出的
		● 考虑登记纳入临床试验
	模拟	固定
		● 刚性头架相比热塑性面罩
		影像
		● 在治疗位置的 CT 和(或)MRI

(待续)

√	项目	注意要点
	治疗计划	• 最理想的 MRI 包括容积(1mm)图像及静脉注射增强的 T1 序列 • 临床医生验证图像的精确配准,并用于勾画靶区轮廓 靶区勾画 • 手术瘤腔=临床靶区体积 • 目前在靶区边缘、剂量、分隔次数、时间安排方面仍无共识 • 考虑登记纳入临床试验
	治疗实施	技术 • 伽马刀和以直线加速器为基础的方法均可使用 • 患者定位系统及近乎的实时图像引导是必需的 同步全身治疗 • 前瞻性研究资料有限 • 考虑登记纳入临床试验

（樊跃飞　孙振伟　译　　王恩敏　校）

参考文献

Ahmed S, Hamilton J, Colen R, Schellingerhout D, Vu T, Rao G, McAleer MF, Mahajan A (2014) Change in postsurgical cavity size within the first 30 days correlates with extent of surrounding edema: Consequences for postoperative radiosurgery. *J Comput Assist Tomogr* 38:457–460.

Al-Omair A, Soliman H, Xu W, Karotki A, Mainprize T, Phan N, Das S et al. (2013) Hypofractionated stereotactic radiotherapy in five daily fractions for post-operative surgical cavities in brain metastases patients with and without prior whole brain radiation. *Technol Cancer Res Treat* 12:493–499.

Atalar B, Choi CY, Harsh GR, 4th, Chang SD, Gibbs IC, Adler JR, Soltys SG (2013a) Cavity volume dynamics after resection of brain metastases and timing of postresection cavity stereotactic radiosurgery. *Neurosurgery* 72:180–185; discussion 185.

Atalar B, Modlin LA, Choi CY, Adler JR, Gibbs IC, Chang SD, Harsh GR, 4th et al. (2013b) Risk of leptomeningeal disease in patients treated with stereotactic radiosurgery targeting the postoperative resection cavity for brain metastases. *Int J Radiat Oncol Biol Phys* 87:713–718.

Brennan C, Yang TJ, Hilden P, Zhang Z, Chan K, Yamada Y, Chan TA et al. (2014) A phase 2 trial of stereotactic radiosurgery boost after surgical resection for brain metastases. *Int J Radiat Oncol Biol Phys* 88:130–136.

Chang EL, Selek U, Hassenbusch SJ, 3rd, Maor MH, Allen PK, Mahajan A, Sawaya R, Woo SY (2005) Outcome variation among "radioresistant" brain metastases treated with stereotactic radiosurgery. *Neurosurgery* 56:936–945.

Chang EL, Wefel JS, Hess KR, Allen PK, Lang FF, Kornguth DG, Arbuckle RB et al. (2009) Neurocognition in patients with brain metastases treated with radiosurgery or radiosurgery plus whole-brain irradiation: A randomised controlled trial. *Lancet Oncol* 10:1037–1044.

Choi CY, Chang SD, Gibbs IC, Adler JR, Harsh GR IV, Atalar B, Lieberson RE, Soltys SG (2012a) What is the optimal treatment of large brain metastases? An argument for a multidisciplinary approach. *Int J Radiat Oncol Biol Phys* 84:688–693.

Choi CY, Chang SD, Gibbs IC, Adler JR, Harsh GR IV, Lieberson RE, Soltys SG (2012b) Stereotactic radiosurgery of the postoperative resection cavity for brain metastases: Prospective evaluation of target margin on tumor control. *Int J Radiat Oncol Biol Phys* 84:336–342.

Connolly EP, Mathew M, Tam M, King JV, Kunnakkat SD, Parker EC, Golfinos JG, Gruber ML, Narayana A (2013) Involved field radiation therapy after surgical resection of solitary brain metastases–mature results. *Neuro Oncol* 15:589–594.

Do L, Pezner R, Radany E, Liu A, Staud C, Badie B (2009) Resection followed by stereotactic radiosurgery to resection cavity for intracranial metastases. *Int J Radiat Oncol Biol Phys* 73:486–491.

Eaton BR, Gebhardt B, Prabhu R, Shu HK, Curran WJ, Jr., Crocker I (2013) Hypofractionated radiosurgery for intact or resected brain metastases: Defining the optimal dose and fractionation. *Radiat Oncol* 8:135.

Gans JH, Raper DM, Shah AH, Bregy A, Heros D, Lally BE, Morcos JJ, Heros RC, Komotar RJ (2013) The role of radiosurgery to the tumor bed after resection of brain metastases. *Neurosurgery* 72:317–325; discussion 325–316.

Gaspar L, Scott C, Rotman M, Asbell S, Phillips T, Wasserman T, McKenna WG, Byhardt R (1997) Recursive partitioning analysis (RPA) of prognostic factors in three Radiation Therapy Oncology Group (RTOG) brain metastases trials. *Int J Radiat Oncol Biol Phys* 37:745–751.

Gaspar LE, Scott C, Murray K, Curran W (2000) Validation of the RTOG recursive partitioning analysis (RPA) classification for brain metastases. *Int J Radiat Oncol Biol Phys* 47:1001–1006.

Hartford AC, Paravati AJ, Spire WJ, Li Z, Jarvis LA, Fadul CE, Rhodes CH (2013) Postoperative stereotactic radiosurgery without whole-brain radiation therapy for brain metastases: Potential role of preoperative tumor size. *Int J Radiat Oncol Biol Phys* 85:650–655.

Hsieh J, Elson P, Otvos B, Rose J, Loftus C, Rahmathulla G, Angelov L, Barnett GH, Weil RJ, Vogelbaum MA (2015) Tumor progression in patients receiving adjuvant whole-brain radiotherapy vs localized radiotherapy after surgical resection of brain metastases. *Neurosurgery* 76:411–420.

Hwang SW, Abozed MM, Hale A, Eisenberg RL, Dvorak T, Yao K, Pfannl R et al. (2010) Adjuvant Gamma Knife radiosurgery following surgical resection of brain metastases: A 9-year retrospective cohort study. *J Neuro-Oncol* 98:77–82.

Iorio-Morin C, Masson-Cote L, Ezahr Y, Blanchard J, Ebacher A, Mathieu D (2014) Early Gamma Knife stereotactic radiosurgery to the tumor bed of resected brain metastasis for improved local control. *J Neurosurg* 121(Suppl):69–74.

Iwai Y, Yamanaka K, Yasui T (2008) Boost radiosurgery for treatment of brain metastases after surgical resections. *Surg Neurol* 69:181–186; discussion 186.

Jagannathan J, Yen CP, Ray DK, Schlesinger D, Oskouian RJ, Pouratian N, Shaffrey ME, Larner J, Sheehan JP (2009) Gamma Knife radiosurgery to the surgical cavity following resection of brain metastases. *J Neurosurg* 111:431–438.

Jarvis LA, Simmons NE, Bellerive M, Erkmen K, Eskey CJ, Gladstone DJ, Hug EB, Roberts DW, Hartford AC (2012) Tumor bed dynamics after surgical resection of brain metastases: Implications for postoperative radiosurgery. *Int J Radiat Oncol Biol Phys* 84:943–948.

Jensen CA, Chan MD, McCoy TP, Bourland JD, deGuzman AF, Ellis TL, Ekstrand KE et al. (2011) Cavity-directed radiosurgery as adjuvant therapy after resection of a brain metastasis. *J Neurosurg* 114:1585–1591.

Kalani MY, Filippidis AS, Kalani MA, Sanai N, Brachman D, McBride HL, Shetter AG, Smith KA (2010) Gamma Knife surgery combined with resection for treatment of a single brain metastasis: Preliminary results. *J Neurosurg* 113(Suppl):90–96.

Karlovits BJ, Quigley MR, Karlovits SM, Miller L, Johnson M, Gayou O, Fuhrer R (2009) Stereotactic radiosurgery boost to the resection bed for oligometastatic brain disease: Challenging the tradition of adjuvant whole-brain radiotherapy. *Neurosurg Focus* 27:E7.

Kelly PJ, Lin YB, Yu AY, Alexander BM, Hacker F, Marcus KJ, Weiss SE (2012) Stereotactic irradiation of the postoperative resection cavity for brain metastasis: A frameless linear accelerator-based case series and review of the technique. *Int J Radiat Oncol Biol Phys* 82:95–101.

Kocher M, Soffietti R, Abacioglu U, Villà S, Fauchon F, Baumert BG, Fariselli L et al. (2011) Adjuvant whole-brain radiotherapy versus observation after radiosurgery or surgical resection of one to three cerebral metastases: Results of the EORTC 22952-26001 study. *J Clin Oncol Off J Am Soc Clin Oncol* 29:134–141.

Limbrick DD, Jr., Lusis EA, Chicoine MR, Rich KM, Dacey RG, Dowling JL, Grubb RL et al. (2009) Combined surgical resection and stereotactic radiosurgery for treatment of cerebral metastases. *Surg Neurol* 71:280–288; disucssion 288–289.

Lindvall P, Bergstrom P, Lofroth PO, Tommy Bergenheim A (2009) A comparison between surgical resection in combination with WBRT or hypofractionated stereotactic irradiation in the treatment of solitary brain metastases. *Acta Neurochir* 151:1053–1059.

Ling DC, Vargo JA, Wegner RE, Flickinger JC, Burton SA, Engh J, Amankulor N, Quinn AE, Ozhasoglu C, Heron DE (2015) Postoperative stereotactic radiosurgery to the resection cavity for large brain metastases: Clinical outcomes, predictors of intracranial failure, and implications for optimal patient selection. *Neurosurgery* 76:150–157.

Luther N, Kondziolka D, Kano H, Mousavi SH, Engh JA, Niranjan A, Flickinger JC, Lunsford LD (2013) Predicting tumor control after resection bed radiosurgery of brain metastases. *Neurosurgery* 73:1001–1006; discussion 1006.

Mathieu D, Kondziolka D, Flickinger JC, Fortin D, Kenny B, Michaud K, Mongia S, Niranjan A, Lunsford LD (2008) Tumor bed radiosurgery after resection of cerebral metastases. *Neurosurgery* 62:817–824.

Minniti G, Esposito V, Clarke E, Scaringi C, Lanzetta G, Salvati M, Raco A, Bozzao A, Maurizi Enrici R (2013) Multidose stereotactic radiosurgery (9 Gy × 3) of the postoperative resection cavity for treatment of large brain metastases. *Int J Radiat Oncol Biol Phys* 86:623–629.

Ojerholm E, Alonso-Basanta M, Simone CB II (2014a) Stereotactic radiosurgery alone for small cell lung cancer: A neurocognitive benefit? *Radiat Oncol* 9:218.

Ojerholm E, Lee JY, Thawani JP, Miller D, O'Rourke DM, Dorsey JF, Geiger GA et al. (2014b) Stereotactic radiosurgery to the resection bed for intracranial metastases and risk of leptomeningeal carcinomatosis. *J Neurosurg* 121(Suppl):75–83.

Patchell RA, Tibbs PA, Regine WF, Dempsey RJ, Mohiuddin M, Kryscio RJ, Markesbery WR, Foon KA, Young B (1998) Postoperative radiotherapy in the treatment of single metastases to the brain: A randomized trial. *JAMA* 280:1485–1489.

Patel KR, Prabhu RS, Kandula S, Oliver DE, Kim S, Hadjipanayis C, Olson JJ et al. (2014) Intracranial control and radiographic changes with adjuvant radiation therapy for resected brain metastases: Whole brain radiotherapy versus stereotactic radiosurgery alone. *J Neurooncol* 120:657–663.

Prabhu R, Shu HK, Hadjipanayis C, Dhabaan A, Hall W, Raore B, Olson J, Curran W, Oyesiku N, Crocker I (2012) Current dosing paradigm for stereotactic radiosurgery alone after surgical resection of brain metastases needs to be optimized for improved local control. *Int J Radiat Oncol Biol Phys* 83:e61–e66.

Robbins JR, Ryu S, Kalkanis S, Cogan C, Rock J, Movsas B, Kim JH, Rosenblum M (2012) Radiosurgery to the surgical cavity as adjuvant therapy for resected brain metastasis. *Neurosurgery* 71:937–943.

Roberge D, Souhami L (2010) Tumor bed radiosurgery following resection of brain metastases: A review. *Technol Cancer Res Treat* 9:597–602.

Rwigema JC, Wegner RE, Mintz AH, Paravati AJ, Burton SA, Ozhasoglu C, Heron DE (2011) Stereotactic radiosurgery to the resection cavity of brain metastases: A retrospective analysis and literature review. *Stereot Funct Neuros* 89:329–337.

Shaw E, Scott C, Souhami L, Dinapoli R, Bahary JP, Kline R, Wharam M et al. (1996) Radiosurgery for the treatment of previously irradiated recurrent primary brain tumors and brain metastases: Initial report of radiation therapy oncology group protocol (90-05). *Int J Radiat Oncol Biol Phys* 34:647–654.

Shaw E, Scott C, Souhami L, Dinapoli R, Kline R, Loeffler J, Farnan N (2000) Single dose radiosurgical treatment of recurrent previously irradiated primary brain tumors and brain metastases: Final report of RTOG protocol 90-05. *Int J Radiat Oncol Biol Phys* 47:291–298.

Soffietti R, Kocher M, Abacioglu UM, Villa S, Fauchon F, Baumert BG, Fariselli L et al. (2013) A European Organisation for Research and Treatment of Cancer phase III trial of adjuvant whole-brain radiotherapy versus observation in patients with one to three brain metastases from solid tumors after surgical resection or radiosurgery: Quality-of-life results. *J Clin Oncol Off J Am Soc Clin Oncol* 31:65–72.

Sperduto PW, Berkey B, Gaspar LE, Mehta M, Curran W (2008) A new prognostic index and comparison to three other indices for patients with brain metastases: An analysis of 1,960 patients in the RTOG database. *Int J Radiat Oncol Biol Phys* 70:510–514.

Sperduto PW, Wang M, Robins HI, Schell MC, Werner-Wasik M, Komaki R, Souhami L et al. (2013) A phase 3 trial of whole brain radiation therapy and stereotactic radiosurgery alone versus WBRT and SRS with temozolomide or erlotinib for non-small cell lung cancer and 1 to 3 brain metastases: Radiation Therapy Oncology Group 0320. *Int J Radiat Oncol Biol Phys* 85:1312–1318.

Steinmann D, Maertens B, Janssen S, Werner M, Frühauf J, Nakamura M, Christiansen H, Bremer M (2012) Hypofractionated stereotactic radiotherapy (hfSRT) after tumour resection of a single brain metastasis: Report of a single-centre individualized treatment approach. *J Cancer Res Clin Oncol* 138:1523–1529.

Toma-Dasu I, Sandstrom H, Barsoum P, Dasu A (2014) To fractionate or not to fractionate? That is the question for the radiosurgery of hypoxic tumors. *J Neurosurg* 121(Suppl):110–115.

Wang CC, Floyd SR, Chang CH, Warnke PC, Chio CC, Kasper EM, Mahadevan A, Wong ET, Chen CC (2012) Cyberknife hypofractionated stereotactic radiosurgery (HSRS) of resection cavity after excision of large cerebral metastasis: Efficacy and safety of an 800 cGy × 3 daily fractions regimen. *J Neurooncol* 106:601–610.

第 15 章

脑转移瘤的图像引导大分割放射治疗：基本原理、方法、结果

John M. Boyle，Paul W. Sperduto，Steven J. Chmura，Justus Adamson，John P. Kirkpatrick，Joseph K. Salama

15.1 引言

图像引导大分割立体定向放射治疗(HSRT)是一种主要用于脑转移瘤治疗的新兴技术。该技术在治疗过程中采用无创的固定方法和现代成像技术进行精确定位，可实施高度适形的放疗。HSRT 不同于常规使用的立体定向放射外科(SRS)的方法，采用无创固定和放疗过程中的分割照射。此外，HSRT 的目标是使治疗率最大化，对较大的颅内病变或接近重要正常组织的不适合单次分割放射外科治疗的病变，给予安全有效的治疗。

本章中，我们简要回顾脑转移瘤的流行病学，以界定哪些脑转移瘤更适合采用 HSRT 治疗这样的问题范围。随后，介绍使用 SRS 治疗的资料和原理，再接着讨论 HSRT 的基本原理。然后，我们介绍了本中心使用的 HSRT 技术，重点在临床上什么情况下应用 HSRT 可以获益。最后，我们将回顾现有支持使用 HSRT 治疗的数据，重点是转移瘤的控制和正常组织的毒性反应。本章末尾简要讨论了争议和未来方向。

15.1.1 流行病学及背景

脑转移瘤是癌症患者发病和死亡的重要原因。据估计，20%~40% 的癌症患者在疾病过程中会发生脑转移，这就意味着，在美国每年脑转移瘤的发病率在 10 万~30 万(Johnson 和 Young，1996；Mehta 等，2005)。有证据表明，脑转移瘤的发病率可能还在上升。这可能是由于通过分期磁共振扫描(MRI)增加了临床隐匿性病灶的检出率(Sundermeyer 等，2005)。另一种解释是，发病率的增加可能是由于癌症患者全身性治疗的有效性不断提高，从而暴露出全身系统控制的癌症人群的真实发病率。例如，一些回顾性系列研究显示，女性乳腺癌患者的脑转移瘤发生率有升高的趋势，在某些情况下，与人类表皮生长因子受体 2(HER2)过表达及使用曲妥珠单抗治疗有关(Crivellari 等，2001；Slimane 等，2004；Lin 和 Winer，2007)。在非小细胞肺癌中，表皮生长

因子受体（EGFR）突变的肿瘤患者经厄洛替尼治疗成功的，也会导致类似的假说（Patel 等，2014）。

已经研发出许多预后指标用来预测新诊断的脑转移瘤患者的生存。放射治疗肿瘤协作组（RTOG）于 1997 年首次发表的递归分区分析（RPA），将卡氏评分（KPS）较高、年纪较轻、原发肿瘤得到控制，以及无颅外转移确认为总体生存期（OS）的预后因素（Gaspar 等，1997）。这项工作有进一步的发展，考虑到脑转移的数目和原发肿瘤的控制（Sperduto 等，2008，2010，2012）。由此产生的分级预后评估（GPA）和随后的诊断特异性 GPA 为预测脑转移瘤患者的预后提供了有用的工具。这些预后指标有助于选择适合 HSRT 治疗的患者。

对于治疗脑转移瘤患者的肿瘤学医生来说，有越来越多的治疗方案可供选择，包括最佳支持治疗、外科手术、放疗，以及目前评估新的全身治疗的临床试验（NCT01622868，NCT02015117）。为患者选择最佳治疗方案通常需要权衡治疗的潜在毒性反应和治疗的益处，同时还要考虑无法控制颅内疾病的毁灭性影响。遗憾的是，不管是针对激进侵袭性的转移瘤治疗还是病变不受控制两者均可能导致神经认知能力减退、一般状况下降，甚至死亡率增加（DeAngelis 等，1989；Regine 等，2001）。因此，最佳治疗的选择最好是在个体化的水平上，根据当前的临床情况量身定做。幸好，越来越多的 1 级循证证据和共识指南正在帮助肿瘤学医生和患者选择合适的治疗策略。

15.1.2 立体定向放射外科的随机对照试验及原理

为确定外科手术和放疗在脑转移瘤治疗中的适当作用，已经进行了多项随机对照试验。3 项早期随机对照试验研究以手术的形式治疗单发脑转移瘤，再增加全脑放疗（WBRT）治疗（Patchell 等，1990；Noordijk 等，1994；Mintz 等，1996）。这些试验中的前两项试验研究发现手术组的总体生存期（OS）的改善（Patchell 等，1990；Noordijk 等，1994）。由 Mintz 等进行的第 3 项试验研究虽未能确定手术的益处，但阐明了全身性疾病状况的重要性。事实上，如果全身性疾病状况未得到控制，会导致死亡率的上升（风险比 2:3；Mintz 等，1996）。Noordijk 等的研究还发现，手术对颅外疾病已得到控制的患者的益处。颅外疾病未得到控制的两组中的任何一组患者的中位生存期仅为 5 个月。相反，颅外疾病得到控制的患者，生存期提高了 5 个月（中位数为 12 个月，颅外疾病未得到控制患者为 7 个月）。这些研究证实，对一般状况良好、颅外疾病相对稳定的患者，针对激进侵袭的转移瘤选择外科手术治疗可以获益。

在一定程度上基于外科试验的结果，通过对全脑放疗（WBRT）增加放射外科，也进行过类似的尝试用于提高脑转移瘤的控制。RTOG 9805 按 1~3 处脑转移瘤（先验分层）和 KPS≥70 分选择患者，随机分入 WBRT 组和 WBRT 后再应用放射外科针对激进侵袭的转移瘤治疗组（Andrews 等，2004）。结果表明，WBRT 再应用放射外科治疗未能满足提高 OS 的主要终点，两组之间没有差异。然而，在亚组分析中，支持放射外科（SRS）治疗单发脑转移瘤患者（4.9 个月对 6.5 个月），有生存获益。此外，所有接受 SRS 治疗的患者 KPS 都有显著改善，与单独接受 WBRT 的患者相比，对类固醇的需求显著减少。总之，外科手术研究和 RTOG 试验的亚组分析均表明，针对激进侵袭性转移瘤的治疗可改善单发脑转移瘤患者的生存。而且 WBRT 后联合放射外科治疗多达 3 处的脑转移瘤是安全的，可改善患者一般状况。

Patchell 等(1998)确立在开颅手术切除转移瘤后应用 WBRT,研究 WBRT 在单发脑转移瘤切除术后的作用。在单独接受手术的患者中,切除病灶的复发率(46%对 10%)和远处复发率(37%对 14%)都明显较高。尽管联合 WBRT 后,脑内复发的风险显著降低(70%对 18%),但这并未转化为 OS 的获益。然而,联合 WBRT 后,由于神经系统原因所导致的死亡率有所降低(44%对 14%),可能是由于颅内复发的减少。在现代磁共振成像的时代,欧洲癌症研究和治疗组织 (EORTC) 进行了一项类似的研究,探讨了脑转移瘤手术切除或放射外科后立即进行 WBRT 的益处。该试验随机采用在针对颅内转移瘤的治疗(由外科医生/放射肿瘤学医生酌情进行完整的手术切除或 SRS 治疗)后应用 WBRT 治疗 1~3 处转移灶(Kocher 等,2011)。该研究的主要终点为:WHO 一般状况下降到>2 级的时间,是否采用 WBRT(中位数 9 个月对 10 个月),两组均无差异;次要终点,OS 也没有差异(11 个月)。与 Patchell 等的研究类似,应用 WBRT 可显著降低颅内进展(78%对 48%,$P<0.02$),观察到治疗后的转移瘤病灶的复发率和脑内远处病灶的发生率均有所降低。有趣的是,与手术相比,无论是接受 WBRT 治疗(19%对 37%)还是不接受 WBRT 治疗(31%对 69%),接受 SRS 治疗的脑转移灶治疗后 2 年的进展发生率明显较低。

这些研究表明,手术或放疗等消融性治疗后立即行 WBRT 治疗,可降低颅内进展率和神经认知的死亡率,但不能改变 OS。WBRT 的获益必须与治疗的毒性反应相权衡。尽管 WBRT 与轻微的急性症状有关,但有人担心,这样的治疗在认知及小脑功能方面的长期影响要比单独针对颅内转移瘤的治疗更糟 (Regine 等,2001;Tallet 等,2012)。因此,更多的现代研究试图阐明 WBRT 在 SRS 治疗脑转移患者中的作用。

一项日本的研究一般状况良好的患者[东部肿瘤合作组(ECOG)≥2 级],1~4 处脑转移瘤随机分为单独 WBRT 后联合 SRS 治疗组和 SRS 治疗组(Aoyama 等,2006)。与其他试验一致,尽管 WBRT 减少了脑内复发,但治疗组间的主要终点 OS 没有显著差异。该试验的作者假设,通常用于最初仅单独应用 SRS 治疗患者的抢救性治疗效果可解释这一发现。一项类似的随机研究中,最多有 3 处转移瘤的患者,随机接受 SRS 治疗后联合 WBRT 或单独 SRS 治疗(Chang 等,2009)。这项研究的主要终点是神经认知功能,通过一系列标准的神经认知功能测试来测量。数据和安全监测委员会提前终止了这项研究,因为中期分析显示,有很大的可能性(96%),与单独接受 SRS 治疗的患者(24%)相比,增加 WBRT 后会导致 52%的患者在治疗后 4 个月出现学习和记忆功能下降。有趣的是,WBRT 组的死亡率也更高(危险比为 2.47),提示死亡的人更有可能出现学习和记忆能力下降。此外,最近进行的 3 项试验的汇总分析中,比较了 SRS±WBRT 治疗组之间的差异。研究发现,对于 50 岁以下的患者,与联合 WBRT 相比,单独 SRS 治疗可提高生存率(Sahgal 等,2015)。所有这些数据表明,尽管 WBRT 可能会降低转移瘤新发概率,并有可能改善患者的生活质量,不使用 WBRT 并不会影响患者的生存期。

综上所述,对于脑转移瘤患者有多种治疗策略。鉴于上述试验的结果,最近发表的指南显示,无论是否联合 WBRT,SRS 已被广泛采用,作为治疗数目有限的脑转移瘤患者的一种治疗方法(Tsao 等,2012)。

15.1.3 大分割立体定向放射外科的基本原理

已提出 HSRT 作为单次分割 SRS 的替代方法。HSRT 使用一种非侵袭性立体定向头架系统,以 2~10 次分割、精确、适形地以消融性剂量照射颅内靶区。该方法有几个假设的优点:①特别是对大的转移瘤或脑部功能区的转移瘤能降低治疗的毒性反应;②通过有更大生物有效性的总辐射剂量的照射,提高肿瘤控制率;③提高患者舒适度和依从性;④对组织学上有放射抵抗性的肿瘤,如黑色素瘤和肾细胞癌,WBRT 的益处不明确且有明显的毒性反应。

SRS 的最初试验使用 15~24Gy 的剂量,单次分割照射直径小于 4cm 的转移瘤。这些研究中选择的剂量是基于 RTOG 90-05 的结果(Shaw 等,2000)。既往接受过放疗的复发(原发性或转移性)脑肿瘤患者,肿瘤直径可达 4cm,接受伽马刀或基于直线加速器的立体定向放射外科治疗。根据临床判定的毒性反应,根据肿瘤直径≤20mm、21~30mm 和 31~40mm,可接受的肿瘤最大耐受剂量分别为 24Gy、18Gy 和 15Gy。靶区体积包括 MRI 或 CT 上对比增强的体积。按照 50%~90%等剂量线所覆盖的整个靶体积给予处方剂量,处方等剂量线无边缘外扩。作为这个试验的结果,纳入 SRS 治疗随机试验的仅限于直径<4cm 的肿瘤。后来,单次分割治疗较大转移瘤时,会有恰当的犹豫。鉴于剂量可引起 3 级或以上的慢性毒性反应,转移瘤直径小于 20mm、周边剂量 24Gy、毒性反应发生率为 10%;转移瘤直径 21~30mm、周边剂量 18Gy,毒性反应发生率为 20%;转移瘤直径 31~40mm、周边剂量 16Gy,毒性反应发生率 14%。初步试验表明,在给定的转移瘤大小和给定的剂量下有可接受的最大毒性反应发生率。然而,治疗效果并不是评估的终点。

主要是在良性病变如动静脉畸形(AVM)方面有过大量的工作,研究了正常脑组织的剂量-体积耐受情况。已经发现许多指标,如神经放射影像学变化和后续的临床副作用,能预测放射性损伤。对于单次分割 SRS,对接受 8Gy(Flickinger 等,1997)、10Gy(Voges 等,1996;Flickinger 等,1997;Levegrun 等,2004)、12Gy(Flickinger 等,1997,1998,2000;Lawrence 等,2010)的照射体积等参数进行评估。在一个典型的系列研究中,133 例接受 SRS 治疗的患者中,受到 10Gy 照射的脑体积(V10Gy)<10mL,没出现神经影像学改变,而相对照的是,如果 V10≥10mL,24%出现神经影像学改变(Voges 等,1996)。此外,这些影像学改变与症状和神经系统改变高度相关。这些研究表明,未接受 WBRT 的单次分割治疗经长期随访后显示存在剂量-体积的相关关系。

已发现,除了剂量-体积限制,所治疗病灶的位置可预测 SRS 后的放射性损伤(Flickinger 等,1992,1998,2000)。在 422 例接受 SRS 治疗的 AVM 患者中,85 例出现放射性损伤,采用多变量 logistic 回归分析确定损伤部位与损伤风险之间的相关性(Flickinger 等,2000)。研究发现,除 V12Gy 外,病变部位是放射性损伤的预测因素,病变位于大脑和小脑半球出现放射性损伤的风险最低,中脑结构次之,脑干的风险最高。例如,研究发现,V12Gy(20mL)可预测病变位于基底神经节区出现放射性损伤的风险约为 40%,而相对于病变位于额叶出现放射性损伤的风险则小于 5%。这些研究进一步完善了对在没有接受 WBRT 的情况下接受 SRS 治疗患者的风险效益情况的了解。

报道使用单次分割 SRS 治疗后脑干出现毒性反应的风险数据很有限。而且这些研究的解释由于剂量处方和体积情况的报道不同而变得十分复杂。Foote 等(2001)所做的最大组的分析中,149 例患者使用 SRS 治疗前庭神经鞘瘤,剂量为 10~22.5Gy。报道的结果按治疗年限进行分层,1994 年以前,治疗计划主要基于 CT 图像,1994 年以后主要使用 MRI 图像。1994 年后接受治疗的患者队列中,治疗后 2 年面神经和三叉神经病受损的发生率分别为 5% 和 2%,而 1994 年前治疗的患者队列中,治疗后 2 年面神经和三叉神经病受损的发生率分别为 29% 和 7%。危险因素的多变量分析发现,最大剂量(D_{max})17.5Gy 及肿瘤与脑干的接近程度是后续发生脑神经损伤的预测因子。现有数据表明,V12Gy 较高、处方剂量>15Gy 和体积>4mL,风险越大(Spiegelmann 等,2001;Kano 等,2012)。综合各项研究,似乎采用 12.5~13Gy 的剂量,临床观察到的毒性反应的风险低于 5%。

接受单次分割 SRS 治疗时,视神经和视交叉是经常有剂量限制的关键结构。大多数研究报道的放射诱发视神经病变研究报道的是最大点剂量。大多数发表的数据支持剂量<8Gy 是安全的,但随着剂量从 8Gy 增加到 12Gy,放射性视神经损伤的风险也会增高(Leber 等,1998;Stafford 等,2003;Pollock 等,2008)。剂量大于 12Gy,放射性视神经损伤发生率大于 10%,风险通常被认为高得不可接受(Mayo 等,2010)。

当脑转移瘤受到剂量、体积和部位的限制时,用单次分割 SRS 治疗所有转移瘤的缺点就显而易见。已经发现,大体积转移瘤的治疗剂量最受毒性反应的限制,SRS 治疗的剂量 15~18Gy,可预测肿瘤控制较差(Shiau 等,1997;Mori 等,1998;Vogelbaum 等,2006;Yang 等,2011)。这些限制也可能适用于脑关键部位的脑转移瘤。

Hall 和 Brenner(1993)在他们的著作中提出关于 HSRT 的放射生物学论证,强调采用分割治疗进行 SRS 治疗的益处。人们认识到,许多肿瘤中含有大量的乏氧细胞,因此,细胞具有抗辐射能力。分割 SRS 利用治疗中间发生的再氧合作用。每次的辐射剂量将主要杀死有氧细胞群。有文献记载,每次照射后,肿瘤将恢复其原有的氧合细胞比例,使后续照射的效果最大化。此外,分割治疗利用了早反应组织(包括肿瘤)和晚反应组织(如大脑)不同的剂量–反应曲线。放射生物学原理指出,总剂量而不是分割剂量对早反应组织的细胞杀伤量影响最大。这在一定程度上与晚反应的正常组织相反,后者对分割中的变化更为敏感。因此,更加细分的分割治疗方案可优先保护正常组织和减少迟发作用,而不损害肿瘤控制的可能性。

Brenner 等(1991)采用细胞杀伤的线性二次模型,并根据低剂量率近距离治疗复发胶质瘤的经验进行推断,描述了替代的剂量分割及其等效单次分割剂量。例如,替代单次分割 18Gy 的剂量等效分割剂量方案为 27.4Gy/3 次或 32.6Gy/5 次。这些剂量目前已用于脑转移瘤的分割治疗,肿瘤控制率高而迟发毒性反应低(Manning 等,2000)。对复发性胶质瘤使用 HSRT 治疗,使用 25Gy/5 次,进一步支持大分割方案的安全性(Landy 等,1994;Cabrera,2013)。15.5 部分将讨论线性二次模型在 SRS 和 HSRT 中的适用性问题。

15.2 放疗技术

本节中将详细介绍杜克大学自 2008 年以来使用的放疗技术,该技术已应用于治疗 400 余例患者。虽然其他中心可能采用的解决方案的硬件和软件稍有不同,但大多数中心使用直线加速器实施 HSRT 的基本技术是相似的。

15.2.1 模拟

除非存在禁忌，在杜克大学计划接受 HSRT 治疗的所有患者都被固定在无框架或是附着于刚性 U 型框架系统(BrainLAB,Munich,Germany)的热塑性面罩中,如图 15.1 所示。随后,所有患者接受 CT 成像,对无 MRI 禁忌证的患者进行薄层(1mm)、对比增强的三维损毁梯度回波(3D SPGR)MR 成像。使用 iPlan 治疗计划软件(BrainLAB)融合 MR 和 CT 图像,在 3D SPGR 图像上勾画出靶区轮廓。对于无法进行 MRI 检查的患者,进行增强的薄层 CT 扫描获取图像。

15.2.2 轮廓勾画

将大体肿瘤体积(GTV)定义为 3D SPGR 序列 MRI 影像上对比增强的病灶。GTV 边缘外扩 1mm 作为计划靶区体积(PTV),以前的分析表明,PTV 外扩 1~3mm,所治疗的转移瘤控制率相同,而边缘外扩越小,放射性坏死的发生率趋势就越低(Kirkpatrick 等,2015)。在只获得薄层 CT 的情况下,可能会使用稍微大一点的边缘外扩(通常是 2mm),因为肿瘤和正常大脑之间的边界更难辨别,正常组织轮廓勾画包括在薄层图像上勾画整个大脑、视神经、视交叉和脑干。

15.2.3 治疗计划

在我们的机构中,采用许多不同的治疗技术,都采用直线加速器立体定向放射外科系统,装备有高精度的多叶准直器,距离等中心±4cm 处叶宽为 2.5mm,距离等中心外≥4cm 处叶宽为 5mm(Novalis Tx & Truebeam STX,Varian Medical Systems,Palo Alto,CA)。动态适形旋转调强放射治疗(DCAT)和容积旋转调强放射治疗(VMAT)均利用旋转放疗实施高度适形的治疗。DCAT 技术是在机架旋转过程中,从射线束方向的视野观察到的多叶光栅(MLC)的叶孔径与边缘外扩的 PTV 动态适形。我们通常在 PTV 投射和 MLC 孔径之间采用 1~2mm 的边缘外扩,以使剂量的适形和衰减与可接受的剂量均质性保持平衡。Zhao 等 (2014) 对剂量测定的权衡与 PTV 和 MLC 边缘外扩的关系给出了全面的描述。VMAT 由 MLC 叶片所在的旋转弧组成,治疗过程中随着机架角度的变化,直线加速器多叶光栅叶片位置、剂量和剂量率也相应变化;其组

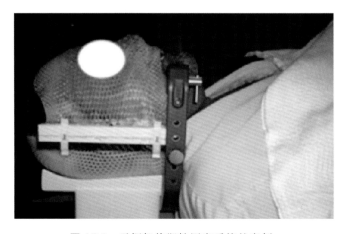

图 15.1　无框架热塑性固定系统的实例。

合变化由逆向优化确定,以达到预期的剂量分布。DCAT 通常理想上适用于较小或形状更规则的靶区,而 VMAT 可能更适合于较大或形状不规则的靶区。调强放射治疗(IMRT)采用非旋转"静态"射线束,MLC 叶片同样通过优化调整以做到"剂量雕刻"。与 VMAT 类似,IMRT 通常最适用于较大或形状不规则的靶区体积,尤其是当靶区体积凹面紧贴敏感的正常组织时。在这种情况下,可能需要使用静态射线束来严格限制剂量照射的角度,从而通过不均匀的剂量分布做到优先保护。在我们的机构中,使用 iPlan 计划系统(BrainLAB)进行 DCAT 计划设计,而使用 Eclipse 计划系统(Varian)进行 VMAT 和 IMRT 的计划设计。

我们采用的 HSRT 治疗方案为标准剂量分割,连续 5 天,但周末可以中断,5 次分割,照射 25Gy。剂量处方按 100% 的等剂量线,允许在 110% 的等剂量线上有热点。使用 DCAT 时,120% 的热点也是可以接受的。我们的目标是处方剂量下对 PTV 的覆盖率至少达到 99%。适形指数是剂量适形的另一个度量标准,其计算方法是将受照处方剂量的组织体积除以 PTV 的体积。我们的目标是适形指数<2.0,虽然在治疗非常小或形状高度不规则的病变时可能很难实现 DCAT。

一般来说,HSRT 治疗的一个好处是正常组织不需要硬性的剂量限制,应尽量使包括脑干、视神经和视交叉等未受累及的正常组织的剂量最小化。对先前接受过无论是手术治疗或是放疗的患者,需要根据临床实际应用情况来判断约束条件。虽然发现在 HSRT 治疗过程中计算生物有效剂量(BED)是有用的,但特别是注意到在常规分割放疗中所观察到的总 BED 与最大耐受 BED 的比较,通常不会因为此前接受过 WBRT 而减少剂量。

15.2.4 治疗实施

模拟和实施治疗之间的时间间隔最好小于 5~7 天。在每次治疗之前,患者首先使用 BrainLAB 定位系统在模拟机床上摆位,该系统由放置在患者面罩上的靶区孔径位置叠加(TAPO)框组成,该框在每个轴向上描绘出等中心点的位置。所有患者在治疗床上接受锥形束 CT 和 kV 正交成像的图像引导,对等中心点进行适当的调整并重复成像。该技术保证了在任何方向上的平移位置偏差小于 1mm,且旋转小于 1°(Ma 等,2009)。使用 TAPO 在室内验证最终治疗位置。图像由设计计划者和物理师分别进行检查,他们必须就图像引导的准确性达成一致。对于机器跳数(MU)高的计划,我们通常使用 6X 非均整滤过模式光子能量 (Truebeam STX 或 (Novalis Tx)特定用于立体定向放射外科较小的均整滤过模式 6X 光子能量,允许剂量率分别高达 1400 和 1000MU。在最后一次治疗结束后,所有患者出院后接受短期疗程的类固醇(通常为地塞米松)治疗,根据患者主诉的症状指导用药剂量和持续时间。已经服用类固醇治疗患者,无须调整剂量。

15.3 适应证

对于较小且位于大脑非重要功能区部位的肿瘤, 单次分割 SRS 仍是一个合理的选择。然而,对于较大的肿瘤或位于或邻近脑部关键区域的肿瘤,应考虑行 HSRT 治疗。这些关键区域包括视交叉、丘脑、基底神经节、胼胝体或脑干。一般来说,对于任何径线> 4cm 或总体体积 3~

4mL 的病灶,均应考虑行 HSRT 治疗。以下是被认为适合应用 HSRT 治疗的临床情况。

病例 1(图 15.2)

患者女,70 岁,头晕及平衡障碍进行性加重 2 个月。她的主治医生安排头颅 CT 以排除卒中时发现脑干有低密度区,随访头颅磁共振显示脑桥强化病灶。后续逐项行胸部、腹部和骨盆 CT 扫描显示右肺尖结节,但没有明确的病变适合活检。因此,对脑干病灶进行活检,病理报告转移性腺癌,与原发性非小细胞肺癌一致。鉴于 KPS 90 分,疾病负荷低,建议行 SRS 治疗。考虑到病灶位于脑干,选择 HSRT 治疗。

本例患者的 HSRT 方案,选择的是 5 个动态适形拉弧 HSRT 治疗。在 5 天内 5 次分割,照射 2500cGy 的剂量,100% 处方等剂量线,最大剂量 27.9Gy,PTV 覆盖率为 99.2%,适形性指数 1.4。出院时嘱短期疗程的地塞米松。

病例 2(图 15.3)

患者男,65 岁,有左肺上叶鳞状细胞癌 T1bN0 的病史,于 2 年前接受肺叶切除术。常规随访发现共济失调和多次摔倒。他的肿瘤科医生安排的脑部磁共振显示延髓单发脑转移瘤。患者又行 PET/CT 检查,未见颅外疾病。鉴于患者一般状况良好和无颅外转移,建议使用 SRS 治疗。由于脑转移瘤位于脑干,选择 HSRT 治疗。

对本例患者, 选择了 5 个动态适形拉弧 HSRT 方案。在 7 天的时间内给予 5 次分割,共 2500cGy 的剂量。100% 等剂量线,最大剂量 29.3Gy,PTV 覆盖率为 99.5%,适形性指数 2.0。SRS 治疗的耐受性良好,患者出院接受短期疗程的地塞米松治疗。

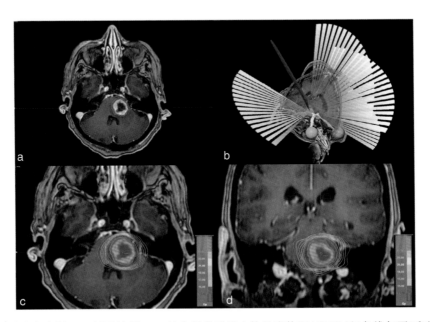

图 15.2　脑干转移瘤病例。(a)剂量计划 MRI 轴位图像显示大体肿瘤体积(GTV)(红色线勾画)和计划靶区体积(PTV)(洋红色线勾画)进行规划。(b)图中显示 5 个动态适形拉弧的方向和角度,注意避免视神经和视交叉。(c)轴位图像上等剂量线显示陡峭的剂量梯度,处方等剂量线(橙色线勾画)和 PTV(洋红色区域)。(d)冠状位图像再次显示等剂量线、陡峭剂量梯度和 PTV 覆盖良好的情况。

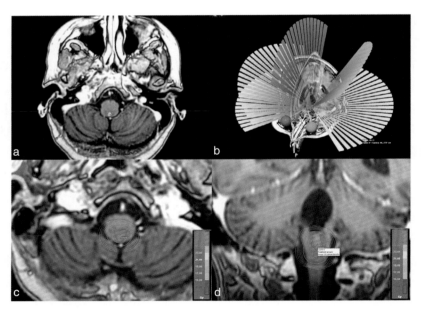

图 15.3　第 2 例脑干转移瘤病例。(a)剂量计划 MRI 轴位像上大体肿瘤体积(GTV)(红色线勾画)和计划靶区体积(PTV)(洋红色线勾画)。(b)5 个动态适形拉弧的方向和旋转角度示意图,注意避免视神经和视交叉。(c)轴位图像上等剂量线显示陡峭剂量梯度,处方等剂量线(橙色线勾画)和 PTV(洋红色区域)。(d)冠状位图像再次显示等剂量线、陡峭剂量梯度和 PTV 覆盖良好的情况。

病例 3(图 15.4)

患者男,68 岁,记忆力减退和词汇提取困难。患者记不起孩子和宠物的名字。脑部磁共振成像显示累及左胼胝体 5.5cm×4cm×3.5cm 的增强病灶。患者再行 PET/CT 检查,显示右肺下叶有肿块和纵隔淋巴结肿大。患者接受支气管镜检,肺部肿块活检病理显示腺癌,分期为肺癌 T2N2M1 期。应患者要求,计划在脑转移瘤治疗后进行化疗,神经外科的评估认为患者的脑转移瘤不适合手术治疗。在对 WBRT、SRS 和 HSRT 治疗讨论后,选择 HSRT 治疗。选择这种方法是为了最大限度地提高所治疗的转移瘤控制率,同时最大限度地降低治疗毒性反应的风险。这种方法也不会过度推后开始全身性治疗的时间。

本例患者选择 3 弧 VMAT 的 HSRT 方案。连续 5 天,5 次分割,照射 2500cGy 剂量。采用 100%处方等剂量线,最大剂量 27.7Gy,PTV 覆盖率 99%,适形性指数 99%。治疗耐受性良好,出院后继续全身治疗。

病例 4(图 15.5)

患者女,42 岁,病理 HER2+的 T2N2a 期乳腺癌病史 7 年。她接受过乳腺切除术,再接受了辅助化疗、辅助胸壁和淋巴结放疗。5 年前,她出现了胸壁复发,接受了再照射治疗和曲妥珠单抗化疗。4 年前,出现新发病的平衡障碍,脑部磁共振发现软脑膜转移,脊柱磁共振未发现软脊膜转移。患者接受一个疗程的 WBRT,剂量为 30Gy,10 次分割。此次发病表现为新发病的共济失调和偶尔跌倒,复查脑部 MRI 显示左侧丘脑单发增强病灶。患者目前没有颅外疾病的证据。治疗方案包括重复 WBRT、SRS 和 HSRT 治疗。为了在最大限度地控制病情的同时尽量减少毒

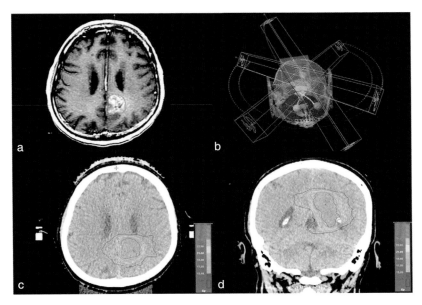

图 15.4　大的转移瘤病例。(a) 剂量计划 MRI 轴位像上大体肿瘤体积（GTV）(红色线勾画) 和计划靶区体积（PTV）(洋红色线勾画)。(b)5 个弧动态适形旋转 VMAT 的方向和旋转角度示意图，选择这些角度是为了避免损伤前方的视神经结构和下方的脑干。(c)轴位像上等剂量线显示陡峭的剂量梯度，处方剂量线(橙色线勾画)、GTV(红色区域)和 PTV(洋红色线勾画)。(d)冠状位图像显示等剂量线、陡峭剂量梯度和良好的 GTV 和 PTV 覆盖。

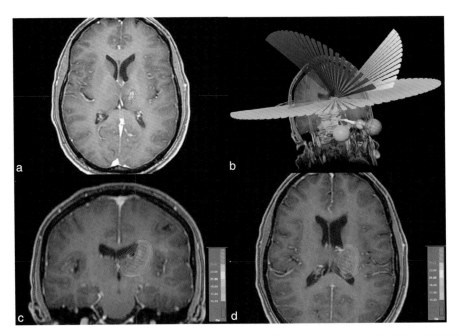

图 15.5　丘脑转移瘤病例。(a)剂量计划 MRI 轴位像上显示大体肿瘤体积 GTV(红色线勾画廓)和计划靶区体积(PTV)(洋红色线勾画)。(b)该图显示了容积旋转调强治疗(VMAT)计划中 3 个弧的方向和角度。(c)轴位图像上的等剂量线显示陡峭剂量梯度,处方等剂量线(橙色线勾画)和 PTV(洋红色区域)。(d)冠状位图像显示等剂量线、陡峭剂量梯度和 PTV 覆盖情况。

性反应,选择了 HSRT 治疗。

本例患者选择 3 弧 VMAT 的 HSRT 方案,在 7 天的时间内给予 2500cGy 的剂量。根据靶区病灶不规则,选择 VMAT 方案。在这种情况下,虽然是不规则的体积,VMAT 允许高度适形。采用 100%处方等剂量线,最大剂量 27.4Gy,PTV 覆盖率 99%,适形性指数 1.2。治疗耐受性良好,患者出院继续全身治疗。

病例 5(图 15.6)

患者男,53 岁,1 年前因剧烈头痛伴恶心、呕吐,急诊行 CT 扫描显示左侧额叶高密度病灶。MRI 显示左额叶增强病变,大小 4.5cm×4.0cm×3.5cm。全身检查显示左肾病变。行开颅手术,病理示肾细胞癌脑转移。患者失访,未进行进一步治疗。近来复查头颅 MRI 示术腔后方增强病灶,侵及左侧尾状核头及豆状核。术腔的外周可见一个单独的强化病变,不适合外科手术。针对手术瘤床及新发病灶,讨论了 WBRT 和 HSRT 治疗方案。考虑到治疗体积的大小、左侧视神经的距离,以及最大限度地控制治疗肿瘤,我们选择了 HSRT。

本病例选择 IMRT-HSRT 治疗 5 个射野方案,连续 5 天照射 2500cGy。处方采用 100%等剂量线,最大剂量 27.5Gy,PTV 覆盖率 99%,适形性指数 1.3。患者服用单剂量的地塞米松,出院转泌尿肿瘤科继续治疗。

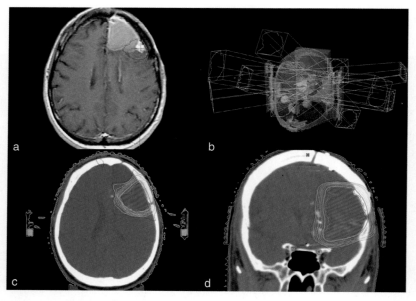

图 15.6 邻近功能区的大的靶区体积病例。(a)MRI 轴位像上大体肿瘤体积(GTV)(红线勾画)和计划靶区体积(PTV)(洋红色线勾画)。(b)图示 5 个射野 IMRT 方案中拉弧旋转的方向和角度,选择这些角度是为了避免损伤下方的视神经结构。(c)CT 轴位像上陡峭的剂量梯度,处方剂量线(橙色线勾画),GTV(红色区域)和 PTV(洋红色线勾画)。(d)冠状位图像显示等剂量线、再一次展示陡峭的剂量梯度和良好的 GTV 和 PTV 覆盖。PTV 下方为左侧视神经(黄色线勾画)。

15.4　结果数据

HSRT 脑转移瘤的毒性反应或所治疗的转移瘤控制情况，目前尚无 1 级循证证据。此外，虽然现有的文献被评估，但有关与 SRS 治疗效果相比较的，以及与 HSRT 治疗效果相比较的文献数据有限。然而，越来越多的回顾性和前瞻性证据支持使用 HSRT 治疗的可行性、安全性和有效性（Manning 等，2000；Aoyama 等，2003；Ernst-Stecken 等，2006；Kwon 等，2009；Kim 等，2011；Fokas 等，2012；Minniti 等，2014）。在下面对这些研究将进行更详细的讨论，但一般显示 HSRT 治疗的转移瘤控制率高和毒性反应良好。

15.4.1　转移瘤的治疗控制

回顾现有文献发现，应用 HSRT 治疗转移瘤的控制率普遍较高，报道的 1 年控制率通常为 70%~90%（表 15.1）。解释这些控制率并将这些控制率与接受 SRS 治疗的控制率进行比较时需要谨慎，因为 SRS 一般治疗的是在非敏感区域的较小转移瘤。应用 HSRT 治疗时，多种因素被认为与所治疗的转移瘤的控制率与有关，包括肿瘤体积、肿瘤直径、同步化疗的使用、组织学和递归分区分级（RPA）（Manning 等，2000；Kwon 等，2009；Fokas 等，2012；Minniti 等，2014）。有趣的是，通过改变剂量和分割所达到的脑转移瘤控制率的各种分析得出了不同的结果，其中一些研究显示存在剂量–效应关系（Aoyama 等，2003），而另一些研究则没有发现这种关系（Fahrig 等，2007；Kwon 等，2009）。

在 Manning 等（2000）的早期研究中，32 例患者、57 处转移瘤，患者接受 WBRT 治疗（30Gy/10 次），随后再行 HSRT 治疗，患者接受 6~12Gy/3 次的 HSRT 治疗，80%~90% 处方等剂量线。生存患者的中位随访期 37 个月，仅有 2 例出现所治疗的转移瘤的进展。值得注意的是，该研究包括相对较小的转移瘤（中位体积 2.16cm³，对应直径 1~2cm），排除了脑干受累或距离视交叉 5mm 范围内的患者。

与更为广泛的趋势相一致，Aoyama 等探索不联合使用 WBRT 治疗而单独使用 HSRT 治疗的效果，试图使毒性反应最小化。患者颅内转移瘤最多为 4 处（Aoyama 等，2003）。分析中包括 87 例患者的 159 处转移瘤，中位肿瘤体积为 3.3mL（约相当于直径 2cm 的球形肿瘤）。4 次分割，剂量 35Gy，可接受的最小剂量为 28Gy，而 32Gy 为中位最小剂量。脑干内病灶的剂量减少 10%~20%，而对于小于 1mL 的靶区，剂量则增加 10%~20%。治疗后 6 个月、1 年和 2 年所治疗的转移瘤的控制率分别为 85%、81% 和 69%。单变量分析确定肿瘤体积 >3mL，最小剂量 <32Gy，等中心点剂量 <35Gy，可以预测进展。在多变量分析中，只有肿瘤体积保持显著性。30 例患者出现异时性新发的脑转移瘤，其中 22 例有充分的一般状况，可接受进一步治疗。

早期的经验表明，HSRT 治疗有可以接受的转移瘤控制率，人们对 SRS 治疗观察到无效或风险过高的病灶，越来越感兴趣使用 HSRT 治疗。如前所述，这种情况包括大的肿瘤或累及脑部敏感结构的肿瘤。为此，德国的一项 II 期研究纳入 51 例患者、72 处脑转移瘤，转移瘤累及脑干、中脑、基底神经节或内囊，或肿瘤体积总数 >3mL（Ernst-Stecken 等，2006）。颅外疾病得到控制的患者单纯接受 HSRT 治疗（35Gy/5 次，90% 等剂量线），颅外疾病未得到控制的患者则先行

表 15.1　大分割立体定向放射治疗脑转移瘤的治疗控制研究系列

研究系列	病例数/转移瘤数目	全脑放疗（剂量/分割次数）	HSRT（剂量/分割次数）	中位肿瘤体积（mL）	局部控制率（%）	时间点	评论
Manning 等 (2000)	32/57	30Gy/10	18~36Gy/3 周边剂量	2.16	91	未处理	—
Aoyama 等 (2003)	87/159	无	35Gy/4 中心剂量	3.3	81	1年 中位随访期 37个月	肿瘤体积>3mL 是局部控制失败的预测因素
Ernst-Stecken 等 (2006)	51/72	无 40Gy/20	35Gy/5 30Gy/5 周边剂量	6	76	1年	II 期临床研究，包括大的或关键部位的肿瘤，不适合 SRS 治疗
Fahrig 等 (2007)	150/243	72/150 患者方案为 40Gy/20	30~35Gy/5(n=51) 40Gy/10(n=36) 35Gy/7(n=63) 周边剂量	肿瘤体积未报道 中位 PTV 6.1	93	未处理	剂量分割对肿瘤反应无显著影响
Kwon 等 (2009)	27/52	45/52 转移瘤方案为 37.5Gy/15	20~36Gy/4~6 25Gy/5 最常见	0.52	68.2	1年	肿瘤直径较小，肿瘤体积较小，同步化疗，为局部控制的预测因素
Lindvall 等 (2009)	47/47	无	35~40Gy/5 周边剂量	6	84	未处理	—
Kim 等 (2011)	40/49	16/40 病例 30Gy/10	30~42Gy/6 周边剂量 中位剂量 36Gy	肿瘤体积未报道 中位 PTV 5.0	69	1年	—
Fokas 等 (2012)	122/未报道	无	35Gy/7 40Gy/10	2.04 5.93	75 71	1年	—
Minniti 等 (2014)	135/170	无	如果≤2cm,27Gy/3 如果>2cm,36Gy/3	10.1	72	1年	组织学为黑色素瘤预测肿瘤控制失败（HR 6.1）

WBRT 治疗后再接受 HSRT 治疗(30Gy,5 次分割,90%等剂量线)。尽管中位肿瘤体积为 6mL,但该方法在 6 个月和 1 年的转移瘤控制率分别为 89%和 76%。共有 14 例患者(27%)因异时性新发脑转移瘤而出现神经系统症状(11/14)。这项开创性的研究表明,即使是大的肿瘤或在敏感区域的肿瘤,尤其是在不使用 WBRT 治疗的情况下,也可利用 HSRT 治疗得到有效控制。

这些发现的进一步支持来自德国的一项研究, 在该研究中,HSRT 治疗常规用于脑干、中脑、基底神经节或内囊的转移瘤,或肿瘤总体积>3mL 的患者(Fahrig 等,2007)。150 例患者 \243 处脑转移瘤分别在 3 个治疗中心接受治疗,每个治疗中心采用不同的剂量分割方案,包括 30~35Gy/5 次(n=51 例)、40Gy/4 次(n=36 例)或 35Gy/7 次(n=63 例)。值得注意的是,72 例患者之前接受过 WBRT 治疗,没有对结果进行分层研究以确定其效果,中位随访 28 个月,所治疗得转移瘤的粗算控制率为 93%,不同剂量方案未见统计学差异。

至少有 3 家机构比较了单次分割 SRS 治疗和 HSRT 治疗的结果。其中一个来自韩国的研究,包括 98 例患者、130 处转移瘤,接受 SRS 治疗(n=58 例)或 HSRT 治疗(n=40 例)(Kim 等,2011)。接受 SRS 治疗的患者中有 12 例(12/58)、接受 HSRT 治疗的患者中有 16 例(16/40),治疗前接受过 WBRT 治疗。各组的 PTV 大小不同, 接受 SRS 治疗组中位体积为 2.21mL, 接受 HSRT 治疗组中位体积为 5.0mL(P=0.02)。所有患者的 SRS 治疗剂量为 18~22Gy。接受 HSRT 治疗的患者接受 30~42Gy/6 次(中位剂量为 36Gy)。尽管 HSRT 治疗组肿瘤体积明显较大,但两组治疗后 1 年控制率无统计学差异(71%对 69%),毒性反应亦无统计学差异。进一步支持他们的发现是德国的一项研究(Fokas 等,2012)。按照治疗机构的要求,对病变大于 3cm 或累及脑干、中脑、基底神经节或内囊转移瘤患者行 HSRT 治疗。研究分析中,共纳入有 1~3 处脑转移瘤的 260 例患者,尽管在接受 SRS 治疗(0.87mL)、HSRT 治疗(35Gy/7 次,2.04mL)和 HSRT 治疗(40Gy/10 次,5.93mL) 患者中, 中位肿瘤体积存在各自的差异。接受 SRS 治疗 (n=138 例)或 HSRT 治疗,35Gy/7 次(n=61 例)或 40Gy/10 次(n=61 例),结果显示所治疗的转移瘤的控制率无统计学差异(71%~75%)。

总之,这些数据充分支持 HSRT 治疗是有效的,报道所治疗的转移瘤的控制率高,与应用 SRS 治疗脑转移瘤的结果一致。此外,数据进一步表明,尽管接受 HRST 治疗的病灶体积较大,且邻近要关键部位,但 HSRT 治疗仍保持良好的肿瘤控制效果和毒性反应。下面将讨论 HSRT 的安全性。

15.4.2 毒性反应

一个假设的 HSRT 的益处是, 能够治疗较大的病变或脑部关键区域的病变而没有过度的急性和迟发毒性反应。由于绝大多数数据本质上是回顾性的, 因此在解释数据时应更加谨慎。 话虽如此,文献确实支持这一假设。接受 SRS 的患者存在急性毒性反应的风险,例如恶心、呕吐、癫痫发作和头痛,以及迟发性毒性反应,包括脱发、慢性头痛、视力或听力损伤,以及长期的癫痫发作。急性毒性反应发生率通常属轻度,且始终小于 5%,而 3~4 级迟发毒性反应的发生率始终小于 10%。表 15.2 是文献综述中急性和迟发毒性反应的总结。

在 Manning 等(2000)的研究中没有出现急性毒性反应。在 32 例患者中,4 例(12.5%)在治疗后 12 个月内出现癫痫发作。Aoyama 等记录了极低的急性(4.6%)和迟发性(2.7%)毒性反应

表 15.2 大分割立体定向放射治疗脑转移瘤的毒性反应

研究系列	患者例数	急性毒性反应 [a](%)	迟发性毒性反应 [a](%)	评论
Manning 等（2000）	32	0	12	HSRT 后 3 周到 12 个月癫痫发作
Aoyama 等（2003）	87	4.6	2.7	2 例迟发性毒性反应都是由于放射性坏死
Ernst-Stecken 等（2006）	72	0	34 例症状性坏死	放射性坏死与每次分割 V4Gy 相关（5 次分割）
Kwon 等（2009）	27	0	14.8, 2 级 3.7, 3 级	仅 1 例 3 级毒性反应（头痛）
Fahrig 等（2007）	150	0	10	不同剂量分割 40Gy/10 次分割无毒性反应
Lindvall 等（2009）	47	0	2.1	—
Kim 等（2011）	40	0	0	—
Fokas 等（2012）	122	0	1%~2%, 3 级	1 例放射性坏死
Minnite 等（2014）	135	未报道	4%, 3~4 级	放射影像上的放射性坏死发生率 9%，V18Gy 和 V21Gy 增加是预测因素

[a]，报道中毒性反应分级。

发生率（Aoyama 等，2003）。值得注意的是，1 例接受 40Gy 剂量治疗的患者在治疗后 2 周出现脑水肿，导致偏瘫，且对类固醇治疗无反应。2 例出现迟发性毒性反应的，最终经活检证实为放射性坏死。由 Ernest-Stecken 等完成（2006 年）的 II 期研究中，虽然包括一些风险较高的患者，放射性坏死的发生率显著增加（34%）。在治疗的 72 个病灶中，48 个（61%）出现脑水肿加重（T2 加权信号扩大），其中 25 个（34%）需要增加类固醇药物用量。相关实验发现，每次分割受照 4Gy 的体积（V4Gy）的增加可以预测放射影像学上的坏死，临界值为 23mL（如果<23mL，坏死发生率为 14%；如果>23mL，坏死发生率则为 70%）。Fahrig 等（2007）对不同剂量分割方案的分析中发现以 10 次分割 40Gy 治疗的患者没有出现急性或迟发的毒性反应，提示增加分割次数，可减少并发症。

Kim 等（2011）在对采用 SRS 治疗和 HSRT 治疗的患者的结果进行比较时，显示 HSRT 治疗的毒性反应降低而不影响所治疗的转移瘤的控制率。尽管 HSRT 治疗组的靶区体积明显较大（5.0mL 对 2.2mL），且采用 WBRT 治疗的比例高，但没有出现≥2 级的毒性反应。相比之下，在 SRS 治疗组中 3 级毒性反应发生率为 2%，4 级为 7%。同样，Fokas 等（2012）发现 SRS 治疗组患者的 1~3 级毒性反应发生率（14%）较高。相比之下，HSRT 治疗组中，采用 7 次分割 35Gy HSRT 治疗的患者 1~3 级毒性反应发生率为 6% 或 10 次分割 40Gy 的患者发生率为 2%。如上所述，采用 HSRT 治疗组的靶区体积明显更大。

根据现有的回顾性数据可明显看出，HSRT 治疗可安全实施，而不会有过度的急性和迟发性毒性反应。即便用 HSRT 来治疗较大的肿瘤和(或)与敏感的正常组织非常接近的肿瘤,也是同样的结果。

15.5 争议与未来方向

虽然有越来越多的回顾性文献分析了 HSRT 的有效性和安全性,但仍有很大的研究空间。理想情况下,未来应进行前瞻性地研究,将患者纳入采用 HSRT 的方案,并收集有关疾病控制、神经认知功能和毒性反应方面的数据。然后将这些数据与采用 SRS 治疗的前瞻性收集的结果进行比较,从而明确 HSRT 的作用,特别是在患者选择方面。

关于针对不同临床情况的最佳剂量分割方案的数据很少, 目前的研究主要集中在疾病控制和正常组织毒性反应方面。第一原则指出,更高的剂量可以提高疾病控制率。然而,为了选择最佳方案,需要对不同剂量分割方案的剂量-反应曲线有更细致的了解。与此相关的是,需要类似的模型来预测正常组织的损伤。正如单次分割 SRS 的研究工作一样,工作重点应该是建立应用 HSRT 治疗的剂量-体积-部位的关系。特别是,需要数据资料以治疗脑干病变或接近视神经和视交叉的病变。

此外, 有必要进一步研究使用大剂量辐射时组织损伤的机制。关于线性二次模型在 SRS 或 HSRT 中的应用存在很大的争议(Kirkpatrick 等,2008,2009;Hanin 和 Zaider,2010)。传统对放射生物学原理的理解并不能解释使用这些技术的极好的临床效果。放射生物学的基本原理指出细胞杀伤主要是通过 DNA 链断裂造成细胞损伤。细胞杀伤的其他机制已经被提出,如血管损伤(Kirkpatrick 等,200;Park 等,2012)或放射诱导免疫应答反应(Finkelstein 等,2011)。在缺乏临床数据的情况下,需要应用临床前模型来进行机制研究,以便为今后的临床研究提供信息。

备忘录:临床实践要点

√	项目	注意要点
	患者选择	患者适合 SRS/HSRT 吗?
		• 有肿块占位效应或无组织学诊断考虑外科手术
		• 1~4 处转移瘤
		• KPS>70 分
		• 近期化疗情况?
	SRS 对 HSRT	病变适合单次 SRS 吗?
		• 病变直径>4cm 或体积>3~4mL?
		• 病变是否位于脑干或邻近视神经、视交叉?
		• 如果是,考虑 HSRT

(待续)

√	项目	注意要点
	模拟	固定
		• 具有小于 1mm 平移度或小于 1.0° 旋转的刚性无框架系统
		• 考虑患者的舒适度和设置的可重复性
		影像
		• 治疗部位应同时进行 CT 扫描和 MRI 检查
		• 理想的 MRI 应该是薄层（1mm），T1 增强序列
		• 准确的图像融合需要经过临床医生的验证用来勾画靶区
	治疗计划	轮廓
		• GTV 应包括对比增强的病灶
		• PTV 适当的按要求外扩 1~3mm
		• 在 MRI 上勾画危及器官
		治疗计划
		• 规则的病变考虑 DCAT
		• 不规则病变或邻近敏感结构考虑 VMAT 或 IMRT
		• 证据支持多次剂量分割方案
		• 考虑 25~35Gy/5 次；边缘剂量处方
		• PTV 覆盖率>99%
		• 适形性指数<2.0
		• 正常组织没有严格的剂量限制，但应尽可能低
		• 设置中的例外情况，或以前的放疗情况或手术操作情况
	治疗实施	影像
		• 治疗实施前至少应进行正交 kV 成像验证等中心点
		• 如果可能，锥形束 CT 可用来评估平移及旋转的设置准确性
		• 如果出现移位需重新扫描图像
		HSRT 出院
		• 对大的或邻近脑干的病灶考虑短期应用小剂量地塞米松
		• 对于已经应用类固醇的患者，应根据症状调整剂量
		• HSRT 后 3 个月复查 MRI

（孙君昭 译 张南 校）

参考文献

Andrews DW, Scott CB, Sperduto PW, Flanders AE, Gaspar LE, Schell MC, Werner-Wasik M et al. (2004) Whole brain radiation therapy with or without stereotactic radiosurgery boost for patients with one to three brain metastases: Phase III results of the RTOG 9508 randomised trial. *Lancet* 363(9422):1665–1672.

Aoyama H, Shirato H, Onimaru R, Kagei K, Ikeda J, Ishii N, Sawamura Y, Miyasaka K (2003) Hypofractionated stereotactic radiotherapy alone without whole-brain irradiation for patients with solitary and oligo brain metastasis using noninvasive fixation of the skull. *Int J Radiat Oncol Biol Phys* 56(3):793–800.

Aoyama H, Shirato H, Tago M, Nakagawa K, Toyoda T, Hatano K, Kenjyo M et al. (2006) Stereotactic radiosurgery plus whole-brain radiation therapy vs stereotactic radiosurgery alone for treatment of brain metastases: A randomized controlled trial. *JAMA* 295(21):2483–2491.

Brenner DJ, Martel MK, Hall EJ (1991) Fractionated regimens for stereotactic radiotherapy of recurrent tumors in the brain. *Int J Radiat Oncol Biol Phys* 21(3):819–824.

Cabrera AR, Cuneo KC, Desjardins A, Sampson JH, McSherry F, Herndon JE, 2nd, Peters KB et al. (2013) Concurrent stereotactic radiosurgery and bevacizumab in recurrent malignant gliomas: A prospective trial. *Int J Radiat Oncol Biol Phys* 86(5):873–879.

Chang EL, Wefel JS, Hess KR, Allen PK, Lang FF, Kornguth DG, Arbuckle RB et al. (2009) Neurocognition in patients with brain metastases treated with radiosurgery or radiosurgery plus whole-brain irradiation: A randomised controlled trial. *Lancet Oncol* 10(11):1037–1044.

Crivellari D, Pagani O, Veronesi A, Lombardi D, Nole F, Thurlimann B, Hess D et al. (2001) High incidence of central nervous system involvement in patients with metastatic or locally advanced breast cancer treated with epirubicin and docetaxel. *Ann Oncol* 12(3):353–356.

DeAngelis LM, Delattre JY, Posner JB (1989) Radiation-induced dementia in patients cured of brain metastases. *Neurology* 39(6):789–796.

Ernst-Stecken A, Ganslandt O, Lambrecht U, Sauer R, Grabenbauer G (2006) Phase II trial of hypofractionated stereotactic radiotherapy for brain metastases: Results and toxicity. *Radiother Oncol* 81(1):18–24.

Fahrig A, Ganslandt O, Lambrecht U, Grabenbauer G, Kleinert G, Sauer R, Hamm K (2007) Hypofractionated stereotactic radiotherapy for brain metastases—Results from three different dose concepts. *Strahlenther Onkol* 183(11):625–630.

Finkelstein SE, Timmerman R, McBride WH, Schaue D, Hoffe SE, Mantz CA, Wilson GD (2011) The confluence of stereotactic ablative radiotherapy and tumor immunology. *Clin Dev Immunol* 2011:439752.

Flickinger JC, Kondziolka D, Lunsford LD, Kassam A, Phuong LK, Liscak R, Pollock B (2000) Development of a model to predict permanent symptomatic postradiosurgery injury for arteriovenous malformation patients. Arteriovenous Malformation Radiosurgery Study Group. *Int J Radiat Oncol Biol Phys* 46(5):1143–1148.

Flickinger JC, Kondziolka D, Maitz AH, Lunsford LD (1998) Analysis of neurological sequelae from radiosurgery of arteriovenous malformations: How location affects outcome. *Int J Radiat Oncol Biol Phys* 40(2):273–278.

Flickinger JC, Kondziolka D, Pollock BE, Maitz AH, Lunsford LD (1997) Complications from arteriovenous malformation radiosurgery: Multivariate analysis and risk modeling. *Int J Radiat Oncol Biol Phys* 38(3):485–490.

Flickinger JC, Lunsford LD, Kondziolka D, Maitz AH, Epstein AH, Simons SR, Wu A (1992) Radiosurgery and brain tolerance: An analysis of neurodiagnostic imaging changes after gamma knife radiosurgery for arteriovenous malformations. *Int J Radiat Oncol Biol Phys* 23(1):19–26.

Fokas E, Henzel M, Surber G, Kleinert G, Hamm K, Engenhart-Cabillic R (2012) Stereotactic radiosurgery and fractionated stereotactic radiotherapy: Comparison of efficacy and toxicity in 260 patients with brain metastases. *J Neuro-Oncol* 109(1):91–98.

Foote KD, Friedman WA, Buatti JM, Meeks SL, Bova FJ, Kubilis PS (2001) Analysis of risk factors associated with radiosurgery for vestibular schwannoma. *J Neurosurg* 95(3):440–449.

Gaspar L, Scott C, Rotman M, Asbell S, Phillips T, Wasserman T, McKenna WG, Byhardt R (1997) Recursive partitioning analysis (RPA) of prognostic factors in three Radiation Therapy Oncology Group (RTOG) brain metastases trials. *Int J Radiat Oncol Biol Phys* 37(4):745–751.

Hall EJ, Brenner DJ (1993) The radiobiology of radiosurgery: Rationale for different treatment regimes for AVMs and malignancies. *Int J Radiat Oncol Biol Phys* 25(2):381–385.

Hanin LG, Zaider M (2010) Cell-survival probability at large doses: An alternative to the linear-quadratic model. *Phys Med Biol* 55(16):4687–4702.

Johnson JD, Young B (1996) Demographics of brain metastasis. *Neurosurg Clin North Am* 7(3):337–344.

Kano H, Kondziolka D, Flickinger JC, Yang HC, Flannery TJ, Niranjan A, Novotny J, Jr., Lunsford LD (2012) Stereotactic radiosurgery for arteriovenous malformations, Part 5: Management of brainstem arteriovenous malformations. *J Neurosurg* 116(1):44–53.

Kim YJ, Cho KH, Kim JY, Lim YK, Min HS, Lee SH, Kim HJ, Gwak HS, Yoo H, Lee SH (2011) Single-dose versus fractionated stereotactic radiotherapy for brain metastases. *Int J Radiat Oncol Biol Phys* 81(2):483–489.

Kirkpatrick JP, Brenner DJ, Orton CG (2009) Point/Counterpoint. The linear-quadratic model is inappropriate to model high dose per fraction effects in radiosurgery. *Med Phys* 36(8):3381–3384.

Kirkpatrick JP, Meyer JJ, Marks LB (2008) The linear-quadratic model is inappropriate to model high dose per fraction effects in radiosurgery. *Semin Radiat Oncol* 18(4):240–243.

Kirkpatrick JP, Wang Z, Sampson JH, McSherry F, Herndon JE 2nd, Allen KJ, Duffy E et al. (2015) Defining the optimal planning target volume in image-guided stereotactic radiosurgery of brain metastases: Results of a randomized trial. *Int J Radiat Oncol Biol Phys* 91(1):100–108.

Kocher M, Soffietti R, Abacioglu U, Villa S, Fauchon F, Baumert BG, Fariselli L et al. (2011) Adjuvant whole-brain radiotherapy versus observation after radiosurgery or surgical resection of one to three cerebral metastases: Results of the EORTC 22952-26001 study. *J Clin Oncol* 29(2):134–141.

Kwon AK, Dibiase SJ, Wang B, Hughes SL, Milcarek B, Zhu Y (2009) Hypofractionated stereotactic radiotherapy for the treatment of brain metastases. *Cancer* 115(4):890–898.

Landy HJ, Schwade JG, Houdek PV, Markoe AM, Feun L (1994) Long-term follow-up of gliomas treated with fractionated stereotactic irradiation. *Acta Neurochir Suppl* 62:67–71.

Lawrence YR, Li XA, el Naqa I, Hahn CA, Marks LB, Merchant TE, Dicker AP (2010) Radiation dose-volume effects in the brain. *Int J Radiat Oncol Biol Phys* 76(3 Suppl):S20–S27.

Leber KA, Bergloff J, Pendl G (1998) Dose-response tolerance of the visual pathways and cranial nerves of the cavernous sinus to stereotactic radiosurgery. *J Neurosurg* 88(1):43–50.

Levegrun S, Hof H, Essig M, Schlegel W, Debus J (2004) Radiation-induced changes of brain tissue after radiosurgery in patients with arteriovenous malformations: Correlation with dose distribution parameters. *Int J Radiat Oncol Biol Phys* 59(3):796–808.

Lin NU, Winer EP (2007) Brain metastases: The HER2 paradigm. *Clin Cancer Res* 13(6):1648–1655.

Lindvall P, Bergstrom P, Lofroth PO, and Tommy Bergenheim A (2009) A comparison between surgical resection in combination with WBRT or hypofractionated stereotactic irradiation in the treatment of solitary brain metastases. *Acta Neurochir* 151(9):1053–1059.

Ma J, Chang Z, Wang Z, Jackie Wu Q, Kirkpatrick JP, Yin FF (2009) ExacTrac X-ray 6 degree-of-freedom image-guidance for intracranial non-invasive stereotactic radiotherapy: Comparison with kilo-voltage cone-beam CT. *Radiother Oncol* 93(3):602–608.

Manning MA, Cardinale RM, Benedict SH, Kavanagh BD, Zwicker RD, Amir C, Broaddus WC (2000) Hypofractionated stereotactic radiotherapy as an alternative to radiosurgery for the treatment of patients with brain metastases. *Int J Radiat Oncol Biol Phys* 47(3):603–608.

Mayo C, Martel MK, Marks LB, Flickinger J, Nam J, Kirkpatrick J (2010) Radiation dose-volume effects of optic nerves and chiasm. *Int J Radiat Oncol Biol Phys* 76(3 Suppl):S28–S35.

Mehta MP, Tsao MN, Whelan TJ, Morris DE, Hayman JA, Flickinger JC, Mills M, Rogers CL, Souhami CL (2005) The American Society for Therapeutic Radiology and Oncology (ASTRO) evidence-based review of the role of radiosurgery for brain metastases. *Int J Radiat Oncol Biol Phys* 63(1):37–46.

Minniti G, D'Angelillo RM, Scaringi C, Trodella LE, Clarke E, Matteucci P, Osti MF, Ramella S, Enrici RM, Trodella L (2014) Fractionated stereotactic radiosurgery for patients with brain metastases. *J Neuro-Oncol* 117(2):295–301.

Mintz AH, Kestle J, Rathbone MP, Gaspar L, Hugenholtz H, Fisher B, Duncan G, Skingley P, Foster G, Levine M (1996) A randomized trial to assess the efficacy of surgery in addition to radiotherapy in patients with a single cerebral metastasis. *Cancer* 78(7):1470–1476.

Mori Y, Kondziolka D, Flickinger JC, Kirkwood JM, Agarwala S, Lunsford LD (1998) Stereotactic radiosurgery for cerebral metastatic melanoma: Factors affecting local disease control and survival. *Int J Radiat Oncol Biol Phys* 42(3):581–589.

Noordijk EM, Vecht CJ, Haaxma-Reiche H, Padberg GW, Voormolen JH, Hoekstra FH, Tans JT et al. (1994) The choice of treatment of single brain metastasis should be based on extracranial tumor activity and age. *Int J Radiat Oncol Biol Phys* 29(4):711–717.

Park HJ, Griffin RJ, Hui S, Levitt SH, Song CW (2012) Radiation-induced vascular damage in tumors: implications of vascular damage in ablative hypofractionated radiotherapy (SBRT and SRS). *Radiat Res* 177(3):311–327.

Patchell RA, Tibbs PA, Regine WF, Dempsey RJ, Mohiuddin M, Kryscio RJ, Markesbery WR, Foon KA, Young B (1998) Postoperative radiotherapy in the treatment of single metastases to the brain: A randomized trial. *JAMA* 280(17):1485–1489.

Patchell RA, Tibbs PA, Walsh JW, Dempsey RJ, Maruyama Y, Kryscio RJ, Markesbery WR, Macdonald JS, Young B (1990) A randomized trial of surgery in the treatment of single metastases to the brain. *N Engl J Med* 322(8):494–500.

Patel S, Rimner A, Foster A, Zhang M, Woo KM, Yu HA, Riely GJ, Wu AJ (2014) Risk of brain metastasis in EGFR-mutant NSCLC treated with erlotinib: A role for prophylactic cranial irradiation? *Int J Radiat Oncol Biol Phys* 90(1s):S643–S644.

Pollock BE, Cochran J, Natt N, Brown PD, Erickson D, Link MJ, Garces YI, Foote RL, Stafford SL, Schomberg PJ (2008) Gamma knife radiosurgery for patients with nonfunctioning pituitary adenomas: Results from a 15-year experience. *Int J Radiat Oncol Biol Phys* 70(5):1325–1329.

Regine WF, Scott C, Murray K, Curran W (2001) Neurocognitive outcome in brain metastases patients treated with accelerated-fractionation vs. accelerated-hyperfractionated radiotherapy: An analysis from Radiation Therapy Oncology Group Study 91-04. *Int J Radiat Oncol Biol Phys* 51(3):711–717.

Sahgal A, Aoyama H, Kocher M, Neupane B, Collette S, Tago M, Shaw P, Beyene J, Chang EL (2015) Phase 3 trials of stereotactic radiosurgery with or without whole-brain radiation therapy for 1 to 4 brain metastases: Individual patient data meta-analysis. *Int J Radiat Oncol Biol Phys* 91(4):710–717.

Shaw E, Scott C, Souhami L, Dinapoli R, Kline R, Loeffler J, Farnan N (2000) Single dose radiosurgical treatment of recurrent previously irradiated primary brain tumors and brain metastases: Final report of RTOG protocol 90-05. *Int J Radiat Oncol Biol Phys* 47(2):291–298.

Shiau CY, Sneed PK, Shu HK, Lamborn KR, McDermott MW, Chang S, Nowak P et al. (1997) Radiosurgery for brain metastases: Relationship of dose and pattern of enhancement to local control. *Int J Radiat Oncol Biol Phys* 37(2):375–383.

Slimane K, Andre F, Delaloge S, Dunant A, Perez A, Grenier J, Massard C, Spielmann M (2004) Risk factors for brain relapse in patients with metastatic breast cancer. *Ann Oncol* 15(11):1640–1644.

Song CW, Cho LC, Yuan J, Dusenbery KE, Griffin RJ, Levitt SH (2013) Radiobiology of stereotactic body radiation therapy/stereotactic radiosurgery and the linear-quadratic model. *Int J Radiat Oncol Biol Phys* 87(1):18–19.

Sperduto PW, Berkey B, Gaspar LE, Mehta M, Curran W (2008) A new prognostic index and comparison to three other indices for patients with brain metastases: An analysis of 1,960 patients in the RTOG database. *Int J Radiat Oncol Biol Phys* 70(2):510–514.

Sperduto PW, Chao ST, Sneed PK, Luo X, Suh J, Roberge D, Bhatt A et al. (2010) Diagnosis-specific prognostic factors, indexes, and treatment outcomes for patients with newly diagnosed brain metastases: A multi-institutional analysis of 4,259 patients. *Int J Radiat Oncol Biol Phys* 77(3):655–661.

Sperduto PW, Kased N, Roberge D, Xu Z, Shanley R, Luo X, Sneed PK et al. (2012) Summary report on the graded prognostic assessment: An accurate and facile diagnosis-specific tool to estimate survival for patients with brain metastases. *J Clin Oncol* 30(4):419–425.

Spiegelmann R, Lidar Z, Gofman J, Alezra D, Hadani M, Pfeffer R (2001) Linear accelerator radiosurgery for vestibular schwannoma. *J Neurosurg* 94(1):7–13.

Stafford SL, Pollock BE, Leavitt JA, Foote RL, Brown PD, Link MJ, Gorman DA, Schomberg PJ (2003) A study on the radiation tolerance of the optic nerves and chiasm after stereotactic radiosurgery. *Int J Radiat Oncol Biol Phys* 55(5):1177–1181.

Sundermeyer ML, Meropol NJ, Rogatko A, Wang H, Cohen SJ (2005) Changing patterns of bone and brain metastases in patients with colorectal cancer. *Clin Colorectal Cancer* 5(2):108–113.

Tallet AV, Azria D, Barlesi F, Spano JP, Carpentier AF, Goncalves A, Metellus P (2012) Neurocognitive function impairment after whole brain radiotherapy for brain metastases: Actual assessment. *Radiat Oncol* 7:77.

Tsao MN, Rades D, Wirth A, Lo SS, Danielson BL, Gaspar LE, Sperduto PW et al. (2012) Radiotherapeutic and surgical management for newly diagnosed brain metastasis(es): An American Society for Radiation Oncology evidence-based guideline. *Pract Radiat Oncol* 2(3):210–225.

Vogelbaum MA, Angelov L, Lee SY, Li L, Barnett GH, Suh JH (2006) Local control of brain metastases by stereotactic radiosurgery in relation to dose to the tumor margin. *J Neurosurg* 104(6):907–912.

Voges J, Treuer H, Sturm V, Buchner C, Lehrke R, Kocher M, Staar S, Kuchta J, Muller RP (1996) Risk analysis of linear accelerator radiosurgery. *Int J Radiat Oncol Biol Phys* 36(5):1055–1063.

Yang HC, Kano H, Lunsford LD, Niranjan A, Flickinger JC, Kondziolka D (2011) What factors predict the response of larger brain metastases to radiosurgery? *Neurosurgery* 68(3):682–690; discussion 690.

Zhao B, Jin, J-Y, Wen N, Huang Y, Siddiqui MS, Chetty IJ, Ryu S (2014) Prescription to 50–75% isodose line may be optimum for linear accelerator based radiosurgery of cranial lesions. *J Radiosurg SBRT* 3(2):139.

第 16 章

图像引导大分割立体定向全脑放疗联合同步整合推量放射治疗脑转移瘤

Alan Nichol

16.1 引言

放射治疗肿瘤协作组(RTOG)9508 研究结果表明,相比单独使用全脑放疗(WBRT),WBRT 联合 SRS 推量治疗单发脑转移瘤患者和预后好的患者,有更佳的生存率 (Andrews 等,2004;Sperduto 等,2014)。螺旋断层放疗和容积旋转调强放疗(VMAT)的发展使得这些技术越来越多地应用于脑转移瘤的全脑放疗和同步推量放疗 (Bauman 等,2007;Gutierrez 等,2007;Hsu 等,2009)。这种既照射全脑又同步推量照射脑转移瘤的放疗技术常被称为 WBRT 联合同步整合推量放疗(SIB)。本章节将综述在特定患者中应用 WBRT 的情况,总结关于 WBRT 联合 SIB 采用不同处方剂量的文献,以及描述如何实施 WBRT 联合 5 次分割 SIB。

研究表明,相比单独使用放射外科(SRS)治疗,WBRT 联合 SRS 能降低脑转移瘤的局部和远处复发风险(Aoyama 等,2006;Chang 等,2009;Kocher 等,2011;Sahgal 等,2015)。依据 WBRT 联合 SRS 对比单用 SRS 的系统综述的 Cochrane 数据库,WBRT 确能使治疗后 1 年的颅内疾病进展相对危险度降低 53%(危险比 0.47,95% 置信区间 0.34~0.66,$P<0.0001$),但总体生存期没有显著差别(危险比 1.11,95% 置信区间 0.83~1.48,$P=0.47$)(Soon 等,2014)。随机临床试验也表明局部治疗与包括 WBRT 的治疗相比,所造成的脱发、乏力及认知功能损害发生率较低,患者生存质量较高,虽然循证证据的质量被认为较低(Patchell 等,1998;Aoyama 等,2006,2007;Roos 等,2006;Chang 等,2009;Kocher 等,2011;McDuff 等,2013;Soffietti 等,2013)。

WBRT 对神经认知功能影响的最佳证据来自对预防性颅脑照射(PCI)的研究,因为这些研究中 WBRT 对神经认知功能的作用没有受到姑息性化疗和脑转移瘤进展或复发的影响(McDuff 等,2013)。Gondi 等综合分析了 RTOG0212 和 0214 的研究结果。在完成基线认知测试的患者中,有 410 例接受 PCI 治疗,173 例观察随访(Gondi 等,2013)。分析显示,PCI 与患者自我报告的认知功能减退($P<0.0001$),以及 6 个月和 12 个月时的霍普金斯词语学习测试–回忆呈显著相关($P=0.002$)。RTOG0212 研究比较了两种 PCI 的处方剂量方案(Wolfson 等,2011):

25Gy 组和 36Gy 组中，有一项或多项认知测试显著下降的发生率，分别为 62% 和 85%。RTOG0212 试验显示，与 25Gy 的 PCI 组相比，36Gy 的 PCI 组的老年患者出现新发神经认知功能损害的风险更高(Wolfson 等，2011)。Gondi 等对 RTOG 0212 和 0214 研究的多变量模型分析中发现，年龄超过 60 岁的患者预计在 12 个月时会发生霍普金斯词语学习测试–迟发回忆的下降(Gondi 等，2013)。

WBRT 会减退神经认知功能，但脑转移瘤控制不佳同样会使认知功能下降 (Regine 等，2001；Meyers 等，2004；Aoyama 等，2007；Li 等，2007)。Regine 等发现 WBRT 后脑转移瘤控制不佳的患者的简易智能精神状态量表 (MMSE) 评分有显著下降 (Regine 等，2001)。在对一项 WBRT 联合或不联合莫特沙芬钆的随机对照临床试验进行探索性分析后发现，脑转移瘤治疗后进展会使神经认知功能下降。Meyers 等(2004)通过一系列 8 项测试证明，有部分效应的患者认知功能较疾病进展的患者，更有可能出现改善。Li 等(2007)评估 WBRT 后脑转移瘤的体积反应时发现，肿瘤体积反应越明显，患者神经认知功能改善就越佳。该研究采用的 8 项认知测试结果显示，效应良好的患者出现认知功能损害的中位时间比效应不良的患者更长 (P=0.008)。Aoyama 等在他们的随机对照临床试验中观察到，单独使用 SRS 治疗组患者出现 MMSE 评分下降 3 分的时间点在治疗后 7.6 个月，而 WBRT 联合 SRS 治疗组将此推迟到了 16.5 个月 (P=0.05)，究其原因他们归结为治疗后的头两年最为明显，WBRT 联合 SRS 治疗有较好的局部和远处脑转移瘤控制率(Aoyama 等，2007)。

美国放射肿瘤学会发布了"Choosing Wisely®(明智选择)"声明："对于数量有限的脑转移瘤，不要常规地将 WBRT 添加到立体定向放射外科手术中"，因为 WBRT 缺乏生存获益及其已知的副作用(美国放射肿瘤学会，2014)。发起"Choosing Wisely®(明智选择)"这项活动旨在鼓励医患之间更详细地对话交流治疗方案。与颅内肿瘤复发引起的并发症可能性相比，有关 WBRT 和同步整合推量放疗(SIB)的对话应包括坦率讨论患者的预后及 WBRT 可能带来的副作用。患者有许多临床特征，使其易于出现新发脑转移瘤的高风险和需要抢救性治疗，而通过辅助 WBRT 均能减少这两者的发生。鉴于其已知的毒性反应，WBRT 必须有选择性地应用(Abe 和 Aoyama，2012；Mehta，2015；Sahgal，2015)。以下章节将从风险/获益比角度讨论哪些患者更适合 WBRT。

16.2　WBRT 的适应证

辅助 WBRT 也许适用于那些有新发和早发脑转移瘤高风险的选择性患者。Rodrigues 等(2014)和 Ayala-Peacock 等(2014)发表了能识别脑转移瘤高复发风险患者的诺模图。这些工具能被用来制定关于要不要辅助 WBRT 的个体化治疗推荐，其间需要考虑患者个体新发脑转移瘤的风险，脑转移瘤复发发生率的减少及对抢救性治疗的需要。

Rodrigues 等(2014)在一项单独使用 SRS 治疗 1~3 处脑转移瘤的队列研究中报道治疗后 1 年的新发脑转移瘤的发生率。单因素分析表明，患者年轻，大体肿瘤体积(GTV)较小，有 2~3 处脑转移瘤且体力状态较好，更有可能在治疗后 1 年时出现新发脑转移瘤。年龄每增加 10 岁新发脑转移瘤的优势比为 0.78(95% 置信区间 0.63~0.95)，表明老年患者新发脑转移瘤的风险较低;体力状态差的患者新发脑转移瘤的风险也低;WHO 体力状态(WHO-PS)评分为 0 的与评分为 1 的对比,优势比为 0.50(95%置信区间 0.29~0.87),评分为 2 的与评分为 3 的对比,优势比为 0.24(95%置信区间 0.11~0.56)。多变量分析显示,大体肿瘤体积(GTV)较大的患者新发脑转移瘤的风险也较低;优势比为 0.66(95%置信区间 0.44~0.99)。有 2~3 处脑转移瘤患者的新发脑转移瘤的风险,相较单发转移瘤患者的高;优势比 2.27(95%置信区间 1.37~3.75)。因此,治疗后 1 年的新发脑转移瘤风险通常随着生存延长的预期因子而增加, 推测可能是因为新发脑转移瘤的发生率与颅外疾病进展所致的死亡风险形成竞争。他们通过递归分区分析将患者分成两个亚组:高危亚组(WHO-PS 评分为 0,脑转移瘤为 2~3 处),治疗后 1 年时新发脑转移瘤的累积发生率约 70%;中危亚组,新发脑转移瘤的累积发生率约 50%。

Ayala-Peacock 等(2014)开展了一项类似的单独使用 SRS 治疗脑转移瘤个数最多达 13 处的 464 例患者的回顾性研究。新发脑转移瘤的风险随着脑转移瘤基线数量的增多,颅外疾病的进展,SRS 计划设计 MRI 上新发转移瘤的检出及高危的组织学特征 (黑色素瘤和 HER2-的乳腺癌)而显著增加。虽然只有 30%的患者在死亡前需要行抢救性 WBRT,但有一些患者存在需要早期行 WBRT 的高风险。 例如, 黑色素瘤患者在中位时间 3.3 个月时就需要行抢救性WBRT,而对于低分化肺癌患者来说这个中位时间是 3 个月。

WBRT 后患者发生痴呆的长期风险随着预后的改善而增加。考虑到患者的痴呆风险及新发脑转移瘤的风险,WBRT 联合 SRS 治疗或 WBRT 联合 SIB 治疗适用于预计寿命达 6~12 个月和新发脑转移瘤风险高的患者。

16.3 WBRT 联合 SIB 的相关研究

目前许多放疗系统能实施 WBRT 联合 SIB。螺旋断层放疗已应用于计划设计研究和临床试验 (Bauman 等,2007;Gutierrez 等,2007;Sterzing 等,2009;Edwards 等,2010;Rodrigues 等,2011)。容积调强放疗(VMAT)也能实施 WBRT 联合 SIB(Hsu 等,2009;Lagerwaard 等,2009;Weber 等,2011;Awad 等,2013;Oehlke 等,2015)。关于 WBRT 联合 SIB 的临床经验总结见表16.1。

Sterzing 等(2009)运用螺旋断层放疗行 WBRT 联合 SIB 再次治疗 2 例先前 WBRT(40Gy/20 次)后复发的脑转移瘤患者。1 例患者有 8 处新发转移瘤,另 1 例有 11 处新发转移瘤。全脑照射处方剂量 15Gy/10 次,脑转移瘤处方剂量 30Gy/10 次(计划靶区 PTV 外扩 2mm)。作者报道两例患者随访 6 和 12 个月时,转移瘤均达到局部控制。

Edwards 等(2010)运用螺旋断层放疗行 WBRT 联合 SIB 治疗 11 例脑转移瘤患者,肿瘤数目 1~4 个,直径为 8cm。全脑照射处方剂量 30Gy/10 次,脑转移瘤 40Gy/10 次。全脑照射的计划靶区体积(PTV)脑部外扩 3mm。脑转移瘤治疗的 GTV 到 PTV 边缘外扩 0mm。所有患者治疗期间都接受皮质类固醇治疗。1 个月随访时所有病灶都有局部效应,患者未出现并发症。

Lagerwaard 等(2009)运用 VMAT 行 WBRT 联合 SIB 治疗 3 例、1~3 处新发脑转移瘤的患者。全脑 PTV 处方剂量选用 20Gy/5 次,脑转移瘤 PTV 处方剂量 40Gy/5 次。由全脑和 GTV 外扩2mm 获得 PTV。患者通过锥形束 CT(CBCT)摆位。头部旋转角度超过 0.8°的都需通过重新摆位

表 16.1　WBRT 联合 SIB 的治疗结果总结

研究	病例数	转移瘤中位数(范围)	转移瘤大小	结果	终点	中位生存期(月)	WBRT 剂量(Gy)/分割数	SIB 剂量(Gy)/分割数
Lagerwaard(Lagerwaard 等,2009)	3	3(1~3)	1.5~25.8cm³	NR	NR	NR	20/5	40/5
Sterzing(Sterzing 等,2009)	2	8~11	NR	NR	再次照射	NR	15/10	30/10
Awad(Awad 等,2013)[a]	30	2(1~8)	平均 6.9cm³	81%	3.5 个月 LC	9.4	28.6~37.5/15	50~70.8/15
Edwards(Edwards 等,2010)	11	1~4	2.5~8cm	100%	3 个月 LC	>4	30/10	40/10
Rodrigues I 期(Rodrigues 等,2011)	48	<3cm	<3cm	66%	PFS	5.3	30/10	35~60/10
Rodrigues 和 Lagerwaard(Rodrigues 等,2012b)[b]	120	2(1~6)	<3cm	约 67%[c]	1 年	5.9	30/10	35~60/10
							20/5	40/5
Webe(Weber 等,2011)	29	1~4	<40cm³	78%	6 个月 PFS	>6	30/10	40/10
Oehlke(Oehlke 等,2015)[a]	20	5(2~13)	0.78±1.17cm³	约 64%[c]	1 年 LC	16.5	30/12	51/12
Kim(Kim 等,2015)[a]	11	4(2~15)	<10.1cm³	67%	1 年 LC	14.5	25~28/10~14	40~48/10~14 仅 GTV
BC Cancer Agency(Nichol 等,2015)	60	3(1~10)	直径<3cm	90%	3 个月 PFS	10.1	20/5	47.5/5 仅 GTV;38/5PTV 外扩 2mm

[a] 海马保护策略。
[b] 合并的队列——包括了 Rodrigues I 期研究的所有 48 例患者。
[c] 图表的估算值。
NR,未报道;LC,局部控制;PFS,无进展生存期;GTV,大体肿瘤体积;PTV,计划靶区体积。

和重复 CBCT 进行临床校正。所有的平移都得到校正。随后的一篇文章报道使用能从 6 个自由角度校正患者摆位的机器人治疗床治疗 50 例患者。该亚组患者放射性坏死的粗算发生率为 6%(3/50)(Rodrigues 等,2012b)。

Rodrigues 等(2011)报道了一项 WBRT 联合 SIB 治疗脑转移瘤的 I 期临床试验,WBRT 剂量 30Gy/10 次,SIB 剂量以 5Gy 的增量从 35Gy 增至 60Gy,GTV 无边缘外扩。在最终剂量水平达 60Gy 的情况下没有观察到剂量限制毒性反应。目前已开展有关最终剂量水平的从 I 期临床试验研究到 II 期临床试验研究(Rodrigues 等,2012a)。早先发表的一篇文章报道这种 60Gy/10 次 SIB 的处方剂量方案没有发生放射性坏死的报道(Rodrigues 等,2012b)。

Weber 等(2011)用 VMAT 治疗 29 例、1~4 处脑转移瘤的患者,其中全脑 30Gy/10 次,转移瘤 40Gy/10 次,文章未提到有无边缘外扩。6 个月总体生存率为 55%。

Awad 等(2013)用 VMAT 采用多种计划设计技巧和分割方案治疗 30 例患者,其中 17 例接受了海马保护(HA)策略的 WBRT 联合 SIB,5 例接受了常规的 WBRT 联合 SIB。有 26 例患者罹患黑色素瘤。由全脑和转移瘤外扩 2mm 获得 PTV。海马勾画依据 RTOG 0933 研究指南(Gondi 等,2010a,2014),并外扩得到 HA 的体积。全脑照射的中位剂量 30Gy/15 次,脑转移瘤的中位剂量 50Gy/15 次。文章没有单独列出 22 例 WBRT 联合 SIB 患者的总体生存期,但整个研究队列的总体生存期为 9.4 个月。

Oehlke 等(2015)报道了一项单中心研究,用 VMAT 行海马保护全脑放疗(HA-WBRT)联合 SIB 治疗首批 20 例患者。全脑处方剂量 30Gy/12 次,局部推量 51Gy/12 次。海马勾画依据 RTOG 0933 研究指南(Gondi 等,2010a,2014)。由脑实质外扩 3mm 获得全脑 PTV,由 GTV 外扩 1mm 获得脑转移瘤 PTV,治疗耐受性良好。与治疗相关的 1 级和 2 级毒性反应比较常见,但仅 1 例患者出现放射性坏死需要外科手术（4 级毒性反应）。中位颅内无进展生存期为 9.2 个月,中位总体生存期为 16.6 个月。

Kim 等(2015)报道运用螺旋断层放疗行 HA-WBRT 联合 SIB 治疗 11 例、70 处脑转移瘤的转移性肺癌患者(Kim 等,2015)。患者照射全脑剂量 25~28Gy,转移瘤剂量 40~48Gy,无边缘外扩,分割 10~14 次。海马的平均受照剂量 13.7Gy。1 年颅内控制率为 67%。

BC 癌症机构开展了一项用 VMAT 治疗 60 例患者的 2 期研究,WBRT 剂量 20Gy/5 次,脑转移瘤 SIB 剂量 47.5Gy/5 次,无边缘外扩(Nichol 等,2015)。中位生存期 10.1 个月。3 个月的脑内无进展率为 90%。60 例患者症状性放射性坏死的粗算发生率为 12%。然而对于位于丘脑和基底神经节的转移瘤来说，这种推量处方方案所致放射性脑坏死的发生率是不可接受的(Flickinger 等,1998;Wegner 等,2011)。脑干、丘脑和基底神经节的转移瘤不推荐使用我们研究中采用的转移瘤 SIB 处方剂量方案(47.5Gy/5 次,无边缘外扩)。

16.4 WBRT 联合 SIB 的处方剂量选择

我们中心选用 5 次分割的 WBRT 联合 SIB 方案,因为这要比长疗程对患者更方便,而且可以在 3 周化疗周期的第 2 周实施。20Gy/5 次的 WBRT 处方方案治疗脑转移瘤已有很长的历史，局部控制率比 30Gy/10 次、37.5Gy/15 次及 40Gy/20 次方案稍低一些（表 16.2）(Tsao 等,

表 16.2　2Gy 分割的全脑放疗不同处方剂量方案的等效剂量(EQD2)

全脑放疗剂量(Gy)	分割次数	EQD2(Gy$_3$)	EQD2(Gy$_{10}$)
20	5	28	23
25	10	28	26
30	10	36	33
37.5	15	41	39
40	20	40	40

2012)。然而,当 GTV 接受局部高剂量治疗的照射时,WBRT 成为辅助治疗,仅被用来控制亚临床微转移灶。在这种情况下,我们认为像与预防性颅脑照射(PCI)中所采用的剂量相同的剂量,足以控制脑内亚临床病灶的风险。基于生物有效剂量的计算,WBRT 采用的 20Gy/5 次方案与 PCI 的 25Gy/10 次方案应该有类似的有效性和迟发性副作用。

　　RTOG9508 研究中 WBRT 联合 SRS 组采用的 WBRT 剂量为 37.5Gy/15 次,SRS 处方剂量基于转移瘤的直径:<2cm 用 24Gy,2~3cm 用 18Gy,3~4cm 用 15Gy(Andrews 等,2004)。表 16.3 列出了 RTOG9508 研究中分 5 次和 10 次推量处方剂量的生物有效剂量对比。目前有很多关于 5 次和 10 次立体定向放射治疗方案的研究, 有助于 SIB 处方剂量的选择 (Lindvall 等,2005;Aoki 等,2006;Ernst-Stecken 等,2006;Fahrig 等,2007;Narayana 等,2007;Tomita 等,2008;Kwon 等,2009;Scorsetti 等,2009;Chen 等,2011;Fokas 等,2012;Jiang 等,2012;Martens 等,2012;Ogura 等,2012;De Potter 等,2013;Eaton 等,2013;Ahmed 等,2014;Murai 等,2014;Rajakesari 等,2014)。此外,还有关于大分割立体定向放射治疗不同推量方案生物等效的调查研究(Yuan 等,2008;Wiggenraad 等,2011)。

　　有关 WBRT 联合 SRS 或单用 SRS 治疗脑转移瘤的 3 期临床研究中都没有纳入脑干转移瘤患者。但仍有许多关于 SRS 治疗脑干转移瘤的回顾性研究报道(Kased 等,2008;Samblas 等,2009;Koyfman 等,2010;Valery 等,2010;Leeman 等,2012;Kilburn 等,2014;Hsu 等,2015)。对于

表 16.3　与按照 RTOG 9508 研究的 WBRT 联合 SRS 剂量方案进行对比的大分割同步整合推量 SIB 放疗的 2Gy 分割的等效剂量(EQD2)

临床适应证	推量(Gy)	分割次数	EQD2(Gy$_3$)	EQD2(Gy$_{10}$)
脑干转移瘤[a]	12	1	67	56
脑干和脑转移瘤 PTV(平移设置校正,GTV 到	35	5	70	50
PTV 外扩 2mm)	50	10	80	63
3~4cm 的脑转移瘤[a]	15	1	95	70
2~3cm 的脑转移瘤[a]	18	1	117	81
脑转移瘤(平移和旋转设置校正,GTV 到 PTV	45	5	108	71
无边缘外扩)	60	10	108	80
<2cm 的脑转移瘤[a]	24	1	171	107

[a],联合 WBRT(37.5Gy/15 次)。

多发脑转移瘤来说,随着基线转移瘤数目的增加,出现某个位于脑深部和功能区的肿瘤的可能性也会增加, 因此针对这些转移瘤选择安全而有效的 SIB 剂量显得非常重要 (Leeman 等,2012)。Kilburn 等(2014)报道针对无外扩的 GTV 用 18Gy 剂量照射体积超过 1cm³ 的转移瘤后的毒性反应风险增加。当平移和旋转设置得到校正,作者采用 45Gy 无边缘外扩照射转移瘤(当平移设置得到校正,采用 35Gy 照射 PTV 边缘外扩 2mm 的转移瘤)(表 16.4)。

16.5 模拟

WBRT 联合 SIB 治疗时患者需要高度可重复性的固定。治疗可在大约 12 分钟内完成,所选择的面罩系统应当确保治疗期间每次分割治疗时的稳定性。我们中心使用厚的热塑性面罩,面罩壳里面连着患者的个体化咬件。如果只有平移的图像引导设置的校正,咬件的使用具有减少旋转的优点(Dhabaan 等,2012;Dincoglan 等,2012;Theelen 等,2012)。

制订计划用的 CT 必须在轴向和头尾方向两方面均具有高分辨率。为了能更好地勾画小的解剖结构如视交叉和转移瘤,视野需要尽可能地小。为了最优化剂量计算,又需要足够大的视野以包含所有的固定装置。35cm 的视野能覆盖大多数头部固定装置,在轴平面上的分辨率达0.7mm。CT 在头尾方向上的重建图像的分辨率必须≤1mm,以确保能高剂量放疗靶区转移瘤。

用于放疗计划设计的 MRI 扫描序列应当是钆剂增强的 T1 和高分辨三维采集, 轴向和头尾方向上的分辨率应该≤1mm,以允许三维上准确勾画转移瘤。T1 钆剂增强序列有时会出现类似转移灶瘤的高信号伪影,常靠近血管。因此,除了高分辨率的三维序列外,在另一不同平面取得的 T1 钆剂增强序列也很重要, 可避免放疗计划设计时 MRI 序列的误读曲解及疏忽地靶向

表 16.4　危及器官的剂量限值和经典 VMAT 计划的重点 (方案:WBRT 20Gy/5 次联合针对 GTV 的同步整合推量 45Gy/5 次或 WBRT 20Gy/5 次联合针对 PTV 的同步整合推量 35Gy/5 次)

解剖结构	剂量限值		
	上下限	体积(%)	剂量(Gy)
前房(无边缘外扩)	上限	<1	10
耳蜗和中耳(无边缘外扩)	上限	<1	10
视网膜(无边缘外扩)	上限	<1	25
视路:PRV(边缘外扩 2mm)	上限	<1	25
脊髓:PRV(边缘外扩 2mm)	上限	<1	25
全脑计划靶区体积(边缘外扩 2mm)	上限	<5	25
	下限	98	19
脑转移瘤 GTV(无边缘外扩)平移和旋转设置校正	上限	0	55
	下限	98	45
	或		
脑转移瘤 PTV(边缘外扩 2mm)平移设置校正	上限	0	45
	下限	98	35

照射 MRI 伪影。此外,CT 和 MRI 的图像配准并不完美,图像采集过程中患者移动会导致 MRI 出现几何学上的畸变及伪影。我们中心使用对比剂增强的 CT 扫描图像用于计划设计,因为这是用于进行剂量计算的基准图像,也被用于患者位置设置的校正。有另一个对比剂增强成像方式核实出现的转移瘤及确认高剂量推量区 MRI-CT 图像融合的准确性,会让人放心。CT 增强图像也有助于防止靶向照射 MRI 伪影。

16.6 解剖结构和靶区勾画

必须勾画危及器官以确保在优化计划时可以控制它们的受照剂量。危及器官包括前房(晶状体)、视网膜、脑干及脊髓。此外,为避免分开的视交叉和视神经结构之间可能留有空隙,视神经和视交叉应作为单一的解剖结构来勾画。如图 16.1 所示,在作者研究中所治疗的 1 例患者的勾画实例。计划设计软件能自动勾画全脑。如果存在颅骨的转移灶,也能被纳入全脑临床靶区体积中以确保它们接受全脑照射的处方剂量,这个包括全脑和颅骨转移灶的临床靶区体积可以被外扩 2mm,产生全脑 PTV。应从全脑 PTV 中通过减去布尔值而得到转移瘤的 GTV(或 PTV),这样它就能被用于计算"正常"(或无靶区)大脑的剂量体积直方图。

研究比较 SRS 治疗中的不同,从 GTV 到 PTV 边缘外扩的宽度时发现,外扩越宽越会增加

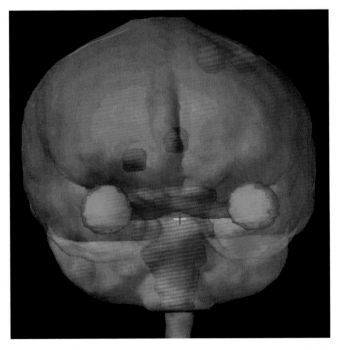

图 16.1 WBRT 联合 SIB 时的危及器官和靶区勾画。前房(绿色)为眼球的前 1/3,视网膜(橙色)为眼球的后 2/3。视路计划危及器官体积(PRV)为视交叉和视神经外扩 2mm(褐色)。脑干为洋红色。脊髓计划危及器官体积(PRV)为脊髓外扩 2mm(青色)。2mm 厚的限制壳(蓝色)包绕了 GTV(不可见)。全脑 PTV(黄色)为脑部外扩 2mm。

放射性坏死的风险。Nataf 等(2008)研究发现,2mm 边缘外扩后放射性坏死的发生率为 20%,而 0mm 外扩的发生率仅为 7%。该研究提示用于 SIB 治疗的 PTV 边缘外扩宽度在临床上对放射性坏死的风险可能有显著的影响。最简单的处方就是使 PTV=GTV,因为多个 GTV 无须增加边缘外扩形成 PTV,但重要的是,要选择与治疗计划过程的准确性及所使用的设置校正相适应的合适的剂量和边缘外扩宽度。使用单个等中心点,多靶区 SIB 治疗时计划等中心周围 1°的旋转角度即会造成颅骨附近转移灶 2mm 的位移(Lagerwaard 等,2009;Peng 等,2011)。因此,当治疗时仅行平移设置校正,推荐从 GTV 边缘外扩 2mm 形成给予处方剂量的所定义的 PTV(表 16.4)。

16.7 放疗计划

作者中心采用具有多叶准直器的 Varian 直线加速器实施 WBRT 联合 SIB 治疗,该设备准直器有 5mm 的中央叶片光栅,采用两个 360°的共面弧,剂量率为 600 机器跳数(MU)/分,准直器可设定为顺时针弧方向 45°~30°,逆时针弧方向为 315°~330°。对于 5 次分割的 WBRT 联合 SIB 治疗,危及器官的剂量限值及靶区剂量详见表 16.4。该表列出了两种可能的 SIB 处方剂量方案:要么照射 GTV 无边缘外扩,要么照射 GTV 外扩后的 PTV。图 16.2 展示了治疗 5 处脑转移瘤计划的剂量体积直方图。

图 16.3 展示了作者研究中的一个患者在 SIB 体积内的剂量分布。可以看到,当 VMAT 采用两个共面的轴向弧实施照射时,高剂量靶区体积周围的半影带宽度在轴平面上比在头尾方向上要宽。非共面射线的布置通过减少轴面上的半影带宽度,能提供三维上更为均一的半影。然而,非共面弧会产生通过整个身体的中等的出束剂量。此外,除非在治疗床处于非零角度时运行患者追踪系统,否则它们会明显延长治疗时间,降低设置精度。当设计 VMAT 计划单独使用 SRS 治疗转移瘤时,它们对减少正常脑组织的剂量非常有用,但对于 WBRT 联合 SIB 治疗

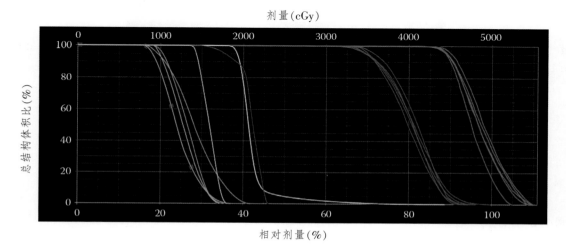

图 16.2 WBRT(20Gy/5 次)联合 SIB(45Gy/5 次)的剂量体积直方图。GTV,红色;限制壳,蓝色;全脑 PTV,黄色;视路计划危及器官体积(PRV),橙红色;视网膜,橙色;前房,绿色;脊髓计划危及器官体积(PRV),青色。

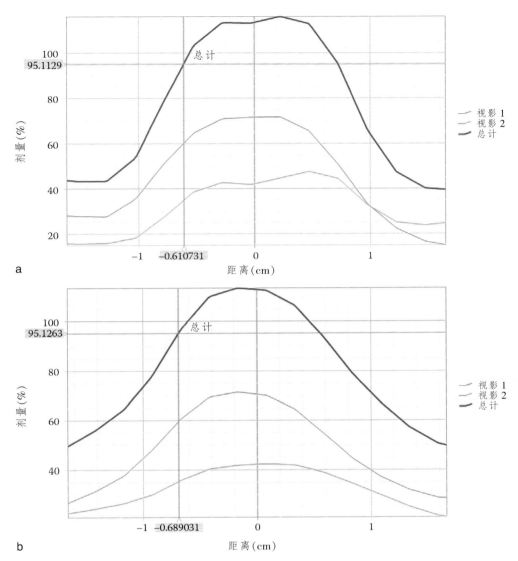

图 16.3　使用采用顺时针和逆时针两个共面的轴向弧的 VMAT 照射 WBRT 联合 SIB 推量体积(a)前后和(b)头尾方向上的剂量分布。

方案来说很少具有优势,在该方案中全脑是一个靶区体积。对于在同一轴面上有多个脑转移瘤的患者,可以用非共面弧实现轴面上有较窄的半影带,对减少推量体积之间形成高剂量桥接的可能性很重要。有很多其他策略能消除相邻转移瘤之间的高剂量桥接,包括靶区体积周围多个限制壳的运用以及靶区之间回避结构的细分(Thomas 等,2014)

16.8　放疗的实施

BC 癌症机构 WBRT 联合 SIB 治疗的 2 期临床研究以往采用正交千伏成像进行每日在线

图像引导平移设置校正。但由于 CBCT 图像重建时间上的改进，作者现在利用 CBCT 进行每日的设置校正。6 个方向自由角度的自动匹配能检测出比放疗师用正交千伏成像所感知的更小的旋转角度。当使用有口中咬件的面罩时，尤其是在矢状面上，CBCT 有时甚至能检测出超过 1° 的旋转。有 6 个方向自由度的机器人治疗床可校正平移和旋转，能理想地实施 WBRT 联合 SIB 治疗，但不是必需的。

16.9 毒性反应

在按 5 次分割疗程实施 WBRT 联合 SIB 治疗期间，建议每天每次分割治疗前 1 小时及周末早上口服 4mg 地塞米松的皮质类固醇的剂量。同时也建议每次分割治疗前 1 小时口服止恶心药。根据作者的经验，执行上述医嘱后头痛、恶心很少见。对于治疗前未服用地塞米松的患者，地塞米松应在 WBRT 联合 SIB 治疗的最后一天停用。对于治疗前已服用地塞米松的患者，治疗结束后应给予患者个体化的药物逐渐减量的指导。WBRT 联合 SIB 的急性毒性反应与单独 WBRT 可能导致的毒性反应相同。

WBRT 联合 SIB 后发生的脱发过程与常规 WBRT 后的脱发相似，因此，VMAT 的使用并没有减少急性脱发。这一观察结果与 De Puysseleyr 等的发现相似，他们治疗的 10 例患者在 1 个月时脱发情况还没有减弱（De Puysseleyr 等，2014）。然而，头顶部和枕部头皮的毛发再生情况要比开放照射的 WBRT 后的好。因此，IGRT 时采用脑部周围 PTV 外扩 2mm，能防止开放照射时由于切向剂量导致形成传统的永久性脱发区域。

在作者的研究中，数名患者发生急性或亚急性分泌性中耳炎。中耳没有勾画为危及器官。由于它们位于颞叶底面和后颅窝之间，VMAT 剂量优化后会以全部的 WBRT 处方剂量照射中耳。将中耳和咽管作为危及器官进行勾画并应用 VMAT 限制剂量，可能会减少分泌性中耳炎发生的可能性（Wang 等，2009）。将耳蜗勾画在"左耳"和"右耳"结构中能同时避免耳蜗的照射。中耳和耳蜗的推荐剂量阈值还不清楚，因此在 WBRT 剂量以下再尽量合理地实现低剂量将会是一个合适的目标（Bhandare 等，2010；Theunissen 等，2014）。

16.10 争议

与 WBRT 联合 SRS 治疗相比，单独使用 SRS 治疗的相对成本目前仍在争论中。单独使用 SRS 治疗的患者因为新发脑转移瘤的风险增加需要更多次数的 SRS 行抢救性治疗。采用 WBRT 联合 SRS 治疗时，对每个患者先期进行 10~15 次分割的 WBRT 治疗，而单独使用 SRS 治疗时，只有大约 30% 的患者需要行抢救性 WBRT 治疗（Ayala-Peacock 等，2014）。Hall 等的研究（2014）发现，当使用长疗程的 WBRT 治疗时，单独使用 SRS 比 WBRT 联合 SRS 治疗更具有成本效益。至于 5 次分割或 10 次分割的 WBRT 联合 SIB 会不会比单用 SRS 或 WBRT 联合 SRS 治疗更具成本效益仍有待进一步研究，因为与 WBRT 联合 SRS 治疗相比，WBRT 联合 SIB 治疗减少了先期治疗的时间；而与单独使用 SRS 治疗相比，WBRT 联合 SIB 治疗减少了对抢救性治疗的需要。

16.11　未来方向

在 2~10 处脑转移瘤患者中开展的一项临床试验比较 3 种方案：WBRT(必要时加上抢救性 SRS)，WBRT 联合 SIB，以及单独使用 SRS/立体定向放射治疗(必要时加上抢救性 WBRT)，将有助于阐明这 3 种方式对于多发脑转移瘤患者的风险和获益；该研究还可设计以阐明关于 WBRT 风险和获益的争议。5 次分割和 10 次分割的 WBRT 联合 SIB 方案也能通过一项试验进行对比以确定哪个方案能在疾病控制和放射性坏死风险之间达到最佳的平衡。

螺旋断层放疗或 VMAT 能实施 HA-WBRT (Gutierrez 等，2007；Hsu 等，2009；Awad 等，2013；Oehlke 等，2015)。RTOG 0933 研究的结果很有前景(Gondi 等，2014)，与历史上的研究作对照相比，采取 HA-WBRT 会减少神经认知功能减退的发生；所设计的一项随机性临床研究(NRG CC001，clinicaltrials.gov 识别号：NCT02360215)旨在确定 WBRT 期间的 HA 能否减少常规 WBRT 后可能发生的亚急性和长期记忆损害。该 NRG 肿瘤学研究的结果将确定 HA 策略(HA)能否带来临床获益。HA-WBRT 联合 SIB 已被证实在技术和临床上是可行的(Awad 等，2013；Kim 等，2015；Oehlke 等，2015)。该 NRG CC001 研究将确定 HA-WBRT 联合 SIB 是否应该成为常规方案。

备忘录：临床实践要点

√	项目	注意要点
	患者选择	该患者是否适合 WBRT 联合 SIB 治疗？
		• 最多达 10 处脑转移瘤
		• 最大的转移瘤直径<3cm
		• 患者的预后足够好以证实脑转移瘤推量治疗的合理性
		• 患者新发脑转移瘤的风险足够高以证实 WBRT 的合理性
	模拟	• 利用设计来防止旋转的头罩固定患者
		• CT 和 MRI 成像，在三维上均为 1mm 分辨率
		• 在固定装置里进行 CT 增强扫描
		• 增强 MRI 扫描并与 CT 融合
		• 验证 CT-MRI 融合的准确性
	放疗计划	• 在 MRI 上勾画转移灶，并在 CT 上验证
		• 如果可能利用自动化工具在 CT 上进行全脑勾画
		• 在 MRI 上进行危及器官勾画并在 CT 上验证
		• 逆向设计采用两个共面弧的 VMAT 计划
		• 对于 6 个方向自由度的设置校正，脑转移瘤无边缘外扩的处方剂量为 45Gy/5 次，在转移灶周围利用限制壳控制剂量衰减。脑干转移瘤的处方剂量为 35Gy/5次

(待续)

√	项目	注意要点
	放疗实施	• 对于 3 个方向自由度的设置校正,边缘外扩 2mm 形成 PTV,在 PTV 周围利用限制壳控制剂量衰减,边缘外扩 2mm 形成 PRV,脑和脑干转移瘤 PTV 的处方剂量均为 35Gy/5 次
		影像
		• 每日治疗前 1 小时口服皮质类固醇和止恶心药
		• 利用头罩的激光进行临床设置
		• 对于平移设置校正,利用锥形束 CT 评估头罩的旋转;如果头部旋转超过 1°就进行校正
		• 根据临床需要进行头部摆位,重复锥形束 CT 验证头部旋转的校正并应用平移设置校正
		• 对于平移和旋转设置校正,获得锥形束 CT 并应用平移和旋转设置校正
		• 1 周前没有或直到 1 周后才进行全身性癌症治疗,可接受 WBRT 联合 SIB 治疗

(汤旭群 译 张南 校)

参考文献

Abe E, Aoyama H (2012) The role of whole brain radiation therapy for the management of brain metastases in the era of stereotactic radiosurgery. *Curr Oncol Rep* 14:79–84.

Ahmed KA, Sarangkasiri S, Chinnaiyan P, Sahebjam S, Yu HH, Etame AB, Rao NG (2014) Outcomes following hypofractionated stereotactic radiotherapy in the management of brain metastases. *Am J Clin Oncol* 2014 Apr 21. [Epub ahead of print].

American Society of Radiation Oncology (September 14, 2014) ASTRO releases second list of five radiation oncology treatments to question, as part of national *choosing wisely*® campaign, 2015.

Andrews DW, Scott CB, Sperduto PW, Flanders AE, Gaspar LE, Schell MC, Werner-Wasik M et al. (2004) Whole brain radiation therapy with or without stereotactic radiosurgery boost for patients with one to three brain metastases: Phase III results of the RTOG 9508 randomised trial. *Lancet* 363:1665–1672.

Aoki M, Abe Y, Hatayama Y, Kondo H, Basaki K (2006) Clinical outcome of hypofractionated conventional conformation radiotherapy for patients with single and no more than three metastatic brain tumors, with noninvasive fixation of the skull without whole brain irradiation. *Int J Radiat Oncol Biol Phys* 64:414–418.

Aoyama H, Shirato H, Tago M, Nakagawa K, Toyoda T, Hatano K, Kenjyo M et al. (2006) Stereotactic radiosurgery plus whole-brain radiation therapy vs stereotactic radiosurgery alone for treatment of brain metastases: A randomized controlled trial. *JAMA* 295:2483–2491.

Aoyama H, Tago M, Kato N, Toyoda T, Kenjyo M, Hirota S, Shioura H et al. (2007) Neurocognitive function of patients with brain metastasis who received either whole brain radiotherapy plus stereotactic radiosurgery or radiosurgery alone. *Int J Radiat Oncol Biol Phys* 68:1388–1395.

Awad R, Fogarty G, Hong A, Kelly P, Ng D, Santos D, Haydu L (2013) Hippocampal avoidance with volumetric modulated arc therapy in melanoma brain metastases—The first australian experience. *Radiat Oncol* 8:62.

Ayala-Peacock DN, Peiffer AM, Lucas JT, Isom S, Kuremsky JG, Urbanic JJ, Bourland JD (2014) A nomogram for predicting distant brain failure in patients treated with gamma knife stereotactic radiosurgery without whole brain radiotherapy. *Neuro Oncol* 16:1283–1288.

Bauman G, Yartsev S, Fisher B, Kron T, Laperriere N, Heydarian M, VanDyk J (2007) Simultaneous infield boost with helical tomotherapy for patients with 1 to 3 brain metastases. *Am J Clin Oncol* 30:38–44.

Bhandare N, Jackson A, Eisbruch A, Pan CC, Flickinger JC, Antonelli P, Mendenhall WM (2010) Radiation therapy and hearing loss. *Int J Radiat Oncol Biol Phys* 76:S50–S57.

Chang EL, Wefel JS, Hess KR, Allen PK, Lang FF, Kornguth DG, Arbuckle RB et al. (2009) Neurocognition in patients with brain metastases treated with radiosurgery or radiosurgery plus whole-brain irradiation: A randomised controlled trial. *Lancet Oncol* 10:1037–1044.

Chen XJ, Xiao JP, Li XP, Jiang XS, Zhang Y, Xu YJ, Dai JR, Li YX (2011) Risk factors of distant brain failure for patients with newly diagnosed brain metastases treated with stereotactic radiotherapy alone. *Radiat Oncol* 6:175.

De Potter B, De Meerleer G, De Neve W, Boterberg T, Speleers B, Ost P (2013) Hypofractionated frameless stereotactic intensity-modulated radiotherapy with whole brain radiotherapy for the treatment of 1–3 brain metastases. *Neurol Sci* 34:647–653.

De Puysseleyr A, Van De Velde J, Speleers B, Vercauteren T, Goedgebeur A, Van Hoof T, Boterberg T, De Neve W, De Wagter C, Ost P (2014) Hair-sparing whole brain radiotherapy with volumetric arc therapy in patients treated for brain metastases: Dosimetric and clinical results of a phase II trial. *Radiat Oncol* 9:170.

Dhabaan A, Schreibmann E, Siddiqi A, Elder E, Fox T, Ogunleye T, Esiashvili N, Curran W, Crocker I, Shu HK (2012) Six degrees of freedom CBCT-based positioning for intracranial targets treated with frameless stereotactic radiosurgery. *J Appl Clin Med Phys* 13:3916.

Dincoglan F, Beyzadeoglu M, Sager O, Oysul K, Sirin S, Surenkok S, Gamsiz H, Uysal B, Demiral S, Dirican B (2012) Image-guided positioning in intracranial non-invasive stereotactic radiosurgery for the treatment of brain metastasis. *Tumori* 98:630–635.

Eaton BR, Gebhardt B, Prabhu R, Shu HK, Curran WJ, Jr, Crocker I (2013) Hypofractionated radiosurgery for intact or resected brain metastases: Defining the optimal dose and fractionation. *Radiat Oncol* 8:135.

Edwards AA, Keggin E, Plowman PN (2010) The developing role for intensity-modulated radiation therapy (IMRT) in the non-surgical treatment of brain metastases. *Br J Radiol* 83:133–136.

Ernst-Stecken A, Ganslandt O, Lambrecht U, Sauer R, Grabenbauer G (2006) Phase II trial of hypofractionated stereotactic radiotherapy for brain metastases: Results and toxicity. *Radiother Oncol* 81:18–24.

Fahrig A, Ganslandt O, Lambrecht U, Grabenbauer G, Kleinert G, Sauer R, Hamm K (2007) Hypofractionated stereotactic radiotherapy for brain metastases–results from three different dose concepts. *Strahlenther Onkol* 183:625–630.

Flickinger JC, Kondziolka D, Maitz AH, Lunsford LD (1998) Analysis of neurological sequelae from radiosurgery of arteriovenous malformations: How location affects outcome. *Int J Radiat Oncol Biol Phys* 40:273–278.

Fokas E, Henzel M, Surber G, Kleinert G, Hamm K, Engenhart-Cabillic R (2012) Stereotactic radiosurgery and fractionated stereotactic radiotherapy: Comparison of efficacy and toxicity in 260 patients with brain metastases. *J Neurooncol* 109:91–98.

Gondi V, Paulus R, Bruner DW, Meyers CA, Gore EM, Wolfson A, Werner-Wasik M, Sun AY, Choy H, Movsas B (2013) Decline in tested and self-reported cognitive functioning after prophylactic cranial irradiation for lung cancer: Pooled secondary analysis of radiation therapy oncology group randomized trials 0212 and 0214. *Int J Radiat Oncol Biol Phys* 86:656–664.

Gondi V, Pugh SL, Tome WA, Caine C, Corn B, Kanner A, Rowley H et al. (2014) Preservation of memory with conformal avoidance of the hippocampal neural stem-cell compartment during whole-brain radiotherapy for brain metastases (RTOG 0933): A phase II multi-institutional trial. *J Clin Oncol* 32:3810–3816.

Gondi V, Tolakanahalli R, Mehta MP, Tewatia D, Rowley H, Kuo JS, Khuntia D, Tome WA (2010a) Hippocampal-sparing whole-brain radiotherapy: A "how-to" technique using helical tomotherapy and linear accelerator-based intensity-modulated radiotherapy. *Int J Radiat Oncol Biol Phys* 78:1244–1252.

Gutierrez AN, Westerly DC, Tome WA, Jaradat HA, Mackie TR, Bentzen SM, Khuntia D, Mehta MP (2007) Whole brain radiotherapy with hippocampal avoidance and simultaneously integrated brain metastases boost: A planning study. *Int J Radiat Oncol Biol Phys* 69:589–597.

Hall MD, McGee JL, McGee MC, Hall KA, Neils DM, Klopfenstein JD, Elwood PW (2014) Cost-effectiveness of stereotactic radiosurgery with and without whole-brain radiotherapy for the treatment of newly diagnosed brain metastases. *J Neurosurg* 121(Suppl):84–90.

Hsu F, Carolan H, Nichol A, Cao F, Nuraney N, Lee R, Gete E, Wong F, Schmuland M, Heran M, Otto K (2010) Whole brain radiotherapy with hippocampal avoidance and simultaneous integrated boost for 1–3 brain metastases: A feasibility study using volumetric modulated arc therapy. *Int J Radiat Oncol Biol Phys* 76(5):1480–1485.

Hsu F, Nichol A, Ma R, Kouhestani P, Toyota B, McKenzie M (2015) Stereotactic radiosurgery for metastases in eloquent central brain locations. *Can J Neurol Sci* 42(5):333–337.

Jiang XS, Xiao JP, Zhang Y, Xu YJ, Li XP, Chen XJ, Huang XD, Yi JL, Gao L, Li YX (2012) Hypofractionated stereotactic radiotherapy for brain metastases larger than three centimeters. *Radiat Oncol* 7:36.

Kased N, Huang K, Nakamura JL, Sahgal A, Larson DA, McDermott MW, Sneed PK (2008) Gamma knife radiosurgery for brainstem metastases: The UCSF experience. *J Neurooncol* 86:195–205.

Kilburn JM, Ellis TL, Lovato JF, Urbanic JJ, Daniel Bourland J, Munley MT, Deguzman AF et al. (2014) Local control and toxicity outcomes in brainstem metastases treated with single fraction radiosurgery: Is there a volume threshold for toxicity? *J Neurooncol* 117:167–174.

Kim KH, Cho BC, Lee CG, Kim HR, Suh YG, Kim JW, Choi C, Baek JG, Cho J (2015) Hippocampus-sparing whole-brain radiotherapy and simultaneous integrated boost for multiple brain metastases from lung adenocarcinoma: Early response and dosimetric evaluation. *Technol Cancer Res Treat* 2015 Jan 18. pii: 1533034614566993. [Epub ahead of print].

Kocher M, Soffietti R, Abacioglu U, Villa S, Fauchon F, Baumert BG, Fariselli L et al. (2011) Adjuvant whole-brain radiotherapy versus observation after radiosurgery or surgical resection of one to three cerebral metastases: Results of the EORTC 22952-26001 study. *J Clin Oncol* 29:134–141.

Koyfman SA, Tendulkar RD, Chao ST, Vogelbaum MA, Barnett GH, Angelov L, Weil RJ, Neyman G, Reddy CA, Suh JH (2010) Stereotactic radiosurgery for single brainstem metastases: The Cleveland clinic experience. *Int J Radiat Oncol Biol Phys* 78:409–414.

Kwon AK, Dibiase SJ, Wang B, Hughes SL, Milcarek B, Zhu Y (2009) Hypofractionated stereotactic radiotherapy for the treatment of brain metastases. *Cancer* 115:890–898.

Lagerwaard FJ, van der Hoorn EA, Verbakel WF, Haasbeek CJ, Slotman BJ, Senan S (2009) Whole-brain radiotherapy with simultaneous integrated boost to multiple brain metastases using volumetric modulated arc therapy. *Int J Radiat Oncol Biol Phys* 75:253–259.

Leeman JE, Clump DA, Wegner RE, Heron DE, Burton SA, Mintz AH (2012) Prescription dose and fractionation predict improved survival after stereotactic radiotherapy for brainstem metastases. *Radiat Oncol* 7:107.

Li J, Bentzen SM, Renschler M, Mehta MP (2007) Regression after whole-brain radiation therapy for brain metastases correlates with survival and improved neurocognitive function. *J Clin Oncol* 25:1260–1266.

Lindvall P, Bergstrom P, Lofroth PO, Henriksson R, Bergenheim AT (2005) Hypofractionated conformal stereotactic radiotherapy alone or in combination with whole-brain radiotherapy in patients with cerebral metastases. *Int J Radiat Oncol Biol Phys* 61:1460–1466.

Martens B, Janssen S, Werner M, Fruhauf J, Christiansen H, Bremer M, Steinmann D (2012) Hypofractionated stereotactic radiotherapy of limited brain metastases: A single-centre individualized treatment approach. *BMC Cancer* 12:497-2407-12-497.

McDuff SG, Taich ZJ, Lawson JD, Sanghvi P, Wong ET, Barker FG II, Hochberg FH et al. (2013) Neurocognitive assessment following whole brain radiation therapy and radiosurgery for patients with cerebral metastases. *J Neurol Neurosurg Psychiatry* 84:1384–1391.

Mehta MP (2015) The controversy surrounding the use of whole-brain radiotherapy in brain metastases patients. *Neuro Oncol* 17:919–923.

Meyers CA, Smith JA, Bezjak A, Mehta MP, Liebmann J, Illidge T, Kunkler I et al. (2004) Neurocognitive function and progression in patients with brain metastases treated with whole-brain radiation and motexafin gadolinium: Results of a randomized phase III trial. *J Clin Oncol* 22:157–165.

Murai T, Ogino H, Manabe Y, Iwabuchi M, Okumura T, Matsushita Y, Tsuji Y, Suzuki H, Shibamoto Y (2014) Fractionated stereotactic radiotherapy using CyberKnife for the treatment of large brain metastases: A dose escalation study. *Clin Oncol (R Coll Radiol)* 26:151–158.

Narayana A, Chang J, Yenice K, Chan K, Lymberis S, Brennan C, Gutin PH (2007) Hypofractionated stereotactic radiotherapy using intensity-modulated radiotherapy in patients with one or two brain metastases. *Stereotact Funct Neurosurg* 85:82–87.

Nataf F, Schlienger M, Liu Z, Foulquier JN, Gres B, Orthuon A, Vannetzel JM et al. (2008) Radiosurgery with or without A 2-mm margin for 93 single brain metastases. *Int J Radiat Oncol Biol Phys* 70:766–772.

Nichol A, McKenzie M, Ma R, Hsu F, Cheung AK, Schellenberg D, Gondara L et al. (2015) Whole brain radiation therapy with simultaneous integrated boost using volumetric modulated arc therapy: A phase II study for 1 to 10 brain metastases. *Int J Radiat Oncol Biol Phys* 90:S25.

Oehlke O, Wucherpfennig D, Fels F, Frings L, Egger K, Weyerbrock A, Prokic V, Nieder C, Grosu AL (2015) Whole brain irradiation with hippocampal sparing and dose escalation on multiple brain metastases: Local tumour control and survival. *Strahlenther Onkol* 191(6):461–469.

Ogura K, Mizowaki T, Ogura M, Sakanaka K, Arakawa Y, Miyamoto S, Hiraoka M (2012) Outcomes of hypofractionated stereotactic radiotherapy for metastatic brain tumors with high risk factors. *J Neuro-Oncol* 109:425–432.

Patchell RA, Tibbs PA, Regine WF, Dempsey RJ, Mohiuddin M, Kryscio RJ, Markesbery WR, Foon KA, Young B (1998) Postoperative radiotherapy in the treatment of single metastases to the brain: A randomized trial. *JAMA* 280:1485–1489.

Peng JL, Liu C, Chen Y, Amdur RJ, Vanek K, Li JG (2011) Dosimetric consequences of rotational setup errors with direct simulation in a treatment planning system for fractionated stereotactic radiotherapy. *J Appl Clin Med Phys* 12:3422.

Rajakesari S, Arvold ND, Jimenez RB, Christianson LW, Horvath MC, Claus EB, Golby AJ et al. (2014) Local control after fractionated stereotactic radiation therapy for brain metastases. *J Neurooncol* 120:339–346.

Regine WF, Scott C, Murray K, Curran W (2001) Neurocognitive outcome in brain metastases patients treated with accelerated-fractionation vs. accelerated-hyperfractionated radiotherapy: An analysis from radiation therapy oncology group study 91-04. *Int J Radiat Oncol Biol Phys* 51:711–717.

Rodrigues G, Eppinga W, Lagerwaard F, de Haan P, Haasbeek C, Perera F, Slotman B, Yaremko B, Yartsev S, Bauman G (2012b) A pooled analysis of arc-based image-guided simultaneous integrated boost radiation therapy for oligometastatic brain metastases. *Radiother Oncol* 102:180–186.

Rodrigues G, Warnemr A, Zindler J, Slotman B, Lagerwaard F (2014) A clinical nomogram and recursive partitioning analysis to determine the risk of regional failure after radiosurgery alone for brain metastases. *Radiother Oncol* 111:52–58.

Rodrigues G, Yartsev S, Tay KY, Pond GR, Lagerwaard F, Bauman G (2012a) A phase II multi-institutional study assessing simultaneous in-field boost helical tomotherapy for 1–3 brain metastases. *Radiat Oncol* 7:42.

Rodrigues G, Yartsev S, Yaremko B, Perera F, Dar AR, Hammond A, Lock M et al. (2011) Phase I trial of simultaneous in-field boost with helical tomotherapy for patients with one to three brain metastases. *Int J Radiat Oncol Biol Phys* 80:1128–1133.

Roos DE, Wirth A, Burmeister BH, Spry NA, Drummond KJ, Beresford JA, McClure BE (2006) Whole brain irradiation following surgery or radiosurgery for solitary brain metastases: Mature results of a prematurely closed randomized Trans-Tasman radiation oncology group trial (TROG 98.05). *Radiother Oncol* 80:318–322.

Sahgal A (2015) Point/counterpoint: Stereotactic radiosurgery without whole-brain radiation for patients with a limited number of brain metastases: The current standard of care? *Neuro Oncol* 17:916–918.

Sahgal A, Aoyama H, Kocher M, Neupane B, Collette S, Tago M, Shaw P, Beyene J, Chang EL (2015) Phase 3 trials of stereotactic radiosurgery with or without whole-brain radiation therapy for 1 to 4 brain metastases: Individual patient data meta-analysis. *Int J Radiat Oncol Biol Phys* 91:710–717.

Samblas JM, Sallabanda K, Bustos JC, Gutierrez-Diaz JA, Peraza C, Beltran C, Samper PM (2009) Radiosurgery and whole brain therapy in the treatment of brainstem metastases. *Clin Transl Oncol* 11:677–680.

Scorsetti M, Facoetti A, Navarria P, Bignardi M, De Santis M, Ninone SA, Lattuada P, Urso G, Vigorito S, Mancosu P, Del Vecchio M (2009) Hypofractionated stereotactic radiotherapy and radiosurgery for the treatment of patients with radioresistant brain metastases. *Anticancer Res* 29:4259–4263.

Soffietti R, Kocher M, Abacioglu UM, Villa S, Fauchon F, Baumert BG, Fariselli L et al. (2013) A European organisation for research and treatment of cancer phase III trial of adjuvant whole-brain radiotherapy versus observation in patients with one to three brain metastases from solid tumors after surgical resection or radiosurgery: Quality-of-life results. *J Clin Oncol* 31:65–72.

Soon YY, Tham IW, Lim KH, Koh WY, Lu JJ (2014) Surgery or radiosurgery plus whole brain radiotherapy versus surgery or radiosurgery alone for brain metastases. *Cochrane Database Syst Rev* 3:CD009454.

Sperduto PW, Shanley R, Luo X, Andrews D, Werner-Wasik M, Valicenti R, Bahary JP, Souhami L, Won M, Mehta M (2014) Secondary analysis of RTOG 9508, a phase 3 randomized trial of whole-brain radiation therapy versus WBRT plus stereotactic radiosurgery in patients with 1–3 brain metastases; poststratified by the graded prognostic assessment (GPA). *Int J Radiat Oncol Biol Phys* 90:526–531.

Sterzing F, Welzel T, Sroka-Perez G, Schubert K, Debus J, Herfarth KK (2009) Reirradiation of multiple brain metastases with helical tomotherapy: A multifocal simultaneous integrated boost for eight or more lesions. *Strahlenther Onkol* 185:89–93.

Theelen A, Martens J, Bosmans G, Houben R, Jager JJ, Rutten I, Lambin P, Minken AW, Baumert BG (2012) Relocatable fixation systems in intracranial stereotactic radiotherapy. Accuracy of serial CT scans and patient acceptance in a randomized design. *Strahlenther Onkol* 188:84–90.

Theunissen EA, Zuur CL, Yurda ML, van der Baan S, Kornman AF, de Boer JP, Balm AJ, Rasch CR, Dreschler WA (2014) Cochlea sparing effects of intensity modulated radiation therapy in head and neck cancers patients: A long-term follow-up study. *J Otolaryngol Head Neck Surg* 43:30.

Thomas EM, Popple RA, Wu X, Clark GM, Markert JM, Guthrie BL, Yuan Y, Dobelbower MC, Spencer SA, Fiveash JB (2014) Comparison of plan quality and delivery time between volumetric arc therapy (RapidArc) and gamma knife radiosurgery for multiple cranial metastases. *Neurosurgery* 75:409–417; discussion 417–418.

Tomita N, Kodaira T, Tachibana H, Nakamura T, Nakahara R, Inokuchi H, Shibamoto Y (2008) Helical tomotherapy for brain metastases: Dosimetric evaluation of treatment plans and early clinical results. *Technol Cancer Res Treat* 7:417–424.

Tsao MN, Lloyd N, Wong RK, Chow E, Rakovitch E, Laperriere N, Xu W, Sahgal A (2012) Whole brain radiotherapy for the treatment of newly diagnosed multiple brain metastases. *Cochrane Database Syst Rev* 4:CD003869.

Valery CA, Boskos C, Boisserie G, Lamproglou I, Cornu P, Mazeron JJ, Simon JM (2011) Minimized doses for linear accelerator radiosurgery of brainstem metastasis. *Int J Radiat Oncol Biol Phys* 80(2):362–368.

Wang SZ, Li J, Miyamoto CT, Chen F, Zhou LF, Zhang HY, Yang G et al. (2009) A study of middle ear function in the treatment of nasopharyngeal carcinoma with IMRT technique. *Radiother Oncol* 93:530–533.

Weber DC, Caparrotti F, Laouiti M, Malek K (2011) Simultaneous in-field boost for patients with 1 to 4 brain metastasis/es treated with volumetric modulated arc therapy: A prospective study on quality-of-life. *Radiat Oncol* 6:79.

Wegner RE, Oysul K, Pollock BE, Sirin S, Kondziolka D, Niranjan A, Lunsford LD, Flickinger JC (2011) A modified radiosurgery-based arteriovenous malformation grading scale and its correlation with outcomes. *Int J Radiat Oncol Biol Phys* 79:1147–1150.

Wiggenraad R, Verbeek-de Kanter A, Kal HB, Taphoorn M, Vissers T, Struikmans H (2011) Dose-effect relation in stereotactic radiotherapy for brain metastases. A systematic review. *Radiother Oncol* 98:292–297.

Wolfson AH, Bae K, Komaki R, Meyers C, Movsas B, Le Pechoux C, Werner-Wasik M, Videtic GM, Garces YI, Choy H (2011) Primary analysis of a phase II randomized trial radiation therapy oncology group (RTOG) 0212: Impact of different total doses and schedules of prophylactic cranial irradiation on chronic neurotoxicity and quality of life for patients with limited-disease small-cell lung cancer. *Int J Radiat Oncol Biol Phys* 81:77–84.

Yuan J, Wang JZ, Lo S, Grecula JC, Ammirati M, Montebello JF, Zhang H, Gupta N, Yuh WT, Mayr NA (2008) Hypofractionation regimens for stereotactic radiotherapy for large brain tumors. *Int J Radiat Oncol Biol Phys* 72:390–397.

第 17 章

高级别胶质瘤的图像引导大分割放射治疗

John Cuaron，Kathryn Beal

17.1 引言

　　胶质母细胞瘤是最常见的高级别脑胶质瘤，也是成年人中最常见的原发性脑肿瘤。脑胶质细胞瘤具有特别激进的侵袭性临床过程，以及不良的预后。即便采用最佳治疗方案：手术尽可能全切肿瘤，再同步放化疗或辅助化疗，肿瘤仍会出现复发，患者的中位生存期少于 2 年。脑肿瘤研究小组（BTSG）的研究中肯定性的结果表明，自 20 世纪 70 年代以来，术后辅助放疗已成为治疗胶质细胞瘤的主流治疗方式（Walker 等，1978，1980）。随后，许多关于放疗的相关研究的分析表明，放疗对于改善患者预后的作用甚微。特别是，对剂量递增、超分割、放射外科及近距离放疗推量的研究亦无收获。然而，随着实施的放疗技术的进步，从而可应用图像引导大分割立体定向放射治疗（IG-HSRT），以尝试提高胶质瘤这一激进侵袭性疾病的治疗效果。随着治疗有效率的提升，IG-HSRT 会提高治疗有效的占比，减少副作用并缩短患者治疗时间。本章内容包括：①IG-HSRT 适用于治疗首次诊断的和复发性恶性胶质瘤的目前适应证及其支持证据；②IG-HSRT 计划和实施照射的技术手段；③可能发生的毒性反应及其应对处理措施；④应用IG-HSRT 治疗恶性胶质瘤的争议及未来展望。

17.2 适应证

17.2.1 首次诊疗的胶质母细胞瘤

　　当前首次诊断的胶质母细胞瘤的标准治疗方法是由欧洲癌症研究与治疗协会/加拿大国立癌症研究所（EORTC/NCIC）试验研究所确定的（Stupp 等，2005，2009）。在这项研究中，573 例患者被随机分成外科手术后单独放射组和术后放疗同步和辅助替莫唑胺组。联合治疗方法将中位总体生存期从 12.1 个月提高到 14.6 个月。随后通过研究使用不同的放疗技术方法和分割治疗方案以改善患者预后，大部分是失败的。RTOG 9305 研究表明，放化疗后应用立体定向放射推量外科治疗并未在提高患者中位生存期和改善患者生存质量方面获益（Loeffler 等，1992）。RTOG 对超分割递归分区分析研究也表明超分割法并没有优于标准治疗方法(Scott 等，1998)。类似研究表明,外科手术同步 I(碘)-125 组织间近距离放疗推量(Selker 等,2002),或常规分割的递增剂量疗法并没有明显提高总体生存期(Graf 等,2005;Tsien 等,2009;Watkins 等,2009)。

以上研究结果使人们开始关注标准剂量分割治疗方案是否有效，并逐渐探索每次分割大剂量治疗方案的理论基础。应用大分割实施放疗方案具备以下的理论上的优势。首先,大分割放疗每次分割给予较大剂量,具有放射生物学的优势,可更高效地直接杀死胶质母细胞瘤的肿瘤细胞,并抑制肿瘤细胞再增生(Kaaijk 等,1997)。其次,估算胶质母细胞瘤 α/β 值的范围为 2~5,因此与传统的分割治疗相比,每次分割较高剂量的治疗方案受到质疑。最后,大分割治疗方案对患者更为方便,可尽量减少预期寿命短的患者在放射肿瘤科中度过的时间,以及每天需要往返和预约的时间。

早期关于简化放疗和每次分割较大剂量的研究报道仅针对预后特别不良的患者，包括老年患者和表现状态不佳的患者(Roa 等,2004;Hingorani 等,2012)。得益于调强放疗和同步推量调强放疗技术的帮助,最近对选择性较低的患者群体开展了大分割放疗的前瞻性研究。Floyed 等(2004)报道对 20 例患者实施照射 50Gy，每日 5Gy 的分割剂量治疗增强病灶,同时病灶周围水肿区照射 30Gy,每日 3Gy 的分割剂量的方案。结果显示,患者生存率低,需要外科手术切除的放射性坏死发生率显著。来自科罗拉多大学的研究者报道剂量递增 I 期试验 (Chen 等,2011)和后续 II 期试验采取分割 10 次,剂量雕刻的 30~60Gy 治疗,同步替莫唑胺治疗的方法(Reddy 等,2012)。实验结果表明,虽然 6 例疑似复发经外科手术切除的患者中,4 例被发现大于 80% 的坏死性改变,患者的中位生存期与 Stupp 试验中相当。

Luchi 等(2014)报道将 68Gy 8 次分割,中位生存期达到 20 个月,但是作者未报道需要手术干预的放射性坏死的发生率。最近,纪念斯隆-凯特琳癌症中心的研究人员进行了一项 II 期试验,该试验采用剂量雕刻的图像引导大分割立体定向放射治疗,同步贝伐单抗和替莫唑胺药物治疗的方法(Omuro 等,2014)。生存患者的中位随访时间为 42 个月,中位总体生存期为 19 个月,随访时间为 1 年时,总体生存率为 93%。值得注意的是,本研究中无论是临床上还是影像上的放射性坏死发生率均低于其他前期的大分割研究。表 17.1 总结了对首次诊断的胶质瘤采取 10 次或少于 10 次的大分割治疗后的研究情况。总体而言,这些研究表明,IG-HSRT 是一种安全、有效且方便的治疗首次诊断的胶质瘤的方法,但仍需进一步的随机性试验研究。

17.2.2 复发性胶质母细胞瘤

虽然在随机 III 期临床试验中对首次诊断的恶性胶质母细胞瘤辅助放化疗可提高患者的总体生存期(Stupp 等,2005,2009),但肿瘤的原位复发却是难以避免的。对于复发性胶质母细胞瘤,治疗方法包括外科切除术、药物化疗和再程放疗。由于复发肿瘤的扩散方式,难以最大限度地切除肿瘤。虽然近距离放疗和单次分割立体定向放射外科治疗可用于治疗复发性胶质母细胞瘤,但这两种治疗方式具有显著的毒性反应。复发性胶质母细胞瘤的治疗选择有限,有时会采用对有限体积的大分割再程放疗。

和前面提到过的应用情况一样,与常规的分割方案相比,IG-HSRT 治疗复发性肿瘤显示在

表 17.1 大分割立体定向放射治疗首次诊断的高级别胶质瘤的研究

作者	患者例数	研究类型	中位剂量	分割次数	BED(生物效应剂量)(α/β=3)	中位肿瘤体积(范围)	同步全身性药物	需要手术干预的毒性反应	中位总体生存期(月)
Floyd 等 (2004)	20	I/II 期	50/30[a]	10	133.3/60	NR[b]	无	15%	7
Reddy 等 (2012)	24	II 期	60/30[a]	10	180/60	97.87(53.9~145.09)/258.04(126~452.49)[c]	替莫唑胺	17%	16.6
Luchi 等 (2014)	46	II 期	68/40/32[a]	8	260.7/106.7/74.7	80.9(26.5~267.2)/160.7(78.5~374.3)/0.6(0~65.9)[d]	替莫唑胺	NR[b]	20
Omuro 等 (2014)	40	II 期	36/24[a]	6	108/56	NR[b]	替莫唑胺+贝伐单抗	5%	19

[a], 剂量雕刻。

[b], 未报道。

[c], PTV1/PTV2。

[d], PTV1/PTV2/PTV3。

放射生物学和技术上的优势。患者在经常规放化疗后,复发的肿瘤本身具有一定的放射抵抗性,每次分割采用较高的剂量治疗大概会更具有放射生物学效应。此外,使用调强放疗和基于CT 的图像引导能最大限度地保护正常组织并减轻再程放疗引起的毒性反应。表 17.2 总结应用大分割放疗(分割≤10 次)再程放疗胶质母细胞瘤的安全性和有效性的相关回顾性和前瞻性研究。在过去 10 年里,根据研究发表的证据,越来越多人有兴趣和应用大分割放疗方案。Laing 等(1993)的一项早期研究将 20~50Gy 剂量分割为 4~10 次,显示中位总体生存期为 9.8 个月,其他研究表明再程放疗后的中位总体生存期范围为 7~18 个月,这一数据优于使用标准分割方案的立体定向放射治疗。据 Cho 等(1990)报道,在总剂量为 37.5Gy,每次分割 2.5Gy 的治疗方案下,中位生存期为 12 个月,在一项迄今最大组的使用分割立体定向再程放疗的复发胶质瘤的研究报道中,Combs 等(2005)报道使用中位总剂量 36Gy,每次分割 2Gy 的治疗方案,胶质母细胞瘤患者的中位生存期为 8 个月。IG-HSRT 治疗复发胶质瘤的疗效也明显优于使用细胞毒性化疗和分子靶向治疗。1 例单独使用化疗的研究表明中位总体生存期范围为 4.4~9.8 个月(Bambury 和 Morris,2014)。

IG-HSRT 治疗后需要外科手术干预的放射性坏死发生率较低(范围在 0~15%),可以接受。但例外的是,据 Voynov 和 Kohshi 的研究,所报道的坏死发生率较高,分别为 20% 和 28%(Voynov 等,2002;Kohshi 等,2007)。不同的全身性药物、细胞毒性化疗和靶向药物,结合再程放疗,并不会引起毒性反应加重。根据一项前期已发表的初步研究,作者的医院正在招募患者进行使用 IG-HSRT 联合贝伐单抗治疗复发性高级别胶质瘤的 I 期剂量递增试验 (Gutin 等,2009),但复发性胶质母细胞瘤的预后仍然很差,随访受到限制。

17.3 模拟定位、目标靶区勾画及治疗照射

在作者所在的治疗中心,在患者模拟定位之前,需进行脑部薄层增强(理想上是按 1mm 层厚)的 MRI 检查。定位时,患者取仰卧位,使用三点式热塑性面罩。最近,固定采用定制头模(CDR Systems,Calgary,Alberta,Canada)和开放式面罩。经静脉注射增强剂,通过 1mm 层厚的包括全脑及脑干的 CT 扫描,将所得到的 CT 增强图像与 MRI 图像进行融合。

作者对首次诊断的胶质母细胞瘤患者使用剂量雕刻技术。起始的 GTV1 定义为影像上增强的术后残留肿瘤。将 GTV1 的外周边缘外扩 5mm 形成 CTV1,在 CTV1 的外周再增加扩展5mm 形成 PTV1。GTV2 是勾画术后 MRI 上的 FLAIR 信号异常区产生的,在 GTV2 外扩 2mm 的区域为 CTV2,CTV2 外扩 5mm 的区域为 PTV2。对于复发性胶质母细胞瘤患者,GTV 是勾画 T1序列上的所有增强病灶产生的。如果患者已行大体全切术,GTV 则定义为术后瘤腔。由经治医生酌情决定将病灶周边的 T2FLAIR 序列信号异常区域也纳入 GTV。在 GTV 上外扩 5mm 的形成 PTV。眼睛、视神经、视交叉、脑干和脊髓等勾画为危及器官。

使用 Eclipse 软件(Varian Medical Systems,Palo Alto,CA)进行逆向治疗计划设计。患者在前面所述的准备下接受治疗,治疗方案为使用调强放射治疗和滑窗技术。治疗 PTV1 区照射/5次分割总剂量 36G,PTV2 区 5 次分割照射总剂量 24Gy。治疗复发性脑胶质瘤,给予 PTV 的剂量为 5 次分割 30Gy。如果处方剂量照射至少 95% 的 PTV,则该计划是可行的。关于正常结构的

表 17.2　复发性高级别胶质瘤的大分割立体定向放射治疗研究

作者	患者例数	研究类型	中位剂量	中位分割次数	BED(生物效应剂量)(α/β=3)	中位肿瘤体积(cm³)	同步使用药物	需要手术干预的毒性反应	抢救性放疗后的中位生存期(月)
Laing 等(1993)	22	I/II 期	40(20~50)	8(4~10)	106.7	25(1~93)	无	NR	9.8
Glass 等(1997)	20	I/II 期	42(37.5~42)	7(7~10)	126	14.3(1.76~122)	顺铂	15%	12.7
Shepherd 等(1997)	29	回顾性	35(20~50)	7(4~10)	93.3	24(3~93)	无	6%	10.7
Hudes 等(1999)	19	I 期	30(21~35)	10(7~10)	60	12.66(0.89~47.5)	无	0	10.5
Lederman 等(2000)	88	I/II 期	24(18~36)	4	72	32.7(1.5~150.3)	紫杉醇	8%	7
Voynov 等(2002)	10	回顾性	30(25~40)	4(2~5)	105	34.69(4.29~75.23)	各类	20%	10.1
Vordermark 等(2005)	19	回顾性	30(20~30)	5(2~6)	90	15(4~70)[a]	无	0	9.3
Grosu 等(2005)	44	I/II 期	30	6	80	19	替莫唑胺	7%	8
Kohshi 等(2007)	25(11GBM,14AA)	回顾性	22(18~27)	8	42.2	8.7(1.7~159.3)	无	28%	11(GBM)
Ernst-Stecken 等(2007)	15	I/II 期	35	7	93.3	5.75(0.77~21.94)	无	NR	12
Patel 等(2009)	10	回顾性	36	6	108	51.1(16.1~123.3)	无	10%	7.4
Gutin 等(2009)	25	I/II 期	30	5	90	34(2~62)[a]	贝伐单抗	4%	12.5

（待续）

表 17.2(续)

作者	患者例数	研究类型	中位剂量	中位分割次数	BED(生物效应剂量)(α/β=3)	中位肿瘤体积(cm³)	同步使用药物	需要手术干预的毒性反应	抢救性放疗后的中位生存期(月)
Henke 等(2009)	31	回顾性	20(20~25)	5(4~5)	46.7	55(0.9~277)[a]	各类	6%	10.2
Fokas 等(2009)	53	回顾性	32.5(20~60)	10(5~30)	67.7	35.01(3~204)[a]	替莫唑胺,尼莫司汀/替尼泊苷,或PCV方案	0	9
Fogh 等(2010)	147	回顾性	35	10	75.8	22(0.6~104)	各类	0	11(GBM)
Kim 等(2011)	8	回顾性	25	5	66.7	69.5[a]	无	13%	7.6
Minniti 等(2011)	54(42 GBM, 12AA)	I/II期	25	5	66.7	13.1(1~35.3)	贝伐单抗或福莫司汀	5%	13.0,AA 9,GBM
McKenzie 等(2013)	35	回顾性	30(8~30)	5(1~5)	90	8.54(0.4~46.56)[a]	各类	0	8.6
Ciammella 等(2013)	15	回顾性	25	5	66.7	NR[b]	无	0	9.5
Wuthrick 等(2014)	11	I/II期	35(30~42)	10(10~15)	75.8	16.75(0.05~72.01)	舒尼替尼	0	11
Miwa 等(2014)	21	I/II期	25~35	5	66.7~116.7	27.4(3.4~102.9)[a]	无	4.8%	11
Navarria 等(2015)	25	回顾性	25(20~50)	5(5~10)	66.7	35(2.46~116.7)	各类	0	18

[a], 计划靶区体积。

[b], 未报道。

剂量限制,视觉结构的最大点剂量为 23Gy,脊髓的最大点剂量为 30Gy,脑干的 D_{05} 为 30Gy。

　　作者的治疗中心使用具有机载成像功能的瓦里安 TrueBeam 直线加速器,治疗方案为隔天一次。首先,用治疗室内激光和手工移位的方式对患者的体位进行常规摆放。使用 CDR 头架时,可将光学表面成像程序(AlignRT,VisionRT,London,UK)与具有 6 个自由度的治疗床联合使用,校正平移和旋转的移位。将锥形束 CT 获得的图像与患者的骨性解剖结构进行匹配,然后采用 2D 千伏影像确定患者摆位位置,接着使用 6MV 光子束对患者照射治疗。图 17.1 显示了一例复发性胶质母细胞瘤患者的术前 MRI 影像、CDR 固定装置和治疗区域勾画。

　　根据治疗中心的具体实践及经验决定不同的同步化疗时间。在我们的中心,复发性高级别胶质瘤患者的治疗方案 28 天为一个治疗周期,每隔两周(第 1 天和第 15 天)注射 10mg/kg 贝伐单抗。患者接受完一个周期的贝伐单抗治疗后,进行 MRI 检查以评估肿瘤内出血情况及肿瘤反应。该 MRI 影像也可用于制定治疗计划。IG-HSRT 治疗则在第 2 个周期的第 7~10 天实施。放疗结束后,继续每两周一次静脉注射贝伐单抗(10mg/kg)。

17.4　毒性反应及其治疗处理

　　头部放疗后预期的急性副作用包括局部皮肤红斑、脱发、疲劳和轻度头痛。皮肤的副作用可使用无香味、无颜色的保湿霜处理。轻度头痛可使用非处方药缓解。再程放疗有永久性脱发的风险。

　　罕见的急性并发症包括需要使用麻醉药物控制的头痛、恶心、呕吐,已有神经系统症状的加重,以及出现新的局部神经系统症状。从病理生理学上分析,引起这些副作用的原因可能是放射诱发的急性炎症反应。在这种情况下,可使用减轻水肿的药物治疗,如剂量逐渐减少地使用地塞米松。同步使用贝伐单抗时, 可减轻急性炎症反应和放射性坏死引起的相应症状和体征,减少或者替代皮质类固醇药物的使用。

　　可能出现但未必会出现的远期副作用包括记忆改变和认知功能的损伤, 白质改变和放射

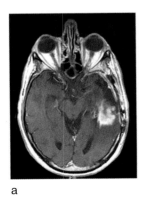
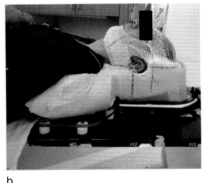
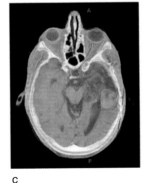

　　　　a　　　　　　　　　　　　b　　　　　　　　　　　　　　　　c

图 17.1　患者男,58 岁,诊断为 WHO Ⅳ 级胶质母细胞瘤,手术切除后同步放化疗。患者两年后肿瘤复发,接受肿瘤部分切除术。术后接受大分割放射治疗。(a)脑部 MRI 用于制订计划。(b)用 CDR 头架进行模拟定位;(c)用于制订计划的 MRI 图像与 CT 模拟定位图像融合,以利于靶区勾画。GTV 为蓝色;PTV 为红色。

性坏死。有症状的放射性坏死的发生风险低于 10%。某些患者的症状性放射性坏死使用类固醇药物难以缓解，应考虑手术切除。

总之，早期和晚期毒性反应发生的风险随着治疗病变体积的增加而增加。因此，我们使用 IG-HSRT 做前期治疗时，肿瘤体积限制在<60mL，复发性肿瘤的 PTV 限制在<40mL。

17.5 争议及未来展望

虽然以上这些重要的数据显示，IG-HSRT 对于治疗小体积的首次诊断的胶质母细胞瘤具有较好的耐受性，对某些患者有治疗效应的证据和生存期的延长，但患者预后仍然较差。虽然在 Ⅰ 期试验中将大分割放射治疗联合贝伐单抗治疗取得了满意的结果，但近期发表的 Ⅲ 期试验中贝伐单抗联合标准放化疗并未提高总体生存期（Chinot 等，2014；Gilbert 等，2014）。此外，在前期治疗中使用贝伐单抗，药物价格昂贵的抑制了使用的积极性。在前期治疗中使用大分割放射治疗，可能会带来新的不利因素，缩短了同步使用替莫唑胺化疗的治疗时间，从常规标准方案的 6 周，缩短至联合大分割方法的只有 1~2 周。仍需继续探索新的全身性治疗并更改分割放射治疗的方案以提高治疗效果。

在肿瘤复发的情况下，使用 IG-HSRT 治疗有限体积的病变有坚实的理论基础，支持使用高剂量治疗放射抵抗性病变。图像引导技术可确保实施，调强技术可避免既往已受照射治疗的组织有受损风险。患该治疗方案具有良好的耐受性，需要外科手术干预的放射性坏死发生率较低，尤其适用于治疗体积较小的病变。然而，患者复发性肿瘤的治疗仍然存在争议，还需进一步明确哪些患者应接受手术切除，决定性的再程放疗、化疗或观察。其次，复发胶质瘤患者中，包括甲基转移酶（MGMT）启动子状态和 IDH 基因突变在内的肿瘤生物学特性对预后的影响，仍需进一步验证。最后，尤其对于使用抗血管生成药物治疗的患者，仍然难以准确鉴别复发性肿瘤与假性进展。复发性、进展性病变的放射影像标准亟待研究、验证以及标准化。

备忘录：临床实践要点

√	项目	注意要点
	患者选择	患者是否适合 HSRT？
		• 考虑针对单病灶的肿瘤或单病灶的复发性肿瘤患者
		• KPS>50 分
		• 近期未接受细胞毒性化疗
		• 前期治疗：大体肿瘤体积<60mL
		• 治疗复发：计划靶区体积<40mL
	SRS 对 SRT	病灶适合单次分割 SRS 治疗吗？
		• 一般高级别胶质瘤的患者用 HSRT 或常规分割放射治疗。单次分割 SRS（放射外科）对高级别胶质瘤患者的疗效有限

（待续）

√	项目	注意要点
	模拟定位	固定
		• 患者取仰卧位,使用三点式热塑性面罩或定制头模和开放式面罩
		影像
		• 治疗摆位下进行 CT 和 MRI 扫描
		• 薄层 MRI 扫描(1mm 层厚),T1 增强+T2 FLAIR 序列
		• 临床医生对图像融合的精准性进行验证及勾画靶区
	制订计划	靶区勾画
		首次诊断的胶质母细胞瘤
		• 剂量雕刻技术
		• GTV1 应包括肿瘤术后残留增强区域
		• CTV1 是在 GTV1 外周扩大 5mm 的区域
		• PTV1 是在 CTV1 外周扩大 5mm 的区域
		• GTV2 时对术后 MRI FLAIR 序列上信号异常区域的勾画
		• CTV2 是在 GTV2 外周扩大 2cm
		• PTV2 指在 CTV2 的外周扩大 5mm 的区域
		• 在 CT 图像上勾画危及器官并在 MRI 上验证
		复发性胶质母细胞瘤
		• GTV 包括增强 T1 序列上所有增强的病变区域（或是手术切除后的强化术后瘤腔）
		• 由医生酌情判定病灶周围在 T2 FLAIR 序列上的信号异常的区域包括进 GTV
		• GTV 向外扩大 5mm,即为 PTV 区域
		治疗计划
		• 逆向治疗计划设计
		• 剂量
		• 前期治疗：使用调强放射治疗和滑窗技术，予 PTV15 次分割总剂量 36Gy,PTV25 次分割总剂量 24Gy,
		• 治疗复发:PTV5 次分割总剂量 30Gy
		• 覆盖
		• D95% ≥Rx
		• 剂量限制
		• 眼部结构:最大点剂量(MPD)23Gy
		• 脊髓:MPD30Gy
		• 脑干:D_{05} 为 30Gy
	治疗照射	影像
		• 应用治疗室内激光束和手动移位完成对患者常规初步定位设定
		• 如果使用 CDR 头架,则启动 OSI 系统
		• 具有 6 个自由度的治疗床校准平移和旋转移动

（待续）

√	项目	注意要点
		• 锥形束 CT（CBCT）匹配骨性结构
		• 使用 2D 千伏图像验证摆位位置
	同步全身治疗	
		• 多样性
		• 根据治疗中心的实践和经验制订个体化治疗方案

（出良钊 译 张南 校）

参考文献

Bambury RM, Morris PG (2014) The search for novel therapeutic strategies in the treatment of recurrent glioblastoma multiforme. *Expert Rev Anticancer Ther* 14(8):955–964.

Chen C, Damek D, Gaspar LE, Waziri A, Lillehei K, Kleinschmidt-DeMasters BK, Robischon M, Stuhr K, Rusthoven KE, Kavanagh BD (2011) Phase I trial of hypofractionated intensity-modulated radiotherapy with temozolomide chemotherapy for patients with newly diagnosed glioblastoma multiforme. *Int J Radiat Oncol Biol Phys* 81(4):1066–1074.

Chinot OL, Wick W, Mason W, Henriksson R, Saran F, Nishikawa R, Carpentier AF et al. (2014) Bevacizumab plus radiotherapy-temozolomide for newly diagnosed glioblastoma. *N Engl J Med* 370(8):709–722.

Cho KH, Hall WA, Gerbi BJ, Higgins PD, McGuire WA, Clark HB (1999) Single dose versus fractionated stereotactic radiotherapy for recurrent high-grade gliomas. *Int J Radiat Oncol Biol Phys* 45(5):1133–1141.

Ciammella P, Podgornii A, Galeandro M, D'Abbiero N, Pisanello A, Botti A, Cagni E, Iori M, Iotti C (2013) Hypofractionated stereotactic radiation therapy for recurrent glioblastoma: Single institutional experience. *Radiat Oncol* 8:222.

Combs SE, Thilmann C, Edler L, Debus J, Schulz-Ertner D (2005) Efficacy of fractionated stereotactic reirradiation in recurrent gliomas: Long-term results in 172 patients treated in a single institution. *J Clin Oncol* 23(34):8863–8869.

Ernst-Stecken A, Jeske I, Hess A, Rodel F, Ganslandt O, Grabenbauer G, Sauer R, Brune K, Blumcke I (2007) Hypofractionated stereotactic radiotherapy to the rat hippocampus. Determination of dose response and tolerance. *Strahlenther Onkol* 183(8):440–446.

Floyd NS, Woo SY, Teh BS, Prado C, Mai WY, Trask T, Gildenberg PL et al. (2004) Hypofractionated intensity-modulated radiotherapy for primary glioblastoma multiforme. *Int J Radiat Oncol Biol Phys* 58(3):721–726.

Fogh, SE, Andrews DW, Glass J, Curran W, Glass C, Champ C, Evans JJ et al. (2010) Hypofractionated stereotactic radiation therapy: An effective therapy for recurrent high-grade gliomas. *J Clin Oncol* 28(18):3048–30453.

Fokas E, Wacker U, Gross MW, Henzel M, Encheva E, Engenhart-Cabillic R (2009) Hypofractionated stereotactic reirradiation of recurrent glioblastomas: A beneficial treatment option after high-dose radiotherapy? *Strahlenther Onkol* 185(4):235–240.

Gilbert MR, Dignam JJ, Armstrong TS, Wefel JS, Blumenthal DT, Vogelbaum MA, Colman H et al. (2014) A randomized trial of bevacizumab for newly diagnosed glioblastoma. *N Engl J Med* 370(8):699–708.

Glass J, Silverman CL, Axelrod R, Corn BW, Andrews DW (1997) Fractionated stereotactic radiotherapy with cis-platinum radiosensitization in the treatment of recurrent, progressive, or persistent malignant astrocytoma. *Am J Clin Oncol* 20(3):226–229.

Graf R, Hildebrandt B, Tilly W, Sreenivasa G, Ullrich R, Felix R, Wust P, Maier-Hauff K (2005) Dose-escalated conformal radiotherapy of glioblastomas—Results of a retrospective comparison applying radiation doses of 60 and 70 Gy. *Onkologie* 28(6–7):325–330.

Grosu AL, Weber WA, Franz M, Stark S, Piert M, Thamm R, Gumprecht H, Schwaiger M, Molls M, Nieder C (2005) Reirradiation of recurrent high-grade gliomas using amino acid PET (SPECT)/CT/MRI image fusion to determine gross tumor volume for stereotactic fractionated radiotherapy. *Int J Radiat Oncol Biol Phys* 63(2):511–519.

Gutin PH, Iwamoto FM, Beal K, Mohile NA, Karimi S, Hou BL, Lymberis S, Yamada Y, Chang J, Abrey LE (2009) Safety and efficacy of bevacizumab with hypofractionated stereotactic irradiation for recurrent malignant gliomas. *Int J Radiat Oncol Biol Phys* 75(1):156–163.

Henke G, Paulsen F, Steinbach JP, Ganswindt U, Isijanov H, Kortmann RD, Bamberg M, Belka C (2009) Hypofractionated reirradiation for recurrent malignant glioma. *Strahlenther Onkol* 185(2):113–119.

Hingorani M, Colley WP, Dixit S, Beavis AM (2012) Hypofractionated radiotherapy for glioblastoma: Strategy for poor-risk patients or hope for the future? *Br J Radiol* 85(1017):e770–e781.

Hudes RS, Corn BW, Werner-Wasik M, Andrews D, Rosenstock J, Thoron L, Downes B, Curran WJ, Jr. (1999) A phase I dose escalation study of hypofractionated stereotactic radiotherapy as salvage therapy for persistent or recurrent malignant glioma. *Int J Radiat Oncol Biol Phys* 43(2):293–298.

Iuchi T, Hatano K, Kodama T, Sakaida T, Yokoi S, Kawasaki K, Hasegawa Y, Hara R (2014) Phase 2 trial of hypofractionated high-dose intensity modulated radiation therapy with concurrent and adjuvant temozolomide for newly diagnosed glioblastoma. *Int J Radiat Oncol Biol Phys* 88(4):793–800.

Kaaijk P, Troost D, Sminia P, Hulshof MC, van der Kracht AH, Leenstra S, Bosch DA (1997) Hypofractionated radiation induces a decrease in cell proliferation but no histological damage to organotypic multicellular spheroids of human glioblastomas. *Eur J Cancer* 33(4):645–651.

Kim B, Soisson E, Duma C, Chen P, Hafer R, Cox C, Cubellis J, Minion A, Plunkett M, Mackintosh R (2011) Treatment of recurrent high grade gliomas with hypofractionated stereotactic image-guided helical tomotherapy. *Clin Neurol Neurosurg* 113(6):509–512.

Kohshi K, Yamamoto H, Nakahara A, Katoh T, Takagi M (2007) Fractionated stereotactic radiotherapy using gamma unit after hyperbaric oxygenation on recurrent high-grade gliomas. *J Neurooncol* 82(3):297–303.

Laing RW, Warrington AP, Graham J, Britton J, Hines F, Brada M (1993) Efficacy and toxicity of fractionated stereotactic radiotherapy in the treatment of recurrent gliomas (phase I/II study). *Radiother Oncol* 27(1):22–29.

Lederman G, Wronski M, Arbit E, Odaimi M, Wertheim S, Lombardi E, Wrzolek M (2000) Treatment of recurrent glioblastoma multiforme using fractionated stereotactic radiosurgery and concurrent paclitaxel. *Am J Clin Oncol* 23(2):155–159.

Loeffler JS, Alexander E, III, Shea WM, Wen PY, Fine HA, Kooy HM, Black PM (1992) Radiosurgery as part of the initial management of patients with malignant gliomas. *J Clin Oncol* 10(9):1379–1385.

McKenzie JT, Guarnaschelli JN, Vagal AS, Warnick RE, Breneman JC (2013) Hypofractionated stereotactic radiotherapy for unifocal and multifocal recurrence of malignant gliomas. *J Neurooncol* 113(3):403–409.

Minniti G, Armosini V, Salvati M, Lanzetta G, Caporello P, Mei M, Osti MF, Maurizi RE (2011) Fractionated stereotactic reirradiation and concurrent temozolomide in patients with recurrent glioblastoma. *J Neurooncol* 103(3):683–691.

Miwa K, Matsuo M, Ogawa S, Shinoda J, Yokoyama K, Yamada J, Yano H, Iwama T (2014) Re-irradiation of recurrent glioblastoma multiforme using 11C-methionine PET/CT/MRI image fusion for hypofractionated stereotactic radiotherapy by intensity modulated radiation therapy. *Radiat Oncol* 9:181.

Navarria P, Ascolese AM, Tomatis S, Reggiori G, Clerici E, Villa E, Maggi G et al. (2015) Hypofractionated stereotactic radiation therapy in recurrent high-grade glioma: A new challenge. *Cancer Res Treat*. doi: 10.4143/crt.2014.259.

Omuro A, Beal K, Gutin P, Karimi S, Correa DD, Kaley TJ, DeAngelis LM et al. (2014) Phase II study of bevacizumab, temozolomide, and hypofractionated stereotactic radiotherapy for newly diagnosed glioblastoma. *Clin Cancer Res* 20(19):5023–5031.

Patel M, Siddiqui F, Jin JY, Mikkelsen T, Rosenblum M, Movsas B, Ryu S (2009) Salvage reirradiation for recurrent glioblastoma with radiosurgery: Radiographic response and improved survival. *J Neurooncol* 92(2):185–191.

Reddy K, Damek D, Gaspar LE, Ney D, Waziri A, Lillehei K, Stuhr K, Kavanagh BD, Chen C (2012) Phase II trial of hypofractionated IMRT with temozolomide for patients with newly diagnosed glioblastoma multiforme. *Int J Radiat Oncol Biol Phys* 84(3):655–660.

Roa W, Brasher PM, Bauman G, Anthes M, Bruera E, Chan A, Fisher B et al. (2004) Abbreviated course of radiation therapy in older patients with glioblastoma multiforme: A prospective randomized clinical trial. *J Clin Oncol* 22(9):1583–1588.

Scott CB, Scarantino C, Urtasun R, Movsas B, Jones CU, Simpson JR, Fischbach AJ, Curran WJ Jr (1998) Validation and predictive power of Radiation Therapy Oncology Group (RTOG) recursive partitioning analysis classes for malignant glioma patients: A report using RTOG 90-06. *Int J Radiat Oncol Biol Phys* 40(1):51–55.

Selker RG, Shapiro WR, Burger P, Blackwood MS, Arena VC, Gilder JC, Malkin MG et al. (2002) The Brain Tumor Cooperative Group NIH Trial 87-01: A randomized comparison of surgery, external radiotherapy, and carmustine versus surgery, interstitial radiotherapy boost, external radiation therapy, and carmustine. *Neurosurgery* 51(2):343–355; discussion 355–357.

Shepherd SF, Laing RW, Cosgrove VP, Warrington AP, Hines F, Ashley SE, Brada M (1997) Hypofractionated stereotactic radiotherapy in the management of recurrent glioma. *Int J Radiat Oncol Biol Phys* 37(2):393–398.

Stupp R, Hegi ME, Mason WP, van den Bent MJ, Taphoorn MJ, Janzer RC, Ludwin SK et al. (2009) Effects of radiotherapy with concomitant and adjuvant temozolomide versus radiotherapy alone on survival in glioblastoma in a randomised phase III study: 5-year analysis of the EORTC-NCIC trial. *Lancet Oncol* 10(5):459–466.

Stupp R, Mason WP, van den Bent MJ, Weller M, Fisher B, Taphoorn MJ, Belanger K et al. (2005) Radiotherapy plus concomitant and adjuvant temozolomide for glioblastoma. *N Engl J Med* 352(10):987–996.

Tsien C, Moughan J, Michalski JM, Gilbert MR, Purdy J, Simpson J, Kresel JJ et al. (2009) Phase I three-dimensional conformal radiation dose escalation study in newly diagnosed glioblastoma: Radiation Therapy Oncology Group Trial 98-03. *Int J Radiat Oncol Biol Phys* 73(3):699–708.

Vordermark D, Kolbl O, Ruprecht K, Vince GH, Bratengeier K, Flentje M (2005) Hypofractionated stereotactic re-irradiation: Treatment option in recurrent malignant glioma. *BMC Cancer* 5:55.

Voynov G, Kaufman S, Hong T, Pinkerton A, Simon R, Dowsett R (2002) Treatment of recurrent malignant gliomas with stereotactic intensity modulated radiation therapy. *Am J Clin Oncol* 25(6):606–611.

Walker MD, Alexander E Jr, Hunt WE, MacCarty CS, Mahaley MS Jr, Mealey J Jr, Norrell HA et al. (1978) Evaluation of BCNU and/or radiotherapy in the treatment of anaplastic gliomas. A cooperative clinical trial. *J Neurosurg* 49(3):333–343.

Walker MD, Green SB, Byar DP, Alexander E Jr, Batzdorf U, Brooks WH, Hunt WE et al. (1980) Randomized comparisons of radiotherapy and nitrosoureas for the treatment of malignant glioma after surgery. *N Engl J Med* 303(23):1323–1329.

Watkins JM, Marshall DT, Patel S, Giglio P, Herrin AE, Garrett-Mayer E, Jenrette JM III (2009) High-dose radiotherapy to 78 Gy with or without temozolomide for high grade gliomas. *J Neurooncol* 93(3):343–348.

Wuthrick EJ, Curran WJ Jr, Camphausen K, Lin A, Glass J, Evans J, Andrews DW et al. (2014) A pilot study of hypofractionated stereotactic radiation therapy and sunitinib in previously irradiated patients with recurrent high-grade glioma. *Int J Radiat Oncol Biol Phys* 90(2):369–375.

第 **18** 章

颅内良性肿瘤

Or Cohen-Inbar，Jason P. Sheehan

18.1 引言

伴随现代神经外科的出现，依赖细致的解剖和娴熟的专业技术，神经外科医生关注的是颅底病变以最低的致死致残率达到完全切除。即使神经外科设备和技术有了突飞猛进的进步，术后并发症依然会危害颅底肿瘤开颅全切除的患者。据报道，术后脑神经暂时性和永久性障碍的发生率分别高达 44%和 56%（Bricolo 等，1992；De Jesús 等，1996；Arnautovic 等，2000；Tuniz 等，2009）。报道的术后死亡率高达 9%（中位数，3.6%）（Samii，1992；DeMonte 等，1994；Couldwell等，1996；Samii 等，1996，1997；George，1997；Spallone 等，1999；Natarajan 等，2007）。因此，临床医生需要面临这样的抉择，选择全切肿瘤（伴随并发症的重大风险），还是选择次全切除肿瘤后进行立体定向放射外科治疗（SRS）。据报道，脑膜瘤部分切除后，如果未接受放射外科治疗或者放疗，进展率高达 70%（Condra 等，1997）。另一篇关于部分切除的岩斜区脑膜瘤患者的报道也提供了有力的佐证，次全切除后的肿瘤平均每年增长 4mm（Kirkpatrick 等，2008）。反观Goldsmith 等（1994）的报道，脑膜瘤未完全切除后采用辅助常规分割外照射放射治疗（Maire等，1995），5 年无进展生存率达 98%。

不同的放射照射技术可用于颅底良性肿瘤首选治疗的替代方案或者开颅手术后的辅助治疗。自 40 多年前放射外科方式出现后，放射外科已成为达到上述治疗目的的主要手段。随着放射外科照射技术的进展，许多关于放射外科应用的最初障碍和限制束缚不再起作用。病变大小和位置的初始技术限制不再和以前一样成为约束。使用第一代的有框架技术时，受位置所限，位于（颅底和上颈段）较低位置的肿瘤最初能治疗的范围受到限制。而对于特定情况下的病变位置和大小，给予安全且副作用最小的有效放射外科剂量依然面临挑战。当靶区病变大小增加时，受照射累及的正常脑组织和其他健康组织区域也相应增加，因此放射导致并发症的风险增加。在这些限制下，以往常规的放射外科主要用于治疗"较小的"病灶，定义为最大直径小于3cm（或者体积小于 10~15cm³）的病灶。当面临较大的颅底肿瘤时，通常考虑采用的策略是减瘤手术后的单次或者大分割 SRS 治疗。这种方法重视神经功能的保护。

18.1.1 减瘤手术后的立体定向放射外科

经长期随访结果证实(Lee 等 ,2002;Hasegawa 等 ,2007;Kollova 等 ,2007;Kondziolka 等 ,2008;Haselsberger 等 ,2009),成功的 SRS 治疗重要部位的脑膜瘤,带来了治疗模式上的改变,由于试图达到肿瘤全切与手术并发症高风险相关,根治性手术正转变为手术联合放射外科方案。利用手术联合放射外科的优势和有利因素,尝试发展综合性治疗方案,"减瘤手术"这一术语应运而生。减瘤手术后的放射外科,倡导保护神经功能,避免过于积极的手术切除。实际上,所指的是采用有计划的肿瘤次全减瘤手术切除联合放射外科治疗最重要的脑结构附近按设想的残留的较小病灶。这些残留肿瘤采用放射外科治疗相较显微手术治疗更为安全。目前,许多颅内良性肿瘤采用保护技术进行外科减瘤治疗。许多患者采取联合外科和放射外科治疗,在神经功能得到保护和改善的同时,获得最理想最持久的肿瘤控制。Mathiesen 等(2007)创造出术语"Simpson4 级伽马刀"来表示明智的(次全切除)手术后的 SRS 治疗。

18.1.2 常规放疗与放射外科的比较

放射外科的发展带来了放疗领域的改变,推动临床医生寻求和采用更好的照射技术手段并在图像引导的基础上精准治疗靶区。在考虑进行无论何种放疗时,都必须找到一种方法来减轻处方边缘剂量区域内的脑内放射敏感结构,例如前视觉通路,存在的受到损伤的非常真实的可能性。为了保护邻近的有放射敏感性的脑部结构,出现了图像引导放射外科,并且利用非等中心射线照射和逆向计划算法(与等中心点方案相反)成为重要的剂量同质性测量。剂量同质性会有助于在上述临床情况下避免热点靠近或者进入重要的正常结构(Adler 等 ,2008)。虽然单次分割放射外科的剂量分布更具同质性,但相较常规放疗,单次分割放射外科较难避免迟发性放射毒性反应。因此,出现大分割放射外科(保证每次分割剂量≥5Gy),以较少的分割次数(不同于每个常规分割放疗需 4~6 周),仍然达到照射消融性辐射剂量的目的。有人提出,适用于放射外科大分割方案的原则有助于增加放射保护作用。考虑到每种技术的优势和限制,本章及全书所述的大分割放射外科(2~5 次分割)在许多颅底良性肿瘤的治疗中能起到重要的作用。

总体来说,与常规分割放射治疗相比,放射外科方法具有保护正常脑组织和重要器官的优势,例如垂体腺和脑神经。常规分割放射治疗(CFRT)较过去几年无疑呈现出更优质的实施照射和聚焦,但在靶区定义上有更丰富的策略。因此,常规放疗无法达到放射外科能提供的适形性和选择性。对照放射的生物学累积效应进行的方案比较,关于生物有效剂量(BED)的整体问题并未完美解决。因此,难以在无偏倚的情况下对放射外科和 CFRT 结果进行比较。针对迟发性副作用,未对哪种方法更具安全性和有效性开展过随机性试验。无可争议的是,由于分割间隔期间的修复作用,在电离辐射照射中采用分割治疗,对迟发反应的正常组织有好处。

18.1.3 单次与大分割放射外科的比较

与通常被认为能最为有效地杀死快速分裂细胞的分割放疗相比,基于直线加速器、射波刀、伽马刀 SRS 被认为可以灭活靶细胞,无论其有丝分裂活性或固有的放射敏感性如何(Niranjan 等 ,2004)。对于许多鞍旁病变,单次放射外科的 5 年肿瘤控制率超过 90%,既安全,又有效(Kondziolka 等,1999;Stafford 等,2001;Adler 等,2008)。但单次放射外科仍然会在重要优势功能结构附近面临剂量限制的局限性。所有不同形式的单次光子放射外科的剂量梯度不足以最优化治疗某些视神经周围病变。在视神经节段或者视交叉单次分割受照剂量超过 8~12Gy 的情况下,研究表明发生视觉损伤的风险明显升高 (Tishler 等,1993;Girkin,1997;Leber 等,1998)。因此,当肿瘤同前视觉通路的距离小于 3mm 时,放射外科会存在禁忌,因为难以对肿瘤照射有效剂量而同时又能保持对视觉器官能耐受的剂量。视觉器作为传统上对放射敏感的结构,其耐受剂量在已接受过放疗或者已出现视觉障碍的患者中往往更低。虽然对视神经或者视交叉造成放射损伤的剂量阈值远未完全了解和明白,并且还在继续衍变,但基本原则已被广泛接受。而且在一些患者中,视觉通路被肿瘤推挤移位,即使利用最好的计算机成像技术,也难以可靠地勾画视觉通路。此外,当所有其他变量保持不变的情况下,治疗体积的增大也会增加放射外科的风险。

大分割放射外科整合了通常与单次放射外科有关的聚焦高剂量辐射和适形, 伴有正常组织修复再生的获益,同时通过分割间隔期间的再氧化和细胞周期敏感期再分布作用,增强潜在的肿瘤细胞杀死效果(Nguyen 等,2014)。尤其在大体积的靶区和次优的剂量衰减情况下,大分割放射外科有助于克服单次放射外科的限制 (Adler 等,2008;Milker-Zabel 等,2009;Tuniz 等,2009;Sayer 等,2011)。随着基于直线加速器的放射外科模式数量在扩展增加,大分割放射外科也更为普及(Adleret 等,2008;Killory 等,2009)。为了反映出这个趋势,放射外科的定义被改写为包含 1~5 次治疗照射(Barnett 等,2007)。在治疗大的或无法手术的良性颅底肿瘤时,大分割放射外科被用于降低迟发性并发症的风险 (Tanaka 等,1996;Firlik 等,1998;Sirin 等,2006;Tuniz 等,2009)。

在我们中心,许多鞍区和鞍旁肿瘤被手术切除,或者采用单次放射外科(SRS)治疗。对于鞍区、鞍旁肿瘤和听神经周围病变的患者,当患者拒绝手术,或者由于内科并发症不认为手术安全时,或由于肿瘤广泛接触视路、脑干和其他脑神经时,可考虑对患者采取大分割放射外科治疗。视觉通路和肿瘤之间的广泛接触, 会妨碍视觉通路最大受照剂量 (D_{max}) 限制在 12Gy (Nguyen 等,2014)。过去使用伽马刀的大分割放射外科采用不同的方案。分期伽马刀放射外科(GKRS)治疗被用于治疗较大的脑膜瘤(Pendl 等,2000;Iwai 等,2001;Haselsberger 等,2009)。已尝试过在整个伽马刀(GKRS)大分割治疗过程中,都戴着头架(Simonova 等,1995),但是明显在临床上既不符合患者意愿也未达到治疗所要求的精准性。在 1998 年,Sweeney 等(1998)报道通过真空辅助牙模来进行无创固定(Sweeney 等,2001),代表着实现 GKRS 的重大进展。

18.1.4 时间与空间分割的比较

随着时间过去,放射外科的适应证也有了扩展,同时对大分割治疗方案放射生物学的理解更为深入。有证据表明,在某些情况下,不同类型的大分割放射外科具有优势(Adler 等,2008;Kim 等,2008;Tuniz 等,2009)。对于远处复发的多发性病灶的患者,应将同一具体病变的多次大分割治疗与不同病变的多次单次分割治疗区分开来。大部分脑转移瘤患者采用多次连续进行的单次分割放射外科治疗,治疗时没有看到的新的病变会在随访扫描中发现。这一定义的第

3个区别之处在于多阶段方法(空间分割)，是指将大的病变[或动静脉畸形(AVM)]分块形成较小的相邻体积进行治疗的过程。该方法用于 AVM 的放射外科治疗已有数十年（Tanaka 等，1996；Firlik 等，1998；Sirin 等，2006；Faisal 等，2011；Nguyen 等，2014）。

在后面将讨论到，某些情况下，多次治疗颅内病变所具有的优势。大分割治疗方案能够在提高治疗效果比例的同时更好地保护邻近正常组织(Park 等，2008)。同样，尤其对于多发病灶的患者，可以针对各个病灶进行反复的单次分割放射外科治疗，在控制局部进展的同时避免常规分割全脑放射治疗的潜在毒性反应(Faisal 等，2011)。另外，直径超过 3cm 的颅内脑膜瘤可采用体积分期放射外科治疗，控制率达 90%，并发症很少(Haselsberger 等，2009)。对于危险的岩斜区和海绵窦脑膜瘤，采用 2 次体积 GKRS 治疗可获得类似的效果（86%的肿瘤控制率）(Iwai 等，2001)。因此，越来越多的证据表明，脑膜瘤采用体积分期放射外科治疗是一种安全的选择。在治疗重要部位的巨大脑膜瘤时，建议采用体积分期放射外科治疗作为初级首选治疗或者部分切除术后的治疗(Haselsberger 等，2009)。

18.1.5 剂量选择和分割方式

在对使用基于直线加速器的射波刀或者基于伽马刀的系统，进行体积分期和大分割放射外科治疗的有关以往放射外科经验的文献回顾时，发现了一个问题。虽然这些报道都采用 2~5 次分割，就像在后面我们会讨论到的，这些治疗方法和方案难以完美对照。因此，在多次分割放射外科治疗不同的良性病变的参数选择方面，几乎没有先例可供借鉴。但我们的确观察到采用基于头架的分多期的（即时间分割和空间分割)GKRS 治疗选择后，较大的颅底脑膜瘤和脑AVM 已开展数年(Tanaka 等，1996；Firlik 等，1998；Sirin 等，2006)。

治疗方案十分多样(后续章节针对各项病因会进行深入探讨)。例如，Pendl 等(2000)报道在 12 例较大的颅底脑膜瘤患者的研究系列中，采用体积分期(空间分割)放射外科治疗，在数月内完成，控制率达 100%，脑神经损伤率 17%。处方边缘剂量范围为 10~25Gy，30%~50%等剂量线。分割间隔 1~8 个月，平均随访时间 27.9 个月。Iwai 等(2001)报道 7 例较大的岩斜区和海绵窦脑膜瘤，6 例获得局部控制。这些肿瘤采用 2 次 GKRS 治疗，治疗间隔 6 个月，边缘剂量 8~12Gy。因此，大多数中心在最初剂量选择时较为保守，过去 14 年伴随着初期治疗患者的安全性确立，剂量逐渐略微递增，以期使长期安全控制肿瘤的可能性最大化。尚未明确是否能确保进一步增加生物有效剂量。

剂量选择受许多因素的影响，包括肿瘤类型、体积、与受照视神经的距离，累及受照视神经的范围，以及既往放疗史。虽然（在进行时间分割放射外科时）最初也采用 BED 公式，但需记住，在迄今的大多数研究中，最初选择的分割次数在很大程度上是基于经验的。治疗方案通常来自没有其他治疗选择的基于头架的大分割放射外科患者的早期经验(Adler 等，2008)。对于邻近或累及视觉通路的肿瘤，这是第一个探索的领域，由于使用大分割，对前视觉通路的辐射耐受剂量被认为可扩展到 15.3~17.4Gy/3 次和 23~25Gy/5 次(Benedic 等，2010)，这一剂量的安全性为目前的长期随访结果所证实。我们认为，选择更延长时间的方案应留给视觉通路最大程度受累的，或者视神经和视交叉最大程度移位及视神经和视交叉难以辨识勾画的患者。

18.1.5.1 每次分割大剂量:基本原理

每次分割照射较大剂量的理由来自放射生物学的基本原则。虽然在治疗良性肿瘤时较大的分割剂量规模没有对照性研究证实其有治疗恶性脑肿瘤那样的获益,但是对于这个结论已有良好的理论基础(Brenner,1994)。SRS 与 CFRT 比较研究中证实两种方式治疗良性肿瘤都有较高的肿瘤控制率。然而,每次放射外科治疗的剂量越大,特征性放射外科的结果的生物有效剂量就越高。随后在随访影像中,肿瘤缩小的幅度也越大(Metellus,2005)。尤其当每次分割剂量>5Gy 时,将引起明显的亚细胞机制和血管改变,不同于每次分割剂量 1.8~2Gy 时所引起的效应(Garcia-Barros,2003)。

SRS 的分割方案自 20 世纪 90 年代中叶以来差别很大,而且不同的中心的分割方案也各不相同,大多数其他中心采用的是从类似"常规"的每日分割,到 2 周 6 次分割,每周 2 次分割,2~10 天的每日分割,或者 2~5 天每日分割方案。

18.1.6 前视觉通路附近的放疗

放射外科通过陡降的剂量和多束射线,能够使病灶附近重要结构的放射损伤最小化,从而减少附带损伤。这种限制正常脑解剖结构放射性损伤的能力是可取的, 即使某些获益很难识别,因为这种视觉通路的放射耐受性很关键,在治疗视觉通路周围的病变中尤其有益。前视觉通路(即视神经和视交叉)由于有独特的放射敏感性,在灭活"视神经周围"肿瘤中前视觉通路的保护极具挑战性。当病变位于前视觉通路周围 2~3mm 之内时, 常规放射外科方案被摒弃(Tishler 等,1993;Leber 等,1995,1998;George,1997;Ove 等,2000;Heilbrun 等,2002;Mehta 等,2002;Stafford 等,2003)。因此,大多数侵及或毗邻视交叉和视神经的肿瘤采用标准分割放射治疗及自适应杂交手术(例如,联合显微外科切除,随后进行放射外科的消融)。

我们的经验,也得到其他组报道的发现支持(Adle 等,2008),采用基于伽马刀和基于射波刀的系统,发现视神经和视交叉的放射耐受性不仅与剂量有关,也与被照射的视神经长度成反比(Mehta 等,2002)。"体积效应"是整个单次分割放射外科的重要现象,也在大分割放射外科治疗中对相对的安全性起关键作用。

治疗良性肿瘤的放射剂量常采用每次分割 1.8~2Gy,总剂量在 45~55Gy 之间,大多数患者能成功控制肿瘤生长(Taylor 等,1988;McCollough 等,1991)。脑膜瘤和神经鞘瘤长期(10 年)的局部控制率范围在 68%~89%(Barbaro 等,1987;Taylor 等,1988;Goldsmith 等,1994),垂体瘤的局部控制率为 89%(Salinger 等,1992)。在常规分割局部放射治疗的过程中,病变和即刻的周围正常脑组织也受照到肿瘤静态的放射剂量。虽然有大量文献报道,确立了常规局部放疗的剂量和分割方案, 如果严格遵守, 垂体腺瘤的视神经损伤风险约为 3%(Brada 等,1993;Fisher 等,1993;Hughes 等,1993;Movsas 等,1995;McCord 等,1997;Paek 等,2005),颅底脑膜瘤的视神经损伤风险预期低于 3%(Maire 等,1995;Maguire 等,1999;Moyer 等,2000;Selch 等,2004;Milker-Zabel 等,2005)。但就这个方案的效率而言,即使许多视神经周围病变放疗后肿瘤控制和肿瘤缩小,报道的疗效并不如放射外科(后文会详细讨论)(Estrada 等,1997;Cozzi 等,2001;Metellus,2005)。

常规放疗中患者摆位和固定本身造成的空间误差大于放射外科。因此，常规放疗中通常会用更大的病灶边缘扩展来补偿，以及采用不同的计划设计策略，病灶周围脑实质会受照更多的放射剂量。当讨论到视神经周围和鞍旁病变时，这些区域包含较长的视神经节段和间脑结构（垂体、下丘脑），以及颞叶内侧。这些误差和照射造成的短期效应通常轻微，或许会被忽视，但是所治疗的良性肿瘤患者有很长的预期生存，因此值得重视。在目前的文献中，这些照射的长期后果多数未得到处理，但可能是有害的。局部放疗后 10 年或者更长时间，发生垂体功能低下，是常被报道的现象，就是个很好的例子（Agha 等，2005；Darzy，2005）。据报道，常规放疗导致医源性、放射性垂体功能低下的风险为 30%~70%（Nelson 等，1989；McCollough 等，1991；Tsang 等，1994）。继发恶性肿瘤和颞叶坏死也是另外得到确立的迟发性并发症（Brada 等，1992；Tsang 等，1994；Breen 等，1998；Hoshi 等，2003；Kry，2005；Sachs 等，2005）。常规放疗还有其他缺点。当常规分割放疗没能控制视神经周围肿瘤的大小，再次治疗复发肿瘤是风险更大的方法。标准放疗还有另一个小缺点，那就是 6 周的疗程会给许多患者带来不便。

关于剂量耐受性，Mayo 等（2010）报道，当按每次分割 1.8Gy 给量，剂量超过 60Gy，单次 SRS 的剂量超过 12Gy 时，视神经和视交叉损伤的风险会显著增加。而在 2~5 次大分割 SRS 中，视觉器官的耐受性尚未在最大剂量和每次分割剂量方面有很明确的定义（Taylor 等，1988；Leber 等，1995；George，1997；Benedict 等，2010）。到目前为止，对于毗邻视神经系统的病变，最近使用不同放射外科模式的研究结果表明，多次放射外科的视觉并发症发生率较低（Nguyen 等，2014）。在一项对 49 例患者的回顾性研究中，肿瘤位于视神经系统 2mm 的范围内，采用 2~5 次的射波刀治疗，Adler 等（2008）观察到 6%（n=3）的患者出现视觉恶化。这 3 例患者最终因肿瘤进展死亡。与这个结果相似，Kim 等（2008）在对 22 例患者采用常规伽马刀（GKRS）进行 3~4 次治疗的回顾性研究中报道，4.5%（n=1）的患者出现视力恶化，同时也伴有肿瘤进展。因此，对于许多类型的适应证显示（如脑膜瘤、垂体腺瘤、转移瘤），在多次放射外科治疗中，可达到低并发症发生率的治疗边缘剂量。

18.1.7 大分割放射外科的治疗方案比较和放射生物学效应

采用大分割方案，需要高于单次分割放射方案的总剂量，以便针对分割间隔期间的 DNA 修复和细胞再生的因素产生相同的剂量效应（Girkin，1997）。举例来说，我们最近报道的（Nguyen 等，2014），针对 8.55mL 的平均照射体积给予边缘剂量 19.7Gy，50%等剂量线的，分 3~5 次治疗鞍旁和视神经周围病变，转换成平均生物有效剂量（BED）（$\alpha/\beta=2.5$）为 60.9Gy。类似治疗颅内肿瘤时的单次 12Gy[BED（$\alpha/\beta=2.5$）=69.6Gy]和 CFRT 常用剂量（即 45~60Gy）。Kim 等（2008）采用类似的剂量计划治疗良性视神经周围病变，在多次伽马刀（GKRS）中边缘剂量为 20Gy，46%~50%的等剂量线，针对 4.1mL 的平均体积。相较斯坦福大学组所采用的射波刀，其针对 7.7mL 平均体积照射的平均边缘剂量为 20.3Gy，70%~90%的等剂量线（Adler 等，2008）。

18.1.7.1 每次分割大剂量的等效剂量

采用什么方法能够最佳地对不同的剂量和分割方案进行比较或等效对应？这似乎是个基础性的问题，但目前没有给出一致的答案。通常的方法是采用线性二次（LQ）模型来计算生物有效剂量(BED)(Little 等,2005)。由于线性二次(LQ)模型简单且实用,尽管 LQ 模型的应用普遍,但也存在缺点。许多人对 LQ 模型准确预测每次分割大剂量的生物效应的准确性提出了担忧(Kirkpatrick 等,2008)。还有一些人提出争议认为,这个模型对每次分割高达 18Gy 也是合理有效的(Brenner,2008)。如果 α/β 比值依赖剂量范围和(或)者根据高剂量分割推测,而 LQ 模型的曲线在对数性图上连续弯曲,会因此难以构建 LQ 模型。这与在高剂量下许多克隆细胞生存研究的实验观察结果不一致,放射剂量–应答反应关系更接近于呈现为一条直线 (Park 等,2008;Choi 等,2011)。

也有提出过其他的模型,但对这些模型也有批评,仍然需要在体外实验和临床研究中进行验证(Astrahan,2008;Kavanagh 等,2008;McKenna,2009)。通用生存曲线(USC)(Park 等,2008)通过结合 LQ 模型和多靶点模型构建,可用于比较 CFRT 和 SRS 治疗的剂量分割方案。据报道,USC 可为立体定向体部放射治疗(SBRT)提供经验性的和临床满意的判定原理,同时保留 LQ 模型针对 CFRT 的优势(Park 等,2008)。另外的模型提出 BED 的计算采用不依赖剂量范围的 LQ 线性公式,能更好地接近实际,更适合剂量的大范围实验数据。仍有第 3 种模型(Guerrero,2004)建议通过增加一个参数拓展常规的 LQ 模型,能更加准确地描述急性高剂量区域。所产生的改良 LQ(MLQ)模型基本上反映了高剂量和低剂量及剂量率两方面的致死性和潜在致死性(LPL)模型,保留其机械性质。同时,在低剂量区域,常规 LQ 模型恢复了众所周知的 α 和 β 参数。MLQ 被模型认为较 LQ 模型更适用于数据(Guerrero,2004)。总之,哪种模型能更好地描述放射外科后的细胞存活仍存在争议。

在把握了相关关键问题的范围后,我们把讨论转向到对目前治疗方法的综述和 3 种常见良性脑肿瘤已发表的数据。在表 18.1 中,我们总结了从值得注意的大分割放射外科研究系列中提取的按每种病变的治疗结果,在本章末尾详尽提供典型的大分割 SRS 的备忘清单。

18.2　脑膜瘤

18.2.1　视神经鞘脑膜瘤

18.2.1.1　简介

视神经鞘脑膜瘤(ONSM)为罕见肿瘤,占所有眼眶部肿瘤的 2%,所有颅内脑膜瘤的 1%~2%,视神经病变的 1/3(Leber 等,1998;Marchetti 等,2011)。患者多为中年女性(Alper,1981;Stafford 等,1998)。原发性 ONSM 起源于视神经硬膜囊纤维的蛛网膜帽细胞,常包绕视神经生长。继发性 ONSM 起源于蝶骨嵴或者鞍结节,随后向视神经管和眼眶部蔓延 (Marchetti 等,2011)。由于肿瘤对视神经造成直接压迫,或者造成血供改变(称为视睫分流,为较晚出现的罕见征象,是由于对视神经的直接压迫所造成的病理改变),患者最常见的症状是失明(视力下降、视野缺损,或者两者都有)。视觉障碍、视神经萎缩,以及视睫分流所构成的三联征是 ONSM 的特殊表现(Sibony 等,1984)。ONSM 的常规治疗方式包括随访观察、手术、放疗或放射外科。采取保守治疗的原因在于肿瘤的良性性质,总要导致视力障碍和失明 (Shields 等,2004;Kim

表 18.1 大分割放射外科治疗良性颅内病变文献回顾

适应证	作者	年	例数	SRS 设备	分割次数	总的边缘剂量(Gy)	平均随访时间(月)	肿瘤控制(%)	并发症(%)
脑膜瘤									
ONSM[a]	Marchetti 等 (2011)	2011	21	CK[b]	5	25	36	100	0
视神经周围	Adler 等 (2008)	2008	27	CK[b]	2~5	20.3	46	94	7
	Kim 等 (2008[a])	2008	13	GK[c]	3~4	20	29	100	0
	Kim 等 (2008[b])	2008	5	GK	3~4	20	20.9	80[d]	0
颅底	Haselsberger 等 (2009)	2009	20	GK	2~5(体积分割)	20~75	60.5(中位值)	100(10%OFR[e])	0
垂体瘤	Iwai 等 (2001)	2001	7	GK	2	18	39	86	0
	Pendl 等 (2000)	2000	12	GK	2~5	20~75	27.9(中位值)	100	16.6
功能性	Adler 等 (2008)	2008	7	CK	2~5	20.3	49	94	14.3(1 例患者)
	Kim 等 (2008[a])	2008	1	GK	3~4	20	29	100	0
无功能性	Adler 等 (2008)	2008	12	CK	2~5	20.3	49	94	0
	Kim 等 (2008[a])	2008	2	GK	3~4	20	29	100	0
前庭神经鞘瘤	Williams (2002)	2002	150	LINAC	5	25(90%的患者)	12	100	G-R[f]1 级或者 2 级，听觉保留率 70%
	Meijer 等 (2003)	2000	80	LINAC	5	20~25	60	94	4%面神经,34%听力丧失
	Chang 等 (2005)	2005	61	CK	3	18~21	48	98	10%听力丧失
	Hansasuta 等 2011	2011	383	CK	3	18	43	3 年 99%/5 年 96%	3.8%~9.3%非听觉并发症,24%听力丧失

a，视神经鞘脑膜瘤。

b，射波刀。

c，伽马刀。

d，1 例患者为复发 WHO-Ⅱ 级脑膜瘤。

e，治疗范围外复发。

f，Gardenr-Robertson。

等，2005），因而没有过于重视。手术最适用于需要明确的组织病理，且在视觉障退化和失明的情况下，立即减少瘤负荷是可行的。然而，完全切除肿瘤几乎不可能，同时会伴随过大的视神经、视网膜中央动脉，或者眼动脉的损伤风险（Dutton，1992；Carrasco，2004；Berman，2006），风险会累及对侧（Clark，1989）。并且术后病程常以症状恶化为特征（Alper，1981；Dutton，1992；Andrews 等，2002；Carrasco，2004）。由于上述原因，很难在显微外科切除肿瘤后保留视力，因此，手术仅限于针对有用视力已丧失的患者（Alper，1981；Clark 等，1989）。此外，手术会造成严重毁容，也不可忽视。

18.2.1.2 放射外科治疗视神经鞘脑膜瘤

由于已知的视神经耐受剂量的限制，对于 ONSM，除非患者患侧眼睛的视力已经大幅度受损，否则很少会采用单次大剂量 SRS 治疗（Tishler 等，1993；Leber 等，1998；Stafford 等，2003；Kwon 等，2005）。但可采用大分割放射外科治疗 ONSM。Marchetti 等（2011）报道对 21 例患者采用无框架射波刀系统放射外科治疗的经验，5 次分割，每次处方剂量 5Gy，75%~85% 等剂量线。平均随访期 30 个月，95%（n=20）的患者效果良好，仅 1 例出现短暂的经类固醇治疗能好转的视神经障碍。他们的结果与其他的研究报道相符（Leber 等，1998；Milker-Zabel 等，2009），这些报道显示 100% 的肿瘤控制率（视觉功能随访 36 个月），35% 的患者视觉功能改善，其余 65% 的患者视觉功能稳定，无患者出现永久性恶化。根据 LQ 模型，该分割方案对照常规分割方案的等效剂量为每次 1.8~2Gy，照射剂量 50.4~56Gy（Marchetti 等，2011）。

18.2.2 视觉通路周围脑膜瘤

作为较大型治疗视觉通路周围病变的经验报道的一部分，Adler 等（2008）报道采用基于射波刀的大分割 SRS 治疗 27 例视觉通路周围脑膜瘤，位于蝶骨嵴内侧（n=3），位于海绵窦后部（n=9），位于眶后海绵窦（n=6），位于眶尖（n=2），位于岩斜区（n=1），或者位于鞍结节（n=6）。按照定义，肿瘤毗邻前视觉通路 2mm 以内，造成视觉神经结构移位或者完全模糊无法辨识。所有患者的 SRS 采用 2~5 次分割，靶区平均体积为 7.7cm³，总的边缘剂量为 20.3Gy。处方治疗剂量的平均等剂量线为 80%，标准化的平均最大剂量为 25.5Gy。个体化 SRS 的治疗间隔为 12 小时（n=3），或者 24 小时（n=46）。所有患者放射影像的平均随访期为 46 个月。肿瘤控制率为 94%（n=46）。2 例患者在治疗区域内或者毗邻的区域内出现肿瘤进展。这些患者因肿瘤进展导致同侧单眼失明。同一研究系列中患者的视野平均随访期为 49 个月，27 例患者中有 25 例（93%）视野保持稳定或者改善（Adler 等，2008）。

在视觉通路周围病变的类似报道中，Kim 等（2008a）报道他们大分割伽马刀（GKRS）治疗 13 例视觉通路周围脑膜瘤的经验，所有患者病变毗邻视觉器官 1mm 内。采用 3~4 次分割照射，中位累积边缘剂量为 20Gy。平均随访时间为 29 个月，随访期间肿瘤控制率为 100%（n=13）。这些患者，末次随访时，肿瘤体积缩小占 92%（n=12），体积保持稳定占 8%（n=1）。所有患者的视觉功能稳定或者改善，未见其他并发症（Kim 等，2008a）。

在关注大分割伽马刀（GKRS）治疗眼眶部肿瘤的报道中，Kim 等（2008b）报道治疗 5 例眼眶部脑膜瘤的经验。患者肿瘤毗邻视神经，治疗前视觉保留。临床医生采用 3 或 4 次分割的伽马刀(GKRS)治疗。平均肿瘤体积为 3695mm³,中位累积边缘剂量为 20Gy(15~20Gy)。平均随访时间为 20.9 个月,5 例患者中 4 例得到肿瘤控制。值得注意的是,复发肿瘤患者的脑膜瘤为WHO-Ⅱ级横纹肌样脑膜瘤,需外科手术切除。其余 4 例患者视野无变化(n=1)或者改善(n=3)。未报道其他并发症(Kim 等,2008b)。图 18.1 为示例。

18.2.3 体积分期大分割放射外科治疗其他部位的脑膜瘤

Haselsberger 等(2009)报道在 1992—2008 年期间采用 GKRS 治疗 20 例患有较高良性且位于重要部位的脑膜瘤患者。14 例患者接受过至少一次部分切除"辛普森 4 级伽马刀",1 例患者既往接受过肿瘤栓塞,5 例患者(25%)首选多次分期伽马刀(GKRS)治疗。肿瘤体积为 13.6~79.8cm³(中位体积 33.3cm³),治疗体积范围为 5.4~42.9cm³(中位体积 19.0cm³)。中位分期治疗的间隔时长为 6 个月(1~12 个月)。在 41 次治疗的肿瘤边缘处方剂量中,33 例治疗时使用 12Gy,1 例治疗时使用 10Gy,4 例治疗时使用 14Gy,1 例治疗时使用 15Gy,2 例治疗时使用 25Gy (中位边缘剂量为 12Gy,45%的等剂量线)。肿瘤控制率 90%(25%有体积缩小,65%保持稳定)。2 例(10%)患者出现治疗范围外的肿瘤进展,再次进行放射外科治疗。这 2 例患者中,1 例肿瘤缩小,另 1 例肿瘤保持稳定。9 例(45%)患者临床症状改善,11 例(55%)患者症状保持不变。作者的结论是脑膜瘤的分期放射外科治疗能够安全治疗重要部位的脑膜瘤,既可用于治疗未完全切除手术的残留肿瘤,也可作为有显著并发症患者的首选治疗(Haselsberger 等,2009)。

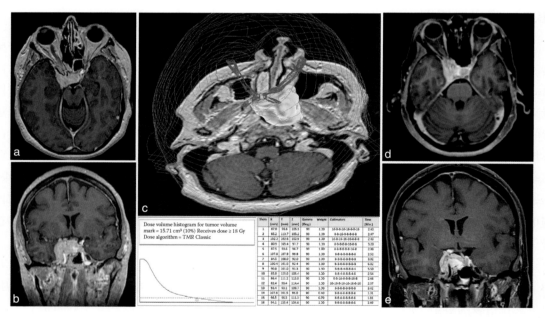

图 18.1　患者示例。(a)和(b)放射外科(SRS)治疗前 T1 加权 MRI,轴位(a)和冠状位(b)图像。显示右侧鞍旁脑膜瘤侵犯海绵窦和鞍结节,毗邻右侧视神经、视交叉和右侧动眼神经。(c)治疗计划,患者采用大分割伽马刀放射外科(5 次分割,每次 5Gy),靶区体积 15.71cm³。图示剂量直方图和等中心点描述情况。(d)和(e)SRS 治疗后12 个月时随访 T1 加权增强 MRI 扫描,显示病灶显著缩小,尤其前视觉通路的压迫明显减少。随访 1、3、5 年时未见视力恶化。

Iwai 等(2001)报道采用 2 次 GKRS 治疗 7 例较大的岩斜区和海绵窦脑膜瘤。其中 3 例患者既往接受过手术减瘤,其余 4 例仅进行随访。肿瘤体积为 34.5~101cm³(平均 53.5)。治疗体积为 6.8~29.6cm³(平均 18.6cm³)。两次治疗间隔时长为 6 个月,肿瘤边缘剂量为 8~12Gy(平均 9Gy)。平均随访时间为 39 个月。6 例患者(86%)显示肿瘤生长得到控制。3 例(43%)患者肿瘤消退。3 例(43%)患者出现临床症状改善,无 1 例患者出现放射性损伤的症状性毒性反应。作者同样指出"对选择后的患者,采取分 2 期的 GKRS 治疗较大的岩斜区和海绵窦脑膜瘤是非常有用的选择"(Iwai 等,2001)。

Pendl 等(2000)报道采用 GKRS 治疗 12 例较大的脑膜瘤(3 例斜坡,3 例鞍旁,2 例蝶骨嵴,1 例小脑幕,1 例镰旁,1 例嗅沟)。所有患者既往接受过手术减瘤,肿瘤体积范围为 19~90cm³、边缘处方剂量范围为 10~25Gy,处方 30%~50% 的等剂量线。分割的间隔为 1~8 个月。决定间隔的根据来自 Kondziolka 等(1998,1999)先前的报道,提出分期放射外科应在术后早期(2~6 个月)进行。这些作者报道如果在症状性肿瘤出现再生长后,再进行放射外科治疗,观察到的肿瘤控制率往往不理想。随访期范围为 5~89 个月,未观察到肿瘤进一步生长和恶化。由于脑神经功能障碍得到改善,神经系统检查显示 6 例(50%)患者情况改善。4 例(33%)患者神经症状稳定,2 例患者主诉出现新的颅神经功能障碍。

18.3 垂体腺瘤

18.3.1 简介

垂体腺瘤为一般人群中的常见肿瘤,占所有颅内肿瘤的 10%~20%(Vance,2004;Melmed,2006;Dekkers 等,2008)。尽管已有许多关于垂体腺瘤的解剖和组织的分类,垂体腺瘤通常按大小和功能状态分类。微腺瘤是指测量的大小不到 1cm,而大腺瘤是指测量的大小至少有 1cm。垂体腺瘤的功能状态取决于功能性病变的激素超量分泌和无功能性病变造成激素生成异常的缺乏症。手术切除达到的肿瘤控制率仅 50%~80%(Hoybye,2009)。因此,这些肿瘤常常需要再接受其他的放射外科治疗。放射外科为术后残留肿瘤、肿瘤进展或者复发的患者提供了极好的解决方案。另一个潜在的并发症是对前视觉通路的放射性损伤。

目前仍然缺少关于大分割放射外科治疗垂体腺瘤的临床经验和发表的文献,而且在方法学的名称和定义方面也缺乏统一(见下述)。目前我们对治疗方案、每种腺瘤类型的有效剂量计划及预后(缓解率、垂体功能低下、副反应)所了解的知识,均来自单次 SRS 的相关文献。下文简要描述了不同垂体病变的共同特征和治疗方法。关于不同垂体病变的大分割方案不可避免地需要考虑到这些要点(Hoybye,2009;Ding 等,2014)。

18.3.2 功能性和无功能性垂体腺瘤

虽然无功能性腺瘤放射外科治疗后肿瘤控制率极好,接近 90%,但功能性腺瘤的生化缓解率低于肿瘤控制率。库欣病患者的内分泌缓解率最高,泌乳素瘤的内分泌缓解率最低。回顾近期的文献 (Izawa 等,2000;Melmed,2006;Jagannathan 等,2007;Hoybye,2009;Starke 等,2012;

Sheehan 等,2013;Ding 等,2014),回顾自 2002 年以来的主要放射外科研究系列中详细报道的无功能性腺瘤治疗结果。单次放射外科用于治疗大多数无功能性腺瘤患者的边缘剂量为 12~20Gy,中位数值为 16Gy。肿瘤控制率范围为 83%~100%,平均 95.2%。观察到的放射外科治疗后垂体功能低下发生率为 0~40%,平均 8.8%。我们中心报道的 140 例无功能性垂体腺瘤患者的研究中,与之类似,肿瘤控制率为 90%,放射外科治疗后垂体功能低下的发生率为 30%(Starke 等,2012)。在最近进行的多中心试验评估伽马刀治疗 512 例无功能性腺瘤中,中位随访期 36 个月,报道的总体肿瘤控制率为 93%。GKRS 治疗后垂体功能低下占 21%(Sheehan 等,2013)。预后良好的因素,包括年龄大于 50 岁、肿瘤体积小于 5mL、之前未接受过放疗。这些预后因素被整合列入垂体瘤放射外科评分(Sheehan 等,2013)。

18.3.3 垂体瘤的大分割放射外科

在基于射波刀的多次 SRS 治疗视神经周围病变的一般报道中,Adler 等(2008)报道了 19 例组织学确认的术后残留或者复发的垂体瘤患者,37%(n=7)的患者为激素活跃的功能性腺瘤(肢端肥大症 4 例、库欣病 2 例、泌乳素瘤 1 例)。当然,每个肿瘤所累及的鞍区和相邻海绵窦的位置不同,鞍上部分靠近前视觉通路 2mm 以内,造成视觉通路移位或者甚至部分完全模糊难以辨识。SRS 采用 2~5 次分割,平均靶区体积为 7.7cm³,总边缘剂量为 20.3Gy。所有患者平均放射影像的随访时间为 46 个月,94%的肿瘤体积缩小(n=46)或者体积得到控制(n=15)。视野的平均随访时间为 49 个月。1 例库欣病患者采用 3 次放射外科治疗,最初的放射影像学和激素反应效果良好,之后进一步肿瘤复发,该患者出现单侧视力丧失。对该例患者,考虑失明原因为视神经的放射性损伤(Adler 等,2008)。

关于视神经周围病变治疗经验的相同报道中,Kim 等 (2008a) 报道了他们采用大分割 GKRS 治疗 3 例视神经周围垂体腺瘤的经验。2 例无功能性腺瘤患者,1 例生长激素腺瘤患者,采用 3~4 次分割照射,中位累积边缘剂量为 20Gy,平均随访时间为 29 个月,所有患者的肿瘤均得到控制。其中,2 例患者肿瘤体积缩小,1 例患者肿瘤体积保持稳定,所有患者的视觉功能得到改善或者无改变。大分割 GKRS 治疗后 23 个月生长激素水平恢复正常,同时伴有肿瘤体积缩小(Kim 等,2008a)。

18.4 前庭神经鞘瘤

18.4.1 简介

前庭神经鞘瘤(VS)源自第 8 对脑神经的前庭部分,是一种由施旺细胞衍生的良性肿瘤。在美国,总体发病率为 1:100 000,每年有多达 3000 例患者被诊断为该病。可能是由于影像技术的广泛普及,前庭神经鞘瘤的发病率和早期检出率均有上升(Propp 等,2006)。常见症状包括听力丧失、耳鸣、眩晕、平衡障碍,以及步态障碍。三叉神经症状(主要为疼痛)和偏侧面肌痉挛较为少见。肿瘤进展将导致脑干受压、脑神经麻痹和脑积水。治疗方式包括随访观察、显微外科切除、常规分割放射治疗及 SRS。据报道,单次 SRS 有极好的肿瘤控制率 (Rowe 等,2003;

Hasegawa 等,2005a,b;Lunsford 等,2005;Friedman 等,2006;Hempel 等,2006;Chopra 等,2007;Fukuoka 等,2009),SRS 已被确立为很好的治疗选择。神经纤维瘤病Ⅱ型中的施旺细胞瘤,对治疗更有抵抗性,就像用其他治疗方式的结果和并发症一样,有较高的治疗失败率和并发症发生率。伴随的与治疗相关脑神经并发症包括听力丧失、面神经麻痹及三叉神经功能障碍。

18.4.2 单次与大分割放射外科治疗前庭神经鞘瘤的比较

基于伽马刀的放射外科 (Rowe 等,2003;Hasegawa 等,2005a,b;Chopra 等,2007;Fukuoka 等,2009),基于直线加速器的放射外科(Friedman 等,2006;Kalogeridi 等,2009;Hsu 等,2010)、常规分割立体定向放射治疗 (Andrews 等,2001;Sawamura 等,2003;Chan 等,2005;Combs 等,2005;Kopp 等,2011)和质子束放射治疗(Harsh 等,2002;Hansasuta 等,2011)的高肿瘤控制率都有过报道。已证实立体定向放射外科可替代显微外科切除手术治疗小到中等大小的肿瘤,肿瘤控制率范围为 92%~100%。早期临床研究报道的听觉保留可能性比例为 51%~60%(Hirato,1995;Hirato 等,1996;Kondziolka 等,1998;Iwai 等,2003;Chang 等,2005),但最近关于使用更多的等中心点以增强适形性治疗的研究提出中期听觉保留率可提高至 71%~73%(Flickinger 等,1999;Niranjan 等,1999;Spiegelmann 等,1999;Chang 等,2005)。由于肿瘤的控制率高,对听觉、三叉神经和面神经的功能保护更受关注。为了努力改善功能保护的结果,单次 SRS 治疗的剂量由之前的剂量 16~20Gy 降至目前已被认可的剂量 11~13Gy (Flickinger 等,1996,2001,2004;Lunsford 等,2005)。与单次 SRS 治疗的剂量下降趋势类似,大分割治疗的剂量也在进行调整,在某些方案中,由 21Gy/3 次降至 18Gy/3 次;采用 18Gy 较低的剂量时,肿瘤控制率与较早期所使用的 21Gy/3 次的类似(Poen 等,1999)。

SRS 的两个关键参数是剂量和分割次数。只要肿瘤得到控制,较低的照射剂量有助于提高听觉保留率。最近一篇对 45 份已发表的论著的综述中 (Yang,2010) 显示,4234 例患者采用 GKRS 治疗,总体听觉保留率为 51%;剂量与听觉保留的相关性具有统计学意义(采用<13Gy 时的听觉保留率为 60.5%,而采用>13Gy 时的听觉保留率为 50.4%,P=0.001)(Yang,2010)。再次治疗的参数和分割治疗对听觉保留的影响还不太清楚。分割的放射生物学基本原理是使放射诱导的正常组织并发症最小化(Hall,2006)。虽然分割放射治疗或者大分割放射外科的听觉保留率达 70%~100%,很有前景(Andrews 等,2001;Sawamura 等,2003;Chan,2005 等,Combs 等,2005;Kopp 等,2011),但是尚无前瞻性随机研究评估分割的作用(采取常规分割方案或者 2~5 次分割的立体定向放射外科方案)对于听觉保留的影响。

还应该记得,对该部位采用分期放射外科不是为了达到肿瘤控制。目前单次放射外科技术和方案一直具有很高的肿瘤控制率。分期放射外科治疗前庭神经鞘瘤的首要目的是使放射性脑神经并发症的发生率最小化。尽管有这个目标,但值得注意的是,通过结合较低的剂量和较高的适形性时,目前单次 SRS 技术治疗前庭神经鞘瘤能够降低放射诱发的面神经损伤风险,在大多数研究系列中神经损伤的风险低至 2%。

18.4.3 大分割放射外科治疗前庭神经鞘瘤

提倡大分割放射外科治疗前庭神经鞘瘤的人们认为,分割方式更能够保护神经功能,尤其是听觉保留。但文献尚未对这种方式的优点形成清晰的共识(Murphy 等,2011)。尽管如此,我们依然总结了迄今的大分割放射外科治疗前庭神经鞘瘤的经验。

最初报道使用到大量的治疗方案。Williams(2002)报道 150 例前庭神经鞘瘤患者的治疗结果。肿瘤小于 3cm 时,采用 5 次分割,每次 5Gy 治疗;肿瘤大于 3cm 时,采用 10 次分割,每次 3Gy 治疗。90%的患者,采用 5 次分割,每次 5Gy 的方案。随访 1 年,未见肿瘤增长,未见面神经损伤,70%的患者保持 Gardner-Robertson 分级 1 或 2 级的听力。Meijer 等(2003)报道大分割放射外科治疗 80 例前庭神经鞘瘤患者,采用 5 次分割,每次 4 或 5Gy。5 年随访肿瘤控制率为 94%,面神经功能保留率 96%。5 年时,报道的听觉保留率为 66%(Meijer 等,2000)。除了剂量和分割方案不同,这些临床研究所采用的放射外科技术的适形性和精度不及目前的临床实践,因此应该谨慎看待。

Chang 等(2005)报道基于射波刀的分期放射外科治疗 61 例单侧前庭神经鞘瘤患者,采用 3 次分割,13%(n=8)的患者有开颅手术史,残留的病灶组织作为靶区。治疗前肿瘤的平均最大直径为 18.5mm(5~32mm)。放射外科治疗后,61 例肿瘤中,29 例(48%)体积缩小,31 例(50%)体积保持稳定,肿瘤控制率 98%。听力检查的平均随访期为 48 个月(36~62 个月)。研究中的 61 例患者,13 例治疗前无可测听力(Gardner-Robertson 分级 5 级),放射外科治疗后未做系列听力图检测。其余 48 例患者,治疗前的 Gardner-Robertson 分级都在 1~3 级。末次随访时,43(90%)例患者保持 Gardner-Robertson 分级为 1~3 级。

Hansasuta 等(2011)报道采用基于射波刀的放射外科大分割治疗前庭神经鞘瘤的经验,包括肿瘤控制和并发症结果。383 例患者的随访时间超过 1 年。面神经功能、听力及肿瘤体积(肿块)占位效应分别采用 House-Brackmann 分类(House,1985),Gardner-Robertson 分级(Gardner,1988),和 Koos 量表(Koos 等,1998)进行评估。多次放射外科(SRS)为 89%(n=342)的患者为初级首选治疗。在报道中,91%(n=350)的患者面神经功能为 House-Brackmann 分级 I 级,2%(n=8)的患者出现偏侧面肌痉挛,92%(n=353)的患者出现听力丧失,49%(n=188)的患者伴随耳鸣。90%(n=368)的患者采用 18Gy/3 次治疗,靶区中位肿瘤体积为 1.1cm^3(0.02~19.8cm^3),9.6%(n=22)为神经纤维瘤病 II 型患者,或者在 2000 年 (治疗剂量在该年度减少) 之前接受过治疗(Hansasuta 等,2011)。

在 383 例患者队列中,10 例肿瘤出现进展需要额外的治疗[显微手术(n=9)或者再次放射外科治疗(n=1)]。中位随访期 3.6 年,3 年和 5 年的 Kaplan-Meier 手术切除,再次 SRS 后肿瘤控制率分别为 99%和 96%。相较散发性肿瘤,(根据其他报道)与神经纤维瘤病 II 型(NF2)相关肿瘤的肿瘤控制率较差。散发性肿瘤的 3 年和 5 年 Kaplan-Meier 肿瘤控制率分别为 99%和 96%, 而 NF2 相关肿瘤的 3 年和 5 年 Kaplan-Meier 肿瘤控制率分别为 93%和 84%(P=0.03)(Hansasuta 等,2011)。在听力的中位随访期 3 年内,粗算有用听力的保留率为 76%。较小肿瘤体积与 SRS 治疗后较高的听力保留率相关(P=0.001,肿瘤体积为连续变量)。肿瘤<3cm^3 时,有用听力保留率为 80%;与之相比,肿瘤>3cm^3 时,有用听力保留率为 59%(P=0.009)。这些结果与一些单中心研究结果 (68%~77%) 一致 (Rowe 等,2003;Hasegawa 等,2005b;Chung 等,2008;Fukuoka 等,2009)。非听觉并发症(三叉神经和面神经症状、脑积水、脑干压迫)与肿瘤体积较大相关,最大四分位体积(3.4cm^3)的肿瘤并发症发生率为 9.6%,与之相比,其他体积的肿瘤并发症发生率为 3.5%（P=0.03）。相类似的是,Koos 分级 Ⅳ 级的肿瘤的非听觉并发症发生率为 9.3%,与之相比,Koos Ⅰ、Ⅱ 和 Ⅲ 级肿瘤的并发症发生率为 3.8%（P=0.05）。

18.5　大分割放射外科治疗颅内良性肿瘤的展望

由于正常脑组织受照放射剂量的增加与更大的肿瘤体积相关, 单次放射外科治疗病灶的体积小于 10~15cm³（或者直径 2.5~3cm）（Harsh 等,2002）。但大分割放射外科给许多患者提供了一种合理的方法,能够在保持较高肿瘤局部控制率的前提下,减少组织的放射毒性反应。大分割放射外科(时间和空间总和的 SRS)能够利用在常规放疗中,分割对早期反应和晚期反应组织的有益影响。将锥形 CT 甚至 MRI 等机载成像整合到 SRS 设备中,只会进一步扩展大分割 SRS 治疗颅内病变的作用,并使实施更为容易。

备忘录:临床实践要点

√	项目	注意要点
	患者选择	患者适合大分割立体定向放射治疗(HSRT)吗?
		• 当患者有一个单病灶肿瘤或者单病灶复发肿瘤时考虑
		• KPS≥70 分
		• 近期未接受细胞毒性化疗
		• 原发或者复发病灶:典型计划靶区体积(PTV)<40mL
	SRS 对 HSRT	病灶可以采用单次 SRS 吗?
		• 颅内良性肿瘤患者通常采用单次 SRS 治疗。患者肿瘤较大(>10mL),邻近放射敏感性重要结构,既往 SRS 治疗失败的患者通常适合选择 HSRT 治疗
	模拟	固定
		• 仰卧位,采用三点式热塑性面罩,定制头模和面部开放面罩,或者开放式真空辅助牙模咬块
		影像
		• 治疗体位下,均需行 CT 和 MRI 影像扫描
		• 理想上,MRI 应该采用薄层扫描(1mm 层厚),包括 T1 增强序列和 T2 或者 FLAIR 序列
		• 根据临床偏好和肿瘤组织的最优化显示进一步采集影像序列(例如垂体瘤术后的抑脂序列)
		• 由物理师和经治医生共同确认精确的影像融合并且勾画靶区
	治疗计划	靶区勾画
		初次诊断的颅内良性肿瘤
		• 剂量雕刻技术

（待续）

√	项目	注意要点
		• 大体肿瘤体积 1(GTV1)应包括术后影像强化所见的残留肿瘤
		• 临床靶区体积(CTV1)无须边缘扩展
		• 边缘外扩 1~2mm,产生计划靶区体积(PTV1)在基于伽马刀的系统中并不经常这样操作
		• 利用 CT 勾画危及器官并通过 MRI 确认
		复发良性颅内肿瘤
		• GTV 包括在 T1 增强序列上所有强化病变 (或者切除术后的影像上强化的残腔)
		• PTV 在 GTV 基础上外扩 1~2mm 而直接形成
		治疗计划
		• 根据 SBRT 平台正向或者逆向生成治疗计划
		• 根据 SBRT 平台而有的不同剂量计划技术,包括非共面 IMRT 或者多个 VMAT 弧(LINAC),多个等中心点(伽马刀),或者非等中心射线束(射波刀)
		• 剂量
		• 根据潜在肿瘤组织选择不同剂量。具体请参考本章内容以进一步指导
		• 覆盖范围
		• $D_{95\%} \geq Rx$
		• 剂量限制
		• 视神经结构:在最多 5 次的分割中的最大点剂量(MPD)23~25Gy
		• 脑干:在最多 5 次分割中 D_{05} 为 30Gy
	治疗实施	设置验证影像(根据 SBRT 平台有所不同)
		• 患者首先通过常规设置使用治疗室内激光和手动移动方式进行摆位
		• 当采用 CDR 头架时运行 OSI 程序
		• 锥形束 CT 与骨性解剖结构匹配
		• 治疗床在 6 个自由度范围内校正平移和旋转移动
		• 使用 2D 千伏图像确认摆位
		手动设置验证(无机载影像的 SBRT 平台)
		• 通过手工测量或者将模板区域与照光野匹配来进行患者摆位
		治疗照射
		• 一些系统(伽马刀)自动移动治疗床,同时其他系统(如一些 LINAC)手工移动。一些平台的移动需要影像进行摆位验证

(汤可 译　张南 校)

参考文献

Adler JR Jr, Gibbs IC, Puataweepong P, Chang SD (2008) Visual field preservation after multisession cyberknife radiosurgery for perioptic lesions [Reprint of *Neurosurgery*. 2006;59(2):244–254; discussion 244–254; PMID: 16883165]. *Neurosurgery* 62(Suppl 2):733–743.

Agha A, Sherlock M, Brennan S, O'Connor SA, O'Sullivan E, Rogers B, Faul C, Rawluk D, Tormey W, Thompson CJ

(2005) Hypothalamic-pituitary dysfunction following irradiation of non-pituitary brain tumours in adults. *J Clin Endocrinol Metab* 90:6355–6360.

Alper MG (1981) Management of primary optic nerve meningiomas. Current status-therapy in controversy. *J Clin Neuroophthalmol* 1:101–117.

Andrews DW, Faroozan R, Yang BP, Hudes RS, Werner-Wasik M, Kim SM, Sergott RC et al. (2002) Fractionated stereotactic radiotherapy for the treatment of optic nerve sheath meningiomas: Preliminary observations of 33 optic nerves in 30 patients with historical comparison to observation with or without prior surgery. *Neurosurgery* 51:890–902; discussion 903–894.

Andrews DW, Suarez O, Goldman HW, Downes MB, Bednarz G, Corn BW, Werner-Wasik M, Rosenstock J, Curran WJ Jr (2001) Stereotactic radiosurgery and fractionated stereotactic radiotherapy for the treatment of acoustic schwannomas: Comparative observations of 125 patients treated at one institution. *Int J Radiat Oncol Biol Phys* 50(5):1265–1278.

Arnautovic KI, Al-Mefty O, Husain M (2000) Ventral foramen magnum meningiomas. *J Neurosurg* 92:71–80.

Astrahan M (2008) BED calculations for fractions of very high dose: In regard to Park et al. (*Int J Radiat Oncol Biol Phys* 2007;69:S623–S624). *Int J Radiat Oncol Biol Phys* 71(3):963; author reply 963–964.

Barbaro NM, Gutin PH, Wilson CB, Sheline GE, Boldrey EB, Wara WM (1987) Radiation therapy in the treatment of partially resected meningiomas. *Neurosurgery* 20:525–528.

Barnett GH, Linskey ME, Adler JR, Cozzens JW, Friedman WA, Heilbrun MP, Lunsford LD et al. (2007) American Association of Neurological surgeons; Congress of Neurological Surgeons Washington Committee Stereotactic Radiosurgery Task Force. Stereotactic radiosurgery—An organized neurosurgery-sanctioned definition. *J Neurosurg* 106(1):1–5.

Benedict SH, Yenice KM, Followill D, Galvin JM, Hinson W, Kavanagh B, Keall P et al. (2010) Stereotactic body radiation therapy: The report of AAPM Task Group 101. *Med Phys* 37(8):4078–4101.

Berman D, Miller NR (2006) New concepts in the management of optic nerve sheath meningiomas. *Ann Acad Med Singapore* 35:168–174.

Brada M, Ford D, Ashley S, Bliss JM, Crowley S, Mason M, Rajan B, Traish D (1992) Risk of second brain tumour after conservative surgery and radiotherapy for pituitary adenoma. *BMJ* 304:1343–1346.

Brada M, Rajan B, Traish D, Ashley S, Holmes-Sellors PJ, Nussey S, Uttley D (1993) The long-term efficacy of conservative surgery and radiotherapy in the control of pituitary adenomas. *Clin Endocrinol* 38:571–578.

Breen P, Flickinger JC, Kondziolka D, Martinez AJ (1998) Radiotherapy for non-functional pituitary adenoma: Analysis of long-term tumor control. *J Neurosurg* 89:933–938.

Brenner DJ (2008) The linear-quadratic model is an appropriate methodology for determining isoeffective doses at large doses per fraction. *Semin Radiat Oncol* 18(4):234–239.

Brenner DJ, Hall EJ (1994) Stereotactic radiotherapy of intracranial tumors: An ideal candidate for accelerated treatment. *Int J Radiat Oncol Biol Phys* 28:1039–1047.

Bricolo AP, Turazzi S, Talacchi A, Cristofori L (1992) Microsurgical removal of petroclival meningiomas: A report of 33 patients. *Neurosurgery* 31:813–828.

Cantore WA (2000) Neural orbital tumors. *Curr Opin Ophthalmol* 11:367–371.

Carrasco JR, Penne RB (2004) Optic nerve sheath meningiomas and advanced treatment options. *Curr Opin Ophthalmol* 15:406–410.

Chan AW, Black P, Ojemann RG, Barker FG II, Kooy HM, Lopes VV, McKenna MJ, Shrieve DC, Martuza RL, Loeffler JS (2005) Stereotactic radiotherapy for vestibular schwannomas: Favorable outcome with minimal toxicity. *Neurosurgery* 57(1):60–70.

Chang SD, Gibbs IC, Sakamoto GT, Lee E, Oyelese A, Adler JR Jr (2005) Staged stereotactic irradiation for acoustic neuroma. *Neurosurgery* 56(6):1254–1261.

Choi CY, Soltys SG, Gibbs IC, Harsh GR, Sakamoto GT, Patel DA, Lieberson RE, Chang SD, Adler JR (2011) Stereotactic radiosurgery of cranial nonvestibular schwannomas: Results of single- and multisession radiosurgery. *Neurosurgery* 68(5):1200–1208.

Chopra R, Kondziolka D, Niranjan A, Lunsford LD, Flickinger JC (2007) Long-term follow-up of acoustic schwannoma radiosurgery with marginal tumor doses of 12 to 13 Gy. *Int J Radiat Oncol Biol Phys* 68(3):845–851.

Chung WY, Shiau CY, Wu HM, Liu KD, Guo WY, Wang LW, Pan DH (2008) Staged radiosurgery for extra-large cerebral arteriovenous malformations: Method, implementation, and results. *J Neurosurg* 109(Suppl):65–72.

Clark WC, Theofilos CS, Fleming JC (1989) Primary optic nerve sheath meningiomas. Report of nine cases. *J Neurosurg* 70:37–40.

Combs SE, Volk S, Schulz-Ertner D, Huber PE, Thilmann C, Debus J (2005) Management of acoustic neuromas with fractionated stereotactic radiotherapy (FSRT): Long-term results in 106 patients treated in a single institution. *Int J Radiat Oncol Biol Phys* 63(1):75–81.

Condra KS, Buatti JM, Mendenhall WM, Friedman WA, Marcus RB Jr, Rhoton AL (1997) Benign meningiomas:

Primary treatment selection affects survival. *Int J Radiat Oncol Biol Phys* 39:427–436.

Couldwell WT, Fukushima T, Giannotta SL, Weiss MH (1996) Petroclival meningiomas: Surgical experience in 109 cases. *J Neurosurg* 84:20–28.

Couldwell WT, Kan P, Liu JK, Apfelbaum RI (2006) Decompression of cavernous sinus meningioma for preservation and improvement of cranial nerve function. *J Neurosurg* 105:148–152.

Cozzi R, Barausse M, Asnaghi D, Dallabonzana D, Lodrini S, Attanasio R (2001) Failure of radiotherapy in acromegaly. *Eur J Endocrinol* 145:717–726.

Craig WM, Gogela LJ (1949) Intraorbital meningiomas; a clinicopathologic study. *Am J Ophthalmol* 32:1663–1680, illust.

Darzy KH, Shalet SM (2005) Hypopituitarism after cranial irradiation. *J Endocrinol Invest* 28:78–87.

De Jesús O, Sekhar LN, Parikh HK, Wright DC, Wagner DP (1996) Long-term follow-up of patients with meningiomas involving the cavernous sinus: Recurrence, progression, and quality of life. *Neurosurgery* 39:915–920.

Dekkers OM, Pereira AM, Romijn JA (2008) Treatment and follow-up of clinically nonfunctioning pituitary macroadenomas. *J Clin Endocrinol Metab* 93(10):3717–3726.

DeMonte F, Smith HK, Al-Mefty O (1994) Outcome of aggressive removal of cavernous sinus meningiomas. *J Neurosurg* 81:245–251.

Ding D, Starke RM, Sheehan JP (2014) Treatment paradigms for pituitary adenomas: Defining the roles of radiosurgery and radiation therapy. *J Neurooncol* 117(3):445–457.

Dodd RL, Ryu M, Kamnerdsupaphon P, Gibbs IC, Chang SD, Adler JR Jr (2006) Cyberknife radiosurgery treatment of benign intradural extramedullary spinal tumors. *Neurosurgery* 58:674–685.

Dutton JJ (1992) Optic nerve sheath meningiomas. *Surv Ophthalmol* 37:167–183.

Estrada J, Boronat M, Mielgo M, Magallón R, Millan I, Díez S, Lucas T, Barceló B (1997) The long-term outcome of pituitary irradiation after unsuccessful transsphenoidal surgery in Cushing's disease. *N Engl J Med* 336:172–177.

Firlik AD, Levy EI, Kondziolka D, Yonas H (1998) Staged volume radiosurgery followed by microsurgical resection: A novel treatment for giant cerebral arteriovenous malformations: Technical case report. *Neurosurgery* 43:1223–1228.

Fisher BJ, Gaspar LE, Noone B (1993) Radiation therapy of pituitary adenoma: Delayed sequelae. *Radiology* 187:843–846.

Flickinger JC, Kondziolka D, Lunsford LD (1999) Dose selection in stereotactic radiosurgery. *Neurosurg Clin North Am* 10:271–280.

Flickinger JC, Kondziolka D, Niranjan A, Lunsford LD (2001) Results of acoustic neuroma radiosurgery: An analysis of 5 years' experience using current methods. *J Neurosurg* 94(1):1–6.

Flickinger JC, Kondziolka D, Niranjan A, Maitz A, Voynov G, Lunsford LD (2004) Acoustic neuroma radiosurgery with marginal tumor doses of 12 to 13 Gy. *Int J Radiat Oncol Biol Phys* 60(1):225–230.

Flickinger JC, Kondziolka D, Pollock BE, Lunsford LD (1996) Evolution in technique for vestibular schwannoma radiosurgery and effect on outcome. *Int J Radiat Oncol Biol Phys* 36(2):275–280.

Friedman WA, Bradshaw P, Myers A, Bova FJ (2006) Linear accelerator radiosurgery for vestibular schwannomas. *J Neurosurg* 105(5):657–661.

Fukuoka S, Takanashi M, Hojyo A, Konishi M, Tanaka C, Nakamura H (2009) Gamma knife radiosurgery for vestibular schwannomas. *Prog Neurol Surg* 22:45–62.

Ganz JC (2011) *Gamma Knife Neurosurgery*. Heidelberg, Germany: Springer.

Garcia-Barros M, Paris F, Cordon-Cardo C, Lyden D, Rafii S, Haimovitz-Friedman A, Fuks Z, Kolesnick R (2003) Tumor response to radiotherapy regulated by endothelial cell apoptosis. *Science* 300:1155–1159.

Gardner G, Robertson JH (1988) Hearing preservation in unilateral acoustic neuroma surgery. *Ann Otol Rhinol Laryngol* 97(1):55–66.

George B, Lot G, Boissonnet H (1997) Meningioma of the foramen magnum: A series of 40 cases. *Surg Neurol* 47:371–379.

Girkin CA, Comey CH, Lunsford LD, Goodman ML, Kline LB (1997) Radiation optic neuropathy after stereotactic radiosurgery. *Ophthalmology* 104:1634–1643.

Goldsmith BJ, Wara WM, Wilson CB, Larson DA (1994) Postoperative irradiation for subtotally resected meningiomas. A retrospective analysis of 140 patients treated from 1967 to 1990. *J Neurosurg* 80:195–201.

Guerrero M, Li XA (2004) Extending the linear-quadratic model for large fraction doses pertinent to stereotactic radiotherapy. *Phys Med Biol* 49(20):4825–4835.

Hall E, Giaccia A (2006) *Radiobiology for the Radiologist*, 6th edn. Philadelphia, PA: Lippincott Williams & Wilkins.

Hansasuta A, Choi CY, Gibbs IC, Soltys SG, Tse VC, Lieberson RE, Hayden MG et al. (2011) Multisession stereotactic radiosurgery for vestibular schwannomas: Single-institution experience with 383 cases. *Neurosurgery* 69(6):1200–1209.

Harsh GR, Thornton AF, Chapman PH, Bussiere MR, Rabinov JD, Loeffler JS (2002) Proton beam stereotactic radiosurgery of vestibular schwannomas. *Int J Radiat Oncol Biol Phys* 54(1):35–44.

Hasegawa T, Fujitani S, Katsumata S, Kida Y, Yoshimoto M, Koike J (2005a) Stereotactic radiosurgery for vestibular schwannomas: Analysis of 317 patients followed more than 5 years. *Neurosurgery* 57(2):257–265.

Hasegawa T, Kida Y, Kobayashi T, Yoshimoto M, Mori Y, Yoshida J (2005b) Long-term outcomes in patients with vestibular schwannomas treated using gamma knife surgery: 10-year follow up. *J Neurosurg* 102(1):10–16.

Hasegawa T, Kida Y, Yoshimoto M, Koike J, Iizuka H, Ishii D. (2007) Long-term outcomes of gamma knife surgery for cavernous sinus meningioma. *J Neurosurg* 107:745–751.

Haselsberger K, Maier T, Dominikus K, Holl E, Kurschel S, Ofner-Kopeinig P, Unger F (2009) Staged gamma knife radiosurgery for large critically located benign meningiomas: Evaluation of a series comprising 20 patients. *J Neurol Neurosurg Psychiatry* 80(10):1172–1175.

Heilbrun MP, Mehta VK, Le QT, Chang SD, Adler JR Jr, Martin DP (2002) Staged image guided radiosurgery for lesions adjacent to the anterior visual pathways. *Acta Neurochiur* 144:1101 (abstr).

Hempel JM, Hempel E, Wowra B, Schichor C, Muacevic A, Riederer A (2006) Functional outcome after gamma knife treatment in vestibular schwannoma. *Eur Arch Otorhinolaryngol* 263(8):714–718.

Higuchi Y, Serizawa T, Nagano O, Matsuda S, Ono J, Sato M, Iwadate Y, Saeki N (2009) Three-staged stereotactic radiotherapy without whole brain irradiation for large metastatic brain tumors. *Int J Radiat Oncol Biol Phys* 74:1543–1548.

Hirato M (1995) Gamma knife radiosurgery for acoustic schwannoma: Early effects and preservation of hearing. *Neurol Med Chir* 35:737–741.

Hirato M, Inoue H, Zama A, Ohye C, Shibazaki T, Andou Y (1996) Gamma Knife radiosurgery for acoustic schwannoma: Effects of low radiation dose and functional prognosis. *Stereotact Funct Neurosurg* 66(Suppl 1):134–141.

Hoshi M, Hayashi T, Kagami H, Murase I, Nakatsukasa M (2003) Late bilateral temporal lobe necrosis after conventional radiotherapy. *Neurol Med Chir* 43:213–216.

House JW, Brackmann DE (1985) Facial nerve grading system. *Otolaryngol Head Neck Surg* 93(2):146–147.

Hoybye C, Rahn T (2009) Adjuvant Gamma Knife radiosurgery in non-functioning pituitary adenomas; low risk of long-term complications in selected patients. *Pituitary* 12(3):211–216.

Hsu PW, Chang CN, Lee ST, Huang YC, Chen HC, Wang CC, Hsu YH, Tseng CK, Chen YL, Wei KC (2010) Outcomes of 75 patients over 12 years treated for acoustic neuromas with linear accelerator-based radiosurgery. *J Clin Neurosci* 17(5):556–560.

Hughes MN, Llamas KJ, Yelland ME, Tripcony LB (1993) Pituitary adenomas: Long-term results for radiotherapy alone and post-operative radiotherapy. *Int J Radiat Oncol Biol Phys* 27:1035–1043.

Iwai Y, Yamanaka K, Nakajima H (2001) Two-staged gamma knife radiosurgery for the treatment of large petroclival and cavernous sinus meningiomas. *Surg Neurol* 56:308–314.

Iwai Y, Yamanaka K, Shiotani M, Uyama T (2003) Radiosurgery for acoustic neuromas: Results of low-dose treatment. *Neurosurgery* 53:282–288.

Izawa M, Hayashi M, Nakaya K, Satoh H, Ochiai T, Hori T, Takakura K (2000) Gamma Knife radiosurgery for pituitary adenomas. *J Neurosurg* 93(Suppl 3):19–22.

Jagannathan J, Sheehan JP, Pouratian N, Laws ER, Steiner L, Vance ML (2007) Gamma Knife surgery for Cushing's disease. *J Neurosurg* 106(6):980–987.

Javalkar V, Pillai P, Vannemreddy P, Caldito G, Ampil F, Nanda A (2009) Gamma knife radiosurgery for arteriovenous malformations located in eloquent regions of the brain. *Neurol India* 57:617–621.

Jung HW, Yoo H, Paek SH, Choi KS (2000) Long-term outcome and growth rate of subtotally resected petroclival meningiomas: Experience with 38 cases. *Neurosurgery* 46:567–575.

Kalogeridi MA, Georgolopoulou P, Kouloulias V, Kouvaris J, Pissakas G (2009) Long-term results of LINAC-based stereotactic radiosurgery for acoustic neuroma: The Greek experience. *J Cancer Res Ther* 5(1):8–13.

Kavanagh BD, Newman F (2008) Toward a unified survival curve: In regard to Park et al. (*Int J Radiat Oncol Biol Phys* 2008;70:847–852) and Krueger et al. (*Int J Radiat Oncol Biol Phys* 2007;69:1262–1271). *Int J Radiat Oncol Biol Phys* 71(3):958–959.

Killory BD, Kresl JJ, Wait SD, Ponce FA, Porter R, White WL (2009) Hypofractionated CyberKnife radiosurgery for perichiasmatic pituitary adenomas: Early results. *Neurosurgery* 64:A19–A25.

Kim JW, Im YS, Nam DH, Park K, Kim JH, Lee JI (2008a) Preliminary report of multisession gamma knife radiosurgery for benign perioptic lesions: Visual outcome in 22 patients. *J Korean Neurosurg Soc* 44:67–71.

Kim JW, Rizzo JF, Lessell S (2005) Controversies in the management of optic nerve sheath meningiomas. *Int Ophthalmol Clin* 45:15–23.

Kim MS, Park K, Kim JH, Kim YD, Lee JI (2008b) Gamma knife radiosurgery for orbital tumors. *Clin Neurol Neurosurg* 110:1003–1007.

King CR, Lehmann J, Adler JR, Hai J (2003) CyberKnife radiotherapy for localized prostate cancer: Rationale and technical feasibility. *Technol Cancer Res Treat* 2:25–30.

Kirkpatrick JP, Meyer JJ, Marks LB (2008) The linear-quadratic model is inappropriate to model high dose per fraction effects in radiosurgery. *Semin Radiat Oncol* 18(4):240–243.

Kollova´ A, Liscák R, Novotný J Jr, Vladyka V, Simonová G, Janousková L (2007) Gamma knife surgery for benign meningioma. *J Neurosurg* 107:325–336.

Kondziolka D, Flickinger JC, Perez B (1998) Judicious resection and/or radiosurgery for parasagittal meningiomas: Outcomes from a multicenter review. *Neurosurgery* 43:405–414.

Kondziolka D, Levy EI, Niranjan A, Flickinger JC, Lunsford LD (1999) Long-term outcomes after meningioma radiosurgery: Physician and patient perspectives. *J Neurosurg* 91:44–50.

Kondziolka D, Lunsford LD, McLaughlin MR, Flickinger JC (1998) Long-term outcomes after radiosurgery for acoustic neuromas. *N Engl J Med* 339:1426–1433.

Kondziolka D, Mathieu D, Lunsford LD, Martin JJ, Madhok R, Niranjan A, Flickinger JC (2008) Radiosurgery as definitive management of intracranial meningiomas. *Neurosurgery* 62:53–60.

Koos WT, Day JD, Matula C, Levy DI (1998) Neurotopographic considerations in the microsurgical treatment of small acoustic neurinomas. *J Neurosurg* 88(3):506–512.

Kopp C, Fauser C, Müller A, Astner ST, Jacob V, Lumenta C, Meyer B, Tonn JC, Molls M, Grosu AL (2011) Stereotactic fractionated radiotherapy and LINAC radiosurgery in the treatment of vestibular schwannoma: Report about both stereotactic methods from a single institution. *Int J Radiat Oncol Biol Phys* 80(5):1485–1491.

Kry SF (2005) The calculated risk of fatal secondary malignancies from intensity-modulated radiation therapy. *Int J Radiat Oncol Biol Phys* 62:1195–1203.

Kwon Y, Bae JS, Kim JM, Lee DH, Kim SY, Ahn JS, Kim JH, Kim CJ, Kwun BD, Lee JK (2005) Visual changes after gamma knife surgery for optic nerve tumors. Report of three cases. *J Neurosurg* 102(Suppl):143–146.

Leber KA, Bergloff J, Langmann G, Mokry M, Schrottner O, Pendl G (1995) Radiation sensitivity of visual and oculomotor pathways. *Stereotact Funct Neurosurg* 1:233–238.

Leber KA, Bergloff J, Pendl G (1998) Dose-response relative tolerance of the visual pathways and cranial nerves of the cavernous sinus to stereotactic radiosurgery. *J Neurosurg* 88:43–50.

Lee JYK, Niranjan A, McInerney J, Kondziolka D, Flickinger JC, Lunsford LD (2002) Stereotactic radiosurgery providing long-term tumor control of cavernous sinus meningiomas. *J Neurosurg* 97:65–72.

Linskey ME, Martinez AJ, Kondziolka D, Flickinger JC, Maitz AH, Whiteside T, Lunsford LD (1993) The radiobiology of human acoustic schwannoma xenografts after stereotactic radiosurgery evaluated in the subrenal capsule of athymic mice. *J Neurosurg* 78:645–653.

Little KM, Friedman AH, Sampson JH, Wanibuchi M, Fukushima T (2005) Surgical management of petroclival meningiomas: Defining resection goals based on risk of neurological morbidity and tumor recurrence rates in 137 patients. *Neurosurgery* 56:546–559.

Liu L, Bassano DA, Prasad SC, Hahn SS, Chung CT (2003) The linear-quadratic model and fractionated stereotactic radiotherapy. *Int J Radiat Oncol Biol Phys* 57(3):827–832.

Lunsford LD, Niranjan A, Flickinger JC, Maitz A, Kondziolka D (2005) Radiosurgery of vestibular schwannomas: Summary of experience in 829 cases. *J Neurosurg* 102(Suppl):195–199.

MacNally SP, Rutherford SA, Ramsden RT, Evans DG, King AT (2008) Trigeminal schwannomas. *Br J Neurosurg* 22(6):729–738.

Maguire PD, Clough R, Friedman AH, Halperin EC (1999) Fractionated external-beam radiation therapy for meningiomas of the cavernous sinus. *Int J Radiat Oncol Biol Phys* 44:75–79.

Maire JP, Caudry M, Guérin J, Célérier D, San Galli F, Causse N, Trouette R, Dautheribes M (1995) Fractionated radiation therapy in the treatment of intracranial meningiomas: Local control, functional efficacy, and tolerance in 91 patients. *Int J Radiat Oncol Biol Phys* 33:315–321.

Marchetti M, Bianchi S, Milanesi I, Bergantin A, Bianchi L, Broggi G, Fariselli L (2011) Multisession radiosurgery for optic nerve sheath meningiomas—An effective option: Preliminary results of a single-center experience. *Neurosurgery* 69(5):1116–1122; discussion 1122–1123.

Mathiesen T, Gerlich A, Kihlström L, Svensson M, Bagger-Sjöbäck D (2007) Effects of using combined transpetrosal surgical approaches to treat petroclival meningiomas. *Neurosurgery* 60:982–992.

Mayo C, Martel MK, Marks LB, Flickinger J, Nam J, Kirkpatrick J (2010) Radiation dose-volume effects of optic nerves and chiasm. *Int J Radiat Oncol Biol Phys* 76:S28–S35.

McCollough WM, Marcus RB Jr, Rhoton AL Jr, Ballinger WE, Million RR (1991) Long-term follow-up of radiotherapy for pituitary adenoma: The absence of late recurrence after greater than or equal to 4500 cGy. *Int J Radiat Oncol Biol Phys* 21:607–614.

McCord MW, Buatti JM, Fennell EM, Mendenhall WM, Marcus RB Jr, Rhoton AL, Grant MB, Friedman WA (1997) Radiotherapy for pituitary adenoma: Long-term outcome and sequelae. *Int J Radiat Oncol Biol Phys* 39:437–444.

McKenna F, Ahmad S (2009) Toward a unified survival curve: In regard to Kavanagh and Newman (*Int J Radiat Oncol Biol Phys* 2008;71:958–959) and Park et al. (*Int J Radiat Oncol Biol Phys* 2008;70:847–852). *Int J Radiat Oncol*

Biol Phys 73(2):640; author reply 640–641.

Mehta VK, Lee QT, Chang SD, Cherney S, Adler JR Jr (2002) Image guided stereotactic radiosurgery for lesions in proximity to the anterior visual pathways: A preliminary report. *Technol Cancer Res Treat* 1:173–180.

Meijer OW, Vandertop WP, Baayen JC, Slotman BJ (2003) Single-fraction versus fractionated linac-based stereotactic radiosurgery for vestibular schwannoma: A single-institution study. *Int J Radiat Oncol Biol Phys* 56:1390–1396.

Meijer OW, Wolbers JG, Baayen JC, Slotman BJ (2000) Fractionated stereotactic radiation therapy and single high-dose radiosurgery for acoustic neuroma: Early results of a prospective clinical study. *Int J Radiat Oncol Biol Phys* 46:45–49.

Melmed S (2006) Medical progress: Acromegaly. *N Engl J Med* 355(24):2558–2573.

Metellus P (2005) Evaluation of fractionated radiotherapy and gamma knife radiosurgery in cavernous sinus meningiomas: Treatment strategy. *Neurosurgery* 57:873–886.

Milker-Zabel S, Huber P, Schlegel W, Debus J, Zabel-du Bois A (2009) Fractionated stereotactic radiation therapy in the management of primary optic nerve sheath meningiomas. *J Neurooncol* 94:419–424.

Milker-Zabel S, Zabel A, Schulz-Ertner D, Schlegel W, Wannenmacher M, Debus J (2005) Fractionated stereotactic radiotherapy in patients with benign or atypical intracranial meningioma: Long-term experience and prognostic factors. *Int J Radiat Oncol Biol Phys* 61:809–816.

Minniti G, Traish D, Ashley S, Gonsalves A, Brada M (2005) Risk of second brain tumor after conservative surgery and radiotherapy for pituitary adenoma: Update after an additional 10 years. *J Clin Endocrinol Metab* 90:800–804.

Movsas B, Movsas TZ, Steinberg SM, Okunieff P (1995) Long-term visual changes following pituitary irradiation. *Int J Radiat Oncol Biol Phys* 33:599–605.

Moyer PD, Golnik KC, Breneman J (2000) Treatment of optic nerve sheath meningioma with three-dimensional conformal radiation. *Am J Ophthalmol* 129:694–696.

Murphy ES, Suh JH (March 15, 2011) Radiotherapy for vestibular schwannomas: A critical review. *Int J Radiat Oncol Biol Phys* 79(4):985–997.

Natarajan SK, Sekhar LN, Schessel D, Morita A (2007) Petroclival meningiomas: Multimodality treatment and outcomes at long-term follow-up. *Neurosurgery* 60:965–981.

Nelson PB, Goodman ML, Flickenger JC, Richardson DW, Robinson AG (1989) Endocrine function in patients with large pituitary tumors treated with operative decompression and radiation therapy. *Neurosurgery* 24:398–400.

Nguyen JH, Chen CJ, Lee CC, Yen CP, Xu Z, Schlesinger D, Sheehan JP (2014) Multisession gamma knife radiosurgery: A preliminary experience with a non-invasive, relocatable frame. *World Neurosurg* 82(6):1256–1263.

Niranjan A, Gobbel GT, Kondziolka D, Flickinger JC, Lunsford LD (2004) Experimental radiobiological investigations into radiosurgery: Present understanding and future directions. *Neurosurgery* 55:495–504.

Niranjan A, Lunsford LD, Flickinger JC, Maitz A, Kondziolka D (1999) Dose reduction improves hearing preservation rates after intracanalicular acoustic tumor radiosurgery. *Neurosurgery* 45:753–765.

Ove R, Kelman S, Amin PP, Chin LS (2000) Preservation of visual fields after peri-sellar gamma-knife radiosurgery. *Int J Cancer* 90:343–350.

Paek SH, Downes MB, Bednarz G, Keane WM, Werner-Wasik M, Curran WJ Jr, Andrews DW (2005) Integration of surgery with fractionated stereotactic radiotherapy for treatment of nonfunctioning pituitary macroadenomas. *Int J Radiat Oncol Biol Phys* 61:795–808.

Park C, Papiez L, Zhang S, Story M, Timmerman RD (2008) Universal survival curve and single fraction equivalent dose: Useful tools in understanding potency of ablative radiotherapy. *Int J Radiat Oncol Biol Phys* 70:847–852.

Pendl G, Eustacchio S, Unger F (2001) Radiosurgery as alternative treatment for skull base meningiomas. *J Clin Neurosci* 1:12–14.

Pendl G, Unger F, Papaefthymiou G, Eustacchio S (2000) Staged radiosurgical treatment for large benign cerebral lesions. *J Neurosurg* 93(Suppl 3):107–112.

Poen JC, Golby AJ, Forster KM, Martin DP, Chinn DM, Hancock SL, Adler JR Jr (1999) Fractionated stereotactic radiosurgery and preservation of hearing in patients with vestibular schwannoma: A preliminary report. *Neurosurgery* 45(6):1299–1305.

Pollock BE, Lunsford LD, Kondziolka D, Flickinger JC, Bissonette DJ, Kelsey SF, Jannetta PJ (1995) Outcome analysis of acoustic neuroma management: A comparison of microsurgery and stereotactic radiosurgery. *Neurosurgery* 36:215–224; discussion 224–219.

Pourel N, Auque J, Bracard S, Hoffstetter S, Luporsi E, Vignaud JM, Bey P (2001) Efficacy of external fractionated radiation therapy in the treatment of meningiomas: A 20-year experience. *Radiother Oncol* 61:65–70.

Propp JM, McCarthy BJ, Davis FG, Preston-Martin S (2006) Descriptive epidemiology of vestibular schwannomas. *Neuro Oncol* 8(1):1–11.

Rowe J, Grainger A, Walton L, Silcocks P, Radatz M, Kemeny A (2007) Risk of malignancy after gamma knife stereotactic radiosurgery. *Neurosurgery* 60:60–66.

Rowe JG, Radatz MW, Walton L, Hampshire A, Seaman S, Kemeny AA (2003) Gamma knife stereotactic radiosurgery for unilateral acoustic neuromas. *J Neurol Neurosurg Psychiatry* 74(11):1536–1542.

Ruschin M, Komljenovic PT, Ansell S, Ménard C, Bootsma G, Cho YB, Chung C, Jaffray D (2013) Cone beam computed tomography image guidance system for a dedicated intracranial radiosurgery treatment unit. *Int J Radiat Oncol Biol Phys* 85:243–250.

Sachs RK, Brenner DJ (2005) Solid tumor risks after high doses of ionizing radiation. *Proc Natl Acad Sci USA* 102:13040–13045.

Salinger DJ, Brady LW, Miyamoto CT (1992) Radiation therapy in the treatment of pituitary adenomas. *Am Clin Oncol* 15:467–473.

Samii M, Carvalho GA, Tatagiba M, Matthies C (1997) Surgical management of meningiomas originating in Meckel's cave. *Neurosurgery* 41:767–775.

Samii M, Klekamp J, Carvalho G (1996) Surgical results for meningiomas of the craniocervical junction. *Neurosurgery* 39:1086–1095.

Samii M, Tatagiba M (1992) Experience with 36 surgical cases of petroclival meningiomas. *Acta Neurochir* 118:27–32.

Sawamura Y, Shirato H, Sakamoto T, Aoyama H, Suzuki K, Onimaru R, Isu T, Fukuda S, Miyasaka K (2003) Management of vestibular schwannoma by fractionated stereotactic radiotherapy and associated cerebrospinal fluid malabsorption. *J Neurosurg* 99(4):685–692.

Sayer FT, Sherman JH, Yen CP, Schlesinger DJ, Kersh R, Sheehan JP (2011) Initial experience with the eXtend system: A relocatable frame system for multiple-session GK radiosurgery. *World Neurosurg* 75(5–6):665–672.

Selch MT, Ahn E, Laskari A, Lee SP, Agazaryan N, Solberg TD, Cabatan-Awang C, Frighetto L, Desalles AA (2004) Stereotactic radiotherapy for treatment of cavernous sinus meningiomas. *Int J Radiat Oncol Biol Phys* 59:101–111.

Sheehan JP, Starke RM, Mathieu D, Young B, Sneed PK, Chiang VL, Lee JY et al. (2013) Gamma Knife radiosurgery for the management of nonfunctioning pituitary adenomas: A multicenter study. *J Neurosurg* 119(2):446–456.

Shields JA, Shields CL, Scartozzi R (2004) Survey of 1264 patients with orbital tumors and simulating lesions: The 2002 Montgomery Lecture, part 1. *Ophthalmology* 111:997–1008.

Sibony PA, Krauss, HR, Kennerdell JS, Maroon JC, Slamovits TL (1984) Optic nerve sheath meningiomas. Clinical manifestations. *Ophthalmology* 91:1313–1326.

Simonova G, Novotny J, Novotny J Jr, Vladyka V, Liscak R (1995) Fractionated stereotactic radiotherapy with the Leksell Gamma Knife: Feasibility study. *Radiother Oncol* 37:108–116.

Sirin S, Kondziolka D, Niranjan A, Flickinger JC, Maitz AH, Lunsford LD (2006) Prospective staged volume radiosurgery for large arteriovenous malformations: Indications and outcomes in otherwise untreatable patients. *Neurosurgery* 58:17–27.

Spallone A, Makhmudov UB, Mukhamedjanov DJ, Tcherekajev VA (1999) Petroclival meningioma. An attempt to define the role of skull base approaches in their surgical management. *Surg Neurol* 51:412–420.

Spiegelmann R, Gofman J, Alezra D, Pfeffer R (1999) Radiosurgery for acoustic neurinomas (vestibular schwannomas). *Isr Med Assoc J* 1:8–13.

Stafford SL, Perry A, Suman VJ, Meyer FB, Scheithauer BW, Lohse CM, Shaw EG (1998) Primarily resected meningiomas: Outcome and prognostic factors in 581 Mayo Clinic patients, 1978 through 1988. *Mayo Clin Proc* 73:936–942.

Stafford SL, Pollock BE, Foote RL, Link MJ, Gorman DA, Schomberg PJ, Leavitt JA (2001) Meningioma radiosurgery: Tumor control, outcomes, and complications among 190 consecutive patients. *Neurosurgery* 49:1029–1037.

Stafford SL, Pollock BE, Leavitt JA, Foote RL, Brown PD, Link MJ, Gorman DA, Schomberg PJ (2003) A study on the radiation tolerance of the optic nerves and chiasm after stereotactic radiosurgery. *Int J Radiat Oncol Biol Phys* 55:1177–1181.

Starke RM, Williams BJ, Jane JA Jr, Sheehan JP (2012) Gamma Knife surgery for patients with nonfunctioning pituitary macroadenomas: Predictors of tumor control, neurological deficits, and hypopituitarism. *J Neurosurg* 117(1):129–135.

Stripp D, Maity A, Janss AJ, Belasco JB, Tochner ZA, Goldwein JW, Moshang T et al. (2004) Surgery with or without radiation therapy in the management of craniopharyngiomas in children and young adults. *Int J Radiat Oncol Biol Phys* 58:714–720.

Sweeney RA, Bale R, Auberger T, Vogele M, Foerster S, Nevinny-Stickel M, Lukas P (2001) A simple and non-invasive vacuum mouthpiece-based head fixation system for high precision radiotherapy. *Strahlenther Onkol* 177:43–47.

Sweeney R, Bale R, Vogele M, Nevinny-Stickel M, Bluhm A, Auer T, Hessenberger G, Lukas P (1998) Repositioning accuracy: Comparison of a noninvasive head holder with thermoplastic mask for fractionated radiotherapy and a case report. *Int J Radiat Oncol Biol Phys* 41:475–483.

Tanaka T, Kobayashi T, Kida Y (1996) Growth control of cranial base meningiomas by stereotactic radiosurgery with a gamma knife unit. *Neurol Med Chir* 36:7–10.

Taylor BW Jr, Marcus RB Jr, Friedman WA, Ballinger WE Jr, Million RR (1988) The meningioma controversy:

Postoperative radiation therapy. *Int J Radiat Oncol Biol Phys* 15:299–304.

Tishler RB, Loeffler JS, Lunsford LD, Duma C, Alexander E III, Kooy HM, Flickinger JC (1993) Tolerance of cranial nerves of the cavernous sinus to radiosurgery. *Int J Radiat Oncol Biol Phys* 27:215–221.

Tsang RW, Brierley JD, Panzarella T, Gospodarowicz MK, Sutcliffe SB, Simpson WJ (1994) Radiation therapy for pituitary adenoma: Treatment outcome and prognostic factors. *Int J Radiat Oncol Biol Phys* 30:557–565.

Tuniz F, Soltys SG, Choi CY, Chang SD, Gibbs IC, Fischbein NJ, Adler JR Jr (2009) Multisession cyberknife stereotactic radiosurgery of large, benign cranial base tumors: Preliminary study. *Neurosurgery* 65:898–907; discussion 907.

Vance ML (2004) Treatment of patients with a pituitary adenoma: One clinician's experience. *Neurosurg Focus* 16(4):E1.

Williams JA (2002) Fractionated stereotactic radiotherapy for acoustic neuromas. *Acta Neurochir* 144:1249–1254.

Yang I, Sughrue ME, Han SJ, Aranda D, Pitts LH, Cheung SW, Parsa AT (2010) A comprehensive analysis of hearing preservation after radiosurgery for vestibular schwannoma. *J Neurosurg* 112(4):851–859.

第 19 章

放射性坏死

Kenneth Y. Usuki, Susannah Ellsworth, Steven J. Chmura, Michael T. Milano

19.1 引言

单次立体定向放射外科(SRS)和 2~5 次分割的立体定向放射治疗(HSRT)已得到广泛应用,作为脑/脊柱转移瘤、脑膜瘤、脑动静脉畸形(AVM)、前庭神经鞘瘤(也称为听神经瘤)、三叉神经痛和复发胶质瘤的有效治疗手段。现代的治疗计划与本书中其他章节所讨论的立体定向技术相结合,实现急剧的剂量衰减,从而让计划靶区体积(PTV)受到消融性剂量的照射,同时显著降低邻近正常重要结构的受照射剂量。虽然立体定向技术可以与常规分割放疗(1.8~2.0Gy)结合使用,但大分割照射(每次分割照射较大的剂量)对患者更为方便,且有可能带来不同的,以及增加的靶区放射生物学效应。

放射肿瘤学一项总的原则是,随着分次剂量增加,正常组织的迟发性并发症风险加大。低剂量标准分割治疗中,半影并非临床上的重要问题。但在高剂量的 SRS/HSRT 治疗中,半影剂量在临床上就变得非常重要,可以损害正常组织,可能造成放射性坏死。在 SRS/HSRT 治疗中,立体定向技术用于使暴露于有害剂量的正常组织的体积最小化,降低而非彻底消除早期和晚期毒性反应风险。由于每次高剂量分割方案的放射生物学机制不同,历史上所使用的线性二次(LQ)模型可能不适于对 SRS/HSRT 治疗后正常组织的效应进行预测(Milano 等,2011),当然对这一观点也存在争论(Shuryak 等,2015)。线性二次模型来源于体外癌细胞株的细胞存活研究分析,显示在临床上可应用于每次低剂量分割治疗的预测。这一模型未必如所期待的那样能够预测体外正常组织,随着分次剂量增加,不同细胞类型和各种细胞内成分的损伤也相应增加毒性反应(Glatstein,2008)。杀灭体外肿瘤细胞的所需剂量要远远高于 SRS 治疗达到长期控制同样体积的转移瘤所使用的剂量。

通过观察 EMT6 细胞株的细胞存活曲线,Miyakawa 等推断认为这一线性二次模型不适于单次分割和大分割照射(Miyakawa 等,2014)。在细胞株的研究中,线性二次模型被认为只适于 7~20 次分割照射或每次分割剂量≤2.57Gy。匈牙利学者研究了(2020 例接受 SRS 治疗的患者中)18 例手术切除的脑转移瘤,发现切除病变都有在常规分割放疗中不常见的脑实质改变、间质变化及血管病变,这些变化与肿瘤的局部控制时间长短相对应。因此,以临床结果资料的重要评估 SRS/HSRT 治疗后的迟发性并发症(包括脑实质的放射性坏死)显得至关重要。

19.2　症状与终点

颅脑 SRS/HSRT 后,脑放射性坏死是最重要的迟发性并发症,来源于组织损伤或分解,包括血管内皮细胞损伤和神经胶质的损伤(Sheline 等,1980;Schultheiss 等,1995;Chao 等,2013),伴有的血脑屏障破坏可能是一个关键因素(Li 等,2004;Brown 等,2005)。正常组织实质性损伤常伴有周围的脑水肿,正常组织没有坏死也会出现脑水肿,脑水肿和(或)脑坏死可以是症状性的或无症状性的。

目前,已经有大量的研究来描述症状性和无症状性脑实质性坏死的发生率,其变化部分可归因于所使用的终点和随访期长短的不同。报道的坏死发生率范围很广,为 2%~24%(Chin 等,2001;Petrovich 等,2002;Lutterbach 等,2003;Andrews 等,2004;Minniti 等,2011;Sneed 等,2015)。脑水肿或脑坏死的症状包括头痛、恶心、癫痫、共济失调和局限性神经功能障碍[由坏死的脑实质改变、与其相关的水肿和(或)正常的脑部受压所引起]。这些局部症状取决于受影响的脑部区域,可能完全性或部分性可逆的。

放射治疗肿瘤学组(RTOG)/欧洲研究和治疗组织(EORTC)的《正常组织迟发效应特别小组(LENT)——主观、客观、管理、分析(SOMA)量表》于 1995 年发表,将中枢神经系统(CNS)损伤分级为以下几类:1 级,神经功能完备,轻微神经系统异常;2 级,需要家庭护理、看护帮助和(或)药物治疗的神经系统异常;3 级,需要住院治疗的神经系统症状;4 级,神经系统严重损害,包括偏瘫、昏迷、耐药性癫痫,需住院治疗(Cox 等,1995)。在 RTOG/EORTC 的论述中还提供了更详细的分级,按症状、客观性、管理和进行标准分组(Schultheiss 等,1995)。MRI 成像标准中的具体描述为:有限的病灶周围坏死(2 级),具有占位效应的局灶性坏死(3 级)和明显占位效应需要手术治疗(4 级)。《不良事件通用术语评价标准》第 3 版和第 4 版(Trotti 等,2003)将中枢神经系统坏死分为:无症状(1 级);需要皮质类固醇治疗的适度症状(2 级);严重症状需要药物治疗(3 级);危及生命的症状需要紧急干预(4 级)。

19.3　脑坏死风险的影响因素

有几项研究已将坏死风险与治疗相关因素联系起来。在 RTOG 90-05 研究中,SRS 剂量递增再次治疗原发性和转移性的恶性脑肿瘤,对于≤2cm 的病变,最大耐受边缘剂量为 24Gy(由于对持续递增剂量的临床相关性存在疑问,没有达到耐受剂量);2.1~3.0cm 的病变,最大耐受边缘剂量为 18Gy;3.1~4.0cm 的病变,最大耐受边缘剂量为 15Gy。研究中,肿瘤体积>8.2mL,且最大剂量与处方剂量的比值>2,与不可接受的毒性反应有关。多变量分析中,最大肿瘤直径是与 3 级、4 级或 5 级神经毒性反应显著增加的风险显著相关的一个变量,与<20mm 的肿瘤相比,直径 21~40mm 的肿瘤,发生 3~5 级神经毒性反应的可能性高 7.3~16 倍。放射外科治疗后,6、12、18 和 24 个月总体放射性坏死发生率分别为 5%、8%、9% 和 11%(Shaw 等,2000)。

RTOG 95-08 研究项目将 333 例有 1~3 处的脑转移瘤患者随机分为全脑放疗 (WBRT)组

和全脑放疗+放射外科（SRS）治疗组，采用 RTOG 90–05 研究推荐的 I 期剂量分级标准（Andrews 等，2004），接受 SRS 的患者急性 3 级(严重神经症状需要药物治疗)和 4 级(危及生命的神经症状)毒性反应发生率为 3%，未接受 SRS 治疗的患者，没有急性 3~4 级毒性反应；两组患者的迟发性 3~4 级毒性反应发生率分别为 6% 和 3%，差别并不明显。而在实质性脑转移瘤患者中，在 3 个剂量/体积分级标准中，毒性反应的风险均没有显著差别。肯塔基大学的一项研究中，160 例患者、468 处脑转移瘤接受 SRS 治疗(中位随访 7 个月)，研究发现，相比边缘剂量 20Gy，边缘剂量小于 20Gy 时，肿瘤控制率较差，而边缘剂量大于 20Gy，肿瘤控制率并不会提高，但 3~4 级神经毒性反应发生风险明显增加，分别为 5.9% 和 1.9%(P=0.078)(Shehata 等，2004)。

另一项研究来自加州大学旧金山分校，发现对于同一个病灶，既往 SRS 治疗史是引起症状性放射性坏死的重要因素,1 年内症状性脑坏死风险为 20%；既往有 WBRT 史，症状性脑坏死风险为 4%；WBRT 联合 SRS 治疗的症状性放射性坏死风险为 8%，既往没有接受过放疗的症状性脑坏死风险为 3%(Sneed 等，2015)。当将既往接受过 SRS 治疗的患者排除在外后，依据靶区肿瘤最大直径分类，0.3~0.6cm 的肿瘤 1 年症状性放射性坏死发生率<1%，0.7~1.0cm 的肿瘤症状性放射性坏死发生率为 1%；1.1~1.5cm 的肿瘤，为 3%；1.6~2.0cm 的肿瘤，为 10%；2.1~5.1cm 的肿瘤为 14%(Sneed 等，2015)。

与脑部放射性坏死相关的治疗相关因素中，研究最多的是以特定的剂量或大于特定的剂量所照射的组织体积，总结见表 19.1。不同的研究检验了对组织体积的不同定义，如组织、正常组织、正常脑组织，也包括靶组织所治疗的组织。

Flickinger 等发表的几项研究，观察有关放射性坏死风险的体积和剂量关系(Flickinger，1989；Flickinger 等，1990，1991a，b；Flickinger 和 Steiner，1990)。一个有关 AVM 经伽马刀 SRS 治疗后的神经诊断影像学改变的研究中，发现唯一与影像学改变有关指示放射性坏死的因素是治疗体积(平均 3.75cm³)(Flickinger 等，1992)。AVM 研究小组明确发现，采用多变量因素分析，AVM 位置、受照≥12Gy 的体积与预测永久性后遗症显著相关(Flickinger 等，2000)。此外，AVM 位置对放射性坏死的影响风险程度由低向高依次为：额叶、颞叶、脑室内、顶叶、小脑、胼胝体、枕叶、延髓、丘脑、基底神经节、脑桥或中脑。该研究作者结合 AVM 位置和 12Gy 受照射体积(包含靶区体积)，制作了一个统计学模型，以预测永久性症状性后遗症的风险。当采用将靶区组织排除在外的边缘 12Gy 受照体积建模，永久性后遗症的风险预测模型没有显著改进。

美国加州大学旧金山分校(UCSF)的一项研究发现，与症状性放射性坏死相关的体积参数，包括靶区、处方等剂量线、受照 12Gy 的体积(V12)和受照 10Gy 的体积(V10)(Sneed 等，2015)。将 SRS 反复治疗的病变排除在外后，1 年的症状性放射性坏死发生率趋于平稳，为 13%~14%，脑转移瘤最大直径>2.1cm，靶体积>1.2cm³，处方等剂量线体积>1.8cm³，受照 12Gy 体积>3.3cm³，受照 10Gy 体积>4.3cm³。有趣的是，卡培他滨是 SRS 治疗后 1 个月内唯一会增加放射性坏死风险的全身性治疗。

美国辛辛那提大学的研究，针对的患者中 63% 曾接受过全脑放疗,SRS 治疗平均处方剂量 18Gy，研究着重于照射剂量和受照体积的关系(Blonigen 等，2010)。观察到所治疗的病变中，10% 发生症状性放射性坏死，4% 出现无症状性放射性坏死。多变量回归分析显示，V8~V6(受照

表 19.1　立体定向放射外科后并发症的脑剂量-体积指标的部分研究分析

研究	研究队列	随访时间(中位数)	终点/结果	发作	剂量-体积数据	风险	P 值
U. Cologne (Voges 等,1996)	135 例肿瘤或 AVM	9~59(28)个月	放射诱发的组织反应 (水肿环增强)	4~35 个月	组织 V10[a]		<0.0001
					≤10mL	0	
					>10mL	24%	
Case Western (Korytko 等, 2006)	198 例肿瘤 (无 AVM)	未报道	症状性坏死 (与影像学改变相关的神经功能下降)	未报道	组织 V12		有意义
					0~5mL	23%	
					5~10mL	20%	
					10~15mL	54%	
					>15mL	57%	
			无症状性坏死	不适用	组织 V12		无意义
					<10mL	19%	
					>10mL	19%	
AVM Radiosurgery Study Group (Flickinger 等, 2000)	422 例 AVM	9~140(34)个月,适用于有并发症的患者 24~92(45)个月,适用于无并发症的患者	症状性并发症坏死	未报道	组织 V12[b]		0.0001
U. Maryland (Chin 等,2001)	243 例肿瘤[c]	直至死亡>15 个月	放射性坏死:基于 MRI+病理或坏死病变已解决	2~14(中位 4)个月	组织 V10 的中位数为 28.4mL 对 7.8mL	—	0.007
					正常大脑 V10 中位数为 19.8mL 对 7.1mL	—	0.005
U. Florida (Friedman 等,2003)	269AVM	未报道	永久性辐射引起的并发症	未报道	组织 V12	—	0.047~0.080
			短暂辐射引起的并发症	未报道	组织 V12	—	0.052~0.145

(待续)

表 19.1（续）

研究	研究队列	随访时间（中位数）	终点/结果	发作	剂量-体积数据	风险	P值
U. Cincinnati (Blomigen 等, 2010)	173 例脑转移瘤	3.5~51(14)个月 >6个月,除非出现坏死	无症或症状性坏死 [d]	有症状性:2~41 个月 无症状性:3~19 个月	组织 V10 和 V12[d] <2.2mL　<1.6mL 2.2~6.3mL　1.6~4.7mL 6.4~14.5mL　4.8~10.8mL >14.5mL　>10.8mL	 5% 12% 35% 69%	<0.0001
U. Maryland (Chin 等, 2001)	243 例肿瘤[c]	直至死亡或>15 个月	放射性坏死；见前文	2~14(中位 4)个月	肿瘤体积 中位 4mL 对 1.5mL	—	0.04
U. Pittsburgh (Varlotto 等, 2003)	208 例脑转移瘤	12~122(18)个月	神经系统并发症[e]	10~25 个月	治疗体积 ≤2mL ≤2mL ≤2mL ≤2mL	1 年 2% 5 年 4% 1 年 3% 5 年 16%	0.009
UCSF (Miyawaki 等, 1999)	73 例 AVM	3~93 个月	需要类固醇,抗惊厥药或手术的神经系统并发症 需要切除的坏死 MRI T2 异常	3~62 个月	治疗体积 <1.0mL 1.0~3.9mL 4.0~13.9mL ≥14mL <14mL ≥14mL <1.0mL 1.0~3.9mL 4.0~13.9 ≥14mL	 0 15% 14% 27% 0 13% 13% 31% 50% 69%	0.04 0.01

（待续）

表 19.1(续)

研究	研究队列	随访时间(中位数)	终点/结果	发作	剂量-体积数据	风险	P 值
UCSF(Miyawaki 等,1999)	1181 例 AVM 或肿瘤	>2 个月	≥3 级的神经系统并发症	0.3~17.6 个月	处方剂量		
					0.05~0.66mL	1.5 年 0	0.009
					0.67~3.0mL	1.5 年 3%	
					3.1~8.6mL	1.5 年 7%	
					8.7~95.1mL	1.5 年 9%	
Sant'Andrea Hosp.(Minniti 等,2011)	310 例脑转移瘤	2~42(9.4)个月	神经系统并发症 RTOG 3~4 级 MR 成像	症状性:中位 11 个月 无症状性:中位 10 个月	脑 V10 和 V12 <4.5mL　<3.3mL 4.5~7.7mL　3.3~5.9mL 7.8~12.6mL 6.0~10.9mL >12.6mL　>10.9mL >19.1mL　>15.4mL V10 和 V12	2.6% 11% 24% 47% 62%	P=0.001
Gifu U. (Ohtakara 等,2012)	131 例脑转移瘤	7~45.9(18.2)个月	临床症状或 MR 成像	症状:2～24.2(中位 3.7) 无症状性: 2.5~8.4(中位 6.9)	无 WBRT 病例 V12 临界值 症状性:8.87mL 所有:8.62mL V22 临界值 症状性:2.62mL 所有:2.14mL WBRT 病例 V12 临界值	— — — — — —	0.006 0.008 0.001 <0.001

(待续)

表 19.1(续)

研究	研究队列	随访时间(中位数)	终点结果	发作	剂量-体积数据	风险	P 值
					症状性:8.39mL	—	0.009
					所有:8.39mL	—	<0.001
					V15 临界值	—	
					症状性:5.20mL	—	0.006
					所有:2.14mL	—	<0.001
					V18 临界值	—	
					症状性:1.72mL	—	0.088
					所有:1.72mL	—	0.063

Source: Modified from Milano, M.T. et al., *Cancer Treat. Rev.*, 37, 567, 2011.

a, 最小和最大靶剂量和靶体积并无不显著。减去靶的组织的 V10(如正常脑 V10)不显著。

b, 在这些患者中,85 例患者出现靶体积和组织的 V10,38/85 的患者被归类为永久性症状坏死,SRS 后症状未改变≥2 年。

c, 配对分析。

d, 症状性坏死定义为需要类固醇、高压氧、维生素 E 或己酮可可碱治疗,或有新的神经疾病。组织 V8-18 对症状性坏死有显著意义。组织 V8-14 对无症状坏死有显著意义,组织 V8-18 对症状性坏死有显著意义。观察到 10%的病灶出现症状坏死,4%的病灶出现无症状水肿。

e, 在 11 个并发症中,主要包括坏死(n=4)和持续症状或症状性水肿(n=4)。

AVM,动静脉畸形;U,大学。

大概风险,除非另有规定。

"组织"意味着靶目标+正常大脑。

8~16Gy 的体积)最能预测症状性放射性坏死,对于受照 10Gy 的体积(V10)和受照 12Gy 的体积(V12),放射性坏死明显增加的临界体积在第 75 和第 90 之间的百分位数。这些百分位数对应于 6.4~14.5cm³ 之间分布的 V10 和 4.8~10.9cm³ 之间分布的 V12。每个区间的中点分别为 10.45cm³ 和 7.85cm³。V10 体积<2.2cm³ 的放射性坏死风险为 4.7%,V10 体积 2.2~6.3cm³ 的放射性坏死风险为 11.9%,V10 体积 6.4~14.5cm³ 的放射性坏死风险为 34.6%,V10 体积 14.5cm³ 的放射性坏死风险为 68%。V12 体积分别为<1.6、1.6~4.7、4.8~10.8 和>10.8cm³ 所对应的放射性坏死风险,与上述的相同,分别为 4.7%、11.9%、34.6%和 68%。无论是 V10(<0.68cm³)还是 V12(<0.5cm³),低于 25 百分位数,没有放射性坏死病例出现。数据表明,在相对较宽泛的剂量/体积暴露范围内,存在放射性坏死的风险,尽管体积较小时的风险较低。在治疗剂量下,风险不可能为零,可能受到其他(非剂量的)因素的影响。

在 Sant'Andrea 医院的一项研究中, 患者接受 SRS 治疗作为他们主要和唯一的脑转移瘤治疗(Minniti 等,2011)。在所治疗的病灶中,24%发生脑放射性坏死,10%有症状,14%无症状。V10Gy 和 V12Gy 是最具预测性的。对于 V10Gy>12.6cm³ 和 V12Gy>10.9cm³,放射性坏死的风险为 47%。病变伴 V12Gy>8.5cm³,放射性坏死风险为 10%。

在一项基于受照体积的研究中, 来自日本 Gifu 大学的研究者分析表浅位置是否会导致剂量溢出到脑外的脑实质外组织,可能降低脑放射性坏死的风险(Ohtakara 等,2012)。他们评估 131 处病灶,其中 43.5%既往接受过全脑放疗,依据病灶位置分为 3 级:1 级,距脑表面≤5mm;2 级,距脑表面>5mm;3 级,病灶位于脑干、小脑脚、间脑或基底神经节。观察到所有患者中的症状性和非症状性放射性脑坏死的发生率分别为 8.4%和 6.9%。多变量分析发现,两类坏死的重要相关因素包括病灶位置分级、V12Gy 和 V22Gy。在所有患者中,V12 是最显著的放射性坏死剂量学变量,在未行全脑放疗的患者中,V22 和位置分级是最显著的相关因素.在接受全脑放疗的患者中,V15 和位置分级有极强的相关性。对于未行全脑放疗的患者组,症状性脑坏死和合并的症状性及无症状性脑坏死的 V22Gy 临界值分别为 2.62cm³ 和 2.14cm³。对于全脑放疗的患者, 症状性脑坏死和合并的症状性及无症状性脑坏死的 V15Gy 临界值分别为 5.61cm³ 和 5.20cm³。

除剂量-体积数据外,位置分级有助于预测放射性坏死的风险。除了治疗浅表和深部的脑部病变的剂量学变量不同以外,中枢神经系统内不同的解剖区域具有对损伤的不同敏感性。如果有这样的情况差异可能与血管分布密度、胶质细胞群体或修复能力相关。永久性的迟发临床放射性损伤的表现可能不仅受位置的影响,而且受肿瘤相关因素(组织学、遗传形态学)、患者相关因素(如共存疾病、既往手术史、既往放疗史、性别)、脑功能冗余储备和可塑性(来自脑部其他区域的功能修复和补充替代)的影响。如前所述,匹兹堡大学的分析也提示,相比额叶或颞叶位置,枕叶、顶叶、小脑、胼胝体和脑室内 AVM 出现放射性坏死的风险较大(Flickinger 等,2000)。

来自美国凯斯西储大学的研究认为, 枕叶和颞叶的非 AVM 肿瘤更可能发生症状性坏死。除了分割剂量增大 (Ganz 等,1996;Kalapurakal 等,1997) 和肿瘤大小增大 (Kalapurakal 等,1997;Kondziolka 等,1998), 几项脑膜瘤研究也提示位于矢状窦旁或中线的位置是脑膜瘤 SRS 治疗后出现症状性瘤周水肿风险更大的重要变量 (Ganz 等,1996;Kalapurakal 等,1997;Chang 等,2003;Patil 等,2008)。在美国匹兹堡大学研究小组的 AVM 研究中,脑干靶区患者的 SRS 治疗后影像学改变和 SRS 治疗 AVM 后的症状性放射性坏死((Flickinger 等,1997,1998,2000)增多。这些发现给出了一个问题,与中枢神经系统其他区域相比,脑干是否更容易受到放射性损伤,或者是否这个结构的放射性损伤会导致更多的症状性损伤(Loeffler,2008)。

有几篇文章报道,使用很广范围的边缘剂量(9~30Gy),中位边缘剂量范围 15~20Gy,SRS 治疗脑干转移瘤后的毒性反应结果 (Huang 等,1999;Shuto 等,2003;Fuentes 等,2006;Yen 等,2006;Hussain 等,2007;Kased 等,2008;Lorenzoni 等,2009;Koyfman 等,2010)。脑干 SRS 治疗后出现症状性脑干放射性损伤相对较为少见,报道的局部肿瘤控制率(76%~96%)良好(Hatiboglu 等,2011;Sengöz 等,2013),可能与脑干病变的体积较小,使用锥形束减少半影,使脑干周围的剂量更低,同时仍保持在靶区内有临床上显著的剂量。此外,由于脑干结构的关键性质,医生采用的处方剂量往往较低。遗憾的是,这些患者的生存期相对较短(中位数为 4~11 个月),可能没有机会出现迟发的放射性毒性反应。当可能发生放射性毒性反应时,往往很难通过临床症状进展来辨别。报道的毒性反应包括偏瘫、共济失调、脑神经功能障碍、头痛、恶心/呕吐和癫痫(Huang 等,1999;Hussain 等,2007;Kased 等,2008;Hatiboglu 等,2011)。

美国匹兹堡大学的一项研究报道 38 例良性肿瘤 SRS 治疗后,随访 6~84 个月(中位数 41 个月),出现影像学上不良反应表现和神经功能障碍。并非所有影像学上不良反应表现都会引起脑干长束或邻近脑神经的神经功能障碍,而有些出现神经功能障碍的患者并没有影像学上的不良反应表现。有趣的是,边缘剂量和影像学上不良反应表现或神经功能障碍之间没有相关性。边缘剂量>18Gy 的神经功能障碍的发生率(16.6%)低于边缘剂量 15~17Gy 组(19.1%),但无显著差异。作者认为差异主要由不同剂量组靶区类型分布差异造成,如 15~17Gy 组中,主要是海绵状血管瘤;而>18Gy 组中,主要是 AVM。

美国 MD 安德森癌症中心报道,他们患者中 20%在 SRS 治疗后 1 个月早期就出现了与 SRS 治疗有关的并发症。多变量分析显示,SRS 治疗前的肿瘤体积、男性性别与总体生存期显著缩短相关(Hatiboglu 等,2011)。Sengöz 等(2013)发现使用伽马刀放射外科治疗后,在放射影像上发现所治疗的转移瘤出现瘤周改变的发生率为 4%,但没有患者出现症状。女性性别、卡氏评分 (KPS)70 分、肿瘤位于中脑及对治疗有效应,常常与较长的生存期相关 (Hatiboglu 等,2011;Sengöz 等,2013)。根据已发表的研究,脑干最大受照剂量 10~12Gy,预期会导致小于 1%~2%的脑干毒性反应的最小风险。

根据《临床正常组织反应定量分析(QUANTEC)》综述,脑干从部分受照射到 1/3 脑干受照射,12.5Gy、14.2Gy、16.0Gy 和 17.5Gy,引起的正常脑组织并发症的发生概率 (NTCP) 分别为 1%、13%、61%和 94%;"小的部分体积"照射(约为脑干最大受照剂量的 1%),所引起的正常脑组织并发症的发生概率(NTCP)分别为 0.2%、3.2%、26%和 68%(Mayo 等,2010)。当良性肿瘤已压迫脑干,而患者已有症状出现或有出现症状的风险,边缘剂量 13Gy 似乎可以很好地耐受。普遍接受的脑干限制剂量为 10~12Gy,建议尽可能降低脑干受照剂量。一般情况下,如果可行,脑干受照最大剂量应保持在 12Gy 以下,但当对靶区的治疗剂量受到这样的限制而需要妥协,特别是当治疗失败的风险超过治疗毒性反应的风险时,应考虑对脑干使用更高的最大剂量。肿瘤控制不佳,患者生存率就会降低,而较高的剂量能改善局部控制率。如 SRS 治疗因剂量不足造成肿瘤控制不佳,脑干转移瘤或原发肿瘤继续进展可能是致命的。对于小体积的肿瘤,即便超过脑干的耐受剂量,与控制脑干肿瘤失败相比,引起脑干毒性反应的风险较低,也不会导致不良的结果。在三叉神经痛的治疗中,脑干的体积极小甚至可安全地接受照射 20~50Gy。因此,选择积极的处方剂量和脑干剂量时,要考虑到组织学、KPS 评分、原发肿瘤或其他转移瘤控制,以及颅外转移瘤的存在。

19.4 皮质类固醇治疗脑坏死

SRS/HSRT 治疗后的放射性坏死往往是暂时性的问题,大多数症状通常由脑水肿而并非脑实质损伤(尽管也会发生)所造成。针对 SRS/HSRT 引起的放射性坏死,如果患者无症状或症状轻微,可采取保守观察。症状性放射性坏死的一线治疗药物是具有迅速减轻脑水肿能力的皮质类固醇。皮质类固醇耐受性良好,尤其是中等剂量短期用药。对于症状性脑水肿患者,皮质类固醇常可迅速减轻或改善症状。一旦症状得到控制,应逐渐减少皮质类固醇的用量,逐渐减少的速度按类固醇依赖的时间长短而定。如果类固醇用药在 2 周之内,无须逐渐减量。应尽量避免长期使用皮质类固醇,因为其有害影响往往与使用时间长短和剂量有关。应该尽可能以最低的剂量处方减轻患者的症状。对于有精神病史的患者可能难以耐受类固醇,这类患者可能更容易发生类固醇引起的精神病,而糖尿病患者有可能难以控制血糖水平。需要对这两类群体给予谨慎注意。糖尿病患者可能会受益于他们的初级保健医生或内分泌学家关于糖尿病治疗和监测变化的建议,这些变化可能有助于患者耐受临时类固醇治疗。皮质类固醇有很多潜在的副作用,包括焦虑、抑郁、股骨头坏死、精神错乱、失眠、攻击性行为、感染、糖尿病、胃肠道刺激、食欲增加、骨质疏松和面部肿胀。

19.5 华法林、己酮可可碱和维生素 E

据报道,维生素 E 和己酮可可碱联合应用对身体其他部位的放射性损伤有帮助。美国匹兹堡大学研究小组进行的一项初步研究,观察了 11 例 SRS 治疗后疑似有放射性不良反应的患者口服己酮可可碱和维生素 E 治疗(Williamson 等,2008)。随访这些患者,并根据液体衰减反转恢复磁共振成像(MR FLAIR)的体积随时间变化。1 例患者的脑水肿体积从 59.6mL(水肿加重)变化为 –324.2mL(水肿改善)。治疗前后脑水肿的平均变化为 –72.3mL。1 例患者尽管已用药治疗但水肿加重,该患者被发现有肿瘤复发。2 例患者因持续恶心、腹部不适停用己酮可可碱(Williamson 等,2008)。因为放射性坏死通常是 SRS/HSRT 治疗后的短暂现象,在对维生素 E 和己酮可可碱的有效性得出结论之间,还需要更多的数据。

在美国布朗大学的一项研究中,对 11 例迟发性放射性神经系统损伤(8 例脑放射性坏死,1 例脊髓病变,2 例神经丛病变,所有患者对地塞米松和泼尼松龙无反应)应用肝素和华法林的抗凝作用对放射性坏死的效用进行了分析(Glantz 等,1994)。在 8 例脑放射性坏死的患者中,5 例患者有部分功能恢复。抗凝治疗持续 3~6 个月。1 例脑放射性坏死的患者,停用抗凝治疗后,症状复发,但重新再用药治疗后症状消失。研究小组推测,抗凝作用可能改善小血管内皮细胞的损伤,进而改善临床症状。

19.6 贝伐单抗治疗和预防中枢神经系统放射性坏死

辐射损伤血脑屏障(BBB)时,释放血管内皮生长因子(VEGF)。VEGF 是辐射诱导的脑白质毒性反应和中枢神经系统放射性坏死的关键介质 (Kim 等,2004)。贝伐单抗是一种人源化的 VEGF 单克隆抗体,是有希望治疗脑放射性坏死的靶向药物。研究中,贝伐单抗作为一种已知的脑放射性坏死的治疗方法,也可作为增加照射剂量或剂量强化时的辅助应用,目的是预防脑放射性脑坏死的进展。

尽管临床上对贝伐单抗作为脑放射性坏死的治疗有相当大的兴趣,但在这种情况下使用贝伐单抗的报道大多是病例报告或回顾性系列。Tye 等统计汇总分析截至 2012 年的 16 篇相关报道,对共 71 例患者应用贝伐单抗治疗脑放射性坏死。总体影像学反应率 97%,临床改善率(按表现现状况衡量)79%。T1 对比增强区域中位缩小 63%,FLAIR 异常信号区中位减少 59%,地塞米松用量中位减少 6mg。

此外,一项单中心研究显示,14 例经 MRI 和(或)活检诊断的脑放射性坏死患者随机给予贝伐单抗和安慰剂,并允许使用安慰剂的患者,出现神经或影像学进展时,可以交叉到使用贝伐单抗组。最终,所有使用安慰剂组的患者都接受了贝伐单抗治疗,从而使试验实际上成为早期应用还是延迟应用贝伐单抗治疗脑放射性坏死的试验。该研究报道两组患者的影像学反应率为 100%。在症状上,两组间没有观察到显著差别。入组时应用地塞米松的 5 例患者中,有 4 例可减少激素的用量。观察到的不良反应包括 1 例矢状窦血栓形成、1 例肺栓塞、1 例肺炎。

脑肿瘤患者接受剂量递增放疗或再程放疗时,应用贝伐单抗预防脑放射性坏死的研究,但产生的结果各不相同。纪念斯隆-凯特琳癌症中心报道的前瞻性研究中,贝伐单抗联合大分割立体定向再程照射治疗复发恶性胶质瘤(Gutin 等,2009)。患者使用一个疗程的贝伐单抗(每 14 天一次,每次 10mg/kg,28 天为 1 个疗程),如果症状未进展,接着给予 30Gy/5 次的放疗,继续使用贝伐单抗直至病情进展或出现不可接受的毒性反应。该研究治疗的患者肿瘤直径都在 3.5cm 以内,都未发生脑放射性坏死。除 2 例外,其余所有患者均是在已经接受 60Gy 后的再程照射治疗,但 3 例患者(12%)因毒性反应终止治疗,分别是脑出血、肠道穿孔和伤口裂开。另 1 例患者因肿瘤进展停止治疗后 3 周出现消化道出血。

最近,美国科罗拉多大学报道了一项前瞻性临床试验,用积极的大分割治疗联合方案治疗未曾治疗过的胶质母细胞瘤(Ney 等,2015)。剂量雕刻治疗手术瘤腔或强化病灶(加上边缘外扩 1cm)照射 60Gy,10 次分割,T2 异常信号区域(加上边缘外扩 1cm)照射 30Gy,10 次分割。患者周一到周五每天接受照射,连续照射 2 周,没有安排休息的时间。放疗期间,同步应用替莫唑胺(标准剂量 75mg/m^2),在第 1 天和第 15 天接受贝伐单抗(10mg/kg)治疗。放疗结束后 4~6 周,重新启动辅助应用贝伐单抗和替莫唑胺(200mg/m^2)。该项研究很早就被终止,因为中期分析显示,有一半的患者发生放射性坏死(6 例患者经手术标本或尸检病理证实)。其他可能与治疗有关的毒性反应还包括卒中(n=1)、3 级伤口裂开(n=2)和肺栓塞(n=2)。研究中出人意料的高放射性坏死发生率被认为与靶区体积大和放疗总体剂量高有关。中位 30Gy 体积为 342.6cm^3,中位 60Gy 体积为 131.1cm^3。

作为比较,先前的一项前瞻性试验研究中,同步应用大分割放射治疗/替莫唑胺/贝伐单抗,治疗新诊断的胶质母细胞瘤,处方总剂量 36Gy,6 次分割,针对强化肿瘤,T2 异常信号区照射 24Gy,6 次分割(Omuro 等,2014)。此外,该研究中的肿瘤体积≤60cm³,报道的放射性坏死发生率相当低,在 40 例参与者中,中位随访 42 个月,只观察到 2 例(5%)活检证实的放射性坏死。

总之,治疗脑放射性坏死,贝伐单抗看来是一个很有前途的药物,尽管现有获得的资料相对很少。迄今已发表的研究报道显示,在有放射性坏死放射影像学或病理证据的患者中,放射影像学和临床反应率之高令人印象深刻。贝伐单抗作为放射性坏死的预防性药物,对接受强化放疗患者的疗效仍存在疑问,需要进一步研究。在选择接受贝伐单抗治疗的患者时必须相当谨慎,贝伐单抗具有明显的毒性反应,特别是出血、血栓形成和伤口愈合困难。因此,作者建议,在考虑贝伐单抗治疗之前,已知的脑放射性坏死的患者,要么表现出对类固醇治疗的耐药性,要么出现无法耐受的类固醇毒性反应。贝伐单抗的禁忌证包括:凝血障碍(出血倾向、高凝状态);使用抗血小板药物或抗凝剂;怀孕、哺乳期;严重心脑血管病史(卒中、脑出血、心力衰竭、未得到控制的高血压、近期心肌梗死、外周血管病、主动脉瘤或主动脉夹层);咯血;近期消化道出血、消化道穿孔、消化道脓肿或消化道瘘的病史(Hershman 等,2013)。对接受过手术的患者,贝伐单抗的治疗应至少推迟到术后 28 天才能用药, 以保证伤口充分愈合(Genentech/Roche, 2015)。

19.7　高压氧

高压氧(HBO)治疗是指患者进入一个有 100%氧气的密闭治疗舱内,其氧气含量比大气压约高 3 倍,使得氧气溶入血浆成分中,而不需要血红蛋白饱和将氧气输送到组织中。这有助于通过血浆将氧气更多地输送给坏死组织或纤维化组织,这些组织由于血管受损可能不让血红蛋白有效通过。理论上,通过刺激血管生成和允许干细胞被招募到受照区域组织可减少纤维化。治疗方案通常是一周 5 天,每次治疗 120 分钟,20~40 次为 1 个疗程。

高压氧治疗的数据资料琐碎, 关于中枢神经系统放射性坏死有效性的报道大多限于个案研究(Leber 等,1998;Kohshi 等,2003;Valadao 等,2003;Pérez-Espejo 等,2009)。虽然未经证实,但也不无道理,高压氧可能会刺激恶性肿瘤细胞。此外,高压氧虽极少有严重危及生命的副作用,但还是有一些副作用,包括:1%~2%患者癫痫发作;15%~20%患者出现肺部症状;20%接受治疗的患者有可逆的近视(Leach 等,1998)。

高压氧可用于预防放射性坏死。日本的一项研究调查了 78 例患者使用 SRS 治疗 101 处脑转移瘤(Ohguri 等,2007)。其中 32 例患者、47 处转移瘤,接受预防性高压氧治疗,其中包括 21 例后续或既往接受过放疗,11 例患者有较长生存期的常见预测因子,如不活跃的颅外肿瘤、较年轻。另 46 例患者、54 处脑转移瘤,未接受高压氧治疗。根据影像学表现,将放射性脑损伤分为两类:脑白质损伤和放射性坏死。高压氧治疗组中有 5 处病灶发生了放射性脑损伤(11%)(2 处脑白质损伤,3 处放射性坏死)。非高压氧治疗组有 11 处病灶发生了放射性脑损伤(20%)(9 处脑白质损伤,2 处放射性坏死)。虽然数据很有希望,但对高压氧预防脑放射性损伤的作用还有待更深一步研究。对于皮质类固醇耐药的 SRS 治疗后放射性坏死,尤其是贝伐单抗或手术切除不能作为治疗选择时,高压氧治疗是一种选择。

19.8 手术切除脑坏死

当皮质类固醇和抗血管生成药物不能缓解因放射性坏死引起的脑水肿伴神经功能障碍时,手术切除放射性坏死病变可解除颅内高压的增高,快速改善和停止神经系统损害的进展。手术切除坏死灶可显著逆转脑水肿引起的神经功能障碍,许多患者也可停用皮质类固醇药物。

如果应用贝伐单抗,某些外科医生可延迟手术至少 1 个月,避免手术并发症和伤口愈合问题。手术切除的好处还在于,可提供影像学改变和神经症状是因为肿瘤进展还是放射性坏死,或是两者共同作用所引起的信息。手术也与实实在在的风险相关,其中包括神经功能障碍、感染、麻醉意外及需要患者住院治疗等。

在美国辛辛那提大学的一项研究中,11 例起初诊断为恶性脑肿瘤的患者因放射性坏死接受手术切除:8 例高级别胶质瘤,3 例脑转移瘤。所有患者至少接受过一次放疗,许多患者接受过多次放疗。3 例患者接受全脑放疗治疗转移瘤,8 例恶性胶质瘤患者接受三维适形放疗。此外,4 例患者在第一次手术时, 接受碘-125 粒子 12 000~15 000cGy 治疗,7 例患者在肿瘤复发时接受了 SRS 治疗。放射性脑坏死的诊断主要根据临床怀疑和 MRI 影像。所有患者都采用无框架立体定向切除坏死灶,其中 9 例采用术中 MRI 证实最优化切除,无须再行额外切除术。9 例患者手术前服用类固醇治疗,手术后类固醇剂量明显减少(术前 24mg/d,术后 8mg/d)。4 例患者术后 KPS 评分改善,4 例稳定,3 例恶化。手术并发症包括伤口感染、无症状颈内动脉内层剥离和肺栓塞。作者的结论认为,并发症包括手术并发症和神经症状加重者占54%,作者考虑到药物治疗的成功, 建议手术治疗放射性坏死应保留给有症状的药物治疗失败的患者(McPherson 和 Warnick,2004)。对于中至重度有症状的患者,如果药物不治疗失败和(或)病理检查可能影响治疗过程,应考虑手术治疗。

19.9 分割治疗

最后,大分割(20~50Gy/2~6 次)HSRT 的作用是什么?分割治疗肯定有利于 HSRT 中正常组织的耐受性,使正常组织能够安全耐受等剂量曲线(考虑到分割照射间期正常组织的修复能力)更靠近靶区。理论上的否定意见认为,与高剂量相关的增加且不同的体内效应可能会随着分割作用而削弱。这取决于大分割的生物学效应是否有一个剂量阈值和(或)是否随着剂量增加而提高。即使在 HSRT 剂量范围内存在梯度剂量反应,应用每次分割照射更高的剂量以改善生物效应, 那么在 HSRT 剂量范围内的分割治疗是否可补偿更高的累积剂量或更为出色?以 HSRT 的剂量进行分割治疗中每次分割的较大剂量可能会增加生物效应,使更多的正常脑组织得到保护。HSRT 可能达到相同的、接近相同的或可能更优的局部控制(Shuryak 等,2015),并且对大的靶区、多个邻近的靶区或当靶区接近敏感的重要结构时,毒性反应更小。研究小组应用 HSRT 治疗脑转移瘤并报道在肿瘤控制和毒性反应方面有希望, 即使对于大于 4cm 或 3~5mL 的病变(由于坏死风险较大,通常是不适合单次 SRS 治疗)和(或)病变累及或接近功能区大脑损伤或视神经/视交叉（Manning 等,2000;Aoyama 等,2003;Ernst-Stecken 等,2006;Fahrig 等,2007;Narayana 等,2007;Kwon 等,2009;Feuvret 等,2010;Kim 等,2011;Marchetti 等,2011）。回顾性研究表明,HSRT 的肿瘤控制率和神经毒性与 SRS 的基本相当,尽管 HSRT 治疗组包含的患者肿瘤较大(Feuvret 等,2010;Kim 等,2011)和(或)不利的位置(Kim 等,2011)。而对可能适于单次 SRS 治疗的脑转移瘤患者（没有累及或邻近重要脑功能区的较小病变）(Manning 等,2000;Aoyama 等,2003;Kwon 等,2009),采用大分割 HSRT 相比单次 SRS 治疗的作用对这类患者是否更好还不清楚,这可能取决于组织学和既往放疗史(Linskey 等,2010)。大分割 HSRT 治疗脑膜瘤的资料相对缺乏（Shrieve 等,2004;Henzel 等,2006;Gorman 等,2008;Trippa 等,2009）。AVM 的 α/β 比值较低,所有人都赞成高剂量的单次放疗,HSRT 治疗 AVM 的放射生物学效用存在争议(Hall 和 Brenner,1993;Wigg,1999;Kocher 等,2004;Qi 等,2007;Vernimmen 和 Slabbert,2010)。有几项研究证明,HSRT 对较大体积[直径大于 2.5~4.0cm 和(或)体积大于 10~14mL]AVM 的治疗效果,对这类病灶不允许使用单次消融性的剂量（Lindvall 等,2003;Chang 等,2004;Silander 等,2004;Veznedaroglu 等,2004,2008）。由于先前提及的较大剂量单次分割所具有的放射生物学优势,某些研究对大体积病灶采取体积分期的方法治疗,甚至将体积分期与手术切除结合,相比剂量分期治疗有良好甚至更好的效果(Moosa 等,2014;Abla 等,2015)。

因此,病灶大小和位置是选择 HSRT 的令人信服的理由。然而,从放射生物学角度考虑,与常规分割放疗(1.8~2.0Gy/次)相比,HSRT 治疗可能会导致肿瘤控制不太有效和(或)增加正常组织毒性反应,特别是当靶区组织的 α/β 比值低时（Shrieve 等,2004;Vernimmen 和 Slabbert,2010）。来自德国 Erlangen 大学的研究分析 51 例患者(有 72 处脑转移瘤,转移瘤体积大于 3mL 或邻近/累及重要功能区),都不适合接受单次 SRS 治疗。正常脑组织接受每次分割 4Gy 的照射体积≥23mL(超过 5 次分割),相比受照 4Gy 的体积<23mL 的(脑坏死发生率 14%),脑坏死的发生率显著增高(70%,$P=0.001$)(Ernst-Stecken 等,2006)。在同组的另一项研究中,150 例患者、228 处脑转移瘤,PTV 大于 17mL(对应的直径在 3cm 以上),相关神经毒性反应明显增加。此外,随着分割次数增加(每次 6~7Gy/5 次、每次 5Gy/7 次、每次 4Gy/10 次),毒性反应风险下降(分别为 22%、7% 和 0),而较短的治疗疗程与较好的肿瘤效应相关(Fahrig 等,2007)。

19.10　结论

放射线坏死的风险因素及如何最好应用剂量–体积标准仍存在不确定性。例如,个别病灶位置的 V10~12 相比对于整个 SRS 治疗中综合后的 V10~12 与放射线坏死的相关性究竟是怎样的?有研究认为,病灶数量并无显著性意义。基于对放射性脑纤维化和脑坏死的理解,有理由预料某一给定体积大于 V10~12Gy,若该体积由并发分散的多个病灶所形成,而是局限在脑内一个融合的位置,更有可能引起坏死。相比正常组织或相比正常脑部,V10~12Gy 治疗体积是否更具有临床相关性?

研究中所定义的 V12 各不相同,有些研究并未特别限定义 V12。在 AVM 治疗后脑坏死的研究中,V12 往往代表受照 12Gy 所治疗的组织。与良性和恶性肿瘤相比,很难准确界定 AVM 畸形血管集,因为其特点是畸形血管集和供血血管与正常脑组织相互交织。AVM 的实际大小,也可能与较大体积的 AVM 相关，辐射对局部血流的影响更大，从而增加坏死风险。Flickinger 等报道从 V12 中减除 AVM 靶区，并未增加与 V12 相关的坏死风险的额外获益。这个发现部分原因在于治疗 AVM 的高剂量，导致 V12 体积的一个重要组成部分位于靶区以外，从而将靶区从 V12 中移除，预测到的获益减少到最低。在一些研究中，V12 被定义为接受 12Gy 的正常脑组织，这种定义方法对脑转移瘤是合理的，因为正常脑组织被靶区肿瘤推向周边。脑转移瘤或其他肿瘤接受治疗时，靶区肿瘤内坏死与瘤周正常组织的坏死哪个相对更为重要还不太清楚，但两种情况都会引起周围组织的血管源性水肿，即便 V12 以某种方法完全适形保持在靶区体积内。较大的靶区肿瘤受照超过 12Gy，出现肿瘤坏死及周围的短暂性脑水肿的风险更高。肿瘤坏死引起的脑水肿可能是暂时的，因为正常的大脑没有明显的坏死。

有意思的是，前文所提到的日本研究病变的深度，结论认为将病灶位置深度分级加入剂量–体积标准指数中可预测坏死的风险，所治疗的浅表部位的转移瘤，采用正常组织定义的 V12（包含正常脑组织+硬脑膜、颅骨、头皮），会将一部放射性坏死相关剂量体积放在非脑组织中。除了浅表病变时这些非脑组织吸收的剂量外，病变的不同深度也改变不同辐射剂量体积在正常脑内的相对大小分布。随着深度增加，就需要更多的监测单元和几何路径（拉弧的数量/长度和弧的位置），以便用特定的处方剂量安全覆盖靶区，这就会带来另一个问题：较低剂量的剂量–体积指标与坏死风险有何相关性？或许脑 V4~8Gy 与迟发性神经功能障碍有关，或者也许甚至接受更低剂量的体积（也许 V1~2Gy）与继发恶性肿瘤的风险相关。目前报道中很少有 SRS 治疗诱发恶性肿瘤的（Loeffler 等，2003；McIver 和 Pollock，2003；Balasubramaniam 等，2007；Rowe 等，2007；Niranjan 等，2009），估计发生率低于 1000~10 000 例患者中不到 1 例（McIver 和 Pollock，2004；Murraciole 和 Regis，2008；Niranjan 等，2009），尽管目前还不清楚继发恶性肿瘤的风险是否真的更高，但随着更多病例得到查明，这种风险会得到更好的鉴别（Loeffler 等，2007），或者风险与普通人群中的恶性肿瘤没有区别（Rowe 等，2007）。

我们同意《临床正常组织效应定量分析（QUANTEC）》中的观点，"一旦脑部暴露于>12Gy 的体积 5~10cm³，毒性反应就会迅速增加（Lawrence 等，2010），在某些临床情况下，包括脑部功能区和以前接受过照射，应该考虑更严格的限制剂量。研究之间仍然存在着很大的差异（表 19.1），从而阻碍了更精确的毒性反应预测。然而，我们认为，有一些因素可能预测放射性坏死的发生，包括肿瘤的位置、直径、既往的照射、V12 和男性性别。很明显脑 SRS/HSRT 技术是一种异质性的治疗方法，具有不同的剂量学物理实施方式、V12 的定义、靶区体积的定义、毒性反应、随访期长短、病变深度、病变组织学和个体脑容量的变异性。需要更多的调查研究来理解预测 SRS 和 HSRT 治疗患者的放射性坏死的风险和标志。

致谢

作者感谢 Laura Finger 所做协助编辑的工作。

（周东学　译　张南　校）

参考文献

Abla AA, Rutledge WC, Seymour ZA, Guo D, Kim H, Gupta N, Sneed PK et al. (2015) A treatment paradigm for high-grade brain arteriovenous malformations: Volume-staged radiosurgical downgrading followed by microsurgical resection. *J Neurosurg* 122:419–432.

Andrews DW, Scott CB, Sperduto PW, Flanders AE, Gaspar LE, Schell MC, Werner-Wasik M et al. (2004) Whole brain radiation therapy with or without stereotactic radiosurgery boost for patients with one to three brain metastases: Phase III results of the RTOG 9508 randomized trial. *Lancet* 363:1665–1672.

Aoyama H, Shirato H, Onimaru R, Kagei K, Ikeda J, Ishii N, Sawamura Y, Miyasaka K (2003) Hypofractionated stereotactic radiotherapy alone without whole-brain irradiation for patients with solitary and oligo brain metastasis using noninvasive fixation of the skull. *Int J Radiat Oncol Biol Phys* 56:793–800.

Balasubramaniam A, Shannon P, Hodaie M, Laperriere N, Michaels H, Guha A (2007) Glioblastoma multiforme after stereotactic radiotherapy for acoustic neuroma: Case report and review of the literature. *Neuro Oncol* 9:447–453.

Blonigen BJ, Steinmetz RD, Levin L, Lamba MA, Warnick RE, Breneman JC (2010) Irradiated volume as a predictor of brain radionecrosis after linear accelerator stereotactic radiosurgery. *Int J Radiat Oncol Biol Phys* 77:996–1001.

Brown WR, Thore CR, Moody DM, Robbins ME, Wheeler KT (2005) Vascular damage after fractionated whole-brain irradiation in rats. *Radiat Res* 164:662–668.

Chang JH, Chang JW, Choi JY, Park YG, Chung SS (2003) Complications after gamma knife radiosurgery for benign meningiomas. *J Neurol Neurosurg Psychiatry* 74:226–230.

Chang TC, Shirato H, Aoyama H, Ushikoshi S, Kato N, Kuroda S, Ishikawa T, Houkin K, Iwasaki Y, Miyasaka K (2004) Stereotactic irradiation for intracranial arteriovenous malformation using stereotactic radiosurgery or hypofractionated stereotactic radiotherapy. *Int J Radiat Oncol Biol Phys* 60:861–870.

Chao ST, Ahluwalia MS, Barnett GH, Stevens GH, Murphy ES, Stockham AL, Shiue K, Suh JH (2013) Challenges with the diagnosis and treatment of cerebral radiation necrosis. *Int J Radiat Oncol Biol Phys* 87:449–457.

Chin LS, Ma L, DiBiase S (2001) Radiation necrosis following gamma knife surgery: A case-controlled comparison of treatment parameters and long-term clinical follow up. *J Neurosurg* 94:899–904.

Cox JD, Stetz J, Pajak TF (1995) Toxicity criteria of the Radiation Therapy Oncology Group (RTOG) and the European Organization for Research and Treatment of Cancer (EORTC). *Int J Radiat Oncol Biol Phys* 31:1341–1346.

Ernst-Stecken A, Ganslandt O, Lambrecht U, Sauer R, Grabenbauer G (2006) Phase II trial of hypofractionated stereotactic radiotherapy for brain metastases: Results and toxicity. *Radiother Oncol* 81:18–24.

Fahrig A, Ganslandt O, Lambrecht U, Grabenbauer G, Kleinert G, Sauer R, Hamm K (2007) Hypofractionated stereotactic radiotherapy for brain metastases—Results from three different dose concepts. *Strahlenther Onkol* 183:625–630.

Feuvret L, Vinchon S, Lamproglou I, Lang P, Assouline A, Hemery C, Boisserie G, Valery C, Mazeron J, Simon J (2010) Trifractionated stereotactic radiotherapy for large single brain metastases. *Int J Radiat Oncol Biol Phys* 78:S284.

Flickinger JC (1989) An integrated logistic formula for prediction of complications from radiosurgery. *Int J Radiat Oncol Biol Phys* 17:879–885.

Flickinger JC, Kondziolka D, Lunsford LD, Kassam A, Phuong LK, Liscak R, Pollock B (2000) Development of a model to predict permanent symptomatic postradiosurgery injury for arteriovenous malformation patients. Arteriovenous Malformation Radiosurgery Study Group. *Int J Radiat Oncol Biol Phys* 46:1143–1148.

Flickinger JC, Kondziolka D, Maitz AH, Lunsford LD (1998) Analysis of neurological sequelae from radiosurgery of arteriovenous malformations: How location affects outcome. *Int J Radiat Oncol Biol Phys* 40:273–278.

Flickinger JC, Kondziolka D, Pollock BE, Maitz AH, Lunsford LD (1997) Complications from arteriovenous malformation radiosurgery: Multivariate analysis and risk modeling. *Int J Radiat Oncol Biol Phys* 38:485–490.

Flickinger JC, Lunsford LD, Kondziolka D (1991a) Dose–volume considerations in radiosurgery. *Stereotact Funct Neurosurg* 57:99–105.

Flickinger JC, Lunsford LD, Kondziolka D, Maitz AH, Epstein AH, Simons SR, Wu A (1992) Radiosurgery and brain tolerance: An analysis of neurodiagnostic imaging changes after gamma knife radiosurgery for arteriovenous malformations. *Int J Radiat Oncol Biol Phys* 23:19–26.

Flickinger JC, Lunsford LD, Wu A, Kalend A (1991b) Predicted dose–volume isoeffect curves for stereotactic radiosurgery with the 60Co gamma unit. *Acta Oncol* 30:363–367.

Flickinger JC, Schell MC, Larson DA (1990) Estimation of complications for linear accelerator radiosurgery with the integrated logistic formula. *Int J Radiat Oncol Biol Phys* 19:143–148.

Flickinger JC, Steiner L (1990) Radiosurgery and the double logistic product formula. *Radiother Oncol* 17:229–237.

Friedman WA, Bova FJ, Bollampally S, Bradshaw P (2003) Analysis of factors predictive of success or complications in arteriovenous malformation radiosurgery. *Neurosurgery* 52:296–307. discussion -8.

Fuentes S, Delsanti C, Metellus P, Peragut JC, Grisoli F, Regis J (2006) Brainstem metastases: Management using gamma knife radiosurgery. *Neurosurgery.* 58:37–42.

Ganz JC, Schrottner O, Pendl G (1996) Radiation-induced edema after gamma knife treatment for meningiomas. *Stereotact Funct Neurosurg* 66(Suppl):129–133.

Genentech/Roche. Avastin (bevacizumab) prescribing information. Available at www.avastin.com [Accessed May 24, 2015].

Glantz MJ, Burger PC, Friedman AH, Radtke RA, Massey EW, Schold SC Jr (1994) Treatment of radiation-induced nervous system injury with heparin and warfarin. *Neurology* 44:2020.

Glatstein E (2008) Hypofractionation, long-term effects, and the alpha/beta ratio. *Int J Radiat Oncol Biol Phys* 72:11–12.

Gorman L, Ruben J, Myers R, Dally M (2008) Role of hypofractionated stereotactic radiotherapy in treatment of skull base meningiomas. *J Clin Neurosci* 15:856–862.

Gutin PH, Iwamoto FM, Beal K, Mohile NA, Karimi S, Hou BL, Lymberis S, Yamada Y, Chang J, Abrey LE (2009) Safety and efficacy of bevacizumab with hypofractionated stereotactic irradiation for recurrent malignant gliomas. *Int J Radiat Oncol Biol Phys* 75:156–163.

Hall EJ, Brenner DJ (1993) The radiobiology of radiosurgery: Rationale for different treatment regimes for AVMs and malignancies. *Int J Radiat Oncol Biol Phys* 25:381–385.

Hatiboglu MA, Chang EL, Suki D, Sawaya R, Wildrick DM, Weinberg JS (2011) Outcomes and prognostic factors for patients with brainstem metastases undergoing stereotactic radiosurgery. *Neurosurgery* 69:796–806.

Henzel M, Gross MW, Hamm K, Surber G, Kleinert G, Failing T, Strassmann G, Engenhart-Cabillic R (2006) Stereotactic radiotherapy of meningiomas: Symptomatology, acute and late toxicity. *Strahlenther Onkol* 182:382–388.

Hershman D, Wright JD, Lim E, Buono DL, Tsai WY, Neugut AI (2013) Contraindicated use of bevacizumab and toxicity in elderly patients with colorectal cancer. *J Clin Oncol* 31:3592–3599.

Huang CF, Kondziolka D, Flickinger JC, Lunsford LD (1999) Stereotactic radiosurgery for brainstem metastases. *J Neurosurg* 91:563–568.

Hussain A, Brown PD, Stafford SL, Pollock BE (2007) Stereotactic radiosurgery for brainstem metastases: Survival, tumor control, and patient outcomes. *Int J Radiat Oncol Biol Phys* 67:521–524.

Kalapurakal JA, Silverman CL, Akhtar N, Laske DW, Braitman LE, Boyko OB, Thomas PR (1997) Intracranial meningiomas: Factors that influence the development of cerebral edema after stereotactic radiosurgery and radiation therapy. *Radiology* 204:461–465.

Kased N, Huang K, Nakamura JL, Sahgal A, Larson DA, McDermott MW, Sneed PK (2008) Gamma knife radiosurgery for brainstem metastases: The UCSF experience. *J Neurooncol* 86:195–205.

Kim JH, Chung YG, Kim CY, Kim HK, Lee HK (2004) Upregulation of VEGF and FGF2 in normal rat brain after experimental intraoperative radiation therapy. *J Korean Med Sci* 19:879–886.

Kim YJ, Cho KH, Kim JY, Lim YK, Min HS, Lee SH, Kim HJ, Gwak HS, Yoo H, Lee SH (2011) Single-dose versus fractionated stereotactic radiotherapy for brain metastases. *Int J Radiat Oncol Biol Phys* 8:483–489.

Kocher M, Wilms M, Makoski HB, Hassler W, Maarouf M, Treuer H, Voges J, Sturm V, Müller RP (2004) Alpha/beta ratio for arteriovenous malformations estimated from obliteration rates after fractionated and single-dose irradiation. *Radiother Oncol* 71:109–114.

Kohshi K, Imada H, Nomoto S, Yamaguchi R, Abe H, Yamamoto H (2003) Successful treatment of radiation-induced brain necrosis by hyperbaric oxygen therapy. *J Neurol Sci* 209:115–117.

Kondziolka D, Flickinger JC, Perez B (1998) Judicious resection and/or radiosurgery for parasagittal meningiomas: Outcomes from a multicenter review. Gamma Knife Meningioma Study Group. *Neurosurgery* 43:405–413.

Koyfman SA, Tendulkar RD, Chao ST, Vogelbaum MA, Barnett GH, Angelov L, Weil RJ, Neyman G, Reddy CA, Suh JH (2010) Stereotactic radiosurgery for single brainstem metastases: The Cleveland Clinic experience. *Int J Radiat Oncol Biol Phys* 78:409–414.

Kwon AK, Dibiase SJ, Wang B, Hughes SL, Milcarek B, Zhu Y (2009) Hypofractionated stereotactic radiotherapy for the treatment of brain metastases. *Cancer* 115:890–898.

Lawrence YR, Li XA, el Naqa I, Hahn CA, Marks LB, Merchant TE, Dicker AP (2010) Radiation dose–volume effects in the brain. *Int J Radiat Oncol Biol Phys* 76:S20–S27.

Leach RM, Rees PJ, Wilmshurst P (1998) Hyperbaric oxygen therapy. *BMJ* 317:1140–1143.

Leber KA, Eder HG, Kovac H, Anegg U, Pendl G (1998) Treatment of cerebral radionecrosis by hyperbaric oxygen therapy. *Stereotact Funct Neurosurg* 70(Suppl 1):229–236.

Levin VA, Bidaut L, Hou P, Kumar AJ, Wefel JS, Bekele BN, Grewal J et al. (2011) Randomized double-blind placebo-controlled trial of bevacizumab therapy for radiation necrosis of the central nervous system. *Int J Radiat Oncol Biol Phys* 79: 1487–1495.

Li YQ, Chen P, Jain V, Reilly RM, Wong CS (2004) Early radiation-induced endothelial cell loss and blood-spinal cord barrier breakdown in the rat spinal cord. *Radiat Res* 161:143–152.

Lindvall P, Bergström P, Löfroth PO, Hariz MI, Henriksson R, Jonasson P, Bergenheim AT (2003) Hypofractionated conformal stereotactic radiotherapy for arteriovenous malformations. *Neurosurgery* 53:1036–1042.

Linskey ME, Andrews DW, Asher AL, Burri SH, Kondziolka D, Robinson PD, Ammirati M et al. (2010) The role of stereotactic radiosurgery in the management of patients with newly diagnosed brain metastases: A systematic review and evidence-based clinical practice guideline. *J Neurooncol* 96:45–68.

Loeffler JS (2008) Radiation tolerance limits of the brainstem. *Neurosurgery* 63:733.

Loeffler JS, Niemierko A, Chapman PH (2003) Second tumors after radiosurgery: Tip of the iceberg or a bump in the road? *Neurosurgery* 52:1436–1440.

Lorenzoni JG, Devriendt D, Massager N, Desmedt F, Simon S, Van Houtte P, Brotchi J, Levivier M (2009) Brain stem metastases treated with radiosurgery: Prognostic factors of survival and life expectancy estimation. *Surg Neurol* 71:188–195.

Lutterbach J, Cyron D, Henne K, Ostertag CB (2003) Radiosurgery followed by planned observation in patients with one to three brain metastases. *Neurosurgery* 52:1066–1074.

Manning MA, Cardinale RM, Benedict SH, Kavanagh BD, Zwicker RD, Amir C, Broaddus WC (2000) Hypofractionated stereotactic radiotherapy as an alternative to radiosurgery for the treatment of patients with brain metastases. *Int J Radiat Oncol Biol Phys* 47:603–608.

Marchetti M, Milanesi I, Falcone C, De Santis M, Fumagalli L, Brait L, Bianchi L, Fariselli L (2011) Hypofractionated stereotactic radiotherapy for oligometastases in the brain: A single-institution experience. *Neurol Sci* 32:393–399.

Mayo C, Yorke E, Merchant TE (2010) Radiation associated brainstem injury. *Int J Radiat Oncol Biol Phys* 76:S36–S41.

McIver JI, Pollock BE (2004) Radiation-induced tumor after stereotactic radiosurgery and whole brain radiotherapy: Case report and literature review. *J Neurooncol* 66:301–305.

McPherson CM, Warnick RE (2004) Results of contemporary surgical management of radiation necrosis using frameless stereotaxis and intraoperative magnetic resonance imaging. *J Neurooncol* 68:41–47.

Milano MT, Usuki KY, Walter KA, Clark D, Schell MC (2011) Stereotactic radiosurgery and hypofractionated stereotactic radiotherapy: Normal tissue dose constraints of the central nervous system. *Cancer Treat Rev* 37:567–578.

Minniti G, Clarke E, Lanzetta G, Osti MF, Trasimeni G, Bozzao A, Romano A, Enrici RM (2011) Stereotactic radiosurgery for brain metastases: Analysis of outcome and risk of brain radionecrosis. *Radiat Oncol* 6:48.

Miyakawa A, Shibamoto Y, Otsuka S, Iwata H (2014) Applicability of the linear–quadratic model to single and fractionated radiotherapy schedules: An experimental study. *J Radiat Res* 55:451–454.

Miyawaki L, Dowd C, Wara W, Goldsmith B, Albright N, Gutin P, et al (1999) Five year results of LINAC radiosurgery for arteriovenous malformations: Outcome for large AVMS. *Int J Radiat Oncol Biol Phys* 44:1089–1106.

Moosa S, Chen CJ, Ding D, Lee CC, Chivukula S, Starke RM, Yen CP, Xu Z, Sheehan JP (2014) Volume-staged versus dose-staged radiosurgery outcomes for large intracranial arteriovenous malformations. *Neurosurg Focus* 37:E18.

Muracciole X, Regis J (2008) Radiosurgery and carcinogenesis risk. *Prog Neurol Surg* 21:207–213.

Nakaya K, Niranjan A, Kondziolka D, Kano H, Khan AA, Nettel B, Koebbe C, Pirris S, Flickinger JC, Lunsford LD (2010) Gamma knife radiosurgery for benign tumors with symptoms from brainstem compression. *Int J Radiat Oncol Biol Phys* 77:988–995.

Narayana A, Chang J, Yenice K, Chan K, Lymberis S, Brennan C, Gutin PH (2007) Hypofractionated stereotactic radiotherapy using intensity-modulated radiotherapy in patients with one or two brain metastases. *Stereotact Funct Neurosurg* 85:82–87.

Ney DE, Carlson JA, Damek DM, Gaspar LE, Kavanagh BD, Kleinschmidt-DeMasters BK, Waziri AE, Lillehei KO, Reddy K, Chen C (2015) Phase II trial of hypofractionated intensity-modulated radiotherapy combined with temozolomide and bevacizumab for patients with newly diagnosed glioblastoma. *J Neurooncol* 122:135–143.

Niranjan A, Kondziolka D, Lunsford LD (2009) Neoplastic transformation after radiosurgery or radiotherapy: Risk and realities. *Otolaryngol Clin North Am* 42:717–729.

Ohguri T, Imada H, Kohshi K, Kakeda S, Ohnari N, Morioka T, Nakano K, Konda N, Korogi Y (2007) Effect of prophylactic hyperbaric oxygen treatment for radiation-induced brain injury after stereotactic radiosurgery of brain metastases. *Int J Radiat Oncol Biol Phys* 67:248–255.

Ohtakara K, Hayashi S, Nakayama N, Ohe N, Yano H, Iwama T, Hoshi H (2012) Significance of target location relative to the depth from the brain surface and high-dose irradiated volume in the development of brain radionecrosis after micromultileaf collimator-based stereotactic radiosurgery for brain metastases. *J Neurooncol* 108:201–209.

Omuro A, Beal K, Gutin P, Karimi S, Correa DD, Kaley TJ, DeAngelis LM et al. (2014) Phase II study of bevacizumab, temozolomide, and hypofractionated stereotactic radiotherapy for newly diagnosed glioblastoma. *Clin Cancer Res* 20:5023–5031.

Patil CG, Hoang S, Borchers DJ III, Sakamoto G, Soltys SG, Gibbs IC, Harsh GR IV, Chang SD, Adler JR Jr (2008) Predictors of peritumoral edema after stereotactic radiosurgery of supratentorial meningiomas. *Neurosurgery* 63:435–440.

Pérez-Espejo MA, García-Fernández R, Tobarra-González BM, Palma-Copete JD, González-López A, De la Fuente-Muñoz I, Salinas-Ramos J et al. (2009) Usefulness of hyperbaric oxygen in the treatment of radionecrosis and symptomatic brain edema after LINAC radiosurgery. *Neurocirugia (Astur)* 20:449–453.

Petrovich Z, Yu C, Giannotta SL, O'Day S, Apuzzo ML (2002) Survival and pattern of failure in brain metastases treated with stereotactic Gamma Knife radiosurgery. *J Neurosurg* 97:499–506.

Pollock B (2003) Second tumors after radiosurgery: Tip of the iceberg or a bump in the road? *Neurosurgery* 52:1436–1440.

Qi XS, Schultz CJ, Li XA (2007) Possible fractionated regimens for image-guided intensity-modulated radiation therapy of large arteriovenous malformations. *Phys Med Biol* 52:5667–5682.

Rowe J, Grainger A, Walton L, Silcocks P, Radatz M, Kemeny A (2007) Risk of malignancy after gamma knife stereotactic radiosurgery. *Neurosurgery* 60:60–65.

Schultheiss TE, Kun LE, Ang KK, Stephens LC (1995) Radiation response of the central nervous system. *Int J Radiat Oncol Biol Phys* 31:1093–1112.

Sengöz M, Kabalay IA, Tezcanlı E, Peker S, Pamir N (2013) Treatment of brainstem metastases with gamma-knife radiosurgery. *J Neurooncol* 113:33–38.

Sharma MS, Kondziolka D, Khan A, Kano H, Niranjan A, Flickinger JC, Lunsford LD (2008) Radiation tolerance limits of the brainstem. *Neurosurgery* 63:728–732.

Shaw E, Scott C, Souhami L, Dinapoli R, Kline R, Loeffler J, Farnan N (2000) Single dose radiosurgical treatment of recurrent previously irradiated primary brain tumors and brain metastases: Final report of RTOG protocol 90-05. *Int J Radiat Oncol Biol Phys* 47:291–298.

Shehata MK, Young B, Reid B, Patchell RA, St Clair W, Sims J, Sanders M, Meigooni A, Mohiuddin M, Regine WF (2004) Stereotactic radiosurgery of 468 brain metastases < or =2 cm: Implications for SRS dose and whole brain radiation therapy. *Int J Radiat Oncol Biol Phys* 59:87–93.

Sheline GE, Wara WM, Smith V (1980) Therapeutic irradiation and brain injury. *Int J Radiat Oncol Biol Phys* 6:1215–1228.

Shrieve DC, Hazard L, Boucher K, Jensen RL (2004) Dose fractionation in stereotactic radiotherapy for parasellar meningiomas: Radiobiological considerations of efficacy and optic nerve tolerance. *J Neurosurg* 101(Suppl 3):390–395.

Shuryak I, Carlson DJ, Brown JM, Brenner DJ (2015) High-dose and fractionation effects in stereotactic radiation therapy: Analysis of tumor control data from 2965 patients. *Radiotherapy Oncol* 8:339–348.

Shuto T, Fujino H, Asada H, Inomori S, Nagano H (2003) Gamma knife radiosurgery for metastatic tumours in the brain stem. *Acta Neurochir* 145:755–760.

Silander H, Pellettieri L, Enblad P, Montelius A, Grusell E, Vallhagen-Dahlgren C, Isacsson U (2004) Fractionated, stereotactic proton beam treatment of cerebral arteriovenous malformations. *Acta Neurol Scand* 109:85–90.

Sneed PK, Mendez J, Vemer-van den Hoek JG, Seymour ZA, Ma L, Molinaro AM, Fogh SE, Nakamura JL, McDermott MW (2015) Adverse radiation effect after stereotactic radiosurgery for brain metastases: Incidence, time course, and risk factors. *J Neurosurg* 15:1–14.

Szeifert GT, Atteberry DS, Kondziolka D, Levivier M, Lunsford LD (2006) Cerebral metastases pathology after radiosurgery: A multicenter study. *Cancer* 106:2672–2681.

Trippa F, Maranzano E, Costantini S, Giorni C (2009) Hypofractionated stereotactic radiotherapy for intracranial meningiomas: Preliminary results of a feasible trial. *J Neurosurg Sci* 53:7–11.

Trotti A, Colevas AD, Setser A, Rusch V, Jaques D, Budach V, Langer C et al. (2003) CTCAE v3.0: Development of a comprehensive grading system for the adverse effects of cancer treatment. *Semin Radiat Oncol* 13:176–181. NIH Publication No. 09-5410. http://evs.nci.nih.gov/ftp1/CTCAE/CTCAE_4.03_2010-06-14_QuickReference_8.5x11.pdf. 2009.

Tye K, Engelhard HH, Slavin KV, Nicholas MK, Chmura SJ, Kwok Y, Ho DS, Weichselbaum RR, Koshy M (2014) An analysis of radiation necrosis of the central nervous system treated with bevacizumab. *J Neurooncol* 117:321–327.

Valadão J, Pearl J, Verma S, Helms A, Whelan H (2003) Hyperbaric oxygen treatment for post-radiation central nervous system injury: A retrospective case series. *J Neurol Sci* 209:115–117.

Varlotto JM, Flickinger JC, Niranjan A, Bhatnagar AK, Kondziolka D, Lunsford LD (2003) Analysis of tumor control and toxicity in patients who have survived at least one year after radiosurgery for brain metastases. *Int J Radiat Oncol Biol Phys* 57:452–464.

Vernimmen FJ, Slabbert JP (2010) Assessment of the alpha/beta ratios for arteriovenous malformations, meningiomas, acoustic neuromas, and the optic chiasma. *Int J Radiat Biol* 86:486–498.

Veznedaroglu E, Andrews DW, Benitez RP, Downes MB, Werner-Wasik M, Rosenstock J, Curran WJ Jr, Rosenwasser RH (2004) Fractionated stereotactic radiotherapy for the treatment of large arteriovenous malformations with or without previous partial embolization. *Neurosurgery* 55:519–530.

Veznedaroglu E, Andrews DW, Benitez RP, Downes MB, Werner-Wasik M, Rosenstock J, Curran WJ Jr, Rosenwasser RH (2008) Fractionated stereotactic radiotherapy for the treatment of large arteriovenous malformations with or without previous partial embolization. *Neurosurgery* 62(Suppl 2):763–775.

Wigg DR (1999) Is there a role for fractionated radiotherapy in the treatment of arteriovenous malformations? *Acta Oncol* 38:979–986.

Williamson R, Kondziolka D, Kanaan H, Lunsford LD, Flickinger JC (2008) Adverse radiation effects after radiosurgery may benefit from oral vitamin E and pentoxifylline therapy: A pilot study. *Stereotact Funct Neurosurg* 86:359–366.

Yen CP, Sheehan J, Patterson G, Steiner L (2006) Gamma knife surgery for metastatic brainstem tumors. *J Neurosurg* 105:213–219.

微信扫码
☆ 行业资讯
☆ 读书笔记
☆ 推荐书单

第 20 章

脊柱立体定向放射治疗后椎体压缩性骨折

Isabelle Thibault,Samuel Bergeron Gravel,Cari Whyne,David Mercier,Arjun Sahgal

20.1 引言

　　近年来,我们已获知椎体压缩性骨折(VCF)是脊柱立体定向放射治疗(SBRT)后相对常见的副作用。2009 年,纪念斯隆-凯特琳癌症中心(MSKCC)报道 SBRT 后发生 VCF 的风险为 39%(Rose 等,2009)。之后,几个小组也报道了他们的研究结果,其中包括一项加拿大多伦多大学(UOFT)主导的多中心研究,该研究阐明了 SBRT 后 VCF 的风险。总的来说,VCF 1 年累积发生率为 12%,中位发病时间 2.5 个月(Sahgal 等,2013b)。还观察到 VCF 风险高达 40%,但只继发于单次 24Gy 高剂量的 SBRT 照射。也有人认为,放射性坏死是一个诱发因素。本章目的是聚焦于已报道的文献,以指导读者如何定义、评估和管理 SBRT 诱发的 VCF。

20.2 定义

　　VCF 的定义是椎体塌陷。脊柱 SBRT 诱发的 VCF 可发生于接受治疗而基线无 VCF 的椎体中,或接受治疗的椎体节段内已有 VCF 的进展(骨折进展)。关于脊柱 SBRT 诱导 VCF 的系列研究通常排除了伴随肿瘤局部进展的节段,认为肿瘤进展本身可能会导致脊柱节段不稳定,容易发生病理性 VCF 而不是医源性 VCF。同样,SBRT 诱发的 VCF 通常只在非手术患者中报道,以避免现有外科手术或器械预防性的稳定效果。

20.3 VCF 影像学评估及监测

20.3.1 椎体高度测量

　　VCF 影像学评估的初始步骤是以椎板为基础,根据基线治疗计划的 CT 和 MRI 图像,确定治疗后的椎体高度。理想情况下,会将基线椎体高度与之前的影像进行比较,以确定是否存在基线 VCF 或在现有 VCF 上的进展。若先前影像不可用,则与治疗节段上下各一个椎体的平均椎体高度进行比较。

SBRT 后将基线椎体高度与之后的随访影像进行比较,最好使用相同的影像学检查。矢状位和冠状位视图都应该使用(如果有的话)。但是,关键一点是要在方法上保持一致。椎体高度≤5%的差异无意义,可能是测量误差。因此,VCF 影像学评分应大于 5%高度下降。

20.3.2 影像检查

SBRT 后随访首选的影像学检查是 MRI(T1 平扫)。与 CT 相比,MRI 对脊柱转移诊断准确性高(Buhmann-Kirchhoff,2009),可显示硬膜外和(或)椎旁软组织侵犯。考虑到 VCF 往往发生在脊柱 SBRT 后不久,平均为治疗后 2.5 个月(Sahgal 等,2013b),第一次随访 MRI 应在治疗完成后的 2~3 个月内进行。大多数脊柱 SBRT 专家推荐在第一年至少每隔 2~3 个月进行一次常规随访,此后每隔 3~6 个月随访一次。

如果观察到 VCF,通常需要进一步影像学检查来清晰显示 VCF,包括 X 线片,其中最重要的是脊柱 CT。CT 在评估骨结构完整性方面非常有用,可显示皮质和骨小梁的破坏。CT 可将肿瘤进一步定性为溶骨型、成骨型或混合型病变。这对治疗来说可能有特殊意义,因为与成骨型 VCF 相比,溶骨型 VCF 可进行骨水泥加固治疗。确定脊椎对线排列会影响外科决策和描述患者脊柱不稳定性。例如,如果平移超出生理预期水平,这种情况就非常危险,通常需要经过手术稳定,后凸畸形也可能会影响治疗选择。图 20.1 显示了 1 例 SBRT 诱发的 VCF,患者出现了后凸畸形和机械疼痛。

20.3.3 骨折分类

楔形骨折和爆裂性骨折是两种最常见的椎体骨折类型(Denis,1983)。楔形骨折定义为椎体前半部分破坏,而后半部分保持完整。因此,这种骨折通常与半脱位或神经损伤无关,且相对稳定。楔形骨折由于压力引起,主要是弯曲。相反,爆裂性骨折的特点是由于重力负荷作用沿整个椎体轴向下破坏,更常见的特点是"潜在不稳定"。这些骨折通常与骨碎片向后进入椎管的风险相关,可能导致神经损伤。楔形骨折和爆裂性骨折可在上椎板、下椎板或两个椎板上观察到。尽管脊柱骨折节段的形状提供了解剖细节上的改变,但它对脊柱不稳定性整体风险和处理的意义微不足道。需要对转移患者进行全面的脊柱不稳定性评估,本章后续将进一步讨论。

20.4 SBRT 诱发 VCF 的病理生理

SBRT 诱发 VCF 可能是椎体急性或晚期的放射反应。有一种假说认为 SBRT 固有的高剂量会导致放射性坏死和(或)纤维化。Al-Omair 等首次观察到在脊柱 SBRT 后发生了这一现象(2013),他们在 2 例发生 VCF 疑似肿瘤进展的患者活检标本中发现放射性骨坏死和纤维化。放射性骨坏死是一种众所周知的晚期毒性,但在常规放疗很少见,曾观察到发生于下颌骨(Marx 和 Johnson,1987)、手部(Walsh,1897)和股骨头(Tai 等,2000),其特征是骨溶解、胶原纤维改变和矿物质损失,最常见于缺氧和无血管环境中。

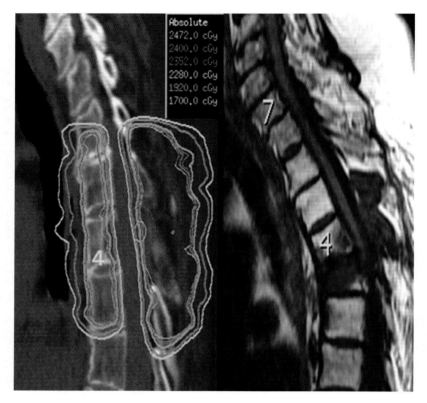

图 20.1　转移性乳腺癌患者 T3–T4–T5 病灶接受立体定向放射治疗（SBRT）（24Gy/2 次）。左图所示为矢状位剂量分布图，患者对疼痛反应良好，4 个月后出现突发机械性疼痛。检查显示 T5 骨折并导致后凸畸形，右图为 C7–T4 矢状位 T1 加权图像。患者疼痛得到缓解，SBRT 后随访 12 个月，无须手术干预。

　　放射反应只是 VCF 病理生理的一个组成部分（Sahgal 等，2013a）。椎体的结构完整性和质量取决于其材料特性（组织矿化和胶原）和结构。羟基磷灰石含量、胶原中矿物质的排列和胶原纤维网络提供了强度、硬度和韧性（Wang 等，2001；Burr，2002；Whyne，2014）。潜在转移灶的存在（溶骨或成骨细胞）可能改变小梁网络、胶原交联、骨弹性和质量。因此，肿瘤本身和治疗因素之间的相互作用使病理生理变得复杂，感兴趣的读者可直接阅读 Sahgal 等的最新评论（2013a）。

20.5　VCF 发生率

　　表 20.1 总结了已发表的关于脊柱 SBRT 后 VCF 的论文。MSKCC 进行了第一项确定 VCF 是脊柱 SBRT 后严重毒性的主要研究，报道了单次 18~24Gy 后 VCF 的风险为 39%（Rose 等，2009）。一些中心也报道了他们的经验，有些中心的并发症发生率也同样高。例如，Sung 等报道 SBRT 后 VCF 风险为 36%，SBRT 方案为 18~45Gy/1~5 次，相当于单次等效平均剂量 21Gy（Sung 和 Chang，2014）。

　　为了阐明 VCF 风险，Sahgal 等开展了一项多中心研究，汇集了来自 MD 安德森癌症中心

表 20.1 脊柱立体定向放射治疗后椎体压缩性骨折研究报告比较

作者,单位(年)	患者例数	节段数量	溶骨性节段 [a]	基线骨折节段 [a]	脊柱错位	SBRT 总剂量/次数	VCF 发生率(%)	VCF 发生中位时间(月)	挽救性干预(%)/类型
Rose 等,MSKCC(2009)	62	71	65%	28%	NA	18~24/1	39	25	3/27(11%);2S,1CAP
Boehling 等,MDACC(2012)	93	123	58%	28%	NA	18~30/1~5	20	3	10/25(40%);10CAP
Cunha 等,UOFT(2012)	90	167	48%	17%	11%	8~35/1~5	11	2(平均 3.3)	9/19(47%);3S,6CAP
Balagamwala 等,CC(2012)	57	88	NA	30%	NA	8~16/1	14	NA	NA
Sahgal 等,多中心(2013a)	252	410	62%	20%	8%	8~35/1~5	14	2.5(平均 6.3)	24/57(42%);7S,17CAP
Thibault 等,UOFT(2014)	37	61[b]	95%	21%	10%	18~30/1~5	16	1.6	4/10(40%);1S,3CAP
Sung 和 Chang,Korea(2014)	72	72	NA	NA	11%	18~45/1~5	36	(平均 1.5)	15/26(58%);5S,10CAP
Guckenberger 等(2014),多中心(2014)	301	387	72%	20%	NA	8~60/1~20	7.8	NA	NA

a,表示在椎基椎立体定向放射治疗前,基线有椎体压缩性骨折节段的百分比。

b,在 71 例肾细胞癌脊柱转移队列中,61 例被认为有椎体压缩性骨折风险,10 例为术后立体定向放射治疗病例。

VCF,椎体压缩性骨折;S,手术;CAP,骨水泥加固;MSKCC,纪念斯隆-凯特琳癌症中心;UOFT,加拿大多伦多大学;CC,克利夫兰诊所;MDACC,MD 安德森癌症中心;NA,不可用。

(MDACC)、克利夫兰诊所和加拿大多伦多大学(UOFT)的数据。根据 410 个脊柱节段治疗结果,VCF 粗发病率为 14%,1 年累计发病率为 12.4%(Sahgal 等,2013b)。发生 VCF 的中位和平均时间分别为 2.46 和 6.33 个月,2/3 的 VCF 发生在 SBRT 后的前 4 个月内。

20.6 VCF 的预测因素

20.6.1 剂量分割效应

SBRT 单次分割剂量超过 19Gy 是 VCF 的主要预测因素。Sahgal 等(2013b)的多中心研究报道了 410 个接受治疗的脊柱节段,接受≥24Gy 单次分割(HR 5.25;95%CI 2.29~12.01)或 20~23Gy 单次分割(HR 4.91;95%CI 1.96~12.28)与接受≤19Gy 单次分割相比,VCF 风险更高。在 Cunha 等(2012)的研究中,SBRT 单次剂量≥20Gy 也是 VCF 的一个重要预测因素。鉴于 VCF 发病率增加且无任何确凿数据支持提高疗效,单次照射≥20Gy 的 SBRT 方案的合理性受到质疑。表 20.2 总结了评估 SBRT 后 VCF 预测因素的研究。

20.6.2 骨肿瘤类型

溶骨性肿瘤也是 VCF 的一个重要预测因子。如表 20.2 所示,在所有已发表的评估 VCF 危险因素的研究中都确定了这个因素。例如,Sahgal 多中心系列研究报道 256 例溶骨性脊柱转移 SBRT 后发生了 48 例 VCF(18.8%)(HR 3.53;95%CI 1.58~7.93)。溶骨性肿瘤具有骨矿物质减少、固有骨结构受损和椎体受压倾向增加的特点(Whyne,2014)。溶骨性肿瘤即使在 SBRT 前也容易发生骨折,因此作为 VCF 的预测因素具有生物物理学意义。

20.6.3 已发生的骨折

MDACC(Boehling 等,2012)和一个多中心研究显示(Sahgal 等,2013b)基线存在 VCF 也可以预测放射诱导的 VCF 风险。Sahgal 报道,新发 VCF 的风险为 8.3%(327 段中的 27 段),而先

表 20.2　脊柱立体定向放射治疗后椎体压缩性骨折危险因素文献综述

作者,单位(年)	多因素分析预后因素
Rose 等,MSKCC(2009)	溶骨性肿瘤(HR3.8);41%~60%椎体受累(HR3.9)
Boehling 等,MDACC(2012)	年龄>55 岁(HR5.7);基线 VCF[a](HR4.12);溶骨性肿瘤(HR2.8)
Cunha 等,UOfT(2012)	溶骨性肿瘤(HR 12.2);错位(HR11.1);≥20Gy/次(HR6.8);肺来源(HR4.3);肝来源(HR 34)
Sahgal 等,Multi(2013)	基线 VCF[a](如果 VCF<50%,HR8.9,如果 VCF≥50%,HR6.9);溶骨性肿瘤(HR3.5);≥20Gy/次(如果 20~23Gy,HR4.9,如果≥24Gy,HR5.3);脊柱错位(HR3.0)
Sung 和 Chang,Korea(2014)	椎体骨溶解率≥60%

[a],表示在脊柱立体定向放射治疗前,基线存在椎体压缩性骨折。

HR,危险比;Multi,多中心。

前存在骨折的风险为 36.1%(83 段中有 30 段骨折进展,基线为 VCF)。这些数据提出了一个问题,是否应常规对已有 VCF 的患者进行预防性稳定手术治疗。使用骨水泥或经皮器械微创技术,某些类型的稳定手术可以在 SBRT 前作为门诊手术进行,与传统开放手术相比,副作用明显减少。

Gerszten 等首次成功地将后凸成形术和术后 SBRT(Medtronic,Minnesota,MA)联合用于治疗被认为符合 SBRT 条件的疼痛病理性 VCF 患者(Gerszten 等,2005)。然而,常规预防的风险是,有很大一部分患者将被过度治疗,而且尽管采用微创性手术仍有可能发生严重的不良反应。这突出了评分系统的重要性,如脊柱不稳定性肿瘤评分(SINS)(Fisher 等,2010)这可能有助于提前确定那些具有机械不稳定和 VCF 风险的患者。目前,只有在发生 VCF 后才采用 SBRT 和手术是标准治疗,除非针对放射诱导 VCF 的风险建立和验证了一个可靠的患者筛选方式。这种方法的另一个好处是 SBRT 治疗计划靶区未受干扰。最近有报道显示在骨水泥注射后有可能发生肿瘤外侵(Cruz 等,2014)。这些方面将进一步在本章中讨论。

20.6.4　脊柱错位

影像学上脊柱错位,如后凸/脊柱侧凸畸形或半脱位/平移,通常由于基线 VCF 不稳定。加拿大多伦多大学(UOFT)的大型研究(Cunha 等,2012)提示 SBRT 前存在基线脊柱错位是 VCF 的独立预测因素,并得到了多中心研究的证实(Sahgal 等,2013b)。脊柱对线排列和稳定性的评估非常关键。对这些患者进行多学科管理十分必要,因为这个评估差别很细微,最好由脊柱外科医生来完成。

20.6.5　肿瘤组织学

Cunha 等发现肺癌和肝癌放射诱导 VCF 的风险较高(Cunha 等,2012)。但是,这些发现在其他研究中没有被重复(表 20.2)。同样,Thibault 等和 Balagamwala 等分别报道肾癌脊柱转移的 VCF 风险为 16% 和 14%,与文献中报道的关于各种组织学的发生率相似,如表 20.1 所示(Balagamwala 等,2012;Thibault 等,2014)。因此,目前还没有充分的数据来确定哪种肿瘤类型 SBRT 后 VCF 风险最大。

20.6.6　其他潜在因素

对患者年龄、性别、肥胖、是否存在骨质疏松、双磷酸盐的使用、麻醉剂的使用、椎旁肿瘤侵犯,以及在单个临床靶区内治疗单个还是多个肿瘤进行调查,发现这些因素对 SBRT 后 VCF 风险没有影响(Rose 等,2009;Boehling 等,2012;Cunha 等,2012;Sahgal 等,2013b;Sung 和 Chang,2014)。然而,现有数据仍十分有限;随着进一步的群组分析和单中心大宗病例的报道,我们将更深入地了解相关的风险因素,从而将患者分为高、中、低风险组。

20.7　识别脊柱不稳定

脊柱肿瘤研究组(SOSG)将脊柱不稳定定义为"由于肿瘤进展导致脊柱完整性丧失,与运动相关疼痛、症状性或进行性畸形和(或)生理负荷下的神经损害有关"(Fisher 等,2010)。值得注意的是，脊柱运动或轴向负荷疼痛和（或）卧位可减轻的疼痛是机械性疼痛。机械性疼痛是需要评估的一个关键症状；一些临床医生更喜欢使用"机械性不稳定"而不是"脊柱不稳定"作为专业术语（Laufer 等，2013）。

SOSG 根据专家共识开发了 SINS，以帮助临床医生确定该脊柱肿瘤是稳定、潜在不稳定或不稳定。对于外科医生、放疗科医生和放射科医生（Fourney 等，2011；Fisher 等，2014a,b）之间观察者本身和观察者相互之间的可靠性，经验证该分类系统为一种可靠的工具。分类系统以评估 6 个因素为基础：转移部位、疼痛类型、骨病变类型、影像学脊柱对线排列、椎体塌陷和脊柱附件后外侧受累。表 20.3 对 SINS 分类做了详细说明。

尽管 SINS 标准最初是用来识别脊柱转移存在潜在不稳定的患者，最近的研究表明可用它来预测 SBRT 诱发的 VCF。在 SINS 的 6 个标准中，3 个可以预测 VCF：基线 VCF、溶骨性肿瘤和对线排列不齐（Sahgal 等，2013b）。作者得出结论，同 SBRT 分次剂量一样，SINS 是识别 SBRT 诱导 VCF 高风险患者的重要工具。

表 20.3　脊柱不稳定肿瘤评分分类

6 个脊柱不稳定因素	描述	得分
肿瘤部位	交界处：枕骨——C2，C7–T2，T11–L1，L5–S1	3
	活动脊柱：C3–6，L2–4	2
	半刚性 T 型脊柱：T3–10	1
	刚性骶骨：S2–5	0
疼痛	机械性疼痛 a	3
	偶尔和非机械疼痛	1
	无	0
骨肿瘤类型	溶骨性	2
	混合性	1
	成骨性	0
脊柱错位	半脱位或移位	4
	脊柱后凸或脊柱侧弯畸形	2
	无	0
椎体高度塌陷	≥50%	3
	<50%	2
	无压缩性骨折，但椎体受累超过 50%	1
	以上都无	0
肿瘤累及后部	双侧	3
	单侧	1
	无	0

分类：总得分为 0~18 分。根据 SINS，稳定 0~6 分，不确定或潜在不稳定 7~12 分，不稳定 13~18 分

a，与运动相关或轴向负荷痛和（或）卧位疼痛改善。

20.8　指南

关于 VCF 风险,患者选择至关重要。需更加注意的是,确定哪些患者应在 SBRT 前接受稳定手术,哪些患者应在 SBRT 后接受密切监测。我们建议基线时出现脊柱半脱位或移位的患者在放疗前向脊柱外科医生咨询。基线 VCF 同时伴有机械性疼痛和(或)脊柱错位的患者也应在 SBRT 前咨询脊柱外科医生。更具争议的是,对那些基线 VCF 无疼痛的患者和那些有明显的溶骨性肿瘤但没有骨折的患者是否需要进行预防性稳定手术。对这些患者,应在 SBRT 后的前 6 个月内保持密切监测,因为在此期间 VCF 的风险最大,发生率可能高达 35%。同样,单次 SBRT 剂量≥20Gy 时 VCF 的风险超过 20%,需要进行短期监测。

20.9　SBRT 诱发 VCF 的手术治疗

在 SBRT 诱发的 VCF 中大约 40%(11%~58%)需要接受补救稳定手术(表 20.1)。最常用的是椎体骨水泥加固手术(例如后凸成形术或椎体成形术)。但大约 25%将采用侵入性器械手术(表 20.1)(Rose 等,2009;Boehling 等,2012;Cunha 等,2012;Sahgal 等,2013b;Sung 和 Chang,2014;Thibault 等,2014)。最常见的是由于机械不稳定性而需要干预。

传统上,脊柱稳定手术是一种开放的有创性手术,需要长切口、椎旁肌肉组织剥离,以及在损伤水平上下节段植入器械。因为暴露充分,硬膜外减压或椎体切除术可在同一手术下进行。与无创手术相比,这种开放性手术需要更长时间康复、并发症发生率更高,并且使其他抗肿瘤治疗推迟的时间更长。因此,手术需谨慎,只对最合适的患者进行。

从那时起,外科技术本身和外科决策过程都得到了发展。2013 年推出了 NOMS 决策框架,将神经病学、肿瘤学、机械学和系统因素纳入脊柱转移治疗决策中(Laufer 等,2013)。根据 SOSG,机械不稳定指的是严重的机械疼痛和不稳定,无论肿瘤硬膜外侵犯或放射敏感性如何,都被视为独立的手术适应证(Laufer 等,2013)。对于机械不稳定的患者,作者建议进行稳定手术,因为放疗无法恢复脊柱排列错位,而类固醇也往往无法缓解机械疼痛。最近,加拿大萨斯喀彻温大学提出了 LMNOP 系统,将 SINS 整合到一种基于多因素决策和个体化的脊柱转移综合治疗方法中(Ivanishvili 和 Fourney,2014)。在潜在不稳定的转移中(SINS 总分为 7~12 分),作者的一般指导原则是:如果没有脊髓压迫,首先考虑椎体骨水泥加固术,而椎弓根螺钉固定或更多的有创性手术通常用于不稳定转移(SINS 为 13~18 分)。

经皮脊柱介入治疗,如椎体骨水泥加固术(球囊扩张椎体后凸成形术或椎体成形术)和其他微创脊柱外科(MISS)的应用日渐增多,从而使脊柱手术更广泛地应用于脊柱肿瘤患者。MISS 指经皮器械植入和(或)允许通过微创通道系统进行硬膜外减压(Massicotte 等,2012)。用 MISS 在脊髓周围进行有限减压称为分离手术,是用于脊柱 SBRT 前的一种新兴治疗手段。

关于骨水泥加固,椎体成形术是指在透视引导下向骨折椎体注入高压水泥(通常是聚甲基丙烯酸甲酯)。相比之下,后凸成形术是指在骨折椎体内使用球囊扩张,随后进行低压水泥注射。这两种手术都有骨水泥渗漏风险,会造成骨水泥渗漏到椎管导致脊髓压迫或进入血管系统导致骨水泥栓塞。据报道,后凸成形术出现有症状的骨水泥渗漏相关并发症发生率较低,其风险在 5% 以下(Lee 等,2009;Berenson 等,2011)。一项多中心随机对照试验在伴有病理 VCF 的癌症患者中比较后凸成形术与非手术。在那些随机接受后凸成形术的患者中,除了观察到功能改善,还发现在主要终点(后凸成形术后 1 个月)时疼痛明显减轻(平均分从 17.6 降低为 9.1)(Berenson 等,2011)。尽管这些数据仅限于病理性 VCF 患者,合理地期望放疗诱发 VCF 进行后凸成形术也可能会有类似的好结果。

据报道,骨水泥加固后肿瘤外渗为潜在的医源性并发症(Cruz 等,2014)。在 2 例患者中观察到静脉内肿瘤外渗和前方韧带下扩散,被认为是球囊膨胀和骨水泥注射过程中椎体内压升高的直接结果(Cruz 等,2014)。重要的是,由于难以充分勾画靶区,这种并发症的后果影响了后续脊柱 SBRT 的可行性。尽管很少见,但由于骨水泥渗漏和肿瘤外渗风险的存在,一些脊柱 SBRT 专家还是倾向于优先使用脊柱 SBRT 治疗,然后再进行骨水泥加固治疗。其目的是有计划性地在 SBRT 后 6~8 周再进行骨水泥加固。

20.10 SBRT 诱发 VCF 的非手术治疗

对于没有条件进行稳定手术和(或)拒绝手术的有症状患者,药物疼痛管理策略包括麻醉镇痛药、非甾体抗炎药、皮质类固醇、神经细胞膜稳定剂、双膦酸盐和三环抗抑郁药。治疗还可考虑用脊柱矫形器(例如使用支架或颈环)。

20.11 未来方向

脊柱 SBRT 后 VCF 是一个显著的毒性反应。事实上,根据剂量的选择,近 40% 接受治疗的患者会面临这种风险。在过去几年中,已经确定了脊柱 SBRT 后 VCF 的预测因子,因此放疗医生可以开始利用这些预测因子来帮助日常临床实践。特别是,通过识别那些有严重 SINS、基线骨折、严重溶骨性肿瘤负荷和脊柱错位的患者,可在 SBRT 前适当地转诊至脊柱外科医生考虑进行稳定手术。需要进一步研究来确定决策路线,进行递归分层分析将患者分为不同风险组。更好地了解 SBRT 诱发 VCF 的病理生理学将有助于我们选择最适合脊柱 SBRT 的患者。

备忘录:临床实践要点

- SBRT 每次分割高剂量(≥20Gy)、溶骨性肿瘤、基线存在 VCF 及脊柱错位是脊椎 SBRT 后 VCF 的重要预测因素。
- VCF 往往发生在脊柱 SBRT 后不久,平均时间为 2.5 个月。第一次随访脊柱 MRI 应在脊柱 SBRT 后 2~3 个月内进行。
- VCF 的病理生理学很复杂。据报道,骨放射性坏死是 SBRT 后引起 VCF 的一种潜在机制。

- SINS 旨在识别不稳定的患者,并已被证明是帮助临床医生识别脊柱 SBRT 后增加 VCF 风险的有用工具。
- 伴有脊柱错位、基线有症状的 VCF 和(或)机械性疼痛的患者应在脊柱 SBRT 前接受脊柱外科医生评估,考虑进行稳定手术。
- 症状性 SBRT 诱发 VCF 的外科治疗包括骨水泥加固手术(后凸成形术、椎体成形术)、微创手术或有创进行固定的稳定手术。
- 脊柱 SBRT 后需进行手术时,建议进行活检,来明确 VCF 的病因是肿瘤进展还是坏死。

(王鑫 译 王恩敏 校)

参考文献

Al-Omair A, Smith R, Kiehl TR, Lao L, Yu E, Massicotte EM, Keith J, Fehlings MG, Sahgal A (2013) Radiation-induced vertebral compression fracture following spine stereotactic radiosurgery: Clinicopathological correlation. *J Neurosurg Spine* 18:430–435.

Balagamwala EH, Angelov L, Koyfman SA, Suh JH, Reddy CA, Djemil T, Hunter GK, Xia P, Chao ST (2012) Single-fraction stereotactic body radiotherapy for spinal metastases from renal cell carcinoma. *J Neurosurg Spine* 17:556–564.

Berenson J, Pflugmacher R, Jarzem P, Zonder J, Schechtman K, Tillman JB, Bastian L, Ashraf T, Vrionis F (2011) Balloon kyphoplasty versus non-surgical fracture management for treatment of painful vertebral body compression fractures in patients with cancer: A multicentre, randomised controlled trial. *Lancet Oncol* 12:225–235.

Boehling NS, Grosshans DR, Allen PK, McAleer MF, Burton AW, Azeem S, Rhines LD, Chang EL (2012) Vertebral compression fracture risk after stereotactic body radiotherapy for spinal metastases. *J Neurosurg Spine* 16:379–386.

Buhmann Kirchhoff S, Becker C, Duerr HR, Reiser M, Baur-Melnyk A (2009) Detection of osseous metastases of the spine: Comparison of high resolution multi-detector-CT with MRI. *Eur J Radiol* 69:567–573.

Burr DB (2002) The contribution of the organic matrix to bone's material properties. *Bone* 31:8–11.

Cruz JP, Sahgal A, Whyne C, Fehlings MG, Smith R (2014) Tumor extravasation following a cement augmentation procedure for vertebral compression fracture in metastatic spinal disease. *J Neurosurg Spine* 21:372–377.

Cunha MV, Al-Omair A, Atenafu EG, Masucci GL, Letourneau D, Korol R, Yu E et al. (2012) Vertebral compression fracture (VCF) after spine stereotactic body radiation therapy (SBRT): Analysis of predictive factors. *Int J Radiat Oncol Biol Phys* 84:e343–e349.

Denis F (1983) The three column spine and its significance in the classification of acute thoracolumbar spinal injuries. *Spine (Phila PA 1976)* 8:817–831.

Fisher CG, DiPaola CP, Ryken TC, Bilsky MH, Shaffrey CI, Berven SH, Harrop JS et al. (2010) A novel classification system for spinal instability in neoplastic disease: An evidence-based approach and expert consensus from the Spine Oncology Study Group. *Spine (Phila PA 1976)* 35:E1221–E1229.

Fisher CG, Schouten R, Versteeg AL, Boriani S, Varga PP, Rhines LD, Kawahara N et al. (2014b) Reliability of the spinal instability neoplastic score (SINS) among radiation oncologists: An assessment of instability secondary to spinal metastases. *Radiat Oncol* 9:69.

Fisher CG, Versteeg AL, Schouten R, Boriani S, Varga PP, Rhines LD, Heran MK et al. (2014a) Reliability of the spinal instability neoplastic scale among radiologists: An assessment of instability secondary to spinal metastases. *Am J Roentgenol* 203:869–874.

Fourney DR, Frangou EM, Ryken TC, Dipaola CP, Shaffrey CI, Berven SH, Bilsky MH et al. (2011) Spinal instability neoplastic score: An analysis of reliability and validity from the spine oncology study group. *J Clin Oncol* 29:3072–3077.

Gerszten PC, Germanwala A, Burton SA, Welch WC, Ozhasoglu C, Vogel WJ (2005) Combination kyphoplasty and spinal radiosurgery: A new treatment paradigm for pathological fractures. *J Neurosurg Spine* 3:296–301.

Guckenberger M, Mantel F, Gerszten PC, Flickinger JC, Sahgal A, Letourneau D, Grills IS et al. (2014) Safety and efficacy of stereotactic body radiotherapy as primary treatment for vertebral metastases: A multi-institutional analysis. *Radiat Oncol* 9:226.

Ivanishvili Z, Fourney DR (2014) Incorporating the spine instability neoplastic score into a treatment strategy for spinal metastasis: LMNOP. *Global Spine J* 4:129–136.

Laufer I, Rubin DG, Lis E, Cox BW, Stubblefield MD, Yamada Y, Bilsky MH (2013) The NOMS framework: Approach to the treatment of spinal metastatic tumors. *Oncologist* 18:744–751.

Lee MJ, Dumonski M, Cahill P, Stanley T, Park D, Singh K (2009) Percutaneous treatment of vertebral compression fractures: A meta-analysis of complications. *Spine (Phila PA 1976)* 34:1228–1232.

Marx RE, Johnson RP (1987) Studies in the radiobiology of osteoradionecrosis and their clinical significance. *Oral Surg Oral Med Oral Pathol* 64:379–390.

Massicotte E, Foote M, Reddy R, Sahgal A (2012) Minimal access spine surgery (MASS) for decompression and stabilization performed as an out-patient procedure for metastatic spinal tumours followed by spine stereotactic body radiotherapy (SBRT): First report of technique and preliminary outcomes. *Technol Cancer Res Treat* 11:15–25.

Rose PS, Laufer I, Boland PJ, Hanover A, Bilsky MH, Yamada J, Lis E (2009) Risk of fracture after single fraction image-guided intensity-modulated radiation therapy to spinal metastases. *J Clin Oncol* 27:5075–5079.

Sahgal A, Atenafu EG, Chao S, Al-Omair A, Boehling N, Balagamwala EH, Cunha M et al. (2013b) Vertebral compression fracture after spine stereotactic body radiotherapy: A multi-institutional analysis with a focus on radiation dose and the spinal instability neoplastic score. *J Clin Oncol* 31:3426–3431.

Sahgal A, Whyne CM, Ma L, Larson DA, Fehlings MG (2013a) Vertebral compression fracture after stereotactic body radiotherapy for spinal metastases. *Lancet Oncol* 14:e310–e320.

Sung SH, Chang UK (2014) Evaluation of risk factors for vertebral compression fracture after stereotactic radiosurgery in spinal tumor patients. *Korean J Spine* 11:103–108.

Tai P, Hammond A, Dyk JV, Stitt L, Tonita J, Coad T, Radwan J (2000) Pelvic fractures following irradiation of endometrial and vaginal cancers-a case series and review of literature. *Radiother Oncol* 56:23–28.

Thibault I, Al-Omair A, Masucci GL, Masson-Cote L, Lochray F, Korol R, Cheng L et al. (2014) Spine stereotactic body radiotherapy for renal cell cancer spinal metastases: Analysis of outcomes and risk of vertebral compression fracture. *J Neurosurg Spine* 21:711–718.

Walsh D (1897) Deep Tissue traumatism from roentgen ray exposure. *Br Med J* 2:272–273.

Wang X, Bank RA, TeKoppele JM, Agrawal CM (2001) The role of collagen in determining bone mechanical properties. *J Orthop Res* 19:1021–1026.

Whyne CM (2014) Biomechanics of metastatic disease in the vertebral column. *Neurol Res* 36:493–501.

第 21 章

立体定向放射治疗的脊髓限量

Ahmed Hashmi,Hiroshi Tanaka,Shun Wong,Hany Soliman,Sten Myrehaug,Chia-Lin Tseng,
Simon S. Lo,David Larson,Arjun Sahgal,Lijun Ma

21.1 引言

　　脊柱立体定向放射治疗(SBRT)也称为脊柱立体定向放射外科(SRS),是一种新兴的治疗手段,用于伴或不伴软组织侵犯的脊柱骨转移患者,尽管仅存在有限的高质量证据,仍在临床上被迅速采用(Sahgal 等,2008,2011;Husain 等,2013;T.Hibault 等,2014)。如果正确实施,它可在最大程度上降低脊髓剂量的同时给予脊柱转移灶高剂量的照射。最初,这项技术应用于脊柱转移再次照射的患者(Masucci 等,2011)。最近,它已成为治疗新发脊柱转移和脊柱转移术后甚至是良性脊柱肿瘤的新方法(Sahgal 等,2007,2011;Al-Omair 等,2013;Thibault 等,2014)。

　　脊髓通常位于脊椎肿瘤靶区附近,是需要保护的最重要的危及器官(OAR)。脊髓一直被描述为具有一系列功能的串联器官,因此,就算结构内小体积的损伤也可能对神经功能产生重大影响。然而,最近用质子照射大鼠脊髓的实验表明,当照射剂量不均匀分布(如脊柱 SBRT 特有的剂量分布)时,脊髓也可能具有并联结构的成分(Bijl 等,2002,2003)。这意味着,只要将剂量暴露减至最低,小体积脊髓也可承受比以往预期高的剂量。然而,最近用光子 SBRT 照射猪的实验并不支持这些发现,数据表明耐受性与均匀照射相似(Medin 等,2010)。因为猪的解剖/生理学比老鼠更接近人类, 最终仍没有令人信服的数据来支持给予小体积脊髓高于公认剂量的照射是绝对安全的。毫无疑问,人类和动物耐受性存在一个范围。然而,由于该 OAR 最关键,出于慎重应使用不会(或极低概率)导致脊髓病的剂量限制,而不能假设一定程度的风险。

　　放射诱发的脊髓病是与 SBRT 相关最令人担忧的并发症之一。如果发生在颈髓,可能导致患者永久性瘫痪和死亡(Sahgal 等,2012,2013;Wong 等,2015)。对于 SBRT 而言,脊髓耐受性问题最重要,因为脊髓接受短疗程每次高剂量照射的经验很少。此外,放射生物学支持随着每次剂量提高,正常组织发生迟发性反应敏感性增加。有的早期应用者认为脊髓耐受性不大于传统公认的剂量,给予小体积脊髓保守的剂量限制,如脊髓最大剂量点。然而,其他人认为以体积为基础的选择性提高剂量,允许脊髓最大点剂量高于公认剂量,他们认为只要较大体积(如 0.1 或 1mL 体积)剂量低于阈值,最大点剂量在临床上无关紧要。

本章以已报道的 SBRT 诱发的放射性脊髓病(RM)病例为基础,总结了临床上的脊髓耐受性。这些病例既有先前接受过放疗的病例,也有未曾接受放疗的新发病例。

21.2 RM 的定义和组织病理学

RM 是放射治疗脊髓的晚期效应,临床结果从轻微的感觉和(或)运动障碍到完全截瘫/四肢瘫痪和自主功能丧失。它是一种排除诊断,基础是神经系统症状和体征与受照的脊髓节段损伤一致,没有因肿瘤复发或进展而影响脊髓的证据。脊髓脱髓鞘和坏死,通常局限于白质,是RM 的主要组织学特征,尽管它们不是放射损伤的病理学特征(Wong 等,2015)。除了白质变化外,不同程度的血管损伤和胶质反应也很常见。微血管损伤包括血脊髓屏障 BSCB 的破坏也与RM 有关,尽管在组织学上血管变化可能没有或不明显(Wong 等,2015)。

RM 潜在的生物学机制尚不明确。常用的模型表明内皮细胞有丝分裂死亡导致 BSCB 破坏。这会引起血管源性水肿、缺氧和炎症级联反应,导致脱髓鞘和坏死。最近对 RM 病理进行了回顾,进一步的讨论可在参考文献中找到(Wong 等,2013)。

21.3 影像学特点

当前诊断 RM 最常用的工具是 MRI。由于这种并发症罕见,文献主要是病例报道,通常与组织病理不相关(Sahgal 等,2012,2013)。脊髓特征性的 MRI 变化包括 T1WI 低信号、T2WI 高信和局部强化(Wong 等,2015)。在大鼠脊髓中,T2 高信号强度与组织病理水肿、融合性坏死和BSCB 破裂后增强强化相关(Wong 等,2013)。先进的定量 MRI 技术,如表观扩散系数、磁化转移和扩散张量成像可提供有关照射后结构变化的额外信息,特别是照射后白质的变化。

21.4 脊髓 OAR 的勾画

SBRT 时勾画脊髓极具挑战,但这对安全实践至关重要。一方面,如果将安全脊髓剂量限制(例如单次分割 12.4Gy)应用于比"真实"更为宽泛的脊髓轮廓,则有可能导致硬膜外隙剂量不足,并且已证明,硬膜外隙疾病进展是最常见的失败模式(Sahgal 等,2011)。另一方面,如果将安全剂量限制应用于不准确的小部分脊髓体积,那么真正脊髓剂量就有超出脊髓耐受剂量的风险。这就是勾画正确脊髓需要多模态影像的原因。通常需要将薄层 T1 和 T2 轴位磁共振图像与治疗计划 CT 和(或)CT 脊髓造影图像进行融合(Sahgal 等,2011),这样最接近"真实"的靶区。此外,必须记住,简单的窗宽窗位本身也可改变勾画的脊髓,这更加突出了脊柱 SBRT 的挑战性。

除了靶区勾画外,其他需考虑的重要因素还包括分次治疗间和治疗内的患者移位(Ma 等,2009;Hyde 等,2012)、脊髓本身的运动(Tseng 等,2015)、磁共振图像与治疗计划 CT 融合时的不精确性以及治疗计划系统内在的剂量计算不确定性。虽然每种不确定因素本身可能相对较小,但在确定应用于脊髓的剂量限制和靶区时,需要考虑所有这些不确定因素的累积影响。

最近 Tseng 等(2015)对脊髓运动进行了评估。65 例脊柱转移患者计划进行脊柱 SBRT,通过动态轴位和矢状位磁共振重建显示脊髓运动。间隔 137 秒后进行第二次动态磁共振序列扫描。脊髓运动包括两个部分:第一,振荡运动,与生理性心肺运动和脑脊液波动有关;第二,牵连运动,是由患者随机的位移和漂移引起的。脊髓最大摆动前后方向(AP)为 0.39mm,两侧(LR)为 0.44mm,上下方向(SI)为 0.77mm。中位值为 0.16mm(AP),0.17mm(LR),0.44mm(SI)。最大牵连运动在 AP、LR 和 SI 方向分别为 2.21mm、2.87mm 和 3.90mm,中位值分别为 0.51mm、0.59mm和 0.66mm。这就需要强调当在静态 MRI 序列上勾画脊髓时外扩一个边界的重要性。此外,建议进行刚性和可重复固定,因为即使在 137 秒这样短的时间内,也能观察到明显的移动。

最后,考虑到器官运动(Tseng 等,2015)和分次治疗内及治疗间患者位置(Hyde 等,2012)的不确定性,几个研究组将估计的安全剂量限制没有应用于勾画的脊髓,而是应用于脊髓外加其周围的几何边界(Foote 等,2011)。这个靶区被称为计划靶区体积(PRV)。外扩 1.5mm 边界是合理的 PRV,通常相当于硬膜囊。用硬膜囊来代替真正的脊髓是合理的。这个方法曾在几个研究脊柱 SBRT 脊髓耐受性的里程碑式的论文中使用(Sahgal 等,2012,2013)。

21.5　SBRT 特有的脊髓耐受性:初次放疗

自从 Wong 等(1994)的开创性研究以来,RM 被认为是一种罕见的不良事件,因为大多数从业者在 2Gy/d 多次照射情况下不会超过推荐的脊髓耐受限量 45~50Gy。因此,在这种情况下长期脊髓损伤的风险估计在 0.03%~0.2%之间。在过去的 10 年中,脊髓病一直被认为是一种罕见的疾病。

然而,近来报道了与脊柱 SBRT 相关的 RM(Sahgal 等,2012,2013)。直到最近,针对脊柱SBRT 内在的每次分割高剂量和不均匀照射,才提出了急需脊髓耐受性的高质量证据(Sahgal等,2010,2012,2013)。

对于脊柱新发转移患者,Sahgal 及其同事进行了一项多中心研究,将 9 例脊柱 SBRT 诱发RM 患者的剂量-体积直方图(DVH)数据与 66 例无 RM 脊柱 SBRT 患者进行比较(Sahgal 等,2013)。值得注意的是,该队列中有 1 例患者在接受 30Gy/10 次常规放疗后 6 周接受了 SBRT 加量治疗(SBRT 硬膜囊最大点剂量为 15Gy)。该病例包括在研究队列中,因为在 6 周的时间内,不能希望有足够的修复时间将其归类为再照射–RM 病例。有和没有 RM 患者的中位随访间隔时间分别为 23 个月(8~40 个月)和 15 个月(4~64 个月)。发生 RM 的中位时间为 12 个月(3~15个月)。 在 9 例脊髓病患者中, 令人惊讶的是,2 例接受单次照射硬脊膜囊最大点剂量相对较低,分别为 10.6 和 13.1Gy。在 5 例接受单次照射的病例中,硬脊膜囊最大点剂量分别为 14.8、15、15.7、16.2Gy,导致脊髓病并非出乎意料。余下的 2 个脊髓病病例接受大分割放射治疗,硬膜囊最大点剂量分别为 25.6Gy/2 次、30.9Gy/3 次。在照射这些剂量的情况下,发生脊髓病也并不奇怪。

基于这 9 例脊髓病,以及所观察到毒性的硬脊膜囊最大点剂量,我们可得出这样的结论:当脊髓最大点剂量明显超过传统剂量限制时,就会产生毒性。此外,我们知道常规单次照射和脊柱 SBRT 时脊髓剂量在 10Gy 下是安全的,尽管有些患者可承受超出我们所认为的脊髓耐受剂量 (Daly 等,2011), 但有些患者即使在脊髓剂量稍微高于耐受剂量时仍然会发生脊髓病

(Macbeth 等,1996)。

为了比较各种分割方案,Sahgals 报道中所有剂量都被转换成按 2Gy 分割的等效剂量(EQD2),也称为标准化的 2Gy 等效生物有效剂量(nBED)(Sahgal 等,2012,2013)。脊髓的 α/β 比值假定为 2。基于线性回归分析 1%、2% 和 5% 的 RM 概率对应的硬脊膜囊最大剂量点的 nBED 分别为 25.7、33.8 和 $44.7Gy_{2/2}$(Sahgal 等,2013)。表 21.1 总结了 1~5 次分割照射时所估计的硬脊膜囊最大点绝对剂量阈值,据此导致 RM 的风险≤5%。

此外,本研究试图以不同硬脊膜囊体积的受照剂量为基础,与 RM 病例做对照,比较硬脊膜囊等效生物剂量,从而确定剂量体积效应。比较了以 0.1mL 为单位递增最高 1mL 和 2mL 体积的中位和平均 nBED。在最大点剂量 P_{max} 和直到 0.8mL 体积最大剂量之间,非 RM 和 RM 组存在显著差异。这一结果被视为间接证据,支持受到照射的小体积脊髓应是一个重要考虑因素。此外,考虑到在比较时发现最大点剂量存在最显著的差异,建议应限制硬脊膜囊最大点剂量。

关于是否存在部分体积耐受性,在比较无 RM 和 RM 队列中每个体积平均 nBED 时,发现有趣的现象。首先,在无 RM 队列中,观察到最大剂量点的平均 nBED(或 EQD2)是 $39Gy_{2/2}$,这对于脊髓耐受性来说是保守的。后续的体积受照剂量更低。因此,我们不能做出任何关于部分体积耐受性的推断,因为即使是最小体积,也没有超过耐受剂量。在 RM 队列中,观察到最大点剂量平均 nBED(或 EQD2)为 $70Gy_{2/2}$,这确实超出了常规分次放疗的限制。然而,即使按 0.1mL 的体积,在 nBED<$60Gy_{2/2}$ 时,我们认为 RM 风险低。因此,简单地说,应重视小体积脊髓(如 P_{max})的受照剂量,并且我们无法推断较大体积(如 0.1mL 或 0.2mL)能够耐受比安全剂量更高的剂量。

来自研究和建模的主要问题之一是如何考虑 SBRT 剂量分布的不均匀性(Ma 等,2007)。受照器官内剂量梯度的概念促成了专门为脊柱 SBRT 开发的广义生物有效剂量(gBED)方程(Ma 等,2007)的出现。Sahgal 等(2010)首次发表的文献将 5 例 RM 患者与对照组 19 例患者进行比较,后来有人采用了 gBED 进行了上述数据相同的分析(Ma 等,2007)。尽管推荐的安全剂量限制没有改变,但在无 RM 和 RM 组之间观察到最大点平均剂量和 0.1mL 体积间存在显著差异(与该文章中的 P_{max} 体积相比)。这意味着有一种更好的方法来理解剂量测量数据,方法是在计算时考虑到所有的剂量分布,但这仍然只局限于研究。

表 21.1　采用 1~5 分次脊柱立体定向放射治疗时如果使放射性脊髓病概率 1%~5% 预测的硬脊膜囊最大点绝对剂量

并发症发生率(%)	1 次分割最大点限制剂量(Gy)	2 次分割最大点限制剂量(Gy)	3 次分割最大点限制剂量(Gy)	4 次分割最大点限制剂量(Gy)	5 次分割最大点限制剂量(Gy)
1	9.2	12.5	14.8	16.7	18.2
3	11.5	15.7	18.8	21.2	23.1
5	12.4	17.0	20.3	23.0	25.3

Source:Sahgal,A. et al.,*Int. J. Radiat. Oncol. Biol. Phys.*,85,341,2013.

21.6 SBRT 的脊髓耐受性:再次放疗

随着脊柱 SBRT 越来越多地成为治疗脊柱转移的首选疗法,对先前接受过照射的脊髓剂量限制进行研究十分迫切。美国加利福尼亚大学旧金山分校的 Sahgal 及其同事分析了 5 例接受脊柱 SBRT 再照射后发生 RM 患者的 DVH,并将其与 16 例接受脊柱 SBRT 再治疗患者的 DVH 数据进行了比较(Sahgal 等,2012)。

硬脊膜囊累积 nBED 的计算方法是假设脊髓 α/β 比值为 2Gy,将常规放疗第一疗程的 nBED 与再次 SBRT 治疗最大点剂量的 nBED 相加(Sahgal 等,2012)。作者得出结论,硬脊膜囊最大点剂量累积的 nBED 不应超过 $70Gy_{2/2}$。规定 SBRT 再次治疗时硬脊膜囊最大点剂量的 nBED 不超过 $25Gy_{2/2}$,SBRT 硬脊膜囊最大点剂量 nBED 及累积最大点剂量 nBED 比值不超过 0.5,并且要重视至再次治疗的最短时间间隔为 5 个月(Sahgal 等,2012)。根据这些原则,表 21.2 报道和总结了一套指导方针。加拿大多伦多大学严格遵守这些剂量原则治疗了数百例病例,未观察到 RM(Arjun Sahgal,私人通信交流)。重要的是,这些指南适用于之前接受放疗的 nBED 范围为 $30\sim50Gy_{2/2}$ 的患者。这相当于之前的常规放疗方案,如 20Gy/5 次、30Gy/10 次、40Gy/20 次和 50Gy/25 次。值得注意的是,由于未给出单次脊柱 SBRT 再治疗的建议。数据范围为 $30\sim50Gy_{2/2}$。这相当于之前的传统 EBRT 方案,如 20Gy/5 次、30Gy/10 次、40Gy/20 次和 50Gy/25 次。值得注意的是,当初始剂量超过 $42Gy_{2/2}$ 时,由于缺乏数据,对单次再程脊柱 SBRT 治疗未给出建议。

表 21.1 和表 21.2 中的耐受剂量被认为是安全的。因为任何 OAR 耐受剂量都有一个范围,一些患者的脊髓确实可耐受比推荐剂量大得多的剂量。在我们进行预测试验能确定这些患者是谁之前,如果超过了这些以证据为基础的限量,就必须谨慎。

表 21.2 接受初始常规放疗后再次进行脊柱立体定向放射治疗时推荐的硬脊膜囊最大点剂量

既往常规放疗方案	既往常规放疗 nBED ($Gy_{2/2}$)	1 次分割 SBRT (Gy)	2 次分割 SBRT (Gy)	3 次分割 SBRT (Gy)	4 次分割 SBRT (Gy)	5 次分割 SBRT (Gy)
20Gy/5 次	30	9	12.2	14.5	16.2	18
30Gy/10 次	37.5	9	12.2	14.5	16.2	18
40Gy/20 次	40	N/A	12.2	14.5	16.2	18
45Gy/25 次	43	N/A	12.2	14.5	16.2	18
50Gy/25 次	50	N/A	11	12.5	14	15.5

Source:Sahgal, A. et al., *Int. J. Radiat. Oncol. Biol. Phys.*, 82, 107, 2012.

N/A,不适用;nBED,标化生物有效剂量;SBRT,立体定向全身放射治疗。

21.7 LQ 模型在评估脊髓耐受性时的局限性

Sahgal 等(2012,2013)制定的指南以线性二次(LQ)模型为基础,将各种剂量分割方案转换为 nBED(EQD2)。因为它是临床上最常用和最简单的模型,应用的假设最少。然而,最近人们开始质疑当 SBRT 使用消融剂量时(>15Gy/次)应用 LQ 模型能否准确估计 BED(Park 等,2008)。正如 gBED 的发展一样,还有其他模型可更好地解释 SBRT 大分割单次大剂量对靶区肿瘤组织的影响。Wang 及其同事提出了一个广义 LQ(GLQ)模型,将 LQ 模型自然扩展至整个剂量范围(Wang 等,2010)。美国托马斯杰斐逊大学研究小组在动物和体外肿瘤反应的研究中独立验证了该模型(Ohri 等,2012)。然而,直到 Huang 等最近使用 gLQ 模型(Huang 等,2013)重新分析了 Sahgal 等在 SBRT 再照射时脊髓耐受性研究中公布的数据,才将其用于模拟正常组织毒性。研究还确定,当硬膜囊的累积 P_{max} nBED ≤ 70Gy$_{2/2}$ 时,RM 的发生率为零。鉴于现有的临床数据有限,必须谨慎使用 gLQ 模型,需进行临床验证。

21.8 结论

脊柱 SBRT 越来越多地应用于主流的放射肿瘤学实践中。关于治疗计划、靶区勾画和 OAR 剂量限制,坚实的循证指南至关重要。本章总结的数据详实地分析了脊柱 SBRT 时的脊髓耐受性,可指导放疗科医生安全实践。

备忘录:临床实践要点

- 目前认为脊髓在放射生物学结构上是一个串联器官。
- 应重视脊髓 PRV 或硬脊膜囊体积的最大点剂量。
- Sahgal 等(2013)循证指南提示初始照射脊柱 SBRT 硬脊膜囊最大点剂量限制为 12.4Gy/1 次、17Gy/2 次、20.3Gy/3 次、23Gy/4 次和 25.3Gy/5 次。
- Sahgal 等(2012)循证指南提示再程脊柱 SBRT 照射时硬脊膜囊最大点剂量限制为 9Gy/1 次、12.2Gy/2 次、14.5Gy/3 次、16.2Gy/4 次和 18Gy/5 次。注意取决于先前照射剂量。

(王鑫 译 王恩敏 校)

参考文献

Al-Omair A, Masucci L, Masson-Cote L, Campbell M, Atenafu EG, Parent A, Letourneau D et al. (2013) Surgical resection of epidural disease improves local control following postoperative spine stereotactic body radiotherapy. *Neuro-Oncology* 15:1413–1419.

Bijl HP, van Luijk P, Coppes RP, Schippers JM, Konings AW, van der Kogel AJ (2002) Dose-volume effects in the rat cervical spinal cord after proton irradiation. *Int J Radiat Oncol Biol Phys* 52:205–211.

Bijl HP, van Luijk P, Coppes RP, Schippers JM, Konings AW, van der Kogel AJ (2003) Unexpected changes of rat cervical spinal cord tolerance caused by inhomogeneous dose distributions. *Int J Radiat Oncol Biol Phys* 57:274–281.

Daly ME, Choi CY, Gibbs IC, Adler JR, Jr., Chang SD, Lieberson RE, Soltys SG (2011) Tolerance of the spinal cord to stereotactic radiosurgery: Insights from hemangioblastomas. *Int J Radiat Oncol Biol Phys* 80:213–220.

Foote M, Letourneau D, Hyde D, Massicotte E, Rampersaud R, Fehlings M, Fisher C et al. (2011) Technique for stereotactic body radiotherapy for spinal metastases. *J Clin Neurosci* 18:276–279.

Huang Z, Mayr NA, Yuh WT, Wang JZ, Lo SS (2013) Reirradiation with stereotactic body radiotherapy: Analysis of human spinal cord tolerance using the generalized linear-quadratic model. *Future Oncol* 9:879–887.

Husain ZA, Thibault I, Letourneau D, Ma L, Keller H, Suh J, Chiang V et al. (2013) Stereotactic body radiotherapy: A new paradigm in the management of spinal metastases. *CNS Oncol* 2:259–270.

Hyde D, Lochray F, Korol R, Davidson M, Wong CS, Ma L, Sahgal A (2012) Spine Stereotactic body radiotherapy utilizing cone-beam CT image-guidance with a robotic couch: Intrafraction motion analysis accounting for all six degrees of freedom. *Int J Radiat Oncol Biol Phys* 82:e555–e562.

Ma L, Sahgal A, Hossain S, Chuang C, Descovich M, Huang K Gottschalk A, Larson DA (2009) Nonrandom intrafraction target motions and general strategy for correction of spine stereotactic body radiotherapy. *Int J Radiat Oncol Biol Phys* 75:1261–1265.

Ma L, Sahgal A, Larson D, Chuang C, Verhey L (2007) A generalized biologically effective dose model and its application for radiosurgery and hypofractionated body radiotherapy. *Med Phys* 34:2403.

Macbeth FR, Wheldon TE, Girling DJ, Stephens RJ, Machin D, Bleehen NM, Lamont A et al. (1996) Radiation myelopathy: Estimates of risk in 1048 patients in three randomized trials of palliative radiotherapy for non-small cell lung cancer. The Medical Research Council Lung Cancer Working Party. *Clin Oncol (R Coll Radiol)* 8:176–181.

Masucci GL, Yu E, Ma L, Chang EL, Letourneau D, Lo S, Leung E et al. (2011) Stereotactic body radiotherapy is an effective treatment in reirradiating spinal metastases: Current status and practical considerations for safe practice. *Exp Rev Anticancer Ther* 11:1923–1933.

Medin PM, Foster RD, van der Kogel AJ, Sayre JW, McBride WH, Solberg TD (2010) Spinal cord tolerance to single-fraction partial-volume irradiation: A swine model. *Int J Radiat Oncol Biol Phys* 79:226–232.

Ohri N, Dicker AP, Lawrence YR (2012) Can drugs enhance hypofractionated radiotherapy? A novel method of modeling radiosensitization using in vitro data. *Int J Radiat Oncol Biol Phys* 83:385–393.

Park C, Papiez L, Zhang S, Story M, Timmerman RD (2008) Universal survival curve and single fraction equivalent dose: Useful tools in understanding potency of ablative radiotherapy. *Int J Radiat Oncol Biol Phys* 70:847–852.

Sahgal A, Bilsky M, Chang EL, Ma L, Yamada Y, Rhines LD, Létourneau D et al. (2011) Stereotactic body radiotherapy for spinal metastases: Current status, with a focus on its application in the postoperative patient. *J Neurosurg Spine* 14:151–166.

Sahgal A, Chou D, Ames C, Ma L, Lamborn K, Huang K, Chuang C et al. (2007) Image-guided robotic stereotactic body radiotherapy for benign spinal tumors: The University of California San Francisco preliminary experience. *Technol Cancer Res Treat* 6:595–604.

Sahgal A, Larson DA, Chang EL (2008) Stereotactic body radiosurgery for spinal metastases: A critical review. *Int J Radiat Oncol Biol Phys* 71:652–665.

Sahgal A, Ma L, Gibbs I, Gerszten PC, Ryu S, Soltys S, Weinberg V et al. (2010) Spinal cord tolerance for stereotactic body radiotherapy. *Int J Radiat Oncol Biol Phys* 77:548–553.

Sahgal A, Ma L, Weinberg V, Gibbs IC, Chao S, Chang UK, Werner-Wasik M et al. (2012) Reirradiation human spinal cord tolerance for stereotactic body radiotherapy. *Int J Radiat Oncol Biol Phys* 82:107–116.

Sahgal A, Weinberg V, Ma L, Chang E, Chao S, Muacevic A, Gorgulho A et al. (2013) Probabilities of radiation myelopathy specific to stereotactic body radiation therapy to guide safe practice. *Int J Radiat Oncol Biol Phys* 85:341–347.

Thibault I, Al-Omair A, Masucci GL, Masson-Cote L, Lochray F, Korol R, Cheng L et al. (2014) Spine stereotactic body radiotherapy for renal cell cancer spinal metastases: Analysis of outcomes and risk of vertebral compression fracture. *J Neurosurg Spine* 21:711–718.

Tseng CL, Sussman MS, Atenafu EG, Letourneau D, Ma L, Soliman H, Thibault I et al. (2015) Magnetic resonance imaging assessment of spinal cord and cauda equina motion in supine patients with spinal metastases planned for spine stereotactic body radiation therapy. *Int J Radiat Oncol Biol Phys* 91:995–1002.

Wang JZ, Huang Z, Lo SS, Yuh WT, Mayr NA (2010) A generalized linear-quadratic model for radiosurgery, stereotactic body radiation therapy, and high-dose rate brachytherapy. *Sci Transl Med* 2:39ra48.

Wong CS, Fehlings MG, Sahgal A (2015) Pathobiology of radiation myelopathy and strategies to mitigate injury. *Spinal Cord* 53(8):574–580.

Wong CS, Van Dyk J, Milosevic M, Laperriere NJ (1994) Radiation myelopathy following single courses of radiotherapy and retreatment. *Int J Radiat Oncol Biol Phys* 30:575–581.

Wong K, Zeng L, Zhang L, Bedard G, Wong E, Tsao M, Barnes E et al. (2013) Minimal clinically important differences in the brief pain inventory in patients with bone metastases. *Support Care Cancer* 21:1893–1899.

第 22 章

图像引导大分割立体定向放射治疗的晚期严重毒性反应和降低其风险的策略

Simon S. Lo，Kristin J. Redmond，Nina A. Mayr，William T. Yuh，Zhibin Huang，Eric L. Chang，
Bin S. Teh，Arjun Sahgal

22.1 引言

严重晚期并发症是图像引导大分割立体定向放射治疗(IG-HSRT)中最令人畏惧的方面之一。随着现代科技的发展及这些年来在这些方面获得的经验，严重的晚期并发症尽管相对罕见，但在临床上已经观察到并给予报道。幸运的是，许多严重并发症可通过使用适当的策略来预防。本章将总结与颅内和脊柱 IG-HSRT 相关的严重晚期并发症，以及降低此风险的策略。在本章中，"脊柱 HSRT"一词可与"脊柱 SBRT(体部立体定向放射治疗)"互换使用。在前几章中已经讨论过关于每种疾病的细节。

22.2 颅内 IG-HSRT 晚期严重毒性反应及减轻其风险的策略

本节将涵盖最重要的并发症,包括视神经和其他脑神经损伤、血管损伤、脑干损伤、放射性坏死。

22.2.1 视神经损伤

视神经损伤是立体定向放射外科治疗(SRS)或大分割立体定向放射治疗(HSRT)中最可怕的并发症之一。总的来说,SRS 治疗后视神经损伤的发生率较低 (Stafford 等,2003;Leavitt 等,2013;Pollock 等,2014)。视觉通路最常用的约束剂量是 8Gy(Tishler 等,1993),但梅奥诊所(Mayo Clinic)最近的数据显示,视觉通路接受单次最大点剂量≤12Gy 的患者,临床上发生明显放射性视神经损伤的风险为 1.1%(Stafford 等,2003)。总的来说,虽然 73%的患者很小一段视觉通路受照剂量>8Gy,但只有不到 2%的患者发生放射性视神经损伤。在随访研究中,梅奥诊所的同事发现,当视觉通路前段受照剂量分别为≤8Gy、8.1~10.0Gy、10.1~12.0Gy、>12Gy,放射性视神经损伤的风险分别为 0、0、0 和 10%(Leavitt 等,2013)。视觉通路前段受照剂量>8Gy,患者放射性

视神经损伤的总体风险变为 1.0%(Leavitt 等,2013)。在梅奥诊所的另一项研究中,133 例垂体腺瘤患者(266 侧)采用 SRS 治疗后,视觉通路受照射的最大剂量点不超过 12Gy(Pollock 等,2014),中位数随访 32 个月未观察到视神经损伤。

除了单次分割 SRS,其他大分割方案的视神经耐受性数据是有限的。在日本的一项研究中,≤24Gy/6 次的剂量对视觉通路是安全的(Kanesaka 等,2011)。在另一项来自日本的研究中,观察到 1 例患者视神经和视交叉在 3 次大分割治疗中分别接受了 20.8Gy 和 20.7Gy,出现 2 级视觉障碍(Iwata 等,2011)。Iwata 等报道,使用 17~21Gy/3 次或 22~25Gy/5 次 HSRT 治疗垂体腺瘤,视神经损伤的风险为 1%。在意大利的一项研究中,25 例患者采用射波刀 HSRT 治疗视神经鞘脑膜瘤,治疗方案分别为 18Gy/2 次、18~21Gy/3 次、20~22Gy/4 次和 23~25Gy/5 次,中位随访 57.5 个月没有患者出现视力恶化 (Conti 等,2015)。视觉通路的约束剂量分别为 2 次分割 10Gy、3 次分割 15Gy、4 次分割 20Gy 和 5 次分割 25Gy。对另外 39 例患者在 2~5 次分割中,使用相同的约束剂量,进行前瞻性 HSRT 治疗方案,包括 18Gy/2 次、18~21Gy/3 次、20~22Gy/4 次、25Gy/5 次、27.5Gy/6 次、30Gy/9 次、34Gy/10 次和 40Gy/15 次。中位随访 15 个月,未观察到视觉的毒性反应(Conti 等,2015)。在 Barrow 神经病学研究所的一项研究中,20 例垂体腺瘤患者采用射波刀 HSRT 治疗,视觉通路约束剂量设置为 25Gy/5 次。中位随访 26.6 个月,没有患者出现视觉受损(Killory 等,2009)。作者的结论认为,5 次分割,视觉通路的耐受剂量为 25Gy(Killory 等,2009)。在美国弗吉尼亚大学的一项研究中,使用可重定位系统对 15 例脑膜瘤、垂体腺瘤或毛细胞型星形细胞瘤患者采用伽马刀 HSRT 治疗(Nguyen 等,2014)。对视觉通路受照剂量进行了追踪,视觉通路受照最大剂量:3.6~14.4Gy/3 次、2.8~22.8Gy/4 次、5~24.5Gy/5 次,中位随访 13.8 个月(4~44.3 个月),未观察到视觉毒性反应(Nguyen 等,2014)。

22.2.2 第Ⅲ、Ⅳ、Ⅴ、Ⅵ对脑神经麻痹

采用 SRS 或 HSRT 治疗海绵窦脑膜瘤和垂体腺瘤时,第Ⅲ、Ⅳ、Ⅴ、Ⅵ对脑神经会暴露于大剂量辐射下。有关 SRS 治疗颅底脑膜瘤的文献似乎表明第Ⅲ、Ⅳ和Ⅵ对脑神经有能力耐受单次较高剂量辐射(Witt,2003)。美国印第安纳大学的 Witt 回顾 SRS 治疗 1255 例垂体腺瘤的数据,单次分割,肿瘤边缘剂量范围为 14~34Gy。考虑到蝶鞍靠近海绵窦,以及采用高剂量治疗垂体腺瘤,尤其是分泌性肿瘤时,位于海绵窦内的脑神经可能会暴露在非常高的辐射剂量之下。然而,总的永久性第Ⅲ、Ⅳ或Ⅵ对脑神经损伤发生率为 0.4%(Witt,2003)。在一项来自以色列的研究中,102 例海绵窦脑膜瘤患者接受以直线加速器(LINAC)为基础的 SRS 治疗,1 次分割剂量为 12~17.5Gy;第Ⅵ对脑神经麻痹发生率小于 2%(Spiegelmann 等,2010)。根据对可能使第Ⅴ对脑神经暴露在单次高剂量辐射下,接受 SRS 治疗的垂体腺瘤患者的分析,第Ⅴ对脑神经损伤的发生率为 0.2%(Witt,2003)。在之前所述的以色列的研究中,第Ⅴ对脑神经损伤发生率小于 2%(Spiegelmann 等,2010)。在其他临床疾病中,当 SRS 用于治疗前庭神经鞘瘤和三叉神经痛时,第Ⅴ对脑神经暴露于较大剂量辐射。在放射外科早期治疗前庭神经鞘瘤的研究中,美国匹兹堡大学医学中心(UPMC)使用 14~20Gy 较高剂量,第Ⅴ对脑神经损伤发生率为 16%(Kondziolka 等,1998)。包括 UPMC 后来一系列研究的其他研究,使用 12~13Gy 的剂量,报道的第Ⅴ对脑神经受损伤发生率要低得多, 仅为 2%~8%(Petit 等,2001;Flickinger 等,2004;Murphy 和 Suh,

2011)。根据回顾性研究数据表明,使用放射外科治疗,第Ⅲ、Ⅳ、Ⅴ、Ⅵ对脑神经麻痹的风险一般很低。

采用 HSRT 的数据要少得多。Wang 及其同事使用 HSRT 进行Ⅱ期试验治疗 14 例海绵窦血管瘤患者,剂量为 21Gy/3 次。6 例有脑神经损伤的患者,出现完全恢复或功能改善(Wang 等,2012)。其他患者没有发生脑神经麻痹。美国约翰霍普金斯大学的一项研究表明,对前庭神经鞘瘤采用 25Gy/5 次的 HSRT 治疗,第Ⅴ对脑神经损伤的发生率为 7%(Song 和 Williams,1999)。在另一项来自日本的研究中,采用 HSRT 治疗前庭神经鞘瘤,18~21Gy/3 次或 25Gy/5 次,中位随访时间 80 个月,第Ⅴ对脑神经受损的发生率为 0(Morimoto 等,2013)。在美国乔治敦大学的 HSRT 治疗前庭神经鞘瘤的研究中,25Gy/5 次照射,第Ⅴ对脑神经损伤的发生率为 5.5%(Karam 等,2013)。

22.2.3 第Ⅶ、Ⅷ对脑神经麻痹

第Ⅶ、Ⅷ对脑神经麻痹的毒性反应资料多来自前庭神经鞘瘤接受 SRS 治疗的研究。在 Kondziolka 等报道的早期研究中,使用伽马刀进行 SRS 治疗,单次分割剂量为 14~20Gy,听力保留率仅为 47%,第Ⅶ对脑神经损伤风险为 15%(Kondziolka 等,1998)。在最近的研究中,使用伽马刀或直线加速器(LINAC)治疗,单次分割剂量为 12~13Gy,听力保留率在 44%~88%之间,而局部控制率未受影响(Petit 等,2001;Flickinger 等,2004;Murphy 和 Suh,2011)。第Ⅶ对脑神经损伤的风险也小于 5%(Petit 等,2001;Flickinger 等,2004;Murphy 和 Suh,2011)。有趣的是,使用基于质子放射外科治疗,即使采用 12 钴格瑞当量(CGE)的低剂量方案,听力保留率也低至 30%(Murphy 和 Suh,2011)。

使用 HSRT 引起第Ⅶ、Ⅷ对脑神经损伤的数据较少。美国约翰霍普金斯大学的 Song 发表使用 HSRT 治疗前庭神经鞘瘤的经验,采用 25Gy/5 次照射。随访时间相对较短为 6~44 个月,听力保留率为 75%,神经损伤发生率为 0(Song 和 Williams,1999)。在日本的一项研究中,25 例 26 处前庭神经鞘瘤患者接受射波刀 HSRT 治疗,处方剂量分别为 18~21Gy/3 次或 25Gy/5 次,总体第Ⅶ和第Ⅷ对脑神经保存率分别为 92%和 50%(Morimoto 等,2013)。在我国台湾地区的一项研究中,平均随访 61.1 个月,18Gy/3 次与 81.5%的有效听力保留率有关(Tsai 等,2013)。来自美国匹兹堡大学医学中心的同道使用相同方案,18Gy/3 次,报道的有效听力保留率为 53.5%(Vivas 等,2014)。美国乔治城大学主要采用 25Gy/5 次治疗方案,治疗后 5 年观察到的听力保留率为 73%,第Ⅶ对脑神经麻痹的发生率为 0(Karam 等,2013)。一项荷兰的研究比较 SRS 和 HSRT 治疗前庭神经鞘瘤,采用 20~25Gy/5 次治疗方案,第Ⅶ和第Ⅷ对脑神经功能保留率分别为 97%和 61%(Meijer 等,2003)。

22.2.4 第Ⅸ、Ⅹ、Ⅺ、Ⅻ对脑神经麻痹

第Ⅸ、Ⅹ、Ⅺ、Ⅻ对脑神经毒性反应数据主要来源于 SRS 治疗常位于颈内静脉附近的颈静脉球瘤的研究。有两项荟萃分析研究 SRS 治疗颈静脉球瘤的效果(Guss 等,2011;Ivan 等,2011)。在美国加州大学旧金山分校(UCSF)所做的荟萃分析中,339 例仅接受 SRS 治疗的患者中,第Ⅸ、Ⅹ、Ⅺ和Ⅻ对脑神经损伤的发生率分别为 9.7%、9.7%、12%和 8.7%(Ivan 等,2011)。然

而，没有可用的剂量学数据。美国约翰霍普金斯大学的荟萃分析未报道任何毒性反应的数据（Guss 等，2011）。在单次放射外科治疗中，处方剂量为 12~20.4Gy（中位数为 15.1Gy）。

关于 HSRT 引起第Ⅸ、Ⅹ、Ⅺ、Ⅻ对脑神经毒性反应的资料更为有限。在一项来自美国得克萨斯大学西南医学中心对 31 例颅底颈静脉球瘤患者进行的 HSRT 治疗中，采用 25Gy/5 次的剂量，中位数随访 24 个月，未观察到 3 级或更严重的毒性反应（Chun 等，2014）。

22.2.5 血管损伤

当采用 SRS 或 HSRT 治疗海绵窦脑膜瘤和垂体腺瘤时，颈内动脉等主要血管暴露于高剂量放疗的照射野内。美国印第安纳大学 Witt 对 SRS 治疗的、可以评估的 1255 例垂体腺瘤进行了系统性回顾研究，发现仅 3 例出现颈内动脉闭塞或狭窄（Witt，2003）。1 例患者单次分割照射，颈内动脉受照剂量估计小于 20Gy。当小于 50% 的颈内动脉管壁周长必须接受处方剂量时，推荐颈内动脉的剂量应保持在单次分割<30Gy（Witt，2003）。

有关 HSRT 在治疗垂体腺瘤或海绵窦肿瘤的研究中，采用 21Gy/3 次或 25Gy/5 次的治疗方案，没有观察到血管损伤（Killory 等，2009；Wang 等，2012；Nguyen 等，2014）。

22.2.6 脑干损伤

虽然脑干对常规放疗的耐受性已得到很好的确定，但脑干对 SRS 和 HSRT 的耐受性数据还非常少。Mayo 及其同事发表的一份综合性综述将放射性脑干损伤作为 2010 年临床正常组织效应的定量分析（QUANTEC）项目的一部分（Mayo 等，2010b）。在文献综述的基础上，作者已经得出结论，最大脑干剂量为单次分割 12.5Gy 时，与<5% 的脑干损伤风险有关（Mayo 等，2010b）。有关 SRS 照射脑干高达 15~20Gy 剂量的研究中，并发症发生率不低（Mayo 等，2010b）。这一现象可以解释脑干转移瘤患者采用 SRS 治疗后，生存时间预计太短，以致不会出现并发症。

HSRT 损伤脑干的数据主要来源于颅底肿瘤的 HSRT 研究，主要是前庭神经鞘瘤。一项来自加拿大麦吉尔大学的早期不同部位的良性和恶性肿瘤 HSRT 治疗的开创性研究，利用 42Gy/6 次的方案观察到 77 例接受治疗的患者中有 4 例出现迟发和严重的脑干并发症（Clark 等，1998）。基于发表的非适形等剂量分布，预计相当大体积的脑干被纳入处方等剂量线（Clark 等，1998）。而采用动态旋转技术进行 HSRT 照射在当时被认为是最先进的技术。随着照射技术的飞跃，预计肿瘤体积周围将出现高度适形的等剂量分布。作为结果，加拿大的研究数据可能不适用于现代 HSRT。

在 Wang 及其同事的 HSRT 治疗海绵状窦血管瘤Ⅱ期研究中，采用 3 次分割脑干剂量 19.8Gy（12.4~22.8Gy），未观察到脑干损伤（Wang 等，2012）。在一项日本的研究中，当脑干的最大剂量限制在 35Gy/5 次或 27Gy/3 次，没有观察到脑干损伤（Morimoto 等，2013）。美国乔治敦大学的 Karam 等报道，在 25Gy/5 次或 21Gy/3 次作为前庭神经鞘瘤的 HSRT 治疗方案时，脑干损伤的发生率为 0（Karam 等，2013）。目前尚无剂量学的细节。在美国约翰霍普金斯大学的研究中，使用 25Gy/5 次的剂量，未观察到脑干损伤（Song 和 Williams，1999）。

22.2.7 放射性坏死

颅内 SRS 和 HSRT 均可向靶区内及与之相邻的脑实质照射消融性辐射剂量，因此会带来治疗靶区范围内发生放射性坏死的风险。美国匹兹堡大学医学中心的同事开发了一个预测 SRS 治疗动静脉畸形（AVM）引起症状性放射性坏死的模型。他们确定 AVM 的位置和受照≥12Gy 体积的组织（12Gy 体积）是最好的预测因素和使用这些参数构成一个显著性放射后损伤表达（SPIE）评分，即与症状性坏死的风险成正比（Flickinger 等，2000）。按损伤风险升序排列：AVM 的位置和显著性放射后损伤表达（SPIE）评分（0~10）为额叶、颞叶、脑室内区域、顶叶、小脑、胼胝体、枕叶、延髓、丘脑、基底节和脑桥/中脑（Flickinger 等，2000）。12Gy 体积自此已成为预测 SRS 治疗 AVM 出现症状性坏死的标准参数。然而，尚不清楚这是否适用于颅内肿瘤。美国凯斯西储大学的 Korytko 等对他们的 129 例 198 处非 AVM 的肿瘤患者使用基于伽马刀 SRS 治疗进行的回顾性研究发现，在 AVM 中，12Gy 体积与症状性坏死的风险相关（图 22.1）。当 12Gy 体积分别为 0~5mL、5~10mL、10~15mL 和>15mL 时，症状性坏死风险分别为 23%、20%、54% 和 57%。12Gy 体积不能预测无症状坏死的风险（Korytko 等，2006；图 22.1）。

颅内 HSRT 造成放射性坏死的资料更为有限。缺乏与剂量的相关性研究。在瑞典的一项研究中，56 例 AVM 患者接受 HSRT，30~32.5Gy/5 次或 35Gy/5 次，所有照射 35Gy/5 次的患者都出现症状性放射性坏死。靶区体积在 1.5~29mL（Lindvall 等，2010）。日本学者 Inoue 等曾试图评估 78 例、85 处大的脑转移瘤患者采用 5 次分割的 HSRT 脑转移瘤出现症状性坏死的风险。周围脑体积被 28.8Gy 等剂量线包围（相当于 14Gy 或 V14 的单剂量），评价发生放射性坏死的危险（Inoue 等，2014）。当 V14≥7.0mL，长期生存的患者中脑坏死的风险增加，而 V14<7.0mL，没有患者出现需要外科干预的脑坏死（Inoue 等，2014）。

22.2.8 减轻颅内 IG-HSRT 并发症风险的策略

22.2.8.1 脑神经损伤

对于接受颅内 SRS 或 HSRT 治疗靶区邻近视觉通路的患者，至关重要的是视神经，视交叉和视觉通路的外形轮廓勾画以跟踪剂量并确定没有超出耐受范围。谨慎地限制一定体积范围视觉通路的耐受剂量。如果使用伽马刀装置进行 SRS 治疗，可采用几种操作来减少视觉通路受照剂量。Witt（2003）描述通过立体定向框架平行于视神经和视交叉长轴，前后轴向上肿瘤周边等剂量曲线会因此平行于矢状面上的视觉通路，从而可利用头尾向的辐射梯度陡减。使用多个 4mm 准直器也可能使剂量梯度陡降，减少视觉通路的受照剂量。Perfexion 型的自动射束成形特点还可促进保护视觉通路。如果使用基于直线加速器（LINAC）或机器人系统，则使用逆向治疗计划可控制剂量远离视觉通路，潜在地降低并发症的风险。

根据文献资料，有足够的资料表明最大点剂量为 12Gy/1 次对视觉通路是安全的（Stafford 等，2003；Leavitt 等，2013；Pollock 等，2014）。临床中正常组织效应定量分析（QUANTEC）估计视觉通路的耐受剂量为 8~12Gy/1 次，但尚未制订出 2~5 次分割的推荐值（Mayo 等，2010a）。来自多个放射外科中心相当数量的回顾性研究数据表明，25Gy/5 次的最大点剂量应能确保视觉通

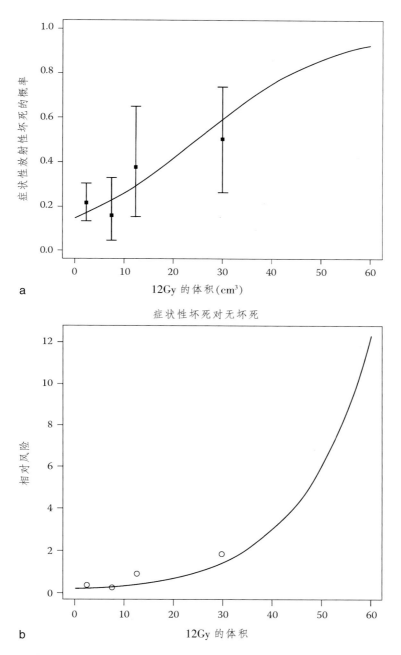

图 22.1 (a)症状性放射性坏死(S-NEC)对 12Gy 体积的百分比。S-NEC 概率对 12Gy 体积的逻辑回归。模型以 12Gy 体积为单独协变量进行拟合,误差线是 S-NEC 患者比例的 Clopper-Pearson 95% 置信区间。(b)S-NEC 对 12Gy 体积的相对风险。(Reprinted from *Int. J. Radiat. Oncol. Biol. Phys.*, 64(2), Korytko, T., Radivoyevitch, T., Colussi, V., Wessels, B.W., Pillai, K., Maciunas, R.J., and Einstein, D.B., 12Gy gamma knife radiosurgical volume is a predictor for radiation necrosis in non-AVM intracranial tumors, pp. 419–424, Copyright 2006, with permission from Elsevier.)

路的安全性(Killory 等,2009;Iwata 等,2011;Nguyen 等,2014;Conti 等,2015)。2~4 次分割的可用数据要少得多。尽管从常规分割的毒性反应数据中推断是很有吸引力的,推断的耐受性没有在临床环境中经受过严格的测试。

对 SRS 和 HSRT 海绵窦肿瘤和垂体腺瘤的研究似乎表明第Ⅲ、Ⅳ、Ⅴ和Ⅵ对脑神经对放射消融剂量有很强的抵抗性(Witt,2003;Spiegelmann 等,2010)。然而,这些研究中缺乏剂量分析,目前尚不清楚这些脑神经受照的具体剂量,即使在 MRI 上也很难分辨。当脑膜瘤或垂体大腺瘤侵袭海绵窦时,第Ⅲ、Ⅳ、Ⅴ和Ⅵ对脑神经可能包含在待治疗的肿瘤体积中,且可能受到照射的剂量至少达到处方剂量。根据各种研究中所使用的剂量,放射外科(SRS)通常 1 次分割 14~34Gy 的剂量治疗垂体腺瘤和 1 次分割 12~18Gy 的剂量治疗海绵窦脑膜瘤,这种处方剂量可降低第Ⅲ、Ⅳ和Ⅵ对脑神经损伤的风险(Witt,2003;Spiegelmann 等,2010)。值得注意的是,尽管放射外科治疗垂体腺瘤的单次剂量高达 34Gy,此方案仅适用于分泌性微腺瘤,且第Ⅲ、Ⅳ、Ⅴ和Ⅵ对脑神经受到照射的剂量可能要低得多。对于大分割立体定向放射治疗(HSRT),使用的方案为 3 次分割 21Gy 和 5 次分割 25Gy,似乎是对第Ⅲ、Ⅳ、Ⅴ和Ⅵ对脑神经是安全的,虽然这些脑神经对大分割立体定向放射治疗(HSRT)的确切耐受性尚不清楚(Killory 等,2009;Wang 等,2012;Karam 等,2013;Morimoto 等,2013)。由于缺乏关于第Ⅲ、Ⅳ、Ⅴ和Ⅵ对脑神经对 SRS 和 HSRT 治疗耐受性的准确信息,必须通过在肿瘤周围形成高度适形性的等剂量分布而尽一切努力使高剂量溢出最小化。在处方等剂量线内可能出现明显的热点,基于伽马刀的 SRS 通常是 50%等剂量曲线,基于 LINAC 的 SRS/HSRT 通常为 70%~85%。通过限制高剂量溢出,如果肿瘤累及位于肿瘤周围的第Ⅲ、Ⅳ、Ⅴ和Ⅵ对脑神经,可避免来自热点的过量辐射。

类似的原理适用于第Ⅶ、Ⅷ、Ⅸ、Ⅹ、Ⅺ和Ⅻ对脑神经。使用高度适形性的等剂量计划可潜在地保留脑神经(图 22.2)。可根据所使用的设备通过不同的方式实现。对于伽马刀来说,使用较小的准直器靶点可创造一个高度适形性伴剂量陡降的治疗计划包绕肿瘤。用于其他基于 LINAC 的治疗计划系统,使用调强放射治疗(IMRT)或容积旋转调强放疗(VMAT)计划可实现同样的目标。在 SRS 或 HSRT 治疗前庭神经鞘瘤的背景下,通常会遇到第Ⅶ和第Ⅷ对脑神经。对于 SRS 治疗,文献中的数据表明边缘剂量为 12~13Gy/1 次时,第Ⅶ对脑神经麻痹发生率小于 5%,听力保留率为 44%~88%(Murphy 和 Suh,2011)。HSRT 治疗前庭神经鞘瘤,18Gy/3 次和

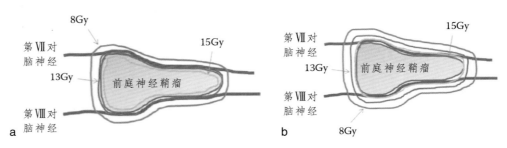

图 22.2 给予前庭神经肿瘤照射 13Gy/1 次(红色等剂量线)的处方剂量。(a)显示高度适形性的计划,15Gy 等剂量线位于肿瘤内部,第Ⅶ和第Ⅷ对脑神经被肿瘤取代,边缘受照接近处方剂量 13Gy。相比之下,(b)显示一个具有显著高剂量溢出的非适形性治疗计划,造成 15Gy 等剂量线内包绕第Ⅶ和第Ⅷ对脑神经,潜在地增加脑神经损伤的风险。

25Gy/5 次似乎与良好的听力保留和第Ⅶ对脑神经损伤低风险有关（Song 和 Williams，1999；Meijer 等，2003；Karam 等，2013；Morimoto 等，2013；Vivas 等，2014）。对于第Ⅸ、Ⅹ、Ⅺ和Ⅻ对脑神经，使用 15Gy/1 次的剂量进行 SRS 治疗或 25Gy/5 次进行 HSRT 治疗颈静脉球瘤，似乎与损伤风险低至可接受的程度有关（Guss 等，2011；Ivan 等，2011；Chun 等，2014）。

22.2.8.2　血管性损伤、脑干损伤和放射性坏死

关于 SRS 或 HSRT 引起的血管性损伤的详细剂量学数据非常缺乏。基于应用 SRS 治疗垂体腺瘤的经验，在剂量使用范围内发生颈内动脉狭窄的危险非常低（Witt，2003）。然而，在有限文献中提出谨慎的做法是避免大于 50% 的周围受照处方剂量和限制最大剂量为 30Gy/1 次（Witt，2003）。

根据文献和 QUANTEC，脑干 SRS 时最大受到照射的点剂量应该限制在 12.5Gy/1 次（Mayo 等，2010 b）。HSRT 治疗邻近脑干的肿瘤方案为 21Gy/3 次和 25Gy/5 次，对脑干似乎是安全的（Song 和 Willams，1999；Meijer 等，2003；Karam 等，2013；Morimoto 等，2013；Vivas 等，2014）。在对邻近脑干的肿瘤进行 SRS 或 HSRT 计划时，对脑干轮廓进行勾画是至关重要的，以确定脑干最大受照射剂量不超过其耐受性。如果是基于伽马刀的 SRS，等剂量线可在脑干周围塑形，通过操控小准直器靶点和阻断每个靶点 8 个扇区中的一个或多个扇区。对于基于直线加速器的 SRS 或 HSRT，IMRT 的逆向计划设计或者 VMAT 也可达到同样的目的。

发生症状性放射性坏死的风险与靶区位置、治疗体积和照射的辐射剂量有关。来自美国匹兹堡医学中心（UPMC）基于 SPIE 和 12Gy 体积的数据为评估 SRS 治疗 AVM 的放射性坏死的风险提供了指南（Flickinger 等，2000）。这成为降低 SRS 治疗 AVM 后出现症状性坏死风险的最重要策略之一。作为非 AVM 风险评估参数的 12Gy 体积的适用性已被美国凯斯西储大学的研究小组验证。看来，12Gy 体积是一个合理的参数，可用于 SRS（Korytko 等，2006）。对于 HSRT，当使用 5 次分割方案时，似乎有限的数据建议 28.8Gy 所包含的体积是估计症状性坏死风险的合理参数，但这有待进一步验证（Inoue 等，2014）。

22.3　脊柱 IG-HSRT 严重晚期毒性反应及缓解其风险的策略

本节将涵盖放射性脊髓病（RM）、椎体压缩性骨折（VCF）、放射性神经丛损伤、放射性神经病变、放射性爆发性疼痛和放射性食管毒性反应。

22.3.1　放射性脊髓病

脊髓 SBRT 在单纯放疗和再次放疗后均有患者发生罕见的放射性脊髓病（RM）。来自加拿大多伦多大学 Sunnybrook 健康科学中心的 Sahgal 等（2013b）最近报道 9 例初选放疗、之后接受脊柱 SBRT 后 RM 的患者，提供了前所未有的详细剂量-体积直方图（DVH）分析。将 9 例 RM 患者 DVH 的数据与 66 例对照组进行比较。在此研究中，考虑到潜在的治疗误差来源，如生理性脊髓运动、治疗中患者运动、脊髓勾画的差异、潜在的 MRI 和 CT 图像融合误差、治疗计划算法、图像引导系统、治疗床移动、机架旋转精度、微多叶准直器位置校准，将硬膜囊勾画成脊髓

的一部分。根据数据分析,为了将发生 RM 的风险限制在 5% 以下,推荐硬膜囊受照射剂量限制在 12.4Gy/1 次、17Gy/2 次、20.3Gy/3 次、23Gy/4 次和 25.3Gy/5 次(Sahgal 等,2013b)。读者请参阅第 21 章,以获取更多详情。

Sahgal 等(2012)还对 5 例既往接受过放疗的采用 SBRT 再照射治疗脊柱肿瘤后发生 RM 患者进行了分析,并将其剂量学参数与在美国加州大学旧金山分校再次治疗的 16 例脊髓 SBRT 对照组进行比较。给出的不同分割方案,采用标准化的 2Gy 等效生物有效剂量(nBED)以有利于进行比较。使用脊髓 α/β 值为 2,将首次放射疗程的 nBED 相加,得出 SBRT 再治疗过程中的最大 nBED,计算硬膜囊累积 nBED。他们的结论是,根据硬膜囊 SBRT 再治疗中最大点 nBED 不超过 25Gy$_{2/2}$ 的情况,硬膜囊 SBRT 最大点等效生物有效剂量(nBED)/累积点最大等效生物有效剂量(nBED)比值不超过 0.5,再治疗的最小间隔时间至少为 5 个月,硬膜囊累积最大点 nBED 的值不应该超过 70Gy$_{2/2}$(Sahgal 等,2012)。Huang 等(2013)利用广义线性二次模型对这些数据进行了重新分析,并得出结论,硬膜囊最大点等效生物有效剂量(nBED)不应超过 70Gy2/2。读者请参阅本书第 21 章所提供的细节。

22.3.2 椎体压缩性骨折

转移瘤累及椎体,特别是溶解性病变,由于肿瘤代替了健康的骨质易导致病理性骨折。放疗常用于骨转移瘤的治疗,会增加椎体压缩性骨折(VCF)的风险,但一般认为常规姑息性放疗的风险较低。然而,HSRT 或 SBRT 可向临床靶区体积(CTV),提供消融剂量的辐射,通常包括整个椎体。直到最近几年,文献中还没有关于脊柱 SBRT 引起的椎体 VCF 的详细数据。

纪念斯隆-凯特琳癌症中心(MSKCC)的同事首先报道他们对 18~24Gy/1 次 SBRT 治疗脊柱转移瘤,大部分患者接受 24Gy/1 次的照射后,出现椎体 VCF 的观察结果(Rose 等,2009)。中位数时间为 25 个月,进展性椎体 VCF 的发生率为 39%。(胸椎 T10 以上对胸椎 T10 或以下)脊柱转移瘤的位置、(溶骨性对硬化性和混合性) 脊柱转移瘤的类型和椎体受累的百分比被确定为椎体 VCF 的预测因素(Rose 等,2009)。MD 安德森癌症中心(MDACC)和加拿大多伦多大学也报道脊柱 SBRT 术后椎体 VCF 的系列研究。然而, 他们报道在 SBRT 治疗后 2~3.3 个月,椎体 VCF 的发生率要低得多(Boehling 等,2012;Cunha 等,2012)。在 MD 安德森癌症中心的研究发现, 在 93 例 123 处脊柱转移瘤患者中,SBRT 治疗后出现新的或进展性椎体 VCF 的发生率为 20%。在 MD 安德森癌症中心的研究系列中,大约 2/3 的患者接受了 27Gy/3 次或 20~30Gy/5 次的照射。他们已经确定椎体 VCF 的预测因素是年龄大于 55 岁, 先前存在骨折和基线疼痛(Boehling 等,2012)。同样,加拿大多伦多大学对 90 例患者除了接受 1 次分割治疗外,还包括接受 2~5 次分割治疗的 167 处脊柱转移瘤进行了研究。存在脊柱后凸/脊柱侧凸、溶解性外观、原发性肺癌和肝细胞癌,每次分割剂量≥20Gy,被确认为椎体 VCF 的危险因素(Cunha 等,2012)。椎体 VCF 的粗发生率为 11%,1 年无椎体 VCF 发生率为 87.3%。

Sahgal 等收集 252 例患者经加拿大多伦多大学、MD 安德森癌症中心(MDACC)和克利夫兰诊所基金会(CCF)通过 SBRT 的 410 脊柱节段的数据试图确定椎体 VCF 的危险因素。脊柱肿瘤不稳定性评分系统(SINS)也被用来确定预测值(Sahgal 等,2013a)。57 例骨折中(410 例中的 57 例,14%),47%(57 例中的 27 例)是新的骨折,53%(57 例中的 30 例)有骨折进展,中位数椎体 VCF 为 2.46 个月,65% 的椎体 VCF 发生在头 4 个月内。1、2 年累积骨折发生率分别为 12.4% 和 13.5%(Sahgal 等,2013a)。在多变量分析中, 每次分割的剂量 (≥24Gy 对 20~23Gy 对 ≤19Gy 的最大风险)和 6 项脊柱肿瘤不稳定性评分系统(SINS)标准中的 3 项,即基线椎体 VCF、溶解性肿瘤和脊柱畸形被认为是椎体 VCF 的重要预测因素(Sahgal 等,2013a)。

22.3.3　放射性神经丛病变/神经病变

脊髓神经和神经丛可能会受到通过 SBRT 照射脊椎放射性消融剂量的潜在伤害。幸运的是,放射性神经根病变或神经丛病变并不常见。在 MD 安德森癌症中心进行的脊柱转移瘤的单次剂量 SBRT 初次放射治疗的 Ⅰ/Ⅱ 期试验中,61 例患者中有 10 例出现轻度(1 级或 2 级)麻木和刺痛,1 例在接受 16~24Gy 照射后 L5 处发生 3 级神经根病变(Garg 等,2012)。在 Beth Israel Deaconess 医院的一项研究中,60 例患者接受 SBRT 治疗复发性硬膜外脊柱转移瘤, 观察到 4 例出现持续性或新的神经根病变。然而,还不能确定并发症是由肿瘤进展引起,还是由脊髓神经的放射损伤或两者结合引起的(Mahadevan 等,2011),因为所有患者都有肿瘤放射影像学进展的证据。在 MD 安德森癌症中心的研究中,对 59 例复发脊柱转移瘤患者采用 SBRT 进行再照射,观察到 2 例 3 级腰丛神经病变(Garg 等,2011)。

美国印第安纳大学的同事试图确定臂丛神经丛接受 SBRT 治疗的耐受性, 以 36 例、37 处原发性肺尖肺癌患者为研究对象,采用 30~72Gy/3~4 次的剂量治疗(Forquer 等,2009)。观察到 7 例出现 2~4 级臂丛神经病变,临界剂量确定为 26Gy/3~4 次。这一结果证实在肿瘤放射治疗协作组(RTOG)试验中使用的 24Gy/3 次 的约束剂量(Forquer 等,2009)。当臂丛神经最大剂量分别为 >26Gy 和 ≤26Gy 时,2 年臂丛神经病变发生率分别为 46% 和 8%(Forquer 等,2009)。然而,在本研究中,锁骨下/腋窝血管起代替臂丛完整轮廓的作用。按 RTOG 用于神经的限制剂量要求在表 22.1 中列出。

22.3.4　爆发性疼痛

爆发性疼痛是 SBRT 治疗脊柱转移瘤的常见副作用。虽然在实践中并非迟发性并发症,但鉴于其常见性,本章节将对其进行讨论。近年来,已从诸如加拿大多伦多大学 Sunnybrook 健康科学中心和美国得克萨斯州 MD 安德森癌症中心获得高质量的数据 (Chiang 等,2013;Pan 等,2014;Khan 等,2015)。加拿大多伦多大学的同事进行了一项前瞻性临床试验, 以确定脊柱 SBRT 后初次应用激素治疗的患者爆发性疼痛的发生率并确定预测因素。该试验共纳入 41 例患者,18 例患者接受 20~24Gy/1 次治疗,23 例患者接受 24~35Gy/2~5 次治疗。68.3% 的患者出现爆发性疼痛发作,最常见是在脊髓 SBRT 后的第 1 天。爆发性疼痛发作的重要预测因素包括更高的卡氏评分表现状态,以及颈椎或腰椎区域的肿瘤位置(Chiang 等,2013)。后续观察到,接受地塞米松治疗的患者,随着时间的推移,疼痛评分显著下降(Chiang 等,2013)。在随后加拿大多伦多大学的前瞻性观察研究中, 在脊柱 SBRT 治疗期间,47 例患者预防性采用地塞米松治疗。24 例患者的第一个队列使用 4mg 地塞米松治疗,第二组 23 例患者使用 8mg 地塞米松治疗(Khan 等,2015)。在 SBRT 治疗期间和治疗后的 10 天内, 每天使用简单疼痛量表对疼痛和功能性干扰进行评分。爆发性疼痛的总发生率为 19%,4mg 组和 8mg 组的发生率分别为 25% 和

表 22.1　肿瘤放射治疗协作组(RTOG)试验使用的正常组织剂量限制要求

神经结构	1 次分割	3 次分割	4 次分割	5 次分割
臂丛	RTOG 0631 和 0915：17.5Gy(<0.03mL 或最大)/14Gy(<3mL)	RTOG 0236 和 0618：24Gy(最大)；RTOG 1021：24Gy(最大)/20.4Gy(<3mL)	RTOG 0915：27.2Gy(最大)/23.6Gy(<3mL)	RTOG 0813：32Gy(最大)/30Gy(<3mL)
马尾	RTOG 0631：16Gy(<0.03mL)/14Gy(<5mL)	无	无	无
骶丛	RTOG 0631：18Gy(<0.03mL)/14.4Gy(<5mL)	无	无	无

Source：Data extracted from www.rtog.org.

声明：剂量限制要求是打算用于 RTOG 试验的，未经临床完整测试，作者不承担使用这些剂量限制的重任。

13%(无显著性差异)(Khan 等，2015)。相比 8mg 组，4mg 组在行走能力及与他人人际关系方面有更好的表现。与早期初次使用类固醇的队列相比，使用地塞米松与具有较低的最严重疼痛评分和改善一般活动的干预性结果是相关的(Khan 等，2015)。在 MD 安德森癌症中心将 SBRT 用于脊柱肿瘤 Ⅰ/Ⅱ 期临床试验的次级分析中，爆发性疼痛发作率为 23%，中位数发病时间为 5 天。与爆发性疼痛唯一相关的独立因素是单次分割方案中导致最高发生率的分割次数(Pan 等，2014)。在该研究中，没有进行严格的每日疼痛评估，因此，很难将 MD 安德森癌症中心的数据与加拿大多伦多大学的研究进行比较。

22.3.5　食管毒性反应

　　食管毗邻脊柱胸椎，因此易受 SBRT 脊柱肿瘤的毒性反应影响，特别是在单次分割照射时。单次分割脊柱 SBRT 的食管毒性反应的最强有力的数据来自纪念斯隆-凯特琳癌症中心。182 例患者、204 处毗邻食管的脊柱转移瘤采用单次剂量 24Gy 的 SBRT。食管毒性反应评分采用《美国国家癌症研究所通用不良反应毒性反应标准》(4.0 版)。急性和迟发性食管毒性反应发生率分别为 15% 和 12%(Cox 等，2012)。14 例(6.8%)患者出现 3 级或以上的急性或迟发性毒性反应。使用中位数分割法及 D 2.5cm³(受到照射最小剂量与 2.5mL 受到照射最高剂量的比)、V12(至少受到照射 12Gy)、V15、V20、V22 分别为 14Gy、3.78Gy、1.87Gy、0.11Gy 和 0Gy，确定 3 级或以上的食管毒性反应(Cox 等，2012)。作者建议使用最大点剂量应保持在 22Gy 以下。最值得注意的是，7 例患者在接受阿霉素或吉西他滨化疗后，出现放疗回忆反应，或者如活检、扩张、支架置入等医源性食管操作后，发展出 4 级以上毒性反应(Cox 等，2012)。

　　来自美国克利夫兰诊所基金会(CCF)的 Stephans 等对 52 例接受 SBRT 治疗的肝或肺肿瘤患者进行分析，制定了 2cm 食管内的计划靶区体积(PTV)，试图确定食管对 SBRT 治疗的耐受性。3~10 次分割的照射剂量为 37.5~60Gy(5 次分割中位数为 50Gy)。2 例患者出现食管瘘，食管最大点剂量分别为 51.5Gy 和 52Gy,1mL 剂量分别为 48.1Gy 和 50Gy(Stephans 等,2014)。有趣的是,2 例患者均在完成 SBRT 治疗的 2 个月内接受辅助性抗血管生成药物的治疗。

22.3.6 减轻脊柱 IG-HSRT 并发症风险的策略

减少脊柱 SBRT 或 IG-HSRT 中包括脊髓、马尾、神经丛/神经根和食管等所有相关 OAR 发生严重并发症的风险,必须重视每个 OAR 的剂量限制(Sahgal 等,2008;Lo 等,2010;Foote 等,2011)。脊柱 MRI 融合(轴位 T1 和 T2 序列)与 CT 治疗计划融合会有助于准确勾画脊髓和马尾等神经结构的轮廓。在使用某种影像序列图像对神经结构进行勾画之前,必须验证融合的准确性。另外,当有 MRI 禁忌证或术后有明显金属伪影时,用 CT 脊髓成像来勾画患者脊髓。影像的窗宽和窗位必须正确,否则会造成脊髓轮廓勾画错误,导致不准确的剂量测定,可能造成损害。

为了避免脊髓剂量的计算不够准确,另一个需要考虑的重要方面是选择合适的治疗计划算法,特别是在胸段脊髓。美国凯斯西储大学 Seidman 癌症中心大学医院的 Okoye 及其同事回顾射波刀 SBRT 治疗 37 例胸椎肿瘤的治疗计划,分别采用射线追踪(Ray Tracing)和蒙特卡罗(Monte Carlo)算法。他们发现 PTV 的覆盖范围和对包括脊髓的不同 OAR 实际照射的剂量间存在差异(Okoye 等,2015)。在 14%的病变中,用 Monte Carlo 算法设计的治疗计划,脊髓实际受到照射的剂量比 Ray Tracing 算法≥5%(Okoye 等,2015)。这些数据强调最佳治疗计划算法的重要性,特别是在有些组织的电子密度相差很大区域,比如肺。鼓励有兴趣的读者可以访问 http://rpc.mdanderson.org/rpc/Services/Anthropomorphic_% 20Phantoms/TPS% 20 -% 20algorithm% 20list%20updated.pdf.。

考虑到这样一个事实,脊髓非常接近脊柱临床靶区体积(CTV),而且脊髓与脊柱 CTV 之间的剂量梯度陡峭,即使摆位稍有偏差也会导致严重的脊髓剂量过量,导致灾难性的并发症,如 RM(Wang 等,2008)。因此,牢靠的固定是至关重要的。加拿大多伦多大学的同事证明 BodyFIX 装置(Elekta,Stockholm,Sweden)接近刚性的身体固定系统,与简单的 vac-loc 系统相比,该系统在尽量减少分割照射内移动方面更具有牢靠性,并且可做到将设置误差限制在 2mm (Li 等,2012)。因此,除非使用射波刀系统,建议采用双真空系统进行脊柱 SBRT 治疗的固定,因为射波刀系统可以一种近乎实时的方式自动跟踪脊柱。

尽管有最牢靠的固定系统和最先进的技术,但分割照射中,特别是当预期治疗时间较长时,可能会发生患者的移动。加拿大多伦多大学的同事发现在分割照射中会有 1.2mm 移动和 1°的角度旋转。即使使用接近刚性的 BodyFIX 装置固定身体,使用千伏锥形束 CT 进行图像引导,以及机器人治疗床能够为基于 LINAC 的 SBRT 治疗调整 6 个自由度的移位 (Hyde 等,2012)。为了达到这一精度水平,他们推荐使用分割照射内的重复锥形束 CT,每 20 分钟检查一次位置偏差。随着如 VMAT 等新技术的出现和高剂量率非均整器特性,治疗时间可能会引人注目的缩短。在这种情况下,分割照射内的锥形束 CT 将不再是多余的。生理性脊髓运动也可能对 SBRT 治疗估算真实脊髓剂量时产生不确定性。来自多个机构的数据显示,脊髓运动通常小于 1mm(Cai 等,2007;Tseng 等,2015)。尽管一些来自治疗经验丰富中心的脊柱 SBRT 医生使用实际的脊髓作为逆向规划的规避结构,需要谨慎创建一个治疗计划时的危及器官体积(PRV),通常将实际的脊髓外扩至 1.5~2.0mm 之间。或者也可勾画硬膜囊代替脊髓的轮廓。这种做法可降低潜在错误使脊髓受到过量照射而引起的 RM 风险(Sahgal 等,2012,2013b)。

通过对接受脊柱 SBRT 初次放疗和再次放疗患者发生 RM 的分析,Sahgal 等(2012,2013b)对脊髓限制剂量提出了建议,已经在本章的前一节和前一章中详细讨论过。在严格遵守建议要求后,加拿大多伦多大学在过去 7 年治疗约 1000 例患者未再发生 RM(与其中一名合著者 AS 的个人交流中获悉)。另外,在之前接受常规(每次分割 1.8~2.0Gy)放疗剂量≤45Gy 的背景下再次照射,本章作者(包括 SSL 和 ELC)采用 10Gy/5 次或 9Gy/3 次的剂量限制,未观察到发生 RM。

根据现有的研究,确定某些危险因素使患者脊髓 SBRT 后易出现椎体 VCF。合理地避免使用单次分割≥20Gy,尤其是在患者危险因素如基线椎体 VCF、溶骨性肿瘤、脊柱畸形,这些都是 SINS 的参数(Cunha 等,2012;Sahgal 等,2013a)。在 SBRT 治疗前患者存在椎体 VCF,可考虑预防性椎体后凸成形术或椎体成形术,以降低进一步骨折的风险,减轻力学的疼痛,并使 SBRT 更容易被耐受。

为了使神经丛和神经免受 SBRT 的损伤, 这些结构除了考虑到其对消融性辐射的耐受性外,必须仔细、准确地勾画。MRI,特别是 T2 序列,可与治疗计划 CT 融合,便于准确地勾画这些结构。在负责四肢的运动功能的神经根或神经丛的层面上这些神经结构的保护尤其重要。这些层面水平上的神经功能损害会导致丧失四肢重要功能。RTOG 在其网站上有包括臂丛勾画的图 谱, 鼓 励 有 兴 趣 的 读 者 访 问 该 文 件 (http://www.rtog.org/CoreLab/ContouringAtlases/BrachialPlexus-ContouringAtlas.aspx)。

爆发性疼痛作是脊柱 SBRT 治疗后较为常见的现象。加拿大多伦多大学 Sunnybrook 健康科学的研究人员报道他们的前瞻性试验,大约 2/3 的患者在 SBRT 期间或之后会出现爆发性疼痛,使用类固醇治疗症状可得到有效控制(Chiang 等,2013)。在另一项研究中,预防性使用地塞米松并快速逐渐减量可使爆发性疼痛的发生率更低(Khan 等,2015)。每次剂量在 4~8mg 之间,爆发性疼痛的发作率没有差异,但 4mg 组患者后续的行走能力和社交人际关系能力更好。在研究中所使用的方法, 在 SBRT 开始治疗的第一天和 SBRT 治疗后的第 4 天使用地塞米松 4mg,应该足够预防爆发性疼痛发作。在美国非常流行为期 6 天疗程的甲基泼尼松龙(Medrol,methylprednisolone)剂量包,对大多数患者,可有效控制疼痛。

SBRT 治疗的脊柱节段位于胸部区域时,食管暴露于相当大的辐射剂量。因此,食管必须按照 OAR 进行勾画,必须按照剂量限制执行以避免严重的并发症,来自纪念斯隆-凯特琳癌症中心的数据显示, 在本章的前一节中已讨论过单次耐受的最大剂量依赖于体积 (Cox 等,2012)。他们还确定了导致 SBRT 治疗后严重食管毒性反应的风险因素,即 SBRT 后基于阿霉素或吉西他滨化疗引起的或食管手术操作可能引起的食管毒性反应(Cox 等,2012)。胸椎 SBRT 时食管接受了较高的辐射剂量,因此上述化疗或食管手术应尽量避免。如果单次分割不能满足剂量限制要求,使用多次分割(2~5 次分割)方案可降低 SBRT 治疗时发生严重食管毒性反应的风险。来自美国克利夫兰诊所基金会(CCF)的数据表明,如果食管暴露于来自 SBRT 消融剂量的照射中,应该避免使用抗血管生成药物(Stephans 等,2014)。然而,该研究是基于肺部肿瘤。因此,使用的剂量超出了脊柱肿瘤所使用的范围。

22.4 结论

　　颅内和脊柱肿瘤进行 HSRT 后已经观察到了严重并发症的发生。在大多数情况下,有一些风险因素是可以识别的。随着颅内和脊柱 HSRT 经验的积累,对各种 OAR 的正常组织耐受剂量有了较好的认识。随着放射技术成熟和临床专业技术的进步,有可能提供非常有效的放射剂量至脑部及脊柱肿瘤内而不产生过量毒性反应。

（张南 译　王恩敏 校）

参考文献

Boehling NS, Grosshans DR, Allen PK, McAleer MF, Burton AW, Azeem S, Rhines LD, Chang EL (2012) Vertebral compression fracture risk after stereotactic body radiotherapy for spinal metastases. *J Neurosurg Spine* 16:379–386.

Cai J, Sheng K, Sheehan JP, Benedict SH, Larner JM, Read PW (2007) Evaluation of thoracic spinal cord motion using dynamic MRI. *Radiother Oncol* 84:279–282.

Chiang A, Zeng L, Zhang L, Lochray F, Korol R, Loblaw A, Chow E, Sahgal A (2013) Pain flare is a common adverse event in steroid-naive patients after spine stereotactic body radiation therapy: A prospective clinical trial. *Int J Radiat Oncol Biol Phys* 86:638–642.

Chun SG, Nedzi LA, Choe KS, Abdulrahman RE, Chen SA, Yordy JS, Timmerman RD, Kutz JW, Isaacson B (2014) A retrospective analysis of tumor volumetric responses to five-fraction stereotactic radiotherapy for paragangliomas of the head and neck (glomus tumors). *Stereotact Funct Neurosurg* 92:153–159.

Clark BG, Souhami L, Pla C, Al-Amro AS, Bahary JP, Villemure JG, Caron JL, Olivier A, Podgorsak EB (1998) The integral biologically effective dose to predict brain stem toxicity of hypofractionated stereotactic radiotherapy. *Int J Radiat Oncol Biol Phys* 40:667–675.

Conti A, Pontoriero A, Midili F, Iati G, Siragusa C, Tomasello C, La Torre D, Cardali SM, Pergolizzi S, De Renzis C (2015) CyberKnife multisession stereotactic radiosurgery and hypofractionated stereotactic radiotherapy for perioptic meningiomas: Intermediate-term results and radiobiological considerations. *Springerplus* 4:37.

Cox BW, Jackson A, Hunt M, Bilsky M, Yamada Y (2012) Esophageal toxicity from high-dose, single-fraction paraspinal stereotactic radiosurgery. *Int J Radiat Oncol Biol Phys* 83:e661–e667.

Cunha MV, Al-Omair A, Atenafu EG, Masucci GL, Letourneau D, Korol R, Yu E et al. (2012) Vertebral compression fracture (VCF) after spine stereotactic body radiation therapy (SBRT): Analysis of predictive factors. *Int J Radiat Oncol Biol Phys* 84:e343–e349.

Flickinger JC, Kondziolka D, Lunsford LD, Kassam A, Phuong LK, Liscak R, Pollock B (2000) Development of a model to predict permanent symptomatic postradiosurgery injury for arteriovenous malformation patients. Arteriovenous Malformation Radiosurgery Study Group. *Int J Radiat Oncol Biol Phys* 46:1143–1148.

Flickinger JC, Kondziolka D, Niranjan A, Maitz A, Voynov G, Lunsford LD (2004) Acoustic neuroma radiosurgery with marginal tumor doses of 12 to 13 Gy. *Int J Radiat Oncol Biol Phys* 60:225–230.

Foote M, Letourneau D, Hyde D, Massicotte E, Rampersaud R, Fehlings M, Fisher C et al. (2011) Technique for stereotactic body radiotherapy for spinal metastases. *J Clin Neurosci* 18:276–279.

Forquer JA, Fakiris AJ, Timmerman RD, Lo SS, Perkins SM, McGarry RC, Johnstone PA (2009) Brachial plexopathy from stereotactic body radiotherapy in early-stage NSCLC: Dose-limiting toxicity in apical tumor sites. *Radiother Oncol* 93:408–413.

Garg AK, Shiu AS, Yang J, Wang XS, Allen P, Brown BW, Grossman P et al. (2012) Phase 1/2 trial of single-session stereotactic body radiotherapy for previously unirradiated spinal metastases. *Cancer* 118:5069–5077.

Garg AK, Wang XS, Shiu AS, Allen P, Yang J, McAleer MF, Azeem S, Rhines LD, Chang EL (2011) Prospective evaluation of spinal reirradiation by using stereotactic body radiation therapy: The University of Texas MD Anderson Cancer Center experience. *Cancer* 117:3509–3516.

Guss ZD, Batra S, Limb CJ, Li G, Sughrue ME, Redmond K, Rigamonti D et al. (2011) Radiosurgery of glomus jugulare tumors: A meta-analysis. *Int J Radiat Oncol Biol Phys* 81:e497–e502.

Huang Z, Mayr NA, Yuh WT, Wang JZ, Lo SS (2013) Reirradiation with stereotactic body radiotherapy: Analysis of human spinal cord tolerance using the generalized linear-quadratic model. *Future Oncol* 9:879–887.

Hyde D, Lochray F, Korol R, Davidson M, Wong CS, Ma L, Sahgal A (2012) Spine stereotactic body radiotherapy utilizing cone-beam CT image-guidance with a robotic couch: Intrafraction motion analysis accounting for all six degrees of freedom. *Int J Radiat Oncol Biol Phys* 82:e555–e562.

Inoue HK, Sato H, Seto K, Torikai K, Suzuki Y, Saitoh J, Noda SE, Nakano T (2014) Five-fraction CyberKnife radiotherapy for large brain metastases in critical areas: Impact on the surrounding brain volumes circumscribed with a single dose equivalent of 14 Gy (V14) to avoid radiation necrosis. *J Radiat Res* 55:334–342.

Ivan ME, Sughrue ME, Clark AJ, Kane AJ, Aranda D, Barani IJ, Parsa AT (2011) A meta-analysis of tumor control rates and treatment-related morbidity for patients with glomus jugulare tumors. *J Neurosurg* 114:1299–1305.

Iwata H, Sato K, Tatewaki K, Yokota N, Inoue M, Baba Y, Shibamoto Y (2011) Hypofractionated stereotactic radiotherapy with CyberKnife for nonfunctioning pituitary adenoma: High local control with low toxicity. *Neuro Oncol* 13(8):916–922.

Kanesaka N, Mikami R, Nakayama H, Nogi S, Tajima Y, Nakajima N, Wada J et al. (2011) Preliminary results of fractionated stereotactic radiotherapy after cyst drainage for craniopharyngioma in adults. *Int J Radiat Oncol Biol Phys* 82(4):1356–1360.

Karam SD, Tai A, Strohl A, Steehler MK, Rashid A, Gagnon G, Harter KW et al. (2013) Frameless fractionated stereotactic radiosurgery for vestibular schwannomas: A single-institution experience. *Front Oncol* 3:121.

Khan L, Chiang A, Zhang L, Thibault I, Bedard G, Wong E, Loblaw A et al. (2015) Prophylactic dexamethasone effectively reduces the incidence of pain flare following spine stereotactic body radiotherapy (SBRT): A prospective observational study. *Support Care Cancer* 23(10):2937–2943.

Killory BD, Kresl JJ, Wait SD, Ponce FA, Porter R, White WL (2009) Hypofractionated CyberKnife radiosurgery for perichiasmatic pituitary adenomas: Early results. *Neurosurgery* 64:A19–A25.

Kondziolka D, Lunsford LD, McLaughlin MR, Flickinger JC (1998) Long-term outcomes after radiosurgery for acoustic neuromas. *N Engl J Med* 339:1426–1433.

Korytko T, Radivoyevitch T, Colussi V, Wessels BW, Pillai K, Maciunas RJ, Einstein DB (2006) 12 Gy gamma knife radiosurgical volume is a predictor for radiation necrosis in non-AVM intracranial tumors. *Int J Radiat Oncol Biol Phys* 64:419–424.

Leavitt JA, Stafford SL, Link MJ, Pollock BE (2013) Long-term evaluation of radiation-induced optic neuropathy after single-fraction stereotactic radiosurgery. *Int J Radiat Oncol Biol Phys* 87:524–527.

Li W, Sahgal A, Foote M, Millar BA, Jaffray DA, Letourneau D (2012) Impact of immobilization on intrafraction motion for spine stereotactic body radiotherapy using cone beam computed tomography. *Int J Radiat Oncol Biol Phys* 84:520–526.

Lindvall P, Bergstrom P, Blomquist M, Bergenheim AT (2010) Radiation schedules in relation to obliteration and complications in hypofractionated conformal stereotactic radiotherapy of arteriovenous malformations. *Stereotact Funct Neurosurg* 88:24–28.

Lo SS, Sahgal A, Wang JZ, Mayr NA, Sloan A, Mendel E, Chang EL (2010) Stereotactic body radiation therapy for spinal metastases. *Discov Med* 9:289–296.

Mahadevan A, Floyd S, Wong E, Jeyapalan S, Groff M, Kasper E (2011) Stereotactic body radiotherapy reirradiation for recurrent epidural spinal metastases. *Int J Radiat Oncol Biol Phys* 81:1500–1505.

Mayo C, Martel MK, Marks LB, Flickinger J, Nam J, Kirkpatrick J (2010a) Radiation dose-volume effects of optic nerves and chiasm. *Int J Radiat Oncol Biol Phys* 76:S28–S35.

Mayo C, Yorke E, Merchant TE (2010b) Radiation associated brainstem injury. *Int J Radiat Oncol Biol Phys* 76:S36–S41.

Meijer OW, Vandertop WP, Baayen JC, Slotman BJ (2003) Single-fraction vs. fractionated linac-based stereotactic radiosurgery for vestibular schwannoma: A single-institution study. *Int J Radiat Oncol Biol Phys* 56:1390–1396.

Morimoto M, Yoshioka Y, Kotsuma T, Adachi K, Shiomi H, Suzuki O, Seo Y et al. (2013) Hypofractionated stereotactic radiation therapy in three to five fractions for vestibular schwannoma. *Jpn J Clin Oncol* 43:805–812.

Murphy ES, Suh JH (2011) Radiotherapy for vestibular schwannomas: A critical review. *Int J Radiat Oncol Biol Phys* 79:985–997.

Nguyen JH, Chen CJ, Lee CC, Yen CP, Xu Z, Schlesinger D, Sheehan JP (2014) Multisession gamma knife radiosurgery: A preliminary experience with a noninvasive, relocatable frame. *World Neurosurg* 82:1256–1263.

Okoye CC, Patel RB, Hasan S, Podder T, Khouri A, Fabien J, Zhang Y et al. (2015) Comparison of ray tracing and monte carlo calculation algorithms for thoracic spine lesions treated with cyberknife-based stereotactic body radiation therapy. *Technol Cancer Res Treat* 2015 Jan 28. pii: 1533034614568026. [Epub ahead of print].

Pan HY, Allen PK, Wang XS, Chang EL, Rhines LD, Tatsui CE, Amini B, Wang XA, Tannir NM, Brown PD, Ghia AJ (2014) Incidence and predictive factors of pain flare after spine stereotactic body radiation therapy: Secondary analysis of phase 1/2 trials. *Int J Radiat Oncol Biol Phys* 90:870–876.

Petit JH, Hudes RS, Chen TT, Eisenberg HM, Simard JM, Chin LS (2001) Reduced-dose radiosurgery for vestibular schwannomas. *Neurosurgery* 49:1299–1306; discussion 1306–1297.

Pollock BE, Link MJ, Leavitt JA, Stafford SL (2014) Dose-volume analysis of radiation-induced optic neuropathy after single-fraction stereotactic radiosurgery. *Neurosurgery* 75:456–460; discussion 460.

Rose PS, Laufer I, Boland PJ, Hanover A, Bilsky MH, Yamada J, Lis E (2009) Risk of fracture after single fraction image-guided intensity-modulated radiation therapy to spinal metastases. *J Clin Oncol* 27:5075–5079.

Sahgal A, Atenafu EG, Chao S, Al-Omair A, Boehling N, Balagamwala EH, Cunha M et al. (2013a) Vertebral compression fracture after spine stereotactic body radiotherapy: A multi-institutional analysis with a focus on radiation dose and the spinal instability neoplastic score. *J Clin Oncol* 31:3426–3431.

Sahgal A, Larson DA, Chang EL (2008) Stereotactic body radiosurgery for spinal metastases: A critical review. *Int J Radiat Oncol Biol Phys* 71:652–665.

Sahgal A, Ma L, Weinberg V, Gibbs IC, Chao S, Chang UK, Werner-Wasik M et al. (2012) Reirradiation human spinal cord tolerance for stereotactic body radiotherapy. *Int J Radiat Oncol Biol Phys* 82:107–116.

Sahgal A, Weinberg V, Ma L, Chang E, Chao S, Muacevic A, Gorgulho A et al. (2013b) Probabilities of radiation myelopathy specific to stereotactic body radiation therapy to guide safe practice. *Int J Radiat Oncol Biol Phys* 85:341–347.

Song DY, Williams JA (1999) Fractionated stereotactic radiosurgery for treatment of acoustic neuromas. *Stereotact Funct Neurosurg* 73:45–49.

Spiegelmann R, Cohen ZR, Nissim O, Alezra D, Pfeffer R (2010) Cavernous sinus meningiomas: A large LINAC radiosurgery series. *J Neurooncol* 98:195–202.

Stafford SL, Pollock BE, Leavitt JA, Foote RL, Brown PD, Link MJ, Gorman DA, Schomberg PJ (2003) A study on the radiation tolerance of the optic nerves and chiasm after stereotactic radiosurgery. *Int J Radiat Oncol Biol Phys* 55:1177–1181.

Stephans KL, Djemil T, Diaconu C, Reddy CA, Xia P, Woody NM, Greskovich J, Makkar V, Videtic GM (2014) Esophageal dose tolerance to hypofractionated stereotactic body radiation therapy: Risk factors for late toxicity. *Int J Radiat Oncol Biol Phys* 90:197–202.

Tishler RB, Loeffler JS, Lunsford LD, Duma C, Alexander E III, Kooy HM, Flickinger JC (1993) Tolerance of cranial nerves of the cavernous sinus to radiosurgery. *Int J Radiat Oncol Biol Phys* 27:215–221.

Tsai JT, Lin JW, Lin CM, Chen YH, Ma HI, Jen YM, Ju DT (2013) Clinical evaluation of CyberKnife in the treatment of vestibular schwannomas. *Biomed Res Int* 2013:297093.

Tseng CL, Sussman MS, Atenafu EG, Letourneau D, Ma L, Soliman H, Thibault I et al. (2015) Magnetic resonance imaging assessment of spinal cord and cauda equina motion in supine patients with spinal metastases planned for spine stereotactic body radiation therapy. *Int J Radiat Oncol Biol Phys* 91:995–1002.

Vivas EX, Wegner R, Conley G, Torok J, Heron DE, Kabolizadeh P, Burton S, Ozhasoglu C, Quinn A, Hirsch BE (2014) Treatment outcomes in patients treated with CyberKnife radiosurgery for vestibular schwannoma. *Otol Neurotol* 35:162–170.

Wang H, Shiu A, Wang C, O'Daniel J, Mahajan A, Woo S, Liengsawangwong P, Mohan R, Chang EL (2008) Dosimetric effect of translational and rotational errors for patients undergoing image-guided stereotactic body radiotherapy for spinal metastases. *Int J Radiat Oncol Biol Phys* 71:1261–1271.

Wang X, Liu X, Mei G, Dai J, Pan L, Wang E (2012) Phase II study to assess the efficacy of hypofractionated stereotactic radiotherapy in patients with large cavernous sinus hemangiomas. *Int J Radiat Oncol Biol Phys* 83:e223–e230.

Witt TC (2003) Stereotactic radiosurgery for pituitary tumors. *Neurosurg Focus* 14:e10.

索 引